中华名医传世经典名著大系

何梦瑶传世名著

（上册）

〔清〕何梦瑶　著

吴思沂　点校

天津出版传媒集团

天津科学技术出版社

图书在版编目（CIP）数据

何梦瑶传世名著 / (清) 何梦瑶著；吴思沂点校
. -- 天津：天津科学技术出版社，2023.4
（中华名医传世经典名著大系）

ISBN 978 - 7 - 5742 - 1058 - 5

Ⅰ.①何… Ⅱ.①何… ②吴… Ⅲ.①中医典籍—中
国—清代 Ⅳ.①R2-52

中国国家版本馆CIP数据核字(2023)第083379号

何梦瑶传世名著
HEMENGYAO CHUANSHIMINGZHU

策划编辑：曹　阳

责任编辑：梁　旭

责任印制：兰　毅

出　　版：天津出版传媒集团
　　　　　天津科学技术出版社

地　　址：天津市西康路 35 号

邮　　编：300051

电　　话：（022）23332392（发行科）23332377（编辑部）

网　　址：www.tjkjcbs.com.cn

发　　行：新华书店经销

印　　刷：河北环京美印刷有限公司

开本 710×1000　1/16　印张 61　字数 736 000

2023 年 4 月第 1 版第 1 次印刷

定　　价：298.00 元（全 2 册）

中华名医传世经典名著大系专家组

读名家经典
悟中医之道

扫描本书二维码，获取以下**正版专属资源**

本书音频	畅享听书乐趣，让阅读更高效
走近名医	学习名家医案，提升中医思维
方剂歌诀	牢记常用歌诀，领悟方剂智慧

- **读书记录册**
  记录学习心得与体会

- **读者交流群**
  与书友探讨中医话题

- **中医参考书**
  一步步精进中医技能

扫码添加智能阅读向导
帮你找到学习中医的好方法！

操作步骤指南 | ① 微信扫描上方二维码，选取所需资源。
② 如需重复使用，可再次扫码或将其添加到微信"📖收藏"。

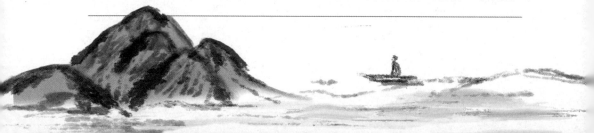

总目录

（上）

（下）

医　碥

辛 序

王金坛先生《证治准绳》脍炙人口，予友何西池称为近代医书之冠，虑其奥博难读，因作《医碥》以羽翼之。其书文约而义该，深入而显出，当与《准绳》并传无疑。盖皆以文学名儒，而发轩岐之秘，宜其足以行远也。独是金坛之作《准绳》也以罢黜，而西池之作《医碥》也以幽忧之疾。倘所谓穷愁著书者，非耶？因念西池少时，妻子仆婢财十数人，有田数十亩，足供饘粥，意兴甚豪。酒后耳热，纵谈古今世事，烛屡跋不肯休。又尝与予极论西历、平弧、三角、八线等法，及填词度曲之理，片言印合，欣然起舞，初不知人世有穷愁事。一行作吏，田园荒芜，而食指且半千，于是引疾里居，悬壶自结，曩时豪兴索然矣。予尝过其家，老屋数椽，仅蔽风雨，琴囊药裹，外无长物。有数岁儿，破衣木履，得得晴阶间，遽前揖人，婉娈可爱。问之，则其孙阿黄也。予谓西池，同年中惟君与孔兼容能医，又皆工诗，而其穷亦相若。兼容自宜春解组归，为小儿医，日获百钱，即弹琴歌商，浩浩自得，岂医与诗皆能穷人耶？抑廉吏固不可为耶？今兼容补官有日矣，西池尚高卧不起，窥其意，似欲以医终老者。然则贫固其所甘，而穷愁著书，又其所乐者矣。或曰：多文为富。西池尝举鸿博，著述追步金坛，何富如之？是编又继《准绳》行世，可以不朽，视富贵利达、朝荣夕萎者，所得孰多？宜西池不以彼易此也。

噫，知言哉！

赐进士出身翰林院检讨加一级前翰林院汉书庶吉士壬子科
乡试福建文闱同考官己酉科解元年眷弟辛昌五顿首拜撰

赵 序

予友何君西池，年三十八始成进士，其成晚，故得博通诸艺；能医，尤其笃嗜而专精者也。然自其为诸生时，即文名藉甚，学士惠公称为南海明珠。于是，西池之见知于人者，独著于诗文，余技遂为所掩。己酉选拔策询水利，西池以医喻，娓娓且千言，学士顾公亟赏之，拔置第一。予亦与选，得读其文，然后知西池之旁通于医，而犹未悉其妙也。西池联捷后，寻观政西粤，历宰义宁、阳朔、岑溪、思恩诸邑，迁牧辽阳，则又但以善政闻。然其在思恩也，疠疫流行，西池广施方药，饮者辄起。制府策公下其方于诸邑，存活甚众。辽阳民王洪，病风年余，狂易多力，投入秌火中，焦烂无完肤，敷以药，数日愈。于是西池坐厅事，呼伍伯缚王洪庭柱间，且詈且歌，州人聚观如堵。西池先威以刑令怖慴，旋予汤液，两人持耳灌之。有顷，暴吐下，其病遽失，人咸惊为神。嗣是，西池之医遂稍稍著矣。庚午夏，予内子病，两月不少间，诸医皆束手，已治木矣。适西池请告归里，亟延诊。先后处大承气、白虎、小柴胡数十剂，效若桴鼓。予谓西池：诸医皆言阳虚宜扶阳，非参、附勿用，子独反之，何也？曰：此非粗工所知，且此辈妄引《易》义，动言扶阳抑阴。夫《易》，阳君子，阴小人，故当扶抑。医言阴阳，俱气耳。气非正则邪，正虚无论阴阳均当扶，邪胜无论寒热均当抑，何得牵西补东耶？人以温补为起死回生，而不识热伏于内而妄投桂、附，竟不明其误服杀人。而承气汤，大黄、朴、硝即回阳之上品，故能扶。补泻初无定名，盖视病之寒热以为去留。今不问何证，概从温补，何异惩溺？而水趋火灭，不亦惑乎？又曰：医有偏黠，庸医不知温补之能杀人也，以为平稳而用之；黠医知温补之能杀人，而人不怨，以为可以藏拙而用之。于是，景岳书徒遍天下，而河间、丹溪之学绝矣。距邪闲正，吾能已乎？西池之言若此，然则西池之医之著于天下也，所系固不少矣。西池所辑医书凡数种，向欲梓以问世，而不名一钱。此编乃朋好所醵刻先行者。工竣命予弁其端。予惟西池自序简括精妙，无可复益，聊缀拾其言论、案验之未著于篇者告诸世，使知西池之所长，不独在文章政事间，而象著之以嘉惠天下也。是为序。

赐进士出身截选知县年眷同学弟赵林临拜识

自 序

文以载道。医虽小道，亦道也，则医书亦载道之车也。顾其文繁而义晦，读者卒未易得其指归，初学苦之。瑶少多病失学，于圣贤大道无所得，雅不欲为浮靡之辞，以贻虚车诮。因念道之大者以治心，其次以治身。庄子曰：哀莫大于心死，而身死次之。医，所以治身也，身死则心无所寄，固小道中之大者。爰取少日所诵岐黄家言，芟其繁芜，疏其湮郁，参以己见，汇为一书，用以阶梯初学。非敢谓是载道之车，欲使升车者藉此以登，如履碥石云耳，故以"碥"名编。或曰：方今《景岳全书》盛行，桂、附之烈，等于崐冈，子作焦头烂额客数矣。人咸谓：子非医病，实医医，是书出，其时医之药石欤？"碥"当作"砭"，予笑而不敢言。

乾隆十六年岁次辛未季春望日南海何梦瑶书于乐只堂

凡　例

论证须明其所以然，则所当然者不言而喻。兹集务穷其源，故论证详而系方略如怒、太息等篇，并不系一方，但明其理，则方在其中，如必欲考古人成法，于《准绳》等书检求可也。

论中所引古人成说，欲令读者易晓，不无修饰之处，即非古人原文，故多不著其名氏，非掠美也，谅之。

议论多出臆见，间与古人牴牾，不避不敏，求正有道，幸恕狂瞽。

河间言暑火，乃与仲景论风寒对讲，丹溪言阴虚，乃与东垣论阳虚对讲，皆以补前人所未备，非偏执也。后人动议刘、朱偏用寒凉，矫以温补，立论过当，遂开酷烈之门。今日桂、附之毒，等于刀锯。梦瑶目睹时弊，不得不救正其失，初非偏执，读者幸勿以辞害意。

是集宦游所作，自粤西而辽左，十余年来，风鹢烟江，霜轮沙碛，偶有所得，随付小史录之，以故体裁无定。亦欲改从画一，而多事仓卒，未能也。

论目、方目各下注页数，而方目之前，复冠以门目两页，下注方目页数，使先得方目页数，而后查诸方页数，皆以便检寻也。

诸方有在论外者，如《关格门》方全在论外，《虫门》取虫积，二方在论外是也。检方目即得。

论中主治诸方，隶别门者，注明见某门字样。其不注者，即本门方；或虽隶别门，而一篇之中重出数见，亦但于首见者注之，余不复注。

方下例系主治，以著本方之功，即以明用药之理。知某药为某病设也。凡品味厖杂者，必所治之证不一，丹溪所谓杂合之病，须用杂合之药治之也，本宜备录，以锓板力绌删之，用方者当因病加减，更详考原方主治为佳。诸方多从《准绳》录入，按门索之。

药品分两轻重古今不同，炮制亦异，当酌宜用之。

此书只论杂证，尚有《伤寒论近言》《妇科辑要》《幼科辑要》《痘疹辑要》《本草韵语》《针灸吹云集》等书，俟续刻呈教。

五卷四诊，宰思恩时辑以教邑医者，本自为一书，今附《医碥》之末，颇多改窜，与旧本岐出，当以今刻为定。

目 录

卷之一 杂症

脏腑说

喉在咽前，其系坚空，连接肺本，为气息之路。呼吸出入，由肺橐籥。肺居胸上，覆诸脏腑，故称华盖；虚如蜂窠，下无透窍，吸气则满，呼气则虚。肺气上通鼻窍，故谓肺开窍于鼻也。肺下为心，心有系络，上系于肺。心中有窍，多寡不同。心气上通于舌，故谓心开窍于舌。按舌之膲理，即窍也。《原病式》注云：舌知味，不可云无窍，但细微，不似耳目等窍之大耳。故守真曰：玄府者，玄微腑也。脏腑皮毛骨肉筋膜，无处不有，乃气出入升降之门路。以此推之，则心窍在舌，可默会矣。若泥耳目等窍求之，固矣。心外有心包络，即膻中也。形如仰盂，以包裹此心，使邪不能犯。犯者包络当之，若犯至心即死矣。脾、胃、肝、胆、肾、膀胱各有一系，系于包络之旁，以通于心。此三者，皆在膈上。膈者隔也。有膜与脊胁周回相着，遮蔽膈下浊气，使不得上熏心肺。膈膜之下为肝，肝气上通于目，故谓肝开窍于目。肝叶中有胆，胆中有汁，藏而不泻。以上肺、心、心包络、肝、胆，皆从喉之一路而下者也。咽在喉后，咽系柔空，下接胃本，为饮食之路，水谷由此入胃，与喉之气道不相犯。盖喉窍有一会厌覆之，如皮如膜，发声则开，咽食则闭，故水谷下咽，了不犯喉。若当食而发声，则会厌忽开，食错入喉，喉不容物，遂呛而出矣。胃在膈膜之下，其上之左有脾，形如刀镰，能动而磨食使消化。脾气上通于口，故谓脾开窍于口也。胃之下口连小肠，小肠后附脊膂，前附脐之上，左环周回叠积，共盘十六曲。小肠之下口，右接大肠，<small>亦名回</small>

肠。当脐左，周回叠积，亦盘十六曲。其下为广肠，附脊左环叠积。其下名直肠，出肛门，为粪道。广肠，即大肠下节之更大者。直肠，又广肠之末节耳。广肠之左侧为膀胱，膀胱上无窍，只有下口出尿。饮食入胃，得脾消运，其精华之气，上升于肺；肺布之周身，以充血液，其余下入小肠。小肠受三焦之气化，泌别清浊，糟粕趋大肠以出，水饮渗入膀胱，小肠与膀胱，虽皆无窍相通，而得气运化，腠理可以渗灌。为尿以出。此全赖三焦气化施行，若气不施化，则闭塞不通而病矣。以上脾、胃、小肠、大肠、膀胱，皆从咽之一路而下者也。肾有两，形如豆，左右相对而附于脊；各有二系，上系系于心，下系系于脊。肾气上通于耳，故谓肾开窍于耳也。心、肺、脾、肝、肾为五脏。脏者藏也，所藏惟精气，藏而不泻者也。胆、胃、大小肠、膀胱为腑，腑如库之贮物。胆所贮者汁，亦藏而不泻；余所贮者水谷，则泻而不藏。虽有泻、不泻之殊，而均有所贮，则均谓之腑。但胆所贮者乃精汁，与水谷之滓秽不同，故胆独名为清净之腑也。心属火，肾属水，肝属木，肺属金，脾属土。而小肠与心经脉相连，故从心属火；膀胱与肾经脉相连，故从肾属水；胆与肝经脉相连，故从肝属木；大肠与肺经脉相连，故从肺属金；胃与脾经脉相连，故从脾属土。而脏属阴，则配乙、丁、己、癸、辛之阴干，故肝称乙木，心称丁火，脾称己土，肾称癸水，肺称辛金。腑为阳，则配甲、丙、戊、庚、壬之阳干，故胆称甲木，小肠称丙火，胃称戊土，大肠称庚金，膀胱称壬水也。五脏五腑，两其五行，而为十干止矣，而益以心包络与三焦为十二，何也？此千古所未明，而不可不言者，说见后篇。

心包络三焦说

心包络，《难经》谓其无形。然考《内经》论十二官，无心包络之名，而有膻中之号。盖膻中乃心之窝，心藏窝中，若包裹然，则膻中固即心包络，非无形也。三焦，《经》谓上焦如雾，上焦，膈以上也，清阳之分，其气如雾。中焦如沤，中焦，膈下脐上也，水谷之区，停留如沤。下焦如渎，下焦，脐以下也，便溺所出，如决渎。亦未言其形状。论者纷纷，皆如捕风捉影，毫无实指。惟张景岳谓即腔子，脏腑如物，腔子如囊之括物，人但知物之为物，而不知囊之亦为一物。其说甚通。古谓三焦，有名无形者，盖指腔子内、脏腑外之空际言，乃三焦火气游行之处也。予因是而思，人之脏腑只有十，而以心为君，余为臣。三焦即腔子，窃谓焦当作椎，人身脊骨二十一椎，上焦乃上七椎，中焦乃中七椎，下焦乃下七椎也。椎别作焦耳。观《灵枢·背腧篇》五、七、九、十一、十四各椎俱作焦可见。如京城，君臣所同居也。心包络即膻中，如宫城，君所独居也。宫城在内，京城在外，内为阴，外为阳，故三焦亦称腑，而心包络亦称脏耳。三焦既即腔子，则为有形，有形则有经脉。凡腔子中之经脉，皆三焦之经脉，但不分地立名，难于指称。故将其与各脏腑络系者，分属所络系之脏腑，名曰某脏某腑经脉。而以其无所系属者，名三焦经脉。犹之九州之地皆王土，而除分封诸侯外，余为王畿。心包经脉，亦三焦经脉之络系于膻中者所分属，为十二经也。奇经八脉，亦即三焦经脉另立名目分出，如王畿内有公卿大夫采地也。

五脏配五行八卦说

心肺位居膈上，而肺尤高，天之分也，故属乾金。肝肾位下，而肾尤下，为黄泉之分，故属坎水。坎外阴而内阳，阳气潜藏于黄泉之中。静极复动，故冬至而一阳生，惊蛰而雷出于地。肾水得命门之火所蒸，化气以上。肝受之而升腾，故肝于时为春，于象为木，于卦为震雷、巽风。肝之怒而气盛如之。阳气上升，至心而盛，阳盛则为火，故心属火，于卦为离。离，南方之卦也。圣人向明而治，心居肺下，乾卦之九五也，实为君主神明出焉。离、乾中画之变也。兑，乾上画之变也。肺居心上，乾之上画也。上画变而为兑，于时为秋，于象为金。金性沉降，秋气敛肃，阳气升极而降，由肺而降，故肺又属兑金。心火上炎，肾水下润，坎离之定位也。火在上而下降，水在下而上升，坎离之交媾也。肾水上升，由肝木之汲引，地道左旋而上于天也。心火下降，由肺金之敛抑，天道右旋而入于地也。脾脏居中，为上下升降之枢纽。饮食入胃，脾为行运其气于上下内外，犹土之布化于四时，故属土，于卦为坤、为艮。金、木、土皆配两卦，而水、火各主一卦，故五行惟水火之用为独专也。

水火说

男女媾精以成胎，精即水也，精中之气即火也。水火精气，妙合而凝，是为胎元。精以成形，气以成神，以其原于父母，故曰先天。然五官百骸，皆本此精以为质，而无非此水所灌充也。呼吸运动，皆本此气以为机，而无非此火所流行也。其独指肾为先天者，则以精气先结胞胎，中起一茎，形如莲蕊。一茎即脐带也。莲蕊即两肾也。两肾为水，命门之火寓焉，一阳藏于二阴之中，于卦为坎，以脏腑之始结在此，故独以肾中水火为先天也。先天水足，则儿肥盛而润泽；火足，则儿强健而精明。水得火，则气常温而不至于寒；火得水，则形常润而不至于槁。苟先天水火一有偏胜，则禀受失其中和，而后天培养之功，为不可少矣。人生一日不再食则饥，故有资于饮食，则脾胃司之。胃主进纳，脾主运化，饮食之气味精华，由脾胃以灌输周身，气日盛而体日充；先天之水火赖此滋养，以生生不息，故以脾胃为后天之本也。总之，人身中润泽之气即水也，温暖之气即火也，一有偏胜，其致自饮食者调之甚易，其禀于胎气者治之甚难，故先天为重。然不以畏难而废治，全赖饮食以救弊补偏，故后天为要也。

火根于肾而属诸心，何也？曰：肾于卦为坎，于令为冬，于位为北，本水之宅也，而阳根于阴则火生焉，下潜而上升。心于卦为离，于令为夏，于位为南，则火之宅也，至其宅而后旺，故从其旺而属之心也。其曰心为君火，肾为相火，又曰君火以明，相火以位，何也？曰：君者主也，向明以治。心为一身之主，神明出焉，故称君。相者竭其才能以奉君出治者也。肾位于下，输其火于心，以为神明之用，犹相臣竭其才力以奉君出治，故称相。位以职掌言，明以功能言也。火者，人身温和之气也，五脏六腑皆有此温和之气。各归其部，则各有其位，各有其能，则各有其明。肾中相火，非无明也，阳方潜藏，光未破乎四表，职司封蛰，龙不离于深渊，故不言明而言位。失其位，则有飞扬僭越之患矣。心中君火，非无位也，君主无为，不与臣下较职守，神明有觉，独从方寸著虚灵，故不言位而言明也。失其明，则有昏惑晦昧之忧矣。然则君火、相火，皆吾身阳和之正气，而不可无者。而或指之为邪，谓君火可直折，相火不可直折，何也？曰：失其正则为邪，失其和则为热。故谓君、相火为邪火者，乃指君火、相火之邪热者言，非君火、相火之本为邪也。直折犹云正治，治热以寒，治之正也。君火属心，居于上焦，其病无与于下。无与于下，则根本之真阳无恙，特炎于上者过乎赫曦，故可以寒凉治其有余之邪，使归于正，无所损于本原也。若肾中相火居于下焦，病则必干乎上，无论下焦为寒为热，热固上僭，寒亦上浮。盖肾中水火同根，本无偏胜，若热盛而水亏，则火必致上炎；寒盛而火虚，亦必火因寒逼，不安其宅而上浮也。故言相火为病者，乃因其在上之热而直探其在下之根言之。病既根于下，则不可以治上者治之矣。何也？火虚而治以寒凉，是益助其下焦之寒，火愈被逼而上浮矣。且为寒所逼之火，本无根之残焰，而又以寒折之，有不消灭者乎？水虚而火炎，若无妨于寒凉，不知火炎本乎水虚，不用平润之剂以补水，而徒用苦寒以制火，是何异因金银之缺少而凿平马以相就，必致并伤其火而后已，故曰不可直折也。相火静而藏则属肾，动而发则属肝胆，此火布濩于三焦，而心包络为三焦之脏，若肝之配胆，故又曰：肝、胆、三焦、心包络，相火也。

命门说

《难经》谓：肾有两枚，非皆肾也，左为肾，属水，右为命门，属火。后人非之，谓两肾皆属水，命门在两肾之中，当脊骨自上数下第十四椎陷中，若自下数上，则为第七椎，正与脐对。引《内经》膈肓之上，中有父母，_{谓心也。}七节即第七椎。之旁，中有小心为证，谓两肾在七节之旁，两肾中间，即七节之陷中也，小心即命门。《医贯》又以中字为解，以太极形容，谓一中分太极。中篆作φ。〇，太极也。｜，分太极为〇者，｜象人之脊骨，〇象人之两肾，两肾〇相合，仍为一太极。〇，其中空白处象命门。又，两肾既分为两仪，则左肾为阴水，右肾为阳水。阳水者，气之液也，坎水也。坎以一阳陷于二阴，水气潜行地中，为万物受命根本。《月令》于仲秋云：杀气如盛，阳气衰，水始涸。是水之涸，地之死也。于仲冬云：水泉动，是月一阳生，是水之动，地之生也。阴水者，形也。兑，泽也。一阴上彻于二阳之上，兑以有形之水，普施万物，下降为资生之利泽。其说甚有理，然与《难经》所言，大致亦自无殊。盖皆言肾虽属水，而水中有火耳。所用补火之药总属一样，岂有分别此味则入右肾，彼味则入七节，忧其岐误，致烦辨正哉？至赵氏谓命火乃先天之元阳，肾水乃先天之元阴，为生命之根本，治病必须求本。故凡寒之不寒，_{用寒药以治热，而热不退。}是无水也。无水者，壮水之主_{主水者肾}。以制阳光，当主六味丸。热之不热，是无火也。无火者，益火之原以消阴翳，当主八味丸。_{并见虚损。}遵其说而用之，败证效诚如神，若初起遽以此投之，则谬矣。何则？初病止伤其后天之血气，未遽累及先天之水火，故但热之则寒消，寒之则热退，随手立应，何必他求？乃不去其邪，而遽补其正，有不迁延时日，坐失事机者哉？何今之为医者，泥于《医贯》之说，不论新病久病，非六味则八味，非补中_{见气。}则归脾，_{见血。}竟若历古方书皆可删却，亦惑之甚矣。或问：气即火也，血即水也，儿在胎中，气血已具，是气血亦先天所生；六味补水，八味补火，是水火亦后天所养。今谓气血为后天，水火为先天，毋乃轻气血而重水火乎？曰：气血者，水火之大纲也。人身呼吸运动，知觉神明，皆此火之为之也。气可以言呼吸运动，不可以言知觉神明，是气虽即火，而不足以尽火。人身之血液精髓，皆此水之为之也。血特水中之赤者耳，不可以概其余，故血虽即水，而不足以尽水。有生之初，胎孕始结，形如露珠，父母之精气也，是水火乃先天之先天，数月形成，而后血气具，是血气为先天之后天。若夫既生之后，饮食所长养之气血，其为后天，又不待言矣。此水火、气血，先后天之分如此。先天实为后天之根，故水火为气血之原，而下焦又为中上之根，故肾命为水火之本。其轻重之分，固不能以无别也。先天水火，又互相为根，如嘘气成水，阴根于阳也；蒸水成气，阳根于阴也。

五脏生克说

五脏生克，须实从气机病情讲明，若徒作五行套语，茫然不知的实，多致错误。今略著其概如下。饮食入胃，脾为运行其精英之气，虽曰周布诸脏，实先上输于肺，气亲上也。肺先受其益，是为脾土生肺金。肺受脾之益，则气愈旺，化水下降，泽及百体，是为肺金生肾水。肾受肺之生，则水愈足，为命门之火所蒸，化气上升，肝先受其益，是为肾水生肝木。肝受肾之益，则气愈旺，上资心阳，发为光明，是为肝木生心火。脾之所以能运化饮食者，气也；气寒则凝滞而不行，得心火以温之，乃健运而不息，是为心火生脾土。此五脏相生之气机也。肺在心上，心火上炎，肺受其伤，此为心火克肺金也。若由脾胃积热，或由肝肾相火，或由本经郁热，皆与心无涉。肾阴太盛，寒气上冲，心为之悸，或肾寒甚，而逼其龙火上乘，心为之烦，皆肾水克心火也。若饮水过多，停蓄不行，心火被逼不安而悸者，与肾无涉。脾气过燥，则肾水为其所涸而失润，或过湿，则肾水为其所壅而不流，皆脾土克肾水也。若他脏之燥，外感之湿，与脾无涉。肝木疏泄太过，则脾胃因之而气虚，或肝气郁结太甚，则脾胃因之而气滞，皆肝木克脾土也。若自致耗散，自致凝滞，及由他脏腑所致者，与肝无涉。气有降则有升，无降则无升，纯降则不升，何则？浊阴从肺右降，则胸中旷若太虚，无有窒塞，清阳得以从肝左升，是谓有降有升。若浊阴壅满胸中，不肯下降，则肝气被遏，欲升不能，是谓无降无升。东垣谓，食填太阴，为金克木，即此说。详见伤饮食门。肺金肃敛太过，有秋无春，是谓纯降不升。无降无升，纯降不升，皆肺金克肝木也。若肝木自沉，或因他脏之寒郁，与肺无涉。此五脏相克之病情也。不足则欲其生，太过则欲其克，故木疏土而脾滞以行，金得火而肺寒以解，肾得脾之健运而水无泛滥之虞，肝得金之敛抑而木无疏散之患。人但知生之为生，而不知克之为生。心火偏胜，则克肺金，若肾水充足，则火有所制，不但不克金，且温脾以生金。余脏同此论之。此平人之无病，实由五脏互相克制，故不至偏胜为灾，即《经》所谓亢则害，亢，太盛也；害，克也。承乃制，承，相承也。水之承金，如子之承父。火来克金，水乃制之也。制生化。火受水制，则不特不克金，且益土以生金。化犹生也。若已病之人，则火盛者不但刑金，且复涸水，肝脾皆被焚灼矣。不治之，而望其自然承制，有此理乎？乃医者见其热极血瘀而舌黑也，热伏于内而外反寒栗也，谓黑为水色，寒栗为水象，是火极而反兼水化，乃金之子水为母报火之仇，即亢害承制之理。其说虽本前人，终欠的当。《医贯》曰：人皆曰水克火，予独曰水养火。盖水克火者，后天有形之水火也；水养火者，先天无形之水火也。先天水火，互相为根，故水养火，如灯得油而愈明也。人皆曰金生水，予独曰水生金。盖肺气夜卧则归藏于肾水之中，肾中火炎，则金为火刑而不能归；无火则水冷金寒，亦不能归。凡气从脐下逆奔而上者，肾虚不能纳气归元也。毋徒治肺，或壮水之主，此即承制之理，肾水心火一也。或益火之元，所谓水冷金寒用丙丁也，即制生化以克为生之理。金向水中生矣。人皆曰土克水，予独于水中补土，八味丸从水中补火，以蒸腐水谷是也。寻常土寒，止须补脾胃之阳。若命门火衰，犹釜底无薪，必须八味丸。人皆曰木克土，予独升木以培土。盖木者，春生之气也，与胃气同出异名，当遂其发生之性。木气升发，即胃气升发也。及其发达既久，生意已竭，又当敛归水土之中，以为来春发生之本，明此则金之克木，正所以敛聚其生意，不使散也，亦以克为生之理。焉有伐之之理？此东垣《脾胃论》用升、柴以升木气，谆谆言之详也。土性中和，有升有降。郁而不升，虽曰木病，亦即土病，故升木即是培土。由是言之，若有升无降，则降金亦未始非培土矣。愚按：赵氏之说甚有理，诚能触类引伸，则五脏互相关系之故，无不了然矣。赵氏又论五行各有五，其说颇凿，未甚的当。予谓五脏无一脏无血液，是皆有水也；无一脏无气，是皆有火也；无一脏不发生，是皆有木也；无一脏不藏敛，是皆有金也。有气、有血、有发、有敛，是无一脏不和平，则皆有土也。知五脏各具五行，则其互相关涉之故，愈推愈觉无穷，而生克之妙，不愈可见哉？

五邪说

五脏互相关涉，则五脏皆得为一脏之病，故有本脏自病者，有他脏传来者，何以别之？以证之先后见者别之。如止见腰热、足心热，尺脉沉数，是肾水虚而热也。若先见目赤胁痛，左关脉数，而后见前脉证，是子病及母也。若先见咳嗽喘满，右寸脉数，而后见前脉证，是母病及子也。若先见腹痛肚热，大便秘结，右关脉数，而后见前脉证，是夫病传妻也。若先见心烦舌赤，小便赤涩，左寸脉数，而后见前脉证，是妻病传夫也。他脏仿此。《难经》论五邪谓：假令心病，因伤暑得之为正邪；暑属心火，本经自病。因中风得之为虚邪，乃从后来者也；木向前生火，是火在木前，木在火后，心病自肝传来，故曰从后来也。因饮食劳倦得之为实邪，从前来者也；因伤寒犹言因肺受寒，得之为微邪，从所胜来者也；因中湿《难经》以湿属肾，以湿即水也。

得之为贼邪，从所不胜来者也。《脉诀》又以脉言之，谓心火当夏令时，反见肝脉为虚邪，虚则补其母，难愈；反见脾脉为实邪，实则泻其子，易愈；反见肺脉为微邪，虽不治，自愈。盖以夏令心火当权，脉应洪大，今犹见春脉，是至而不至，不得乘时正位，为火气不足，故见伤风、飧泄之证，须用辛温之品以补肝，使木气上升以生火，而补正难于速效也。又，脾脉未及长夏而先见，为土气有余，故见饮食停滞，大便燥结等证，须用苦寒以泻其子。一泻而邪即去，易于为力也。又，火令当权，金偶来乘，立即避去，不逐自退。如夏月偶然感寒咳嗽，即不发表，而暑月多汗，邪随汗散，不药而愈也。然《脉诀》又谓：春得脾而难疗，冬见心而不治，反以微邪为可畏者，何也？解者谓：本脉得令，而兼带妻脉，则为微邪，不治自愈。如夏令见洪肺，略带涩也。若本脉全无，而独见妻脉，则不可以微邪论也。如夏令脉涩而不洪，是全见妻脉也，恐金生水来克火，故不治。当细察之。

十二经配三阳三阴说

心经脉名手少阴经，小肠经脉名手太阳经，肺经脉名手太阴经，大肠经脉名手阳明经，心包络经脉名手厥阴经，三焦经脉名手少阳经，以各脉俱行于手，故言手，以别于足经也。肾经脉名足少阴经，膀胱经脉名足太阳经，脾经脉名足太阴经，胃经脉名足阳明经，肝经脉名足厥阴经，胆经脉名足少阳经，以各经俱行于足，故言足，以别于手经也。阴阳之分，则从其所系之脏腑而命之耳。然太阳、少阳、太阴、少阴，四象也。四象之外，又增阳明、厥阴名色，非蛇足乎？则何不直以心经、小肠经等称称之之为得乎？又，

《内经》尝以厥阴为一阴，少阴为二阴，太阴为三阴，少阳为一阳，阳明为二阳，太阳为三阳矣。则又何不以一阴、二阴等称称之乎？窃谓五脏配五行，六经配六爻。三阴经，坤之三画也；三阳经，乾之三画也。以一、二、三为序命之，似为妥当。而必立此太、少、厥等名色，且泥此生解，支离牵强，无当病情，千古相沿不改。此庄生所谓呼牛者姑应以牛，呼马姑应以马耳。

六气说

六气，风、热、暑、湿、燥、寒也。风属木；暑热皆属火，而分热为君火，暑为相火；此与心为君火，肾为相火之说各别。湿属土；燥属金；寒属水。此《内经》之说也。夫四时之气，春则温，夏则热，秋则凉，冬则寒。然温热蒸而为湿，凉寒肃而为燥，此四气之外，又添燥、湿二气也。湿极于夏，燥始于秋，故系湿于长夏，系燥于秋。一以终言，一以始言，乃互文以见意，非谓春无湿而冬无燥也。又，四时皆有风而属巽木，故系之春，岂夏秋冬无风乎？不言温凉者，以寒热为举隅，非谓春必当以风易温，秋必当以燥易凉也。此等最宜活看，倘若执运气之说，则于理难通矣。何则？阴阳水火，相为对待，本无偏胜，故四序不愆。若泥分大寒、立春、雨水、惊蛰属风木，则混冬月之节令入于春矣。分春分、清明、谷雨、立夏属热火，小满、芒种、夏至、小暑属暑火，则春夏混乱，火令过多矣。分大暑、立秋、处暑、白露属湿土，则秋气反多于夏，而土为失位矣。凡秋皆属燥气，而割三节以与相反之湿，止存秋分、寒露、霜降三节，反取立冬一节以益之，牵混破碎，节序皆愆，尚可信乎？虽云阳有余阴不足，亦何至火二而水一？因分火为热暑二气，以致此盈彼缩，而四序皆愆，亦何为乎？窃谓温凉寒热四气，分布四时，铁板不易。燥湿二气，皆属之土，有寒湿，有热湿，有寒燥，有热燥，分布四季。月辰未为湿土，温热之所蒸也；戌丑为燥土，寒凉之所肃也，是为热湿寒燥。又，火在地中而土燥，坤土次于离火之后是也。水在地中而土湿，艮土次于坎水之后是也，是为热燥寒湿。盖土德兼该，有如是也。风则无时不有，而秋冬更为凛冽，合之为七气，夫何不可之有哉。昔人谓《内经》非岐黄书，乃后人之假托，要未必出于一手，故有醇有疵，分别观之可耳。

六气后论

有在天之六气，有在人之六气。上篇所言，天之六气也。此篇所言，人身之六气也。《经》曰：人身之气，以天地之疾风名之。是人身之气，可名之为风也。各脏腑皆有气，皆可名风，而属之肝者，以风为动物，肝主动也。《经》曰：在天为风，在地为木，在人为肝，故古人于肝，或名之为木，或名之为风。凡医书中所言风证，作外感风寒看不合者，作肝气看则合，初学之士，不可不知也。若误作外邪治，妄行发散，则非矣。然内风亦有当发散者，以肝气郁抑于中，则与之升发，或服药后温覆以取微汗，令之外发，或但服药令之内升，不用温覆取汗，酌之可也。外感之风多属寒，虽夏月得风亦凉，可见也；内生之风则多属热。何者？人身之气，有寒有热，气寒则微，气热则盛，盛则鼓荡飘忽而风生焉，所谓热极生风。又谓风从火断，汗之宜也。风既为热气所生，则其气必热，而亦有寒者，以火气暴盛者，元气被其冲激，煽而为风，风动而生凉也。验之焚燎，火起则风发，风即虚空之气耳，不煽不动，火之冲激，与用扇搧之无异也。习习生凉可见。故丹溪谓寒气自下上冲为火，即此义也。火，在天为热气、《经》以属之春分后四气。暑气，《经》以属之小满后四气。在地为五行之火，在人身为君相之火，已详水火论。湿，在天为湿气，在地为土，在人为脾胃，故古人言脾胃，往往以土名之，或以湿名之。然脾胃居中，兼赅六气，六气皆能为之病，不独主湿恶湿也。燥，在天为清气，在地为金，在人为肺，故古人言肺，往往以金名之，以燥名之，而或主寒燥言，或主热燥言，则当细与辨别，庶不致错误。寒，在天为寒气，在地为水，在人为肾，故古人言肾，往往以水名之，以寒名之。《经》曰冬伤于寒，寒字即肾字之替身，非言时令之寒也。人身六气为病，有自生者，有与天之六气相感应而生者，故外感内伤，大端最宜分晰也。

运气说

运气之说，拘牵不通，固为有识者所不信。然其大指，在详举六气有许多变幻，寒中有热，热中有寒，邪正交错，蕃变纷纭，莫可纪极，一以明人之病源，一以例人之病情耳。明人之病源者，言人感六气而生病，欲人细推所感之气，其中有无夹杂他气，当兼治也。例人之病情者，天地之气变幻无定，则人身之气亦变幻无定，而病情不可以一律拘也。如冬月固属寒气司令，然亦有客热加临，故冬月亦有温时，所谓非时之暖也。人于冬月病外感，则未知为感寒而病欤，抑感非时之温而病欤，是其源所当察也。寒气在上，则阳伏地中，故土上凛冽，而井泉温暖。以验人身，则外感于寒，而内郁为热也，是其情之有可例也。此言运气者之大指。取其大者，略其烦碎，弃其纰缪，而实实体验于人身，是在善读书者耳。

虚实寒热说

虚者，正虚也，谓其人气血虚衰也。实者，邪实也，一切内外寒热诸邪，不论有形无形，但着滞为患，亟宜消散者，皆为实邪。非谓其人气血壮实也。故曰虚中有实，实中有虚。所谓正自虚而邪自实也。虚而不实者只用补，虚而实者必攻补兼施；若实而不虚，则直攻之而已。如虚人伤食，轻则于补剂中加消导之品，重则加下利之药，顷刻收功矣。庸医乃谓须与纯补，俟其气旺，则食自运。迁延时日，坐失事机，往往变生他证。即幸而奏效，病者受苦久矣。未有久苦于病而元气不伤者也。名曰补之，实以伤之，亦何为哉？有虚寒，有实寒，如多食生冷及寒痰停滞之类。有虚热，有实热。知实热而不知虚热，与知虚寒而不知实寒，皆庸医也。

补泻论

泻此即补彼，如泻火即是补水。补此即泻彼，如补火即是驱寒。故泻即补也，补即泻也。寒以补阴，故夏月饮水；热以补阳，故冬日饮汤。必以温热为补，寒凉为泻者，谬也。张子和谓：良工治病，先治其实，后治其虚，亦有不治其虚时。庸工治病，纯补其虚，不敢治其实，以为先固其气，元气实，邪自去。不知邪之中人，轻则传久而自尽，颇甚则传久而难已，更甚则暴死。补之，真气未胜，邪已交驰横骛而不可制矣。惟脉虚下脱，无邪无积之人，方可议补。

其余有邪积之人，必以吐、汗、下三法先攻其邪，邪去而元气自复也。又曰：汗、吐、下，以药石草木治病者也，犹君之刑罚；补者，以谷肉果菜养口体者也，犹君之德教。故曰：德教，兴平之粱肉；刑罚，治乱之药石。若人无病，粱肉而已；及其有病，当先诛伐。病之去也，粱肉补之。如世已治矣，刑措而不用，岂可以药石为补哉。又曰：胸以上大满大实，病如胶粥，微丸微散，皆儿戏也，非吐病安能出？又曰：风寒暑湿之气，入于皮肤之间而未深，欲呕去之，莫如发汗。又曰：人知下之为泻，而不知下之为补，陈莝去而肠胃洁，癥瘕尽而荣卫昌，不补之中有真补者存焉。又曰：人之食饮，酸咸甘苦，百味皆聚于胃，壅而不行，荡其旧而新之，亦脾胃之所望也。其言可谓名通。按：子和治病，不论何证，皆以吐、汗、下三法取效，此有至理存焉。盖万病非热则寒，寒者气不运而滞，热者气亦壅而不运，气不运则热郁痰生，血停食积，种种阻塞于中矣。人身气血，贵通而不贵塞，非三法何由通乎？又，去邪即所以补正，邪去则正复，但以平淡之饮食调之，不数日而精神勃发矣。故妇人不孕者，此法行后即孕，阴阳和畅也。男子亦阳道骤兴，子和云：病久否闭，忽得涌泄，血气冲和，心肾交媾，阳事必举，宜切戒房室。非其明验乎？丹溪倒仓法，实于此得悟。后人不明其理，而不敢用，但以温补为稳，杀人如麻，可叹也。

反治论

以热治寒，以寒治热，谓之正治，又谓之逆治。逆其性也。以热治热，以寒治寒，谓之反治，又谓之从治，从其性也。而有真反、假反之分。假反者，如热邪内陷，阳气不达于外，故身冷肢厥，战栗恶寒，以大承气汤下之而愈。不识者见其外证似寒用寒，讶其相反；识者谓其内证真热用寒，实为正治，乃假反而非真反也。真反者，如风火暴盛，痰涎上涌，闭塞咽喉，非辛热之品不能开散，不得已，暂用星、半、乌、附、巴豆等热药，是则真反也。又有寒热并用者，因其人寒热之邪夹杂于内，不得不用寒热夹杂之剂，古人每多如此。昧者訾为杂乱，乃无识也。然亦有纯寒而于热剂中少加寒品，纯热而于寒剂中少加热药者，此则名为反佐。以纯热证虽宜用纯寒，然虑火因寒郁，则不得不于寒剂中少佐辛热之品以行散之，庶免凝闭郁遏之患；寒药热服，亦此意也。纯寒证虽宜用纯热，然虑热性上升，不肯下降，则不得不于热剂中少佐沉寒之品，以引热药下行。如加胆汁、童便入热药中，引入肝肾之类。又，热药寒服，亦此意也。此反佐之义也。知此诸义，则上病取下，如心火上炎由肾水下虚，滋阴则火自降。下病取上，如小便不摄由肺气虚者，则益肺气。左病取右，右病取左，如左半身痰凝不遂由右半身火气逼注使然，则泻右之火气而左自宽。欲升先降，浊降而后清可得而升，如水停气不化津而渴，用五苓去水升清，则津生渴止是也。欲降先升，如小便不通用吐法。欲行先止，如气虚散漫，不能运行，须先收敛其气，凝聚不散，盛则自运，所谓塞因塞用也。欲止先行，如食积泻，用承气去积则已，所谓通因通用也。等法，皆触类贯通矣。

标本说

标本中气之说，出于《内经》。有谓天之六气为本，人之六经为标，经之相为表里者为中气。所谓少阳之上，火气治之，中见厥阴；天在人上，故曰上。言少阳感天之火气而病，少阳与厥阴为表里，病每相连，故其中兼见厥阴证也。余仿此。阳明之上，燥气治之，中见太阴；太阳之上，寒气治之，中见少阴；厥阴之上，风气治之，中见少阳；少阴之上，热气治之，中见太阳；太阴之上，湿气治之，中见阳明是也。有谓人之脏腑为本，六经为标，脏腑之相为表里者为中气。如胃为本，足阳明经为标，脾为中气；脾为本，足太阴经为标，胃为中气是也。有谓病之先受者为本，病之后变者为标。如病本于伤食，因而证见吐泻是也。又，此脏此经先病，后乃转属他脏他经是也。《经》谓病有生于本者，有生于标者，有生于中气者，有在标而求之于标，在本而求之于本，有在本而求之于标，在标而求之于本，先病而后逆者，因病而致气血之逆。先逆而后病者，先寒或热而后病者，先病而后寒或热者，先病而后泄者，先泄而后病者，皆治其本。惟先热而后生中满，先病而后生中满，及大小便不利者，皆治其标。中满指胀极，肚腹欲裂者言。大小便不利，指点滴不通者言。并属危急之候，故先治标。按：中风痰涎壅盛，不通则死，急用三生饮、稀涎、通关等散去其痰。又，吐衄，余血停瘀，不得不去瘀导滞，亦急则治标之义也。又谓病发而有余，邪盛也。本而标之，邪盛则侮及他脏，而因本以传标。先治其本，后治其标。病发而不足，正虚也。标而本之，不足则他脏来侮，为标病传本。先治其标，后治其本。谨察间甚，即《论语》病间曰之间。甚，以意调之，间者并行，标本兼治也。甚者独行。又谓少阳太阴从本，少阴太阳从本从标，阳明厥阴不从标本从乎中。从前解者，殊欠明白。愚谓少阳，经之属阳者也。少阳之上，火气治之，火亦阳也，故少阳从本，为以阳从阳。不言从中者，中为厥阴，木从火化，彼反从我，故不言也。太阴，经之属阴者也，湿亦阴气也，故太阴从本，为以阴从阴。不言从中者，中为阳明，燥从湿化，亦彼反从我，故不言也。少阴，经之属阴者也，热气则为阳矣。太阳，经之属阳者也，寒气则属阴矣。标本异气，各能生病，故或从本，或从标也。亦俱不言从中者。少阴之中为太阳，言从本之阳，足以赅之。太阳之中为少阴，言从本之阴，亦足以赅之。至若阳明，亦经之阳者也，燥亦气之属阳者也，宁非以阳从阳。而不言从本者，以从本一义，已于少阳太阴发之，而有燥从湿化者，其理不可不明，故特举从中言也。厥阴，亦经之阴者也，风亦气之属阳者，宁非标本异气，而不言或从标或从本者，以从标一义，已于少阴太阳发之，而从本之风则又从乎火化，故不从本而从乎中也。然风从火化，木火同气，其理无疑。若燥湿相反，其从化理似难说。然观仲景治伤寒燥渴，反用五苓去湿，其理可推。盖脾土之湿壅滞不行，则气化不布，津液不流，而胃与大肠均失其润，反成燥结，固有之矣。按从中之说，不过于常理之外另立一义，以示木能生火，湿郁成热之例，非谓厥阴病必有阳无阴，阳明病必有湿而无燥也。若执泥便说不去。张子和标本歌云：少阳从本为相火，太阴从本湿土坐，厥阴从中风是家，阳明从中湿是我，太阳少阴标本从，阴阳二气相包裹，风从火断汗之宜，燥与湿兼下之可。其意盖谓燥证当以温润之药治之耳。观其治燥诸条，只用硝、黄，不用去湿之药，不泥《经》语可见矣。再按少阳太阴从本，此纯热无寒，纯寒无热，标本合一者之治例也。少阴太阳从本从标，此寒中有热，热中有寒，阴阳夹杂者之治例也。阳明厥阴不从标本，从乎中治，此阳证根阴，阴证根阳，表里互求者之治例也。如此看较活。

表里论

以周身言，则躯壳为表，脏腑为里。而以躯壳言，则皮肤为表，骨肉为里。以脏腑言，则腑为表，脏为里也。以经脉言，太阳阳明为表，三阴为里，少阳为半表半里。而于表中又分表里，则太阳乃表之表，阳明乃表之里。于里中又分表里，则太阴为里之表，少阴为里之中，厥阴为里之里也。故伤寒传经之次，首太阳，次阳明，次少阳，次太阴，次少阴，次厥阴。按太阳之腑为膀胱，阳明之腑为胃，二腑皆贮物，泻而不藏，外通出表，故其经脉属表。太阴之脏脾，少阴之脏肾，厥阴之脏肝，皆贮精，藏而不泻，不能外出，故其经脉属里。少阳之府胆，所贮精汁类于物，则似腑也，然亦藏而不泻，则又似脏，故其经脉属半表半里，此无可疑。独肾位肝下，最属深藏，其经脉应为里之里，乃反为里之中，此则不能无疑。岂经脉虽连系于脏腑，而其表里层次，自以其行于肌肤之浅深分，不照脏腑之部位为次序耶？且此止言足经耳，若手经之次第，亦有可得而言者耶？窃疑《内经·热病论》论伤寒传经之次，乃仿运气，厥阴为一阴，少阴为二阴，太阴为三阴，少阳为一阳，阳明为二阳，太阳为三阳之说以为言。然此乃言客气之次第，恐未可为病机之据也。且运气之说，亦谬而不足信矣。

阴阳论

人身从脐中分，上部为阳，下部为阴；面为阳，背为阴；左为阳，右为阴；表为阳，里为阴；腑为阳，脏为阴；气为阳，血为阴；动为阳，静为阴；语为阳，默为阴；寤为阳，寐为阴；呼为阳，吸为阴；魂为阳，魄为阴。《内经》言背为阳，是对腹为阴说，非谓背为阳而面为阴也。盖腹处下而背居上，故以上者为阳，下者为阴耳。后人不明其说，以腹字当面字看，误矣。观《易》卦，阳盛于午，阴盛于子。背，北也，北属阴，阴静阳动，背不动，属阴明矣。又，溺水死者，女尸必仰，女人阴气重也；男尸必仆，男人阳气重也，不更可验背之属阴、面之属阳哉？夫阳盛于午，阴盛于子，此面阳背阴之义也。由复至乾，左升为阳，由姤至坤，右降为阴，此左阳右阴之义也。阳主气，阴主血，阳大而阴小，乃丹溪谓左半血多，右半气多，人右手足大于左手足。何也？曰：左右阴阳对待，本甚均平，无偏多偏少。然阳盛于午，至酉而犹热，阴盛于子，至卯而犹寒，岂非极盛之势，余气犹旺耶？然则左虽属阳而阴反盛，右虽属阴而阳反强，固可见矣。又何疑于左半身血多，右半身气多，右手足之大于左手足乎？《医贯》谓：冬至一阳生，当渐向暖和，乃腊月大寒，冰雪反甚，盖阳伏于下，逼阴于上，故井水气蒸而坚冰至。夏至一阴生，当渐向清凉，乃三伏溽暑，酷热反炽，盖阴盛于下，逼阳于上，故井水寒而雷电合。可以互证。予尝病眼热，必右目先而甚，左目后而微，知左属血，火不易伤也。所谓干柴者先灼，湿者后燃也。又，病脚肿，必左先而甚，右后而微，知右属气，湿尚易运也。又，尝掩右目，用左目视月，则不如右目之明，以右目火盛，能远烛也。掩左目，用右目观书，则不如左目之朗，以左目水盛，能近鉴也。然此犹各有所长也。若较其强弱，则右必强于左。尝吹筒弋鸟，筒鸟相对若引绳，以为必中也，而不中，知二目之力有强弱不同也。因闭右目，独用左目视筒鸟如引绳，乃开右目并用，则大异矣，是左目为右目所夺也。又，闭左目，独用右目，视筒鸟如引绳，乃开左目并视，其为如引绳者，亦无异也，是右目不为左目所夺也。岂非右目强而左目弱哉？故《经》言右耳目不如左耳目明者，吾不信也。腑为阳，脏为阴。细分之，则心肺处上部为阳，肝肾居下部为阴。又，心与肺较，则肺属金为阴，心属火为阳。肝与肾较，肾属水为阴，肝属木为阳。又，肺与肝较，则肺主降为阴，肝主升为阳。又，肾有水有火，肾火为阳，肾水为阴。纷纭蕃变，无有定名。医书动言阴阳，而不切指其为何项，甚属朦混，当细分之。如言阴虚，则未知其言血虚耶，肺虚耶，肾水虚耶，肾火虚耶？何不切指之曰血虚，曰肺虚，曰肾水虚，曰肾火虚之为明白也？本集一一分晰之。

夏月伏阴辨

丹溪谓夏月炎暑盛行，人身内外皆热，其说甚的。乃张景岳谓夏月伏阴，人身外热内寒，冬至伏阳，人身外寒内热，以夏至阴生，地上热而井水寒，冬至阳生，地上寒而井水温为证。其说似是而非。乃知有天时而不知有地理者也。人身之气，与天地通，固从天时而变，亦随地势而移。既有东西南北之殊，岂无上下高深之别？人之身固在地上也，非在地中也。设夏时而身处井中，则不特内寒，即外亦寒矣，尚得如其说，谓外热内寒耶？然则置身地上，不特外热，即内亦热，自可反观而见矣。试观浮瓜沉李，咽水饮冰，未尝畏冷，其情可见。冬月能如是乎？或曰：夏月汗多，汗多则亡阳，阳亡则阴生于内，谓之伏阴，非欤？曰：夏月汗多，是人皆然，岂皆亡阳乎？不过虚其津液耳。津液虚即阴虚，阴虚则阳愈炽，观小便之短而赤可知。不滋金水而补火土，吾见其惑也。曰：古人于暑证多用热剂，非欤？曰：此因证转虚寒乃然，不可一概混施也。问：夏月阳气外泄，冬月阳气内脏，非欤？曰：阳外泄则汗出而内涸，故清润之品为宜；气内敛则化水而阴滋，故温热之剂可任。观夏月渴而小便短赤，冬月不渴而小便清长，则阳外泄者之内非冷，阳内藏者之中非热，不辨自明矣。

气

气无形而血有质。气为阳，主护卫于外，故名之曰卫；血为阴，主营运于中，故名之曰营。血阴有质，故其行也必次第循经而入于脉道之中，充于内而后达于外。气阳无形，故其行也慓疾，不循经而出于脉道之外，实于表而后返于里。观《内经》谓饮酒者气先行皮肤，先充在外之络脉，而后满于在内之经脉，可见矣。此二者之行，所以有不同也。《经》谓营气之行，寅时起，由肺经而大肠、胃、脾、心、小肠、膀胱、肾、心包、三焦、胆、肝诸经，复返于肺，如是者每日五十周。卫气之行，每日早至暮，行阳分二十五周，每周由太阳而少阳、阳明、足少阴，复返于太阳；暮至晓，行阴分二十五周，每周由肾而心、肺、肝、脾，复返于肾。二者之行不同如此。按：《经》言营气，是言血中之气，非单言血，盖血中之气既负血而行，则亦不及卫气之慓疾也。《经》言卫气昼行阳二十五度，度，即遍也。夜行阴二十五度，大概如此。盖昼则阳动，而气行于表者多，夜则阴静，而气敛于内者多，非昼全不行于内，夜全不行于外也。至谓一昼夜必行五十周，则凿矣。气一耳，以其行于脉外则曰卫气，行于脉中则曰营气，聚于胸中则曰宗气，名虽有三，气本无二。气与血并根柢于先天，而长养于后天。《经》谓营气出于中焦，又谓心生血，不过以胃受谷气，蒸化成血，血色之赤，禀于心火为言耳。要之，血即天一之水，观血味咸可知。气为坎中之阳，同根于肾，无岐出也。气根于肾，亦归于肾，故曰肾纳气，其息深深。气不归元，则喘咳不得卧。肺司呼吸，气之出入于是乎主之。且气上升，至肺而极，升极则降，由肺而降，故曰肺为气主。肾主纳气，故丹田为下气海；肺为气主，故胸中为上气海。肾水为坎中之阳所蒸则成气，上腾至肺，所谓精化为气，地气上为云也。气归于肺，复化为水，肺布水精，下输膀胱，五经并行。水之精者行于经脉。所谓水出高源，天气下为雨也。阴阳互根，于此可悟矣。肾以闭藏为职，虽子半阳生，而气发渊泉，机犹未畅，故气之升发，不属肾而属肝也。藏属肾，泄属肝，升则泄矣。此肝肾之分也。肝主升，肺主降，此肺肝之分也。心主动，志壹则动气也。肾主静，此心肾之分也。而静藏不致于枯寂，动泄不致于耗散，升而不致于浮越，降而不致于沉陷，则属之脾，中和之德之所主也。然则升降动静，苟失其中，虽为肝、肺、心、肾之不职，亦即脾之不职，而但知气之不升，或有升无降，为肝木克脾土者，陋也。知各脏之病皆关乎脾，则知脾气调和，即各脏俱调和矣。故补脾不如补肾，不过举要之词，故不若补肾不如补脾之论，为得其全也。老人、小儿尤以脾胃为主。《经》言阳之气，以天地之疾风名之，又曰风气通于肝，故气病往往称风，如肝风、肠风、胃风之类，饮食在胃，则胃实肠虚，气下于肠，饮食在肠，则肠实胃虚，气上于胃，往来鼓动有声，所谓肠风、胃风即此。皆气之往来，鼓动若风耳，非必外来之风也。以上明气之理，至其病证脉治，详下。

气之病证

《内经》列九气为病：一曰怒则气上，甚则呕血、暴怒伤阴，血随气逆。飧泄；完谷而出也。怒气上冲则呕血，下郁则飧泄，气郁不运，则水谷不分也。或血菀于上，不呕则郁积于上焦。形气绝，卒然倒毙。名薄厥；薄，迫也。谓血气厥逆，迫于上焦。或胸满胁痛，食则气逆而不下。一曰喜则气缓。志气通畅和缓本无病。然过于喜，则心神散荡而不藏，为笑不休，为气不收，甚则为狂；有喜极气暴脱而死者，必其人素虚，气浮无根也。所谓暴喜伤阳。一曰悲则气消。心志摧抑沮丧，则气亦因之消索。以怒则气盛而张，反观之，可见悲则气衰而敛矣。为目昏，悲泣多则目昏。为筋挛，为阴缩，皆有降无升，肝木受克所致也。为酸鼻辛頞，为少气不能报息，报，接续意。为下血，气不能摄血也。为泣则臂麻。一曰恐则气下，精却肾精方欲化气而上，因恐则却而退下也。王太仆谓恐则伤精，却而上，不下流，下焦阴气亦回环而不散，故聚而胀。未妥。气还，下焦胀，为阴痿骨酸，精时自下。一曰惊则气乱，心无所倚，神无所归，虑无所定，为痴痫，惊则神不守舍，痰涎入心所致。为不省人事，为僵仆。一曰思则气结，心有所存，神有所归，正气留而不行，为不眠，为中痞、三焦闭塞，为不嗜食，为昏瞀，为得后即大便。与气噫气或屁。气郁下陷之屁，不若伤食之屁臭甚。则快然而衰。结气得通而滞减也。一曰寒则气收，腠理闭气，不行上下，所出水液，澄澈清冷。一曰热则气泄，腠理开，汗大泄，喘呕吐酸，暴迫下注，所谓壮火食气，又曰热伤气也。气乘风则飘，遇火则散，火主发泄，一夜热作而身顿怯，可见。一曰劳则气耗，喘息汗出，内外皆越，精神竭绝，《经》曰：静则神藏，躁则消亡。为促乏，为嗽血，为腰痛骨痿，为高骨坏，为煎厥，五心烦热，如煎熬而厥逆也。男为少精，女为不月。按：七情皆生于心，以悲则气下，故属之肺，怒则气上，故属之肝，恐则怯而欲藏匿，故属于肾，思则无所不通，故属之脾耳，此义宜知。惊属心肝气动，故风火交煽，则病发惊骇。清气在下，则生飧泄；浊气在上，则生䐜胀。《经》谓清浊相干为乱气，水谷之清气注五脏，浊气注六腑，清气上升，浊气下行，反之则乱也。予谓邪正相干亦然。此如卦画之交错，阴阳糅杂。于此想见霍乱情状，气滞必痛。《经》云诸痛皆因于气，又云气伤痛，形伤肿，先痛后肿者气伤形也，先肿后痛者，形伤气也。丹溪谓气有余便是火。自觉冷气自下而上者，非真冷也，火极似水耳，不治其火则气不降。火极似水，犹云热证似寒，气为火所冲突，飘忽若风，故冷也。气本清，滞而痰凝血瘀，则浊矣。不治其痰血，则气不行。

脉法

长则气治，短则气病，数则气热，迟则气寒，大则阴伤，弦则气郁，上盛则气高，下盛则气胀，涩则气滞，衰则气少，凡气不舒者脉必沉。

治法

结者散之，郁者达之，闭者开之，<small>气闭者无小便，或两手脉伏不见。</small>陷者举之，高者抑之，浮越者镇坠之，脱者固之，散者收之，虚者补之，<small>痞满似难补，然由脾虚不行，正宜补脾以复其健运之职，则浊气行而痞满自除，所谓塞因塞用也。</small>热者清之，寒者温之。其病在七情，非药可愈者，以五志相胜。故悲可以治怒，以怆恻苦楚之言感之；喜可以治悲，以谑浪亵狎之言娱之；恐可以治喜，以迫遽死亡之言怖之；怒可以治思，以污辱欺罔之言触之；思可以治恐，以虑彼忘此之言夺之。又，习可以治惊，<small>使之习见则不惊。</small>逸可以治劳也。大约青皮疏肝，枳壳利膈，香附散郁，木香舒脾，厚朴散满，沉香降逆，前胡下痰，柴胡升清，乌药、川芎、紫苏能散邪气从汗而解。槟榔、大腹皮能使浊气下行而去后重，莱菔子、苏子、杏仁下气润燥，肺气滞于大肠者宜之，豆蔻、沉香、丁香、檀香辛热能散滞气，暴郁者宜之，郁久成火者忌用，须以姜炒山栀子佐之。以上皆治有余气病，若兼痰火、兼积滞、兼血，各随症加减。调气用木香，然性温上升，若阴火上冲胸喉，似气滞而实非气者，用之反以助火，当用黄柏、知母，少佐枳壳。气虚气滞，六君子汤加益智、苏梗；血虚气滞，四物汤<small>见血。</small>加香附、陈皮；肾阴虚气滞，六味地黄汤<small>见虚损。</small>加沉香、石斛、砂仁；肾阳虚气滞，四逆汤<small>见厥。</small>加肉桂、补骨脂；肥人气滞必挟痰，二陈汤<small>见痰。</small>加香附、枳壳，燥以开之，甚者加苍术、白芥子；瘦人气滞必挟火，宜苏子、山栀、归、芍，降以润之。妇人性执，易于动气，痞满胀痛，上凑心胸，或攻筑胁肋，腹中结块，月水不调，或眩晕呕吐，往来寒热，正气天香散、四七汤酌用之。如气不升降，痰涎壅盛者，苏子降气汤。气不归元，以补骨脂为主，取其壮肾，收浊气归就膀胱，使化而出也；或白术亦可，以其能和胃，胃和则气自归元，此为脾肾两虚者立法也。若肺肾两虚，气不归元，喘促不卧者，宜五味、胡桃、人参之类。气郁久则中气伤，不宜克伐，宜归脾、见血。逍遥见郁。二方，佐抚芎、香附、枳壳以舒郁。胎产同法。木香流气饮通治一切气病，利三焦，通营卫，达内外，肿胀、喘嗽、痛疼皆效。分心气饮治七情气滞，苏子降气汤治气上逆，补中益气汤治气虚下陷，越鞠汤见郁。治气郁中焦。

血

精、髓、血、乳、汗、液外出为汗，内蕴为液。津、出于口者。涕、蓄于脑，出于鼻。泪、溺，皆水也，并属于肾。而血色独红者，血为心火之化；数者色皆白，乃肺气之化也。肾为阴，肺为阳，阳交乎阴而液以化。肾属水，心属火，水交于火而血以成，以其为心火所成，故《经》谓心生血，又云血属于心，又云心主身之血脉也。赤者，心火之色。心火不足，则血色淡；心气虚寒，则血凝而紫黑，紫黑为肾色自见，无火也，亦有火盛血瘀而色紫黑者。总可见血之关于心。张介石曰：凡身有血处，触之必痛，痛属心知，而赤为火色，故曰心生血。又曰：人身麻木处，则无血色，血所不至，是心所不治，故不知痛痒。又曰：赵氏云血随相火行，故色红，非也。相火居坎水中，弗能自露，阳为阴掩，其色黑。至于心火，而阳老矣，阴为阳闭，故内暗外明，其色赤。血如随相火行，则必黑而不红。汗、液、津、泪、溺皆清澈，阳所生也；精、髓、血、乳、涕皆稠浊，阴所成也。阳性速，其生易，故气至而即生；如悲哀气动则泪若涌泉，内热蒸腾则汗出如雨，可见。阴性迟，其成难，故蓄积而后富。细分之，则精、髓、涕为一类，血与乳为一类，而乳之成较血为易，故曰血者难成而易亏。髓藏而不泄，涕即脑髓，其泄也，以病脑热。惟精藏而能泄，其泄也，以阴阳之和畅，故能成生育之功。血亦藏而不泄，较精之藏而能泄殊矣。故精动而血静，精阳而血阴。妇人之月事乃溢而倾，非施泄之谓也。精少血多，贵贱之别也；精生血死，老少之分也。精色白，肺气所化，清阳也。清阳为少火，火少则生。血色赤，心火所成，浊阳也。浊阳为壮火，火壮则老。水凝为冰，见睨则消；血凝成块，虽煮不化。水随气行，能越于外；血随气行，但运于中。清浊阴阳，气质之分，可睹矣。旧谓血总统于心，此即心生血之义矣，而曰化生于脾，藏受于肝，宣布于肺，施泄于肾，何也？曰：《经》言水谷入胃，中焦受气取汁，变化而赤为血，盖言胃中水谷之清气，藉脾运化成血，故曰化生于脾。然儿在胎中，未尝饮食，先已有血，可见血为先天之水，不过藉后天为长养，非全靠后天也。又云脾统血者，则血随脾气流行之义也。又，《经》言人卧则血归于肝，盖言人寤属阳，寐属阴。阳主外而亲上，阴主内而亲下。寤则血随阳动，外运而亲上；卧则血随阴静，内藏而亲下。五脏皆在内，而肝肾居下，为血之所归藏，言肝而肾可赅。何则？肝动肾静，动者尚藏，则静者可知，故曰藏受于肝也。一说，血不藏，皆肝之疏泄使然，故以脏受责之，亦通。其谓宣布于肺，则血随气行之义耳。其谓施泄于肾，则混精为血，观古人动称父精母血可见。要知是精非血，不当混合为一也。经脉之血流行，脏腑之血守位。以上明血之理，其病证脉治详下。

血随气行，气寒而行迟则血涩滞，气热而行驶则血沸腾。盖血属阴，非阳不运，故遇寒而凝；气属火，非少则壮，故遇热而灼。涩滞皮肤则为痛痹，凝结经络则为疽癣，瘀积肠胃则为败腐，虚寒不摄则为脱崩，沸腾上焦则为吐衄，流注下焦则为便血，壅塞经脉则为痈毒，浮见皮肤则为瘢疹。而且湿盛而蒸为疬风，血干而化为痨蛊。致病非一，要不出寒热二端。大抵瘀尚易治，干则难医，无潮热者轻，有潮热者重。

吐血

即呕血。旧分无声曰吐，有声曰呕，不必。

吐由口出，古人谓是胃腑之血。张景岳则谓出于口者，有咽与喉之异。喉为肺之上窍，而兼总五脏之清道，故诸脏之血皆得从清道以出于喉，不独肺也。咽为胃之上窍，而兼总六腑之浊道，故诸腑之血亦皆得由浊道以出于咽，不独胃也。五脏之气皆禀于胃，则五脏之病亦皆及于胃。如怒则气逆而呕血，肝病也；欲火上炎而呕血，肾病也。而其血皆由胃脘以出，则是出于喉者止五脏之血，而出于咽者不只六腑之血矣。按：景岳之说甚是，然何以别之？大抵由肝肾而出者往往倾盆而来，如潮之涌，此雷龙之火暴发乘胃所致，肝、肾、胃血俱出，彼时喘息不定，面如醉酒，心神烦乱，少刻火退神清，面白气平，血乃渐止。若胃火自病，其势不甚暴烈，所出必不若是之多也。凡血色初吐鲜红而散，少停一、二时再吐，则略紫而凝，久而又吐，则黑而结块。若吐血不停，则初吐者为上焦近血，色鲜红，后出者为中下焦远血，其色深红。吐后未尽余血，色淡，或糖色，或粉红色。

咳嗽血

火刑金而肺叶干皱则痒，痒则咳。此不必有痰，故名干咳。咳多则肺络伤而血出矣。嗽则兼有痰，痰中带有血线，亦肺络之血也。其证有轻重，但热壅于肺者轻，清火自愈，久嗽肺损者重，保肺为主，阿胶为君，白芨、苡仁、生地、甘草、枳梗、橘红、贝母为丸，噙化。又，须看痰色，如玛瑙成块者，出胃口，易治；若一丝一点，从肺脏中来，肺少血，为火所逼，虽少亦出，渐至肺枯成痨，难治；咳出白血，必死；血色浅红，似肉似肺者是。脉弦气喘，声嘶咽痛，不治。

咯唾血

咯与嗽为一类，皆因有痰而欲出之，或费力，或不费力，总以出痰为主，非欲出其血也。因值其失血，故血随痰出耳。唾与吐为一类，此则因血而然。缘血为火所涌，上升出至咽喉，多则吐，少则唾，并不费力，皆系纯血，无痰涎夹杂。吐唾既为一类，吐不定属胃，唾独必属肾乎？古谓唾血属肾者，因《经》论五液，谓肾主唾水泛于上也。故耳，不可泥。咯既与嗽为一类，旧分嗽属肺，咯属肾，亦非。肾脉上入肺中，病则俱病，肾亦有嗽，肺亦有咯也。然则何以别之？曰：血证由于火，惊则火起于心，怒则火起于肝，悲伤火起于肺，思虑火起于脾，房劳火起于肾，审察病因自见，言不能尽也。张景岳谓：失血证，凡见喘满咳嗽，及胸膈左右皆隐隐胀痛者，此病在肺也。若胸膈、膻中间觉有牵痛，如缕如丝，或懊憹嘈杂不可名状者，此病在心包络也。若胸腹膨胀，不知饥饱，食饮无味，多涎沫者，此病在脾也。若两胁肋牵痛，或多怒郁，往来寒热者，此病在肝也。若气短似喘，声哑不出，骨蒸盗汗，咽干喉痛，动气上冲者，此病在肾也。若大呕大吐，烦渴头痛，大热不卧者，此病在胃也。若有兼证，则病不止在一脏。肺病宜清降，不宜升浮。心主病宜养营，不宜耗散。脾病宜温中，不宜酸寒。肝病或宜疏利，或宜甘缓，不宜秘滞。肾病宜壮水，宜滋阴，不宜香燥克伐。胃病或宜大泻，或宜大补，当察虚实。

鼻衄

衄行清道，经藏之血也，多由督脉而上出。经藏之气通于鼻，故其血之溢者亦出于鼻。张景岳曰：凡鼻衄，必自山根以上、睛明之次而来。而睛明一穴，乃小肠、膀胱、胃、阴跷、阳跷五经之会，皆能为衄。又，冲脉为十二经之血海，其上俞出膀胱经之大杼，下俞出胃经之气街，膀胱、胃二经血至，则冲脉之血亦至，而十二经之血无不至矣。所以血衄之微者，不过一经之近，甚者通身之血尽出。旧谓衄出于肺，岂其然哉？《准绳》云：鼻通于脑，血上溢于脑，所以从鼻而出，宜茅花汤调止衄散。嵩厓云：不甚者，以水纸搭鼻衡，或以凉水拊项后即止；甚者，犀角地黄汤对症之药。又，黄芩、白芨各二两，水丸，治久衄神效。犀角下入肾，由肾脉上通鼻脑故也。胃衄者亦可用，以胃脉亦上入鼻也。故火郁阳明致衄者，无犀角以升麻代之，以升麻阳明药也。

齿衄

此胃、大肠、肾三经之病。盖大肠脉入下齿中，胃脉入上齿中，而肾主骨，齿为骨之余也。胃火盛则血出如涌，而齿不动摇，或见口臭，牙龈腐烂肿痛，此浓酒厚味所致，宜清胃火，便结可下之。若口不臭，牙不痛，但齿动不坚，或微痛不甚，而牙缝时多出血者，此肾阴虚，火动而然，宜滋肾水，六味丸见虚损。主之。若肾火虚而上浮者，八味丸见虚损。主之。《医旨绪余》述所治三人齿衄，出血甚多，皆以三制大黄末二钱，枳壳汤少加童便调下，去黑粪而愈。缘阳明热盛，冲任二脉皆附阳明，故血如潮涌。若肾虚，血必点滴而出，齿亦悠悠而疼，必不如此暴且甚也。

舌衄

舌上无故忽出血线，此心、脾、肾诸经之火所致，三经脉皆及舌。槐花（炒）研末糁之。或蒲黄炒为末。《准绳》云：文蛤散治热壅舌，出血如泉：五倍子、白胶香、牡蛎粉等分为末，每用少许糁患处。又云：肝壅则舌血上涌，服清肝之药。按：肝脉络于舌本。

耳衄

耳中出血也。小肠、三焦、胆各脉俱入耳中。又，耳属肾，诸经皆足为病，龙骨末吹入即止。若左关脉弦洪，柴胡清肝散；尺脉或躁或弱，六味地黄丸。见虚损。

肌衄

血自毛孔中出，曰血汗，又名脉溢。心主血脉，极虚有火则见。脉溢汤：人参、黄芪、当归、茯神、麦冬、石莲、朱砂、姜汁、生地。益疑溢。

九窍出血

耳、目、口、鼻一齐出血，药不及煎，死在须臾。先将水当面喷几口，急分开头发，用粗纸数层蘸醋令透，搭在囟门，血即止。次用当归一两煎好，磨沉降香各五钱，加童便服；或瞿麦饮：瞿麦、生姜、栀子、灯心、炙草、枣，再用发灰二钱，茅根、车前草煎汤下之，血自归经。然后以四物加人参、五味，丸服，可收万全之功。九窍出血，兼身热不能卧者，死。惟妇人产后瘀血妄行，九窍出血，有用逐瘀之药而生者。若无故卒然暴厥，九窍出血者，死。久病之人，忽然上下出血，亦死。

搔痒出血

搔痒血出不止，粪桶箍烧灰敷之。吕元膺治一僧，搔腘中疥，出血如涌泉，竟日不止，营气暴衰，止余尺脉如丝，与四神汤加荆芥穗、防风，晨夜并进，明日脉渐出，服十全大补见虚损。而愈。

便血

分肠风、脏毒二证。三因诸邪，皆致便血，二者特其大端耳。肠风者，或风邪外感，或肝风内生，风热相合，侵犯经络，血脉被阻，漏出经络之外，渗入肠胃之中，从大便出，随感随见，血清色鲜者是。槐花汤加羌、防、秦艽。即非外风，亦可升阳燥湿。按：内风即气也，气不顺亦可用羌、防辈升发之，但不温服取汗耳。故古方不分内外风，统用之也。脏毒者，湿与热合，蕴积日久，伤损阴络，血渗肠胃，积久乃下，其色黯浊者是，槐花汤加炒苦楝、炒苍术。下血，腹中痛，血色鲜红，为热毒，芍药黄连汤主之；不痛，血色不鲜，或紫黑如豆汁，为湿毒，黄连汤主之。先血而后粪，近血也，出于大肠，槐花、条芩、乌药；先粪而后血，远血也，出胃与小肠，石膏、山栀、乌药。又，结阴便血，《内经》结阴者，便血一升，再结二升，三结三升。所下纯是血，《经》不言何邪所结，景岳谓风寒之邪留结血分所致，宜灸中脘、气海、三里，以散风邪，服平胃地榆汤以温散之，亦举隅之论也。下血太甚，人参、升麻、牡蛎、粟壳。瘀血不可止，待色鲜红，略加涩药，椿皮、乌梅最妙。用寒凉药须酒煮或炒，恐血凝。便血日久，服凉药不应，宜升补，升阳除湿和血汤。有热略加黄连，以吴萸泡水炒用；虚加人参。此病多食干柿或生柿最效。肠风、脏毒、结阴，并血出肠中，与五痔之血出于漏孔者不同，亦与赤痢有异。

溲血

痛者为血淋，_{见淋症门。}不痛者为溺血。不论何脏之血，但损伤妄行，皆得渗入膀胱，与尿同出。盖不上行则下趋，可以渗入肠胃，亦可以渗入尿胞。此《准绳》谓溲血、淋血、便血，三者虽前后阴不同，而受病则一。其散血、止血等药，无越数十品之间，惟向导少异。其说固甚允也。若不与尿同出，乃从精窍出也。盖清道之血，上可从鼻出，下亦可从精窍出。多因色欲而成，牛膝四物汤。服诸药不效者，所溺之血成块、不得出而痛甚者，珀珠散甚效。

蓄血

蓄血症，多嗽水不咽，_{言即烦热欲饮水，但嗽不咽也，以热止在经，不在腑之故。热在经则经血动，不衄则蓄。}小便利，_{此膀胱外蓄血，以血只在小腹，未入膀胱也。}大便黑。_{此肠胃蓄血。}跌打闪撞、奔走努力、恼怒皆能致之，伤寒等热证尤多。蓄于上，令人善忘，_{血蓄则气不通，心窍闭，故善忘。}时时鼻血，犀角、生地、赤芍、丹皮；蓄于中，则心下手不可近，桃仁、桂枝、芒硝、甘草、大黄、丹皮、枳壳；蓄于下，则脐腹肿痛，或如狂谵语，发黄，_{详《伤寒·太阳篇》。}生地四钱，犀角一钱，大黄三钱，桃仁一钱，水酒煎，入生漆一钱再煎，服半日血不下，再一服，下即止，名生漆汤。一切瘀血，大黄四钱，芒硝一钱，桃仁泥六个，归尾、生地、山甲各一钱，桂五分，为丸，名代抵当丸。在上血，丸如芥子大，去枕仰卧，以津咽，令停留喉下；中下血，丸如桐子大，百沸水下。若血积久，此药不能下，去归、地，加莪术_{（醋炒）}一钱，肉桂七分。又，破血方，_{女子通经亦用之。}大黄醋煮，桃仁、益元散各一两，干漆_{（炒，烟尽为度）}、生牛膝各五钱，醋糊丸，每服七十丸。大凡跌扑损折，蓄血肿痛发热，先服折锐汤：大黄、桃仁、红花、当归、寄奴、川芎、赤芍，大下数次；再服行血破瘀汤：三七、当归、玄胡、乳香、没药、血竭、苏木、灵脂、赤芍、红花；然后服百和汤收功：首乌、地黄、当归、骨碎补、白芨、鹿胶、续断、甘草、薄荷。凡血妄行瘀蓄，必用桃仁、大黄行血破瘀之剂。盖瘀败之血，势无复反于经之理，不去则留蓄为患，故不问人之虚实强弱，必去无疑。虚弱者加入补药可也。好酒者多阳明蓄血，但牙齿蚀，数年不愈者是，桃仁承气汤料为丸服，屡效。

脉法

涩为血少，滑为血充。失血脉应微细，而反见浮大无力，即为虚芤。盖阴既亏，阳无所依，浮散于外，故见此象。凡失血证，脉虚小沉弱，安静身凉者生，实大急数，躁动身热，喘咳气逆，不得卧者死。瘀血胁痛，肝脉弦紧，此为常，勿以必死论。

治法

吐血治法：凡血逆上行，宜降气，降气火自降。若徒以寒凉降火，往往伤脾作泻。脾寒不能行血，血愈不归经，宜行血，血行归经自止。归经非已离经之血，复能返于经也，但未离经者得不脱，即为归耳。若徒事止血，必有瘀蓄之患。宜补肝，不宜伐肝。肝火动，由肝血之虚，滋阴则火自降。用寒凉伐肝，火被郁，则怒发而愈烈矣。凡吐血属火者，饮童便立止；或捣侧柏叶汁，以童便二分，酒一分，和而温饮之，大能止血；或白汤化阿胶二钱，发灰二钱，入童便、生藕汁、生地黄汁、刺蓟汁各一杯，仍浓磨好墨汁，顿温服；或急用加味四生饮，生荷叶、生艾叶、生柏叶、生地黄各等分，入降香，童便煎服。元气虚弱，即将童便浸前药，水丸，独参汤送下；

或苏子降气汤加人参、阿胶各一钱，下养正丹。并见气。气降则血自下矣。凡上膈壅滞吐血，脉有力，精神不倦，觉胸中满痛，或血是紫黑块者，用生地黄、赤芍、当归、丹皮、荆芥、阿胶、滑石、大黄醋制、元明粉、桃仁泥之属，从大便夺之，此釜底抽薪法也。盖血从下出为顺，上出为逆，用大黄等引血下行，转逆为顺也。观仲景谓蓄血证下血则愈，又谓无病忽恶利血为病进，若血上行后，忽恶利血，为邪欲愈，可见矣。血下行后，用苡仁、百合、麦冬、地骨皮，鲜者更佳。嗽渴加枇杷叶、五味子、桑白皮，有痰加贝母。皆气薄味淡，肺经之本药也。因其衰而减之，于虚劳证尤宜。吐血在暑天，病人口渴、面垢、头晕、干呕，煎茅花、灯心、麦门冬汤，仍入藕节汁、侧柏汁、茅根汁、生姜汁少许，生蜜亦少许，调五苓散。见伤湿。血止，用生地黄、当归、牡丹皮、赤芍药、百草霜末，煎服一二帖，却用黄芪六一汤调理。暑气通心，火毒刑肺，虽致吐衄，然大热伤气，其人必脉虚气怯，体倦息微，此惟生脉散、见中暑。人参汤之属为宜，不得滥用寒凉。若气不甚虚者，宜《局方》犀角地黄汤，或枇杷叶散。见中暑。凡肝火盛者，必有烦热脉证，宜芍药、生地、丹皮、栀子、泽泻、芩、连之属，降其火而血自消。若肝气逆者，必有胸胁痛满等证，芍药、生地、青皮、枳壳、贝母、泽泻之属，行其气而血自清。怒气伤肝者，唇青、面青、脉弦，当用柴胡清肝散，或鸡苏丸，煎四物汤吞下，并用十四友丸，见惊。灯心、麦门冬汤吞下。盖其中有理肝之药。其有病虽因怒，察其无胀无火，是逆气已散，肝火已平，无得再散再清。若脉虚神困，病伤及脾，治当专理中气，宜景岳五阴煎、五福饮之类主之，勿谓始因怒气，而专意伐肝也。凡忧思损伤心脾，以致吐血，证见气短形悴，或胸怀郁然，食饮无味，或饥不欲食，或魂魄惊困而卧不安，是皆中气亏损，不能摄血所致，速宜救本，不宜治标，宜归脾汤。饮酒伤胃吐血，宜葛花解醒汤见伤饮食，加黄连、丹皮，或汤中加金钩子、干葛、茅花。过啖炙爆辛热，上焦壅满痛，血出紫黑成块，桃仁承气汤导之。酒色过度，饥饱吐血，效方：枇杷叶、款冬花、北紫菀、杏仁、鹿茸、桑白皮、木通、大黄为末，蜜丸噙化。又有饱食，胃冷不化，强吐之，使所食物与气冲裂胃口，吐鲜血，宜理中汤见中寒，加川芎、扁豆，或川芎、干葛。劳心吐血，用莲子心五十粒，糯米五十粒，研末温酒调服，及天门冬汤。劳力太过，吐血不止，苏子降气汤见气加人参、阿胶，用猪肝煮熟，蘸白芨末食之。打扑损伤吐血，先以藕节汁、侧柏汁、茅根汁、韭汁、童便磨墨汁，化阿胶止之，却以芎、归、白芍、百合、荆芥穗、阿胶、丹皮、紫金藤、大黄、滑石、红花煎汤，调番降香末、白芨末与服。或先用苏合香丸，见诸中。却以黑神散，和小乌沉汤，童便调服。凡努力及跌打等伤吐血，宜芎归饮引血归经，有瘀则加大黄、桃仁、红花，或郁金、黄酒以行之。凡吐衄失血如涌，多致血脱气亦脱，危在顷刻者，此际有形之血不能即生，无形之气所当急固，急用人参一二两为细末，加飞罗面一钱许，或温水，或井花冷水，随其所好，调如稀糊，徐徐服之，或浓煎独参汤徐服亦可。此正血脱益气，阳生阴长之理也。凡郁证吐血，六淫七情，皆能郁气成热，郁于经则衄，郁于腑则吐。脉多枯涩，证恶风寒，误以为虚，温补之，殆矣。观其面色多滞，喜作呕哕，口苦酸，即当散郁，加味逍遥散见郁。主之，后用六味见虚损。滋阴。杨仁斋曰：血遇热则流，故止血多用凉药。然有虚寒致血错行者，当温中，使血归经，理中汤见中寒。加木香，或甘草干姜汤，甚效。《医贯》云：血得寒而凝，不归经络而妄行者，其血必黑黯，面色必夭白，脉必微迟，身必清凉。古人谓：凡失血证，多以胃药收功。肾寒火虚，逼阳上升，载血而出，脉沉足冷，舌必无胎，即有亦白薄而滑，虽渴不能饮冷，强饮亦不能多，少顷即吐出，面虽赤，色必娇嫩，八味汤见虚损。冷服。此为内伤之证，又有外感寒邪，直中肾经，逼火上冲，致吐血者，须服白通汤即愈。内伤渐致，外感暴来，分别在此。此为雷龙之火，不可直折。若觉肾热，脉洪足温，又为水干火炎，去桂附，纯用六味。见虚损。

热嗽血治法：宜金沸草散见咳嗽。加阿胶一钱，痰盛加栝蒌仁、贝母。痨嗽有血，宜补肺汤加阿胶、杏仁、桑白皮各一钱，吞养正丹见气。或三炒丹，间进百花膏，或七伤散、大阿胶丸。阴虚火动嗽血，滋阴保肺汤。痰带血丝出，童便、竹沥止之。感冒小恙，不知解表，过服寒凉，肺经之血凝滞，咳嗽带痰而出，证恶寒而脉紧，或寒束热于肺，久嗽出血，麻黄、桂枝、甘草、当归、杏仁、枳梗，后证宜加清凉之品。得微汗愈。血证最忌汗，惟此当汗耳。

咯唾血治法：痨瘵咯血，七珍散加阿胶、当归各半钱，恶甜人更加百药煎半钱，仍调钟乳粉为佳。一味钟乳粉，用糯米饮调，吐血、嗽血亦治。因饱屈身伤肺，吐嗽血者，白芨枇杷丸，或白芨莲须散。治咯血：黄药子、汉防己各一两，为末，每服一钱，水一盏，小麦二十粒同煎，食后温服；白芨一两，藕节半两，为末，每一钱，汤调下；新绵灰半钱，酒调下；苡仁为末，煮熟猪胰切片蘸药，食后腹微空时服。

鼻衄治法：乱发烧存性，细研，水服方寸匕，并吹鼻中。萱草根汁每一盏，入生姜汁半盏，相和细呷。竹蛀屑，水调服。线扎中指中节，左鼻出扎左指，右出扎右，两出两扎之。有头风自衄，头风才发则衄不止，宜芎附饮，间进一字散。下虚上盛而衄，不宜过用寒剂，宜四物汤，加参、芪、麦冬、五味，磨沉香，下养正丹、见气。八味地黄丸。见虚损。伤湿而衄，肾著汤见伤湿加川芎，名除湿汤。伏暑而衄，茅花汤调五苓散。见伤湿。饮酒过多而衄，茅花汤加干葛、鸡距子，或理中汤见中寒。去干姜，加干葛、茅花。撷而衄不止，苏合香丸见诸中。一丸；或以小乌沉汤一钱，白汤调下；或煎浓紫苏汤，独调小乌沉汤；或添入黑神散一钱，盐汤调下亦得。仍蓦然以水噀其面，使惊，则血止。非特衄血，凡五窍出血皆治。衄后头晕，四物汤、十全大补汤。见虚损。

溲血治法：先与生料五苓散见伤湿。和四物汤。若服药不效，其人素病于色者，此属虚证，宜五苓散和胶艾汤，吞鹿茸丸，或八味地黄丸，见虚损。或鹿角胶丸，或辰砂妙香散见心痛。和五苓散，吞二项丸子。若小便自清，后有数点血者，五苓散加赤芍药一钱。亦有如砂石而色红，却无石淋之痛，亦属虚证，宜五苓散和胶艾汤，或五苓散和辰砂妙香散，吞鹿茸丸、八味丸、鹿角胶丸；灰发二钱，茅根、车前草煎汤调下；夏枯草烧灰存性，为末，米饮或凉水调下。

便血治法：发热烦躁，不欲近衣，大渴脉洪，以无目痛鼻干，知非白虎证，此阴虚发躁，当以黄芪一两，当归二钱煎服。风冷入客肠胃，下瘀血如豆汁，八珍汤见虚损。去生地、甘草，加桂，名胃风汤。暑毒入肠胃下血者，一味黄连煎汤饮。酒积下血不止，粪后见，神曲一两半，白酒药二丸，为末，水调作饼，慢火炙黄为细末，每服二钱，白汤调下。肠风腹痛肛肿，败毒散见伤湿。加槐角、荆芥，或槐花汤、枳壳散。脏毒腹略疼，肛肿凸，大便难通，先以拔毒疏利之剂，追出恶血脓水，然后内托，并凉血祛风，虚兼参、术，助养胃气。下血久，面色萎黄，渐成虚惫，宜用黄芪四君子汤见气。下断红丸。气虚脱血，补中益气汤。见气。中蛊脏腑败坏，下血如鸡肝，如烂肉，其证唾水沉，心腹绞痛，马蔺根末，水服方寸匕，蛊随吐出。猬毛烧末，水服方寸匕，亦吐。苦瓠一枚，水二升，煮取一升服，亦吐。

蓄血治法：仲景抵当丸难用，用韩氏生地黄汤。虚人难下者，以四物汤加穿山甲煎服妙。亦有用花蕊石散，以童子小便煎服，或酒调下。

补虚：熟地　归身　枸杞　萸肉　枣仁　苁蓉

润燥：蜜　当归　阿胶　柏子仁　乳酪

凉血：二冬　生地　芩　连　栀子　知母　黄柏　元参　花粉
丹皮　白芍　犀角　胆草　槐花

温血：附子　肉桂　黑姜

止血：棕灰　发灰　童便　茅花　乌梅　白芨　柏叶　藕节
地榆　蒲黄炒黑　百草霜　椿白皮

行滞：瞿麦　川芎　香附　乳香　没药　韭汁　生牛膝　滑石
蒲黄生用　玄胡索　益母草　五灵脂

破结：大黄　芒硝　桃仁　红花　三棱　莪术　姜黄　归尾
花蕊石　苏木多用

举陷：荆芥穗　升麻　川芎　柴胡　荷叶

有三药必用，二药必禁。服寒凉百不一生，则知母、黄柏宜禁。服童便百不一死，则童便宜服。血虽阴类，运之者阳，荷叶仰盂象震，最能运血，则荷叶宜用。降气莫善于降香，则降香宜用也。旧说如此，勿泥。

发　热

发热者，热之发现于肌表者也。凡病多发热。热生于火，火本于气，丹溪谓气有余便是火，其义可见。其理不外气乖与气郁二端。小儿痘疹发热别见。

气乖有三

一曰阳亢发热。

阴阳水火，原自和平，不热不寒，是谓正气，一有乖违，不无偏胜。《经》曰：阳胜则热。此为亢阳之火，证见烦渴，燥结，小便赤涩，六脉洪数，治宜寒凉。有因浓酒厚味蕴酿而成者，有炎令燥气感触而致者，有五志过极心火亢暴者。

一曰阴虚发热。血虚同。

阴虚，谓肾水虚也。火性本上炎而外现，得水以制之，则离交于坎，龙潜于渊，内蕴而为神明，下济而成交泰。若阴亏水虚，则柴干火烈而焚灼为灾矣。或由色欲损精，或由泻利亡阴，或由燥热伤液，皆能致之也。此之火炎，乃由水虚所致，与上条阳亢而阴未亏者不同。证见口干体瘦，食少懒倦，头痛时作时止，遗精盗汗，骨蒸肉烁，唇红颧赤，咳嗽痰血，久成痨瘵。治宜甘润之剂，滋水以制火。若误用苦寒，则火被寒郁，其怒发愈烈矣。按：薛立斋治一老人，肾虚火不归经，而游行于外，发热，烦渴引饮，面目俱赤，遍舌生刺，敛缩如荔枝，两唇焦裂，或时喉间如烟火上冲，急饮凉茶少解，两足心如烙，痰涎壅盛，小便频数，喘急，脉洪数无伦而且有力，扪其身烙手。以十全大补见虚损。加山茱萸、泽泻、丹皮、山药、麦冬、五味、附子，及八味丸见虚损。治之而愈。愚谓此证明是水虚火炎，当用六味，见虚损。而用前药者，必因其人年老，水火并虚故尔。如火不虚，不得因此案而误用温热，以致阴分愈伤也。虚不论水火，脉皆无力，而此有力者，必曾服寒凉之剂，激之使然。故凡用寒药直折者，必须热服，不效，则药须用姜汁或酒炒过，服之即愈，亦防郁遏之意也。再按：此证全似实火，然虚火较实火必反烈，以其离根浮越，全体外现，比实火之内热透外，韬光埋焰者自不同也。《已任编》云：有误服白虎，以致热甚如燔，冲开三五尺，人不能近者，可想见虚火之烈矣。血虚发热，或由吐衄便血，或由产后崩漏，一切失血所致。证见烦躁，面目黑，渴饮不止。证类白虎，惟脉不长不实，浮大而重按全无，为异耳。误服白虎，必危。治宜滋阴补血。若阳并虚，兼用气药。血脱补气，阳生阴自长也。

一曰阳虚发热。

阳虚，谓肾火虚也。阳虚应寒，何以反发热，则以虚而有寒。若无寒而但阳虚，则止自见其不足，不能发热。寒在内而格阳于外，故外热；阳被寒拒，出居肌表，外越则脱，不脱而又不能内返，则格斗而激发为热也。寒在下而戴阳于上，故上热也。此为无根之火，乃虚焰耳。证见烦躁，欲坐卧泥水中，面赤如微酣，或两颧浅红，游移不定，与实热之尽面通红者异。渴欲饮水，或咽喉痛，而索水置前却不能饮，肌表虽大热，而重按之则不热，或反觉冷，且两足必冷，小便清白，下利清谷，脉沉细，或浮数无力，按之欲散。治宜温热之剂。温其中而阳内返，温其下而火归元。误投寒凉立死。或口食冷物，或鼻吸寒气，其人平素阳虚阴盛，外寒一中，阴邪遂张，真阳因之失守也。

气郁有七

一风寒郁热。

阳气自内达外，喜畅达而恶遏闭。若风寒外袭，则阴凝之气足以闭固腠理，而表阳不宣，则郁而为热也。证见头项强痛，恶风汗出，脉浮缓者，为伤风；兼体痛而恶寒无汗，脉浮紧者，为伤寒。治宜解肌发表，得汗则热泄而愈。此乃表阳受郁。

一饮食郁热。

饮食停滞中脘，则脾胃之阳气被其遏抑，不能宣通，亦郁而成热。证见头痛发热，如伤寒而身不痛，恶食欲吐，嗳腐吞酸，胸口饱闷，或胀痛，气口脉滑大，甚或沉伏。治宜消导。此乃里气受郁。

一为痰饮郁热。

痰饮所在之处，气被阻滞，郁而成热，理同食滞。证见恶风自汗，似伤寒，但头不痛，项不强，或头痛而作止无常，胸膈不快，恶心，气上冲，目下如灰色，或烟黑，脉弦滑。治宜除痰。

一为瘀血郁热。痛疽同。

理同痰饮。证见小便利，大便黑，小腹脐或胸胁急结，按之痛，或两足厥冷，或吐红鼻衄，不渴，即渴亦嗽水不咽，脉必涩。治宜行血。柴胡、黄芩、川芎、白芷、桃仁、五灵脂、甘草，便结加大黄、浓蜜，利出黑物愈。疮毒则脉弦数，恶寒，饮食如常而有痛处。

一为水湿郁热。

水湿由外感者，理同风寒；由内伤者，理同痰饮。证见身重，或重痛不可转侧，骨节掣痛，屈伸不利，汗出恶风，不欲去衣，头如裹，声如从瓮中出，脉迟缓。治宜利湿。

一为肝气郁热。

恚怒不发，止自摧抑，则肝气不宣，郁而成热，妇人最多此证。证见胸胁胀痛，或飧泄，面青，手足冷，太息不乐，脉沉弦。木郁则达之，宜逍遥散。见郁。

一为脾气郁热。

或劳倦气散，或思虑气结，或饥饿气馁，中气因而衰微，不能运行，或滞于中，或陷于下，而郁滞成热。证见怠惰嗜卧，行动喘乏，四肢困倦，此劳倦饥馁伤。或时自言自语，不知首尾，此思虑伤。夜分即热，气行里亲下，滞陷愈甚也。天明暂缓，气外出上升，郁陷得略解也。此初郁病证。或昼夜不解，郁久则热甚，不分昼夜矣。或日出气暄则热，天阴夜凉则缓，郁热又久，则气耗散，愈热愈耗，愈耗愈热。昼动阳浮，故加烦热，动散静存，故天阴夜凉则缓。缘初则郁热而生火，继则火发而热剧，终则火壮而气耗。节次如此，乃病成而变之理，不可不知。五心烦热，甚则肌肉筋骨如烧。此李东垣所谓阳虚发热也。此症《内经》名阴虚发热。阴字当内字看，东垣名阳虚发热，阳字当气字看，合二说言之，是内气虚发热也。与上条阳虚发热，戴阳格阳症不同。盖此为中焦之阳，彼为下焦之阳；彼格阳是内寒而外热，此则内外皆热而无寒；戴阳是上热而下寒，此则热反下陷而无寒，故不同也。治宜培补中气。气旺则滞者运，气升则陷者举矣。五脏郁证，止举肝脾，余当于郁证门求之。劳倦者，加酸味以敛其浮越。

上疏发热之理，至热分脏腑、经络、三焦、昼夜、血气、虚实，详后。

一热分脏腑经络。

东垣云：五脏有邪，各有身热，其状各异。脉皆洪数，而有浮沉之别。以轻手扪之则热，重按之则不热，王海藏谓：皮肤如火燎，重按则不甚热。然则东垣所云不热，非全不热也，特不甚热耳。下仿此。是热在皮毛血脉也。在皮毛者属肺热，申酉尤甚。肺金气旺时也。症见喘咳，洒淅恶寒，轻者泻白散，重者凉膈散、白虎汤、地骨皮散之类治之。白晴赤，烦渴，黄芩一物煎汤，丹溪清金丸，即黄芩为末，粥丸。二方泻肺中血分之火，泻白散泻肺中气分之火。在血脉者属心热，日中益甚，症见烦心，掌中热，以黄连泻心汤泻丁，导赤散泻丙，火腑丹见淋。丙丁俱泻，朱砂安神丸见烦躁。清凉饮子见伤燥。之类治之。重按至筋骨之分，则热蒸手极甚，轻摸之则不热，是热在筋骨间也。在筋者肌肉之下，骨之上也。属肝热，寅卯间甚。或寅申间发。症见胸胁满闷，便难，转筋，多怒善惊，四肢困热，筋痿不能起床，泻青丸、柴胡饮见虚损。之类治之。或当归龙荟丸、见胁痛。左金丸。在骨者属肾热，亥子尤甚，骨蒸酥酥然如虫蚀，困热不任，亦不能起于床，滋肾丸、见小便不通。六味地黄丸见虚损。主之。轻扪重按俱不热，不轻不重按之而热，是热在肌肉也，属脾热，遇夜尤甚，脾阴土，夜属阴。症见怠惰嗜卧，四肢不收，无气以动。实热以泻黄散、调胃承气汤见大便不通。治之，虚热以人参黄芪散、补中益气汤见气。治之。胃中热则消谷，令人悬心，心神被火灼，故悬悬不宁也。善饥，脐以上皮热；胃居脐上也。肠中热则出黄如糜，糜，粥也。脐以下皮热。肠居脐下也。由是推之，肝胆热则胁亦热，心肺热则胸背亦热，肾热则当腰亦热矣。两手太热，如在火中，为骨厥，灸涌泉穴三壮立愈。手足心热，栀子、香附、苍术、白芷、半夏、川芎、为末，神曲糊丸。五心烦热，火郁脾中，火郁汤。三物黄芩汤见烦躁。治妇人四肢烦热。热时发时止，知不在表；在表则常热也。大小便如常，知不在里，非表非里，是在经络也。

一热分三焦。

热在上焦，咽干口烂，栀子、黄芩；热在中焦，心烦口渴，黄连、芍药；热在下焦，便闭溺赤，黄柏、大黄。

一热分昼夜血气。详恶寒篇末。

昼热夜静，是阳邪即热邪。自旺于阳分也；阳分者表也、腑也、气也。阳邪在阳分，遇阳时故热作。昼静夜热，是阳邪下陷于阴分也；观热入血室症，日轻夜重可见。详《伤寒》少阳篇。昼夜俱热，烦躁，是重阳无阴，当亟泻其阳，峻补其阴。昼热在气分，柴胡饮、见虚损。白虎汤，以泻气中之火；阴虚者不宜用。夜热在血分，地骨皮散、清凉饮子、见伤燥。以泻血中之火。

一热分虚实。

血肉充盛，皮毛荣润，阴有余而热，及能食而热，口苦干燥，大便难，脉洪盛者，为实热。骨痿肉燥，筋缓血枯，皮聚毛落，阴不足而热，及不能食而热，气短脉虚者，为虚热。

潮 热

有作有止，如潮水之来，不失其期，一日一发。热者，火也。火气所在之经，必乘本经气旺之时而发，如心经热则潮于午，肾经热则潮于子之类，已详发热门。若日三五发，即是发热，不名潮热矣。潮热有虚有实。伤寒日晡潮热，胃实也，已详《伤寒论》。余症潮热，若大便结涩，小便赤短，喜冷畏热，睡卧不安，此气盛也，参苏饮见发热。或小柴胡汤。见寒热。或气乏食少，神瘁体羸，病虽暂去而五心常有余热，此为虚，茯苓补心汤、十全大补汤、养荣汤二方俱见虚损。之类。病后欠调理者，八珍散。症似虚而胸膈痞满，背心痛，服补药不效者，痰饮也。随气而潮故热，随饮而亦潮，五饮汤。夜微热，病人不自觉，早起动作无事，饮食如常，既无别症可疑，只是血虚，阴不济阳，宜润补，宜上条茯苓补心等汤。脉滑有宿食，常暮发热，于伤食门求之。血虚，五心热，夜剧者，四物二连汤。热病愈后，余热伏留在经，复发热者，小便清利，误用寒凉，致中气虚寒，无以托邪，不能行散，大剂参、术等补之，战汗而解。血虚加归、地。

恶 寒

轻则畏怯，重则战栗。

恶寒分内伤、外感。

外感恶寒有四
一伤感初感。

伤风恶风，伤寒恶寒，犹伤酒恶酒，伤食恶食也。盖表阳被邪所郁，方欲就温暖以宣通。故恶寒之遏闭，未发热时固恶，即发热时亦恶，不欲去衣被，甚而近火犹凛，当暑亦恶，不论有风无风，皆生畏怯，恶寒与恶风稍异，恶风者有风乃恶，无风则否，不若恶寒之有风无风皆恶也。必待表解方罢。症必发热无汗，头项强痛，脉浮紧。所谓发热恶寒，发于阳也。若不发热而恶风蜷卧，则为直中阴症矣。所谓无热恶寒，发于阴也。按：《伤寒论》少阴、厥阴篇，俱言恶寒，而太阴篇无之，阙文耳。盖六经皆有恶寒，妄生分别便非。

一为伤寒阳邪深入。

传经阳邪，深入阴分，热郁于内，表气不通，手足厥逆，恶寒，状若阴症。所谓恶寒非寒，明是热症者，此也。

一为伤寒将解。

按：《伤寒论·辨脉篇》曰：脉浮而紧，按之反芤，此为本虚，故当战而汗出也。其人本虚，是以发战，以脉浮，故当汗出而解也。若脉浮而数，按之不芤，此人本不虚。若欲自解，但汗出耳，不发战也。盖伤寒欲解，正气实者，邪不能争，则汗出而解，不发战。若正气本虚，邪与正争，则先战而后汗。若但内栗而汗不出，则正气虚极，无以托邪，为危候。

一为疟疾发作。

疟邪与卫气相争，正为邪滞，内郁不通，不达于表则表寒，不行于里则里亦寒，故外战而内栗也。

内伤恶寒有五：

一为阳衰表虚。

此《经》所谓阳虚则恶寒也，治宜姜、附、参、芪之类，助阳固表。又有痹气一症。帝曰：人身非衣寒也，中指脏腑言。非有寒气也，寒从中生者何？岐伯曰：是人多痹气也。寒湿之气凝闭于肌体。

阳气少，阴气多，故身寒如从水中出。此则阳衰而兼寒实者也。

一为阴乘阳位。

上焦阳虚，下焦素有阴寒之气，发动乘虚上干，故恶寒也。

一为阳气郁陷。

或酒食、痰血、水湿、疮毒郁抑阳气于里，不达于表，或劳倦郁抑，中气下陷，不能升发，则表虚而怯寒也。或发之，或吐之。产后血瘀、乳胀皆能致之。观邪塞上焦不通，抑遏阳气，东垣用升阳益胃汤，丹溪用吐法，吐出湿痰，使阳气随吐升发，可见矣。

一为热盛气散。

热盛于里，火能生风，冲突元气，气从火散，故凛凛而寒，甚则振颤，鼓颔咬牙，战栗如伤神守，有以大承气汤见大便不通。下之而愈者。此外假寒而内真热之症也。此为阳盛格阴，与阴盛格阳相反。阳，指内热言；阴，指外寒言。内热外寒，两相格拒，所谓阳盛格阴也。

一为肺被火刑。

肺主皮毛，热则气张汗越，失其敛肃之权，腠理虚疏，不任风寒，故恶之。

上明恶寒之理。至内伤外感之辨，昼夜之分，详后。

一内外之辨。

外感恶寒，虽近烈火不除；内伤恶寒，得就温暖则解。

一昼夜之分。

夜寒者，阴气即寒邪。旺于阴分；为里、为脏、为血。昼寒者，阴邪加于阳分；昼夜俱寒者，重阴也。与发热篇热分昼夜条对看更详味，下条自明。按：阳虚则畏寒而恶阴，故旦安而暮乱；至夜则寒也。阴虚则畏热而恶阳，故夜宁而朝争。昼则热也。此正虚之候也。阳邪实者，遇阳而愈旺，故朝热而暮轻；阴邪实者，逢阴而更强，故夜寒而昼减。此邪实之候也。阳虚而阴邪乘于阳分，则气行阳二十五度而病发，故日寒而夜息；阴虚而阳邪陷于阴分，即血分也，则气行阴二十五度而病发，故夜热而昼凉。观疟疾或日发，或夜发，可见矣。此正虚挟邪之候也。其有昼夜俱热甚者，为重阳无阴；昼夜俱寒甚者，为重阴无阳；昼寒夜热者，为阴阳交错也。其有久病虚弱，无分昼夜，作止不时者，以正气不能主持，而阴阳相乘，胜复无常也。若壮实人初病见此，又为邪正相攻，不时扰动之故。观伤寒少阳证往来寒热，初无定期可见矣。

寒　热

恶寒发热常相兼，观彼两门自见。此篇乃以寒热往来及内外上下寒热者言之。

往来寒热：有期者疟也，无期者诸病也。有伤寒邪在少阳及妇人病伤寒热入血室而往来寒热者。详《伤寒》少阳篇。有衰弱人阴阳之气并虚，相为胜复而往来，详《伤寒》平脉篇病有洒淅恶寒条中。病后、产后多有之。产后黄芪丸。有郁抑而致者，如寡妇、尼姑，独阴无阳，欲火炽于中，则内热不得遂而气郁于里，不外达则表寒，久之郁热得伸，则表热是也。抑阴地黄丸。有宿食结滞者，轻则消导，重则下之。有结热在里者，大柴胡汤。见疟。又，气郁则痰停而寒热作，理详疟门。

外热内寒：仲景云：身大热，反欲得衣者，热在皮肤，寒在骨髓也。《活人》云：先与桂枝汤见伤湿。治寒，次与小柴胡汤治热。按：二方谬甚。此证大抵阴盛格阳，用二方殆矣。

外寒内热：仲景云：身大寒，反不欲衣者，寒在皮肤，热在骨髓也。《活人》云：先与白虎加人参汤见发热。治热，次与桂枝麻黄各半汤治寒。按：热入三阴，其表必冷，以阳陷于内，不达于表也。

但去里热，则阳气复还于表，而外寒自解。其可印定此二方乎？

上寒下热：腰上寒，腰下热。《灵枢》云：先刺项太阳，（大杼、天柱等穴），久留之。久留以补其阳。已刺，谓已入针。则熨项与肩胛，兼用熨法以温之。令热下合乃止，上热与下热相合，不复上寒下热也。止，谓出针。所谓推而上之者也。嵩厓《尊生书》用炒栀二钱半，瞿麦五分，二物沉降，引上寒入下焦，则下焦之热得和。炙草三分，葱白三根，姜三片，姜、葱发散，推下热上行，以解上焦之寒。煎服。叔和谓此为阳附阴，言阳火下乘于阴部也。

上热下寒：叔和谓此为阴附阳，言阴火上乘于阳位也。《经》云：视其虚脉而陷之于经络者取之，气下乃止，所谓引而下之者也。上热下寒，则在下之脉必虚，虚必陷下，须察视之。虚者不可见，而陷者可见，故视其陷下之在于经，或在于络，则取而补之，俟阳气下行乃止针。东垣云：上热下寒，《经》云阴病在阳，阳，上焦也。言阴火上乘于阳分。当从阳引阴，言当从上焦引去其热。必须先去络脉经隧之血。指阳经脉络言，须刺出血，以去其热。若阴中火旺，上腾于天，天，谓上焦。致六阳上焦阳气。反不衰而上充者，即《经》所谓阴病在阳也。先去五脏之血络，阴络也，引而下行，引火归下。天气降下，则下寒之病自去矣。慎勿独泻其六阳，只去阴火，只损血络经隧之邪，勿误也。又云：圣人以上热下寒，是有春夏无秋冬也，有升无降。当从天外犹云天上，指上焦言。引阳降入地中。此乃天上群阴火炽，犹言阴火上乘。反助六阳不能衰退，先于六阳中决血络出血，使气下降，故《经》云：视其虚脉下陷于经络者取之，所谓引而下之也。病大者，三棱针决血，去阳中之热，使得行秋令，奉收道，下降入地中也。按：《经》言视脉虚陷取之，谓取其穴而补之也。东垣误以为泻，故有此论。又疑独泻六阳为非，故又言须去五脏之血络。总由不明《经》语耳。杨参政，年踰七十，病面郁赤，若饮酒，痰稠黏，眩晕，两寸脉洪大，尺脉弦细无力，上热下寒明矣。欲药之，为高年气弱不任。记先师所论，凡上热犹鸟巢高巅，射而取之。即以三棱针于巅前发际刺二十余，出紫血约二合许，即时头目清利，诸苦皆去，后不复作。又治姚公，六十有七，头面赤肿而痛，耳前后肿尤甚，胸中烦闷，嗌咽不利，身半已下寒，足胫尤甚，脉浮数，按之弦细。刺肿处五十余，痛止；又灸气海百壮，助下焦阳气，退其阴寒；次灸三里各七壮，以引阳气下行，足胕寒退；遂制既济解毒汤，以黄芩、黄连酒制。泻上热，桔梗、甘草佐诸苦药治其热，升、柴以散之，连翘散结消肿，酒煨大黄引苦药上行，止烦热，全愈。按：此症有实热者，如上二案治法可也。若虚热，则是戴阳症也，不用热剂温肾以引火归原，而反用寒凉，殆矣，审之。

诸中总论

诸中，谓中风、中寒、中暑、中湿、中气、中食、中恶也，皆卒然仆倒，昏不知人。若痰涎壅盛，咽喉作声，证在危急。但见闭证，牙关紧闭，两手握固是也。不见脱证者，详下。不论何中，且先与治痰通关，并可用麻油、姜汁、竹沥调苏和丸。虚寒者，三生饮加人参、竹沥、姜汁，抉开口灌之；如抉不开，则令人含药口内，以竹管吹入其鼻，自能下咽。二药必是闭，非脱者方可用。若止中血脉，不入脏腑，亦勿轻用，恐引邪入内。且先用通关散；细辛、皂角、菖蒲为末，或加南星、生半夏、薄荷末。吹鼻，得嚏则苏。又，痰壅宜吐，急救稀涎散：猪牙皂角，肥实不蛀者四挺，去黑皮，晋矾光明者一两，为细末，轻者五分，重者七分，温水调灌。又，碧霞丹：拣好石绿研，水飞再研，取二、三钱，同冰片三、四豆许，研匀，以生薄荷汁、温酒调服。二药不大呕吐，但微微令涎自口角流出即苏。又，本门方载此二方，与此大同小异，酌轻重用之。无汗表实，三圣散；有汗里实，巴矾丸，皆吐药也。若见口开、心绝。手撒、脾绝。眼合、肝绝。遗尿、肾绝。声如鼾、肺绝。此为脱症，不治。然五症不全见者，速灸脐下、气海穴。服参芪膏，亦有生者。切忌苏合、牛黄等丸。牛黄丸见中风。发直吐沫，摇头上撺，面赤如妆或赤黑，汗缀如珠，皆不治。诸中，或未苏或已苏，或初病或久病，忽吐出紫红色者，死。卒中，眼上戴不能视者，灸第二第五椎骨上各七壮，一齐下火，炷如半枣核大。涎潮卒凿，当扶入暖室中正坐，沃醋炭火内，当面熏之。气入鼻内良久，涎之聚于心者自收归旧处，立苏。不可令吃一滴汤水，恐涎系于心络不能去，必成废人。

卒仆，六脉多沉伏，邪滞于里，气不外达也。亦有洪盛者。暴仆时多沉伏，苏醒时即转洪盛矣。浮缓吉，坚大急疾凶。浮迟为寒，虚大为暑，不当暑言非暑月。则为虚。浮涩为湿，浮大为风，浮数无力亦为风。微而数，沉而迟，皆气中。风应人迎，气应气口，洪数为火，滑为痰。更当察时月气候，及其人之起居饮食，参以显证，以定病之主名。

中　风

其证卒然仆倒，昏迷不醒，痰涎壅塞，咽喉作声。或口眼㖞斜，四肢瘫痪，或半身不遂，或口噤舌强，暗不能言。卒倒者中脏，重证；不倒者中血脉等，轻证。详下。风有外风，有内风。内风者，即人身中之气也。《经》曰：人身之气，以天地之疾风名之。又，气有余便是火，火气之标疾如风也。又，肝属风。外风由于外感，内风由于内伤。此证有纯是内伤者，有内伤兼外风者，从无纯只外风者。若单只感冒外风，不过为头疼发热、自汗等轻证。如仲景《伤寒论》所云而已，乌有昏迷卒倒、濒于死亡、如前所举诸重证哉？前项重证，皆由内伤亏败而然。风若非寒，纵极狂暴，无令人昏倒之事。惟西北方寒风，令人冻僵仆倒则有之，然此即属中寒，不名中风矣。按：王安道谓卒暴僵仆等证，昔人以为外中于风，及刘河间、李东垣、朱丹溪出，所论始与昔人异。河间主火，东垣主气，丹溪主湿，详下。反以风为虚象。盖三子以相类中风之病混同立论，致使后人狐疑云云。后人祖其说，咸以古人所言者为真中风，三子所论者为类中风。张景岳又谓：三子所论，与外中风邪无涉，固不可以中风名之，并不可以类中风名之，直名之为非风可耳。瑶按：三子所论，乃指内风立说，与外感之风对讲。内风、外风皆可云中，故予仍旧概以中风名之，使人知有内风之义，非故与王、张诸公立异也。

内伤兼外风证

《灵枢经》云：虚邪即外风。偏客于身半，因其人半身血气空虚，故风邪偏客之。其入深，内居营卫，营卫衰则真气去，邪气独留，发为偏枯。偏，谓半身枯，枯，废也。真气衰乃偏枯，其非一外感即偏枯可知。可见外感风寒，必无卒仆及偏废等证，惟内伤而后有。身偏不用不能运动也。而痛，血气为邪滞，故痛。言不变，志不乱，邪未入脏腑，神明不乱也。病止在分分肉。腠腠理。之间，巨针取之，刺经络以通其血脉。益其不足，损其有余，乃可复也。痱之为病也，《经》谓：中风有四：一曰偏枯，如木之根本未甚枯，而一边枝干先萎也，即上证；二曰风痱，即下证；三曰风懿，谓奄然忽不知人也，即中脏证；四曰风痹，谓痹证因风所成者也，详痹门。身无痛者，病在里，故外不痛也。四肢不收，如瘫痪是也。瘫者坦也，筋脉弛纵，坦然不举也；痪者涣也，血气散涣而无用也。较偏枯止病半身者为甚矣。志乱不甚，其言微知，其言尚可晓也。可治；甚则不能言，不可治也。

仲景谓：中风络脉空虚，经络之血气虚。贼邪不泻，或左或右，邪气反缓，邪滞故缓也。缓，迟滞弛纵之意。正气即急。正被邪遣，故急迫也。如左被邪气凝滞而寒，则迫正气于右而热，故右之筋脉缩急也。正气引邪，喎僻不遂。即口眼喎斜。邪在于络，肌表浮络。肌肤不仁；麻木不知痛痒。邪在于经，即重不胜；营分着邪，筋脉废而不用，则转动艰难，故重。或兼湿气也。邪入于腑，即不识人；中腑必归胃，胃热蒸液成痰，由胃之大络入迷心窍，故不识人也。邪入于脏，舌不能言，口吐涎。中脏必归心，舌者心之苗，心经痰滞，筋脉不灵，无以运舌，故舌强难言。心火上蒸，舌下廉泉穴开，故吐涎也。

东垣则分：中血脉盖兼仲景中络、中经言之。者，外有六经之形症；中腑者，内有便溺之阻隔；二便不通。中脏者，痰涎昏冒卒倒，口不能言，不识人。东垣所谓中脏，盖兼仲景中腑言之。

中血脉者，偏枯、歪斜、麻木者是。小续命汤加减，分六经证治之。证见太阳无汗恶寒，此伤寒也，非中风也。然风每兼寒，故通言之。本汤倍麻黄、防风、杏仁；并针至阴、昆仑、举跷。有汗恶风，本汤倍桂枝、芍药、杏仁。针风府。证见阳明，无汗身热，亦是伤寒证。不恶寒，伤寒恶寒，传至阳明则不恶寒，而反恶热。本汤加石膏、知母各二两，甘草一两；有汗身热，不恶风，本汤加葛根二两，倍桂枝、黄芩。针陷谷，刺厉兑。证见太阴，无汗身凉，伤寒在三阳经则身热，传至太阴则热入于里，身但微温，今言凉者，盖主直中言也。本汤倍附子，加干姜二两，甘草三两。针隐白。证见少阴，有汗无热，太阴不言有汗，少阴不言无汗，当是互文。本汤倍桂枝、附子、甘草。针太溪。若无此四证，而但见少阳、厥阴证者，或六经证混淆者，或支节挛痛，麻木不仁者，每本汤八两，加羌活四两，连翘六两。其证见少阳者，灸绝骨；见厥阴者，刺大敦，以引其热。按：小续命汤乃麻黄、桂枝之变方，止可用于中血脉，然亦不可轻用，内热炽者尤忌，慎之。《金鉴》以口眼喎斜，肌肤麻木不仁为中络，形气实者乌药顺气散，虚者大秦艽汤；以㖞斜瘫痪不遂为中经，实者换骨丹，虚者小续命汤、黄芪五物汤。按：六经形证，在伤寒以头疼、脑后巅顶。项强、背痛，属太阳，以头痛、额前。目痛、鼻干属阳明，头痛、两太阳穴，两角。胁痛、呕、口苦、寒热往来，属少阳。此皆以其经脉所行之部分言也。若太阴之腹痛自利，饮食不消、腹胀噯、身重黄肿亦是。少阴之脉沉细，但欲寐，唾沫、善恐、奔豚、骨痿、脊腰两股后廉内痛、足下热痛亦是。厥阴之消渴，气上撞心等证，闭癃、遗尿、疝、小门痛、面尘、呕逆亦是。则皆以其经脉受邪之为病言之。然三阴主里，病辄经脏相连，病在经者有此证，入脏者亦有此证，何以别之？曰：三阴入脏则身无热，在经则身热，观《伤寒论》三阴证，以发热为邪还于表，可悟。则但有身热、恶风寒，而内无便溺阻隔及昏迷等证，则可知为病在血脉之表，而不在脏腑之里矣。抑又思之，此皆以足经言耳，岂手经独无可言者乎？考其经脉可知也。再按：六经形证，可参下文中腑兼中脏条。

中腑者，内有便溺之阻隔，大、小二便不通也，不利于饮食者亦是。三化汤或局方麻仁丸通利之。《金鉴》实者三化汤，虚者搜风顺气丸。

若外无六经之形证，内无便溺之阻隔，而但手足不能运动，舌强不能语言，乃血弱不能养筋故也，大秦艽汤养血而筋自荣。若内外证俱有，先解表而后攻里，表里邪既解，当服愈风汤以行中道。行中道犹云和解。久服大风尽去，纵有微邪，亦从愈风汤加减治之。然治病之法，不可失于通塞，塞固不可，太通利亦不可也。或一气之微汗，十五日也。或一旬十日也。之微利。内外分解，使余邪尽出也。问：此证既兼内伤，何得数为汗、下，不顾虚虚耶？曰：虚者自虚，实者自实。不去其邪，何以存正？庸医惟知温补，反訾古人，亦可哂矣。久之清浊自分，营卫自和矣。

中脏者，痰涎昏冒，至宝丹、活命金丹之类。内有麝香入脾治肉，牛黄入肝治筋，龙脑入肾治骨。中血脉、中腑者不可用，恐其通窍而引邪入筋骨，不能出也。《金鉴》实者牛黄清心丸，虚者参附汤，脱症见者倍参。

中腑多兼中脏。如左关脉浮弦，面目青，左胁偏痛，_{两胁皆肝部}_{位，而左胁尤肝所居。}筋脉拘急，_{肝主筋。}目瞤，_{肝窍于目。}头目眩，_{肝火}_{上冲。}手足不收，坐踞不得，_{皆筋病也。}此中胆兼中肝，犀角散之类。如左寸脉浮洪，面赤汗多，_{汗为心液。}心神颠倒，舌强，言语謇涩，_{心脉上荣舌本。}怔悸恍惚，此中小肠兼中心，加味牛黄散之类。如右关脉缓或浮大，面唇黄，汗多，_{脾湿盛也。}身重怠惰，嗜卧，肌肉瞤动不仁，_{脾主肌肉。}腹胀不食，_{脾气不运。}此中胃兼中脾也，防风散之类。如右寸脉浮涩而短，鼻流清涕，多喘，_{肺气上壅。}胸中冒闷，_{胸中，肺之部分也。}气短声嘶，_{肺主声音。}四肢痿弱，_{肺热则痿。}此中大肠兼中肺也，五味子汤之类。如左尺脉浮滑，面目黧黑，腰脊痛引小腹，不能俯仰，两耳虚鸣，骨节疼痛，足痿，善恐，此中膀胱兼中肾，独活散之类。_{按：中脏必有痰涎、昏冒、卒倒等危证，非只此等，此等特用}_{以分别其为何腑脏耳。}

治风之法：初得之当顺气，_{顺气则可，破气、泻气则不可。}及其久也，当活血。_{四物汤吞活络丹即此义。}若不顺气，徒用乌、附，又不活血，徒用防风、天麻、羌活辈，未见其能治也。_{按：中风必由于真气虚，则宜补气以顺之；黄芪、人参必用之药。气虚而逆冲，则宜降气以顺之；沉香之属。气虚而滞，则宜宣导以顺之，木香、陈皮之属。皆所谓顺也。气热则凉之，气寒则温之，亦为顺。热则血枯涩，寒则血凝滞，或滋润以活之，或温行以活之，皆所谓活也。此证未有不因真气不周而病者，故黄芪为必用之君药，防风为必用之臣药。黄芪，助真气者也；防风，载黄芪助真气以周于身者也，亦能发散风邪。许胤宗治王太后中风口噤，煎二药熏之而愈，况服之乎！多怒则加羚羊角，渴加葛根汁、秦艽；口噤、口㖞，亦加秦艽，恍惚错语加茯神、远志，不得睡加酸枣仁，内热加梨汁、人乳、生地黄汁，痰多加竹}

沥、荆沥，少佐以姜汁。治此证用诸汁最妙，以其行经络、渗分肉捷于诸药也。

以上所论，乃内伤而兼外风者也。盖内伤气血亏败，日久有所触，则随触而发，故一遇外感风寒而卒然倒仆，显出如许危证，知非一朝一夕之故矣。

内风证

内伤亏败日久，极则必发，不必有所感触也。久病或产后，多有暴脱之症。深居密室，岂有外感哉？

刘河间则主乎火，谓热甚生风，非肝木之风，如云：不必泥定肝风耳。亦非外感之风，由将息失宜，五志过极，心火暴盛，肾水虚衰，不能制之，热气郁怫，心神昏冒，故卒倒无知。病微则但僵仆，气血流通，筋脉不挛，发过如故；重则气血郁结不通，阴气暴绝，阳气后竭而死。其说甚是。然既曰火盛由于火虚，则当用六味，乃反用地黄饮子热剂者，以火发而阳暴脱也。若肾水未虚者，只以降心火为主，清心汤、泻心汤大剂与之。俟心火既降，次以防风通圣散汗之。内火亦用汗散者，盖火虽已降，而浮盛于表者未散，故汗之使外越也。或大便闭塞者，三化汤下之。内外火邪已尽，以羌活愈风汤调之，宣其气血，导其经络。通痰滞也。若肾水虚亏，命门真火挟肝风上冲者，大剂六味地黄丸料见虚损。煎服。若竟至阳脱，宜先用参、附，大剂峻补其阳，而后实其阴，继以生脉散见中暑。滋其化源。

东垣则主乎气，谓人身之阳气以天地之疾风名之。中风证非外来之风，此本气衰也。四旬气衰之后，或再伤其气，七情、劳役、房事、饮食，皆足伤之。多有此证，壮时无有也。肥盛者间亦有之，亦形盛气衰而然耳。此证非大剂参、芪，何以挽回？若不仆，但舌强、语謇、痰壅、肢体不遂，六君子见气。加诸汁治之。此为气虚内夺之证。

盖虚弱之人多有卒然昏眩而倒者，与下《中气篇》气逆者下同。

丹溪则主于痰，谓土湿生痰，痰郁成热极生风。

问：内风亦有中血脉、中腑脏之分乎？曰：病自内发，未有不伤其腑脏者。由于火盛，则火发而血与痰壅矣；由于气虚，则气滞而血与痰凝矣。痰血壅滞，食亦不化，填塞于腑则二便不通，阻碍脏气则昏迷不醒，其重者也。轻者中后，邪散布经络，而血脉之行不利，固有之矣，岂必兼外风乃然哉？至于下文所举各症，亦多内伤所致，不必兼涉外感也。

口噤，即牙关不开也。由气血凝结于牙关，筋脉不能活动，以苏合丸或生南星、冰片、乌梅肉为末擦牙，或以郁金、藜芦末搐鼻，或针人中、颊车各四分，或白矾半两，盐花一分，细研，擦点牙根下，更以绵裹半钱匕，安牙尽头。用甘草，比中指节截作五截，生油内浸过，炭火上炙，候油入甘草，斡开牙关，令咬定甘草，如人行十里许时，又换一截，后灌药，极效。

口眼㖞斜胃经细筋为目下纲，膀胱经细筋为目上纲，胆经脉起于目锐眦，其筋亦结焉，小肠、三焦筋脉俱至目锐眦。又，胃经、大肠经脉俱挟唇口左右。风寒之邪，视诸经筋脉之虚而中之，左虚则左受寒，筋脉急引而㖞斜，右虚反此，以清阳汤、秦艽升麻汤散之。内有热者，宜加辛凉。患处宜灸，目斜灸承泣，承泣禁灸，再考。口㖞灸地仓，不效更灸人迎、颊车。若纯是内风火邪而㖞斜者，则为热灼筋枯短缩，与寒而收引者相反，不可灸，亦不可用温散之药，须苦寒降火，有用承气汤见大便不通下之而愈者是也。通用牵正散：白附子、辛热，专去头面之风。内火盛者，宜加清凉之品。僵蚕、全蝎二味去风破结痰，痰结筋脉间，非去痰筋不舒。等分为末，每二钱酒调服，外捣蓖麻子一两，冰片三分，为膏，寒月加干姜、附子各一钱，右㖞贴左，左㖞贴右。旧谓左寒则右热，左热则右寒，此为内有热而外感寒者言。若止外寒而内不热，或止内热而外无寒，则左寒者不必右热，左热者不必右寒也。大抵纯是内风而热不甚者必无此证，热甚者乃有之。然㖞斜不甚，以火即暴甚，不至遽枯其根也；若兼外感风寒则甚矣，以寒热相激，其势愈暴也。纯感风寒者亦甚，以寒之收引易也，然亦必虚人乃有之。<small>凡遇旋风而㖞斜者，皆虚人也。</small>

半身不遂《经》云：胃脉沉鼓涩，胃外鼓大，<small>外鼓，犹云浮而鼓指。</small>心脉小坚<small>坚即实也。</small>急，<small>急，即紧也。</small>皆偏枯。男子发左，女子发右，不喑舌转，可治。<small>以其病止在血脉，未及脏腑也。</small>盖胃与脾为表里，更实更虚。<small>更，迭也。</small>胃阳虚则脾阴盛，而胃从于脾，故胃脉沉鼓涩也。涩为多血少气。<small>气少，故血虽多而不流走也。</small>胃阳盛则脾阴虚，而脾从于胃，故胃脉鼓大于臂外也。大，为多气少血。<small>气多，故血虽少而脉亦大，然必大而兼虚。</small>心之元阳不足，阴寒乘之，故脉小坚急者，阳不足也；坚急者，阴寒之邪也。心、胃、脾三等脉，凡有其一，即为偏枯者，何也？盖心之神无处不周者也，胃之气无处不行者也，神行气流，充足盈溢，何有于病？若神气受伤，则运行不能周遍，而筋脉偏枯矣，所谓未有不因真气不周而病者也。然岂特心、胃为然哉，五脏六腑，凡有一不周，皆足以致偏枯，固可推耳。丹溪谓：左半多属死血与血虚，四物等补血之剂；右半多属气虚与痰，四君等补气之剂，并加竹沥、姜汁以行痰。是大概如此，不可泥。古方顺风匀气散、虎骨散、虎胫骨酒、黄芪酒可选用。外用蚕沙两石，分三袋蒸热，一袋着患处，冷则再换一袋。羊肚酿粳米、葱白、姜、椒、豉等，煮烂，日食一具，十日止。

失音不语《经》谓内夺精血亏败亡失，如被人夺去者然。而厥，<small>逆而上行名厥，火气上冲也。</small>则为音痱，此肾虚也。<small>肾水虚，故火上炎。</small>少阴肾脉。不至者，<small>不至，谓不能上通也，即肾水不上润意。</small>厥也。肾脉不至于上，则不得循喉咙，挟舌本，故不能言也，地黄饮子、六味、八味等六、八味见虚损。主之，或用竹沥、荆沥、去痰。梨汁去热。各三杯，生葛汁、去热。人乳汁润燥。各二杯，陈酱汁半杯，和匀，隔汤顿温服。舌为心之苗，痰火盛则心脉干燥拘急，故舌强而不能言。又，痰迷心窍，则心脉不用，故不能掉舌，且神昏不能语也。有痰者，涤痰汤。内热者，凉膈散见发热。加石菖蒲、远志，以通心窍也。为末，炼蜜丸，弹子大，朱砂为衣，每服一丸，薄荷汤化下，名转舌膏；或《宝鉴》诃子汤、见喑。正舌散、茯神散，外用龟尿点舌，神效。置龟新荷叶上，猪鬃戳其鼻立出。语涩，有舌纵、舌麻，皆以痰火治之，乌药、僵蚕、胆星、芩、连、枳壳、防风、竹沥、姜汁。

痰盛者橘红一斤，逆流水五碗，煮数滚，去橘红，再煮至一碗，顿服，白汤导之，后又饮白汤，以手探喉，导令吐也。吐痰之圣药也。中后气未尽顺，痰未尽除，当以藿香正气散和星香散煎服。中气、中恶、霍乱尤宜之。中后体虚有痰，四君子见气。和星香散，或六君子、见气。养正丹，见气。坠痰镇气。气实者，以星香散吞之，气虚者，六君子汤吞之。

四肢不举实者，脾湿盛，令筋脉缓软，宜去湿。虚者，脾燥热，壮火食气，无气以动，十全大补汤见虚损。加减，去邪留正。

身体疼痛风寒湿三气留滞经脉，故不通而痛，铁弹丸、十味剉散、有热药，无热者宜之。蠲痹汤。见痹。

昏冒活命金丹、至宝丹、至圣保命金丹、牛黄清心丸。

小便不通三因白散子，加木通、灯心、茅根煎，热盛去附子。洁古云：如自汗，津液外亡，小便自少，不可利之，使营卫枯竭，无以制火，当退热止汗，小便自利。

遗尿浓煎参芪汤，少加益智子，频啜之。

多食火盛则脾阴虚而燥，故能消食，当泻火。脾阴复则食减，是其验也。旧谓脾虚则求助于食，《经》云：实则梦与，虚则梦取，即其义也，亦通。食以养血，故脾阴虚则思食。然食而能消、则有火也。

中风须分阴阳。气虚者多寒，火盛者多热。阴中，面色青白，手足厥冷，多汗。风火内生，亦有转为寒症者。盖风火发越，汗出过多，阳随外泄，症转阴寒，固有之矣。昔人谓中风之痰始为热痰，后为寒痰，亦此意也。阳中，面赤如醉，怒目上视，强直掉眩。《经》云：掉眩支痛，强直筋缩，为厥阴风木之气。木旺生火，风火属阳，多为兼化，皆热气也。又，风能胜湿，而为干燥，风病势甚，因而筋缩强直，燥热之甚也。《宝鉴》云：凡人初觉大指、次指麻木不仁，或不用者，三年内必中风，肺脉终大指，大肠脉起食指，金病则皮毛不固，易于受风也。宜先服愈风汤、天麻丸各一料，以预防之。薛立斋云：预防之理，当养气血，节饮食，戒七情，远房帏。若服前药以预防，适所以招风取中也。《乾坤生意》云：凡人手足渐觉不遂，麻痹不仁，或口眼㖞斜，此皆经络之病，易中外风。语言謇滞，或胸膈迷闷，吐痰相续，此痰火之病，易中内风。六脉弦滑而无力，其去卒厥仆倒亦不远矣，须防之。

有妇人先胸胁胀痛，肝血虚，肝火盛而郁也。后四肢不收，血虚不能养筋也。自汗如雨，肝热津泄。小便自遗，肝热阴挺，疏泄不藏。大便不实，火蒸脾土湿动。口紧目瞤，筋脉收引。饮食颇进，脏腑未伤。十余日，或以为中脏。立斋曰：非也。若风中脏，真气既脱，指汗遗言。恶症既见，祸在反掌，安能延至十日？中风陡然而发，亦无先见胸胁之证。视其色则青赤，木火之色。诊其脉洪数，而肝尤甚，乃用犀角散四剂，顿愈，又用加味逍遥散见郁。调之。后因郁怒复作，兼发热呕吐，月经不止，饮食少思。乃木克土，脾不摄血也，用加味归脾，佐以逍遥散而愈。又有人素无疾苦，忽如死人，身不动，目闭不开，口噤不言，恶闻人声，状如冒眩，移时方寤。此由出汗过多，血少，阳气郁冒于上不行所致，移时气下而寤，名曰郁冒，白薇汤、仓公散。引此二证，以为辨证之法。

中　寒

其证卒然仆倒，身体强直，口噤不语，或四肢战掉，厥逆身冷，无汗，醒后恶寒，或发热，或不发热，脉沉细弦紧，腹痛。此与《伤寒论》寒邪直中三阴经同理，但彼不至卒倒之甚耳。治之先用酒调苏合香丸，次用五积散，加香附一钱，麝香少许，重则用姜附汤。若人渐苏，身体回暖，稍能言语，问其别有何证。寒脉迟紧，挟气带洪，攻刺作痛，附子理中汤加木香五分；挟风带浮，眩晕，加防风一钱；挟湿带濡，肿满疼痛，加白术一钱；筋脉牵急，加木瓜一钱；肢节疼痛，加桂一钱。亦可灸丹田穴，以多为妙。大抵中在皮肤则为浮；浮肿也，观冻疮之肿可见。中在肉则为苛、为肿、为聚液，血液不行。分裂而痛，或痛在四肢，或痛在胸胁，或痛在胫背，或痛在小腹引睾，大抵初时周身受寒，后则并走一处，盖视其虚而入之也。或经络引注脏腑之膜原，为心腹痛，或注连于脏腑，则痛死不知人；中于筋骨，为筋挛骨痛，屈伸不利；中入腑脏，则死矣。治当察微甚：甚则附子理中汤，无汗加麻黄、细辛，呕吐加丁香、吴茱萸，阴毒加生川乌，脉微欲绝加人参；微则不换金正气散加附子、五积散。脐腹痛，唇白甲青，四肢厥，附子理中汤、姜附汤。入肝加木瓜，入肺加桑白皮，入脾加白术，入心加茯苓。麝香、半夏、皂角各二钱半为末，填脐中，生姜切片盖之，艾灸至手足温为度，或灸丹田穴。因房事致手足冷，腹绞痛者，亦然。冻倒人不得近火，近火即逼寒气入心而死矣。北方之人手足冻僵，若汤浴火炙，则肢节脱落。须缓缓搓之，俟其回暖，或反以雪搓之，引出寒气，气舒暖回乃愈，即其理也。僵冻成冰，坚凝不解，以火遽逼，则先融者与未融者解离不接，故脱落也。又，水流湿，火就燥，皮肤之寒为内阳所拒，原欲外出，而苦于无所引，以雪搓之，则以寒就寒而外附，于是内阳得伸而暖回也。

中 暑

或名暑风，以与中风相似也。

其证卒然闷倒，汗多，先出之汗多热，后出之汗多冷。面垢，汗多则面油腻。昏不知人，手足微冷，或吐或泻，或喘或满，多于田间路上烈日中得之。以来复丹末同苏合香丸，见诸中。用汤调灌；或单用来复丹调灌，或却暑散水调灌亦得。如仓卒无药，急研蒜水灌之。盖中暑毒，阳外阴内，阳气随汗大泄，在内之血液、痰、食，无气以温，皆变寒凝。故诸暑药多用热剂，如大顺散之用姜、桂，枇杷散之用丁香是也。大蒜辛暖，暖取其回阳，辛取其通窍散结。阴寒凝结，痰涎阻滞，则关窍不通也。又，蒜气臭烈，能通诸窍。大概极香极臭之物，皆能通窍也。候稍苏，继以益元散；见伤暑。气实者，苍术白虎汤；气虚者，人参白虎汤。并见发热。热死人切勿便与冷水，恐热血得冷而凝结也。及卧冷地，正如冻死人不得遽近火也。故凡行路喝死者，惟得置日中热地上，令人溺热土，取罨其脐，或令近火，以热汤灌之，或布蘸热汤，更易熨其心腹脐下，以引热外出也。观汤火伤者，误以冷水洗之，即激火内攻，可见。急以二气丹汤灌之。一方用不蛀皂角，刮去黑皮，烧烟欲尽，盆合地上，周围令勿透烟。每用皂角灰一两，甘草末六钱，和匀，每服一钱，温浆水调下。昏迷不醒者，不过两服。盖中暑人痰塞关窍，皂角能疏利去痰也。又有暑迷一证，似中而轻，但昏迷耳，未至闷倒。欲睡懒语，暑气乘心，烦闷所致。壮人香薷饮加黄连一钱，虚人星香散见中风。加香薷一钱。醒后冷汗不止，手足尚逆，烦闷多渴者，香薷饮。若过投冷剂，致吐痢不止，外热内寒，烦躁多渴，内寒何以渴，汗出津竭也。甚欲裸形，此阴盛格阳，宜温药，香薷饮加附子，浸冷服。渴者，缩脾饮加附子，亦浸冷服。详伤暑门。

中 湿

得之冒雨卧湿，岚瘴熏蒸，外感湿气，<small>内湿即丹溪所谓湿热生痰，已见中风门。</small>积滞日久，关节重痛，浮肿，喘满腹胀，烦闷，卒然昏倒，其脉必沉而缓，或沉而细，宜除湿汤、白术酒。<small>此必积久乃然，然见此者亦鲜矣。</small>有破伤处，因澡浴，湿气从疮口中入，其人昏迷沉重，状似中湿，名曰破伤湿，白术酒。<small>问：此证所受湿气无几，何以致是？曰：气血流行，不容少有阻滞。湿入不论多少，但能阻碍正气，则郁滞不行，由是逆入攻心，则昏迷沉重矣。余详伤湿门。</small>

中 气

此为气逆，与中风门东垣所论气虚卒倒证各别。

其证卒然仆倒，不省人事，牙关紧急，身支冷，<small>中风则身支温，与此异。</small>无痰涎。<small>即有，亦不如中风之多。气滞于内不外达，故身冷；气结于中，故痰不上出。</small>因七情动气，<small>因怒者尤多。</small>结塞于中，上下不通，故卒死也。其脉沉，应气口。<small>中风则脉浮而应人迎，与此异。</small>中气甚类中风，以气药治风则可，以风药治气则不可。<small>风药指续命等言，盖发散之剂也，嫌其散气。若指清心、泻心等寒剂言，则中气原非火证，亦不应用寒凉矣。三方并见中风。</small>以苏合香丸<small>见诸中。</small>灌之，候苏，虚人继以八味顺气散加香附三五钱，壮人继以木香调气散。内有痰未除，<small>前言无痰，非无痰也，特不壅出于喉口间耳。</small>四七汤、<small>见气。</small>星香散。<small>见中风。</small>若其人本虚，痰气结滞，关隔不通，上下不得升降，或大便虚秘，三和丹。有不治而气复自苏者。《经》曰：无故而喑，脉不至者，虽不治自已，为气暴逆也，气复自愈。

中 食

其证卒倒无知，口不能言，四肢厥逆，不能举，状似中风。因饮食过度，醉饱之后，或感风寒，或着气恼，以致气血郁滞，饮食无以运化，填塞胸中，阴阳痞隔，升降不通。若误作中风、中气，而以驱风行气之药治之，其死可立而待。胃气已受伤，不堪再为行散也。凡遇此等卒暴之病，必须审问曾否醉饱过度，有此，加以气口脉紧盛，且作食滞治之。先煎盐汤探吐其食，挟痰者瓜蒂散见伤饮食。吐之。醒后察审，如挟有风寒之证，以藿香正气散见中风。解之；如挟气滞者，以八味顺气散见中气。调之；若别无他证，只用平胃散见伤饮食。加白术、半夏、曲蘖之类调理。

中 恶

附鬼击尸疰。

其证卒然仆倒，口噤肢冷，肌肤粟起，头面青黑，昏不知人，参后精神不守，错言妄语。由冒犯不正之气，吊死问丧，入庙登冢，多有此证。苏合香丸见诸中。灌之。候苏，以调气散和平胃散服，名调气平胃散。平胃散内有苍术，可以辟邪。飞尸鬼击等邪证附后。

此多由精神衰虚，遂为邪鬼所击，或附着于体，昏昏沉沉，妄言谵语，或讦露人事，或言未来祸福多中，人有起心即能知之，登高涉险如履平地，或悲泣呻吟不欲见人，此为鬼物所凭者也。旧有五尸之说：一曰飞尸，发无由渐，昏然而至，尸，即鬼物。其人心腹刺痛，气息喘急胀满。一曰遁尸，停遁在人肌肉血脉间，触即发动，证与前同，瘥后复发。一曰沉尸，发时亦心腹绞痛，胀满喘急，虽歇之后，犹沉锢在人脏腑。一曰风尸，在人四肢，循环经络，其状冷跃去来，沉沉默默，不知痛处，冲风则发。一曰伏尸，隐伏五脏，积年不除，未发如无病人，发则心腹刺痛，胀满喘急。又，诸尸痊乃死尸传注之气，如传尸痨虫之属，流注身体，令人寒热淋漓，腹痛胀满喘急，或魂磊踊起，或挛引腰脊，或举身沉重，精神昏谬，每节气改变，辄至大恶。积年累月，渐至顿滞而死，死后复易旁人，乃至灭门。以上皆用忍冬藤叶，剉数斤，煮浓汁，日三服瘥。太乙精神丹、苏合香丸最妙。喻嘉言治祟方，用犀角、羚羊角、龙齿、虎威骨、鹿角霜、牡蛎粉、人参、黄芪等药为末，羊肉半斤，煎浓汁，调作一次服，立效。盖祟附于身，与人之神气交持，原逼处不安，但无隙可出，故用诸多灵物之遗形，引以羊肉之膻，俾邪祟转附骨角，移从大便而出也，说甚有理。

卷之二　杂症

伤风寒

附鼻渊。有卒倒等症为中，无卒倒等症为伤，下各篇仿此。

甚者遍传经络，已见《伤寒论》。此言其轻浅者，邪止犯皮毛。皮毛为肺之合，皮毛闭则肺气不得外泄，故上壅而嚏；蒸成涕液，壅塞鼻中，故声出重浊；肺气郁而成热，故肺痒而咳。其人平素体气寒者则无汗，热者则有汗。或发热，或不发热，或头痛，或不头痛，盖虽轻症，其中又分轻重也。虚者参苏饮，见发热。实者川芎茶调散。此症与鼻渊相似而不同。伤风属肺，有喷嚏，且为寒邪，故涕清；鼻渊属脑，故无喷嚏，且系热邪，故涕浊，甚则有秽气，鼻出血。盖鼻渊属风热入脑，热气涌涕、伤鼻两孔，气出如火，痛或成疮。热不得泄，伤及所过营血则衄矣。初起，苍耳散散之；久病热深，防风通圣散。见中风清之；衄者，犀角地黄汤见血。凉之；鼻孔痛成疮，猪胆汁调冰硼散见口。涂之。此《医宗金鉴》云尔。然鼻渊属脑热，云无嚏，于理未的，详欠嚏篇可见矣。

破伤风

或破损，或疮溃，风从破处入，郁遏正气为热，理同伤寒。而或甚者，以曾经去血挟虚也，故多搐痉等症。先须辨疮口，平而无水者，止于郁热而已；若肿而出水，则热郁而蒸成湿矣。脉浮在表，宜汗，羌活防风汤、九味羌活汤；表解后，以白术防风汤补之。脉弦者，半表半里，宜和解，小柴胡汤、<small>见寒热。</small>羌活汤、地榆防风散。脉沉实，不大便，在里，宜下，大芎黄汤、江鳔丸，后服羌活汤。发表药宜辛凉，不宜辛热。服风药过多，汗不止者，白术黄芪汤。搐痉不已，蠲痉汤。凡痉搐，须养血润燥加引经药。背后搐者，羌活、独活、防风、甘草。面前搐者，升麻、白芷、独活、防风、甘草。两旁搐者，柴胡、防风、甘草，右搐加滑石。<small>右属脾湿也。</small>手足颤掉不已，朱砂指甲散。头目青黑，额上汗珠不流，眼小目瞪，痛不在疮处者，伤经络也，并不治。亦有疮热郁结，多着白痂，疮口闭塞，气不宣通，郁热生风者，此为内风，但须清热解郁。外治法：初于人家粪堆内，或烂草房上，取蛴螬虫一枚，捏住其背，待虫口吐水，就抹在疮口上，觉麻即汗出立愈；或玉真散敷之；或杏仁去皮细嚼，和雄黄、白面敷，肿消为度。牙关不开，蜈蚣一条，焙干研末擦牙、吐涎立苏。

伤　暑

热盛伤气，<small>壮火食气也。</small>又气为汗泄，则益耗散矣。脉大而虚，气虚故脉虚。其症自汗、面垢、背恶寒、<small>气从汗泄则阳虚，背属阴，阳微，故恶寒也。</small>口干、前板齿燥、<small>热气从口出，故前齿燥。</small>烦闷，或头痛<small>火上攻也。</small>发热，<small>热外盛也。</small>神思怠倦殊甚。暑伤气而不伤形，<small>寒则伤形，血脉为寒所滞也。</small>故身体不痛，与伤寒异。又与温热病相似而异，此脉虚，彼脉实也。又与湿温相似而异，此身热而渴，彼身凉不渴也。此症首在察汗之多少，汗少则热盛于里而伤其内气。肺气伤必喘乏，人参白虎汤；<small>见发热。</small>脾气伤则四肢困倦、不欲食，人参白虎汤，多用甘草；肾气伤则津液涸，小便少，六味地黄汤加知、柏。_{见虚损。}又，暑先入心，心属火，以类相从，就燥之义也。_{观柴干则先燃，湿则后灼可见。}心气受热而浮，心血受热而燥，证见心烦口干，辰砂五苓散、_{见伤湿。}朱砂安神丸_{见烦躁。}加黄连。小肠为心之府，五苓利心经暑毒，使从小便出，为治暑上剂，益元散尤佳。暑气攻里，腹内作痛，小便不通，生料五苓散加木香七分，或益元散。大便不通者，加味香薷饮，_{见中暑。}仍佐以三黄丸。_{见发热。}暑毒客于上焦，胸膈痞塞，汤药至口即出，不能过关，或上气喘急，六和汤浸冷，调入麝香少许。暑气久不解，遂成伏暑，内外俱热，烦躁自汗，大渴喜冷，香薷饮加黄连一钱，继进白虎汤。_{见发热。}若不愈，暑毒深入，结热在里，谵语烦渴，不欲近衣，二便结涩，调胃承气汤_{见大便不通。}或三黄石膏汤。伏暑烦渴，多热痰者，消暑丸。每两入黄连末二钱，名黄连消暑丸，或二陈汤，_{见痰。}或小半夏茯苓汤，_{见痰。}并可加黄连一钱。自汗，手足厥冷，六和汤、苏合香丸，_{见诸中。}自汗，手足时搐搦者，谓之暑风，缘汗出毛孔开，风乘之，火得风煽益虐，筋脉枯急故也，香薷饮或香薷汤，_{并见中暑。}并加羌活一钱。痰盛者，_{风火交煽则痰涌盛。}六和汤、星香散_{见中风。}各半帖。暑月身痒如针刺，间有赤肿处，亦名暑风，_{风邪留于皮肤，热不得泄，故痒痛。}六和汤为末，和消风散_{见头痛。}酒调服。汗多则热泄于外，阳衰于中，真气耗散，宜急收其汗，人参、黄芪、白术、五味也，属以温中固表为宜。又，大汗不止亡阳，且令肾水竭绝，津液内枯，是为亡阴，急当滋水之上源。三伏之义，为庚金受囚也。金遇丙丁，失其清肃，故孙思邈谓夏宜常服五味，泻丙以补庚。_{恐金气为热所甚散，故敛之。敛之即补也。}壬水绝于巳，癸水绝于午，西北寒清绝矣。故前人立法，谓夏月宜补，乃补天元之真气，非补热火也，令人夏食寒是也，生脉散_{见中暑。}主之。如两足欹侧，脚膝痿弱，行步不正，是痿也，加酒洗黄柏、知母，令两足涌出气力。东垣谓：热伤元气，四肢不收，两足痿软，遇早晚则寒厥，日高之后，阳气将旺，复热如火，乃阴阳气血俱不足，故阴虚而热厥，阳虚而寒厥也。热盛则阴虚，气伤则阳亦虚也。口不知味，肝热则口酸，心热则口苦，肺热则口辛，肾热则口咸，脾热则口甘或淡，是为口中不和则不知味。又，气虚则食不化，伤食之人亦不知味也。目中溜火，肝火上透也。视物眊眊无所见，精神恍惚也。小便频数，大便秘结，热在下焦。胃脘当心痛，气虚不运，或食、或痰、或死血滞于胃脘，或痛。胸中闭塞，时显呕哕，皆不运之故。或有痰嗽，金受火刑。口沃白沫，肾水上泛。腰背腹皆痛，甚则如刀刺腹，皆气血凝滞之故。头痛时作，火上攻。两胁痛，肝气郁。或急缩脐下周围，如绳束之急，带脉血枯筋缩。食不下，或食入即饱，全不思食，火气胀闷。自汗尤甚，若阴气覆在皮毛之上，气弱阳不外伸，兼汗多渍体使然。皆热伤元气所致，黄芪人参汤主之。

又，察其有无别邪。如冒暑饮酒，酒热与暑气内盛，发热大渴、小便不利，其色如血，生料五苓散见伤湿。去桂加黄连一钱，或以五苓去桂，吞酒煮黄连丸。如伤食者，其人头痛背寒，气为食郁，不达于背也。畏食恶心，噫酸臭气，胸膈痞满，六利汤倍砂仁。若因暑渴饮冷，致暑毒留结心胸，精神昏聩，语音不出者，寒闭热于肺管，故声不出。香薷汤见中暑。化苏合香丸。见诸中。若先饮冷后伤暑者，此必心下痞憹，五苓散，生姜汤调服佳，或四君子汤见气。调中亦可。中和后，或小便不利，或茎中痛，宜蒲黄三钱、滑石五钱、甘草一钱。

又，暑每兼湿，时当长夏，湿热大胜，蒸蒸而炽。人感之，四肢困倦，精神短少，懒于作动。小便黄赤者，热也；支节疼痛，大便溏泄，身体沉重者，湿也；脉洪大热也。而濡或迟，湿也。须以清热燥湿之剂治之。东垣清暑益气汤谓热伤气，故以黄芪益气固表为君，人参、甘草为臣，苍术、白术、泽泻等渗利除湿，升麻、葛根解表热兼胜湿。风药也，故能胜湿。湿热壅滞则食不消而痞满，炒曲、青皮消食快食；气乱于胸中，清浊相干，陈皮理之；黄柏以泻热救肾；人参、五味、麦冬救金以滋水之上源，为佐。血虚加当归，气郁加升、柴，中满去甘草，咳去人参，咽干加干葛，血减心烦加人参阳能生阴也。当归，少加黄柏泻火，如烦犹不止，加黄连。然苟非兼湿，则诸利水之品反足以耗竭肾水，致损两目，慎之。

东垣又谓风犯汗眼，汗闭不出为湿，身重体痛，或渴，或不渴，小便不利，此风湿相搏也。头痛，或上热壅盛，心烦，情思惨凄，有不乐生之意。阴湿之情状如此，所谓阳舒阴惨也，此阴胜阳之极也。病甚则传为痿厥。厥者，气逆上冲也。痿者，四肢痿软无力也。由湿郁成热，热极上冲而厥，筋脉受伤则痿也，利湿清热为宜矣。清燥汤可用。

又，伤暑后复感风寒者，身痛头疼，发热，去衣则凛，着衣则烦，感风则有汗，五苓散见伤湿。内用桂枝；感寒则无汗，六和汤加藿香、紫苏。市井中多此症，往往日间冒暑经营，夜间开窗眠卧所致。有此症而发潮热，似疟而未疟者，六和汤、养胃汤见疟。各半帖。若鼻流清涕，或鼻孔热气时出者，亦六和汤加川芎五分，羌活、黄芩各七分。以上皆夏月感受暑邪而为其所伤者也。昔人所谓动而得之为阳症者是也。有不必动而得者，感其热气即病也，益元散。又有因避暑贪凉，而反为寒凉所伤者，或纳风凉以伤其外，或食瓜果以伤其内，因而头痛发热，恶风无汗。昔人名此为中暑，或又名为中暍，名目混乱，故削其名而存其症。症似伤寒，此为阴寒所遏，周身阳气不得伸越也，治宜辛凉发散，辛温消导。此全未伤暑而感风寒者，与上文先伤暑续感风寒不同，昔人所谓静而得之为阴症者也。

暑月多食生冷，忽受暑邪，热入于内，阴阳错杂，冷热相搏，中气扰动，上壅则吐，下迫则泻，故多吐泻。霍乱呕不止者，枇杷叶散见中暑。去茅根吞来复丹。见中暑。呕而痰，却暑散见中暑。吞消暑丸或小半夏茯苓汤。见痰饮。呕而渴者，浸冷香薷汤见中暑。或五苓散，见伤湿。兼吞消暑丸。泻而渴，生料平胃散、见伤食。生料五苓散各半帖，名胃苓散，或连理汤。即理中汤加黄连、白茯苓也。理中汤见中寒。泻止仍渴，春泽汤，即五苓加人参。或缩脾饮。见中暑。泻而腹痛，有积者，生料五苓散、藿香正气散见中暑。各半帖；虽无积而腹痛甚，气滞也，生料五苓散加木香七分，或六和汤加木香五分，或用二汤调苏合香丸。见诸中。泻而发热者，胃苓散。如吐痢不止，外热内寒，烦躁欲裸形，此阴盛格阳，香薷饮加附子，或大顺散加参、附，并浸冷服。又有吐极胃虚，粒米不入，病甚危笃者，人参一钱，黄连五分，姜汁炒焦。糯米一撮，水一茶盅，煎至一酒杯，候冷，与一茶匙许，渐渐与之，与尽便可投药食。暑月人多服香薷饮以预防之，若元气素虚，或房劳过度者服之，为害不浅。若饮预防，惟生脉散为宜。暑病多阴证，死而肢体爪甲青黑者是也，故治暑之剂多用温热。

伤　湿

雨露本乎天，清阳也，故伤于上，止犯皮毛；汗多衣湿不换，致湿气返入于内者，同之。泥水本乎下，浊阴也，故伤于下，侵及骨肉。二者皆自外入。饮食之湿、脾土所生之湿，本乎人，皆自内出。在外在上者汗之，以苦温甘辛之剂；辛散湿，苦燥湿，甘温益气以散邪。在内在下者利之，以苦热酸淡之品。恐其上行，故用酸以敛而降之，以淡泄之。治饮食之湿，在上则吐之，在下则泻之、食湿则泻大便。利之；饮湿则利小便。治脾土所生之湿，则察其兼化。盖土德兼赅，挟风则为风湿，走注者是。挟火则为热湿，烦热者是。挟寒则为寒湿。痹痛者是。又，上下中外，无处不到，在上则头重、胸满、呕吐，在中则腹胀痞塞，在下则足胫胕肿，在外则身肿重、骨节痛。当分部位为治，随所兼寒热温凉以用药。又须察其为何脏之邪，如自病土虚生湿则补土，如火盛生湿则清心，如气郁成湿则升肝，如金寒水冷泛溢为灾则暖肾。所治之药各从所入，不特二术也。其症发热恶寒，恶湿身重，自汗，骨节疼，小便秘涩，大便多泄，腰脚痹冷，胕肿肉如泥，除湿汤。见中湿。若兼腰痛特甚，不可转侧，如缠五六贯钱重者，湿入肾也，肾着汤、渗湿汤。小便秘，大便溏，五苓散吞戊己丸。见泄泻。若兼感风，则证兼恶风，或额上微汗，除湿汤、桂枝汤各半帖，令微发汗。不可大发。已得汗而发热不去者，败毒散加苍术一钱、防己五分。若兼感寒则无汗，惨凛烦痛，五积散见中寒。和除湿汤、见中湿。五苓散各半帖。若感寒又感风者，汗出身重，恶风喘满，骨节烦痛，状如历节风，脐下至脚冷痹，不能屈伸，所谓风寒湿合而为痹也，防己黄芪汤或五痹汤。见痹。若浴出未解湿裙裤，忽尔熟睡，湿侵肾经，外肾肿痛，腰背弯曲，五苓散加入真坯少许，下青木香丸。见气。三服。脏腑通，肿消，腰直，痛止。坐湿处，肾丸肿痛，六味地黄见损虚。加柴胡、吴茱萸、肉桂各一钱，独活五分。若湿与热相搏，清热渗湿汤。其证肩背沉重疼痛，有热则上行于肩背也。上热，胸膈不利，及通身疼痛者，拈痛汤。见身体痛。湿热发黄，当从郁治，凡湿热之物，必郁而后黄。逍遥散。勿用茵陈五苓。酒面奶酪，停滞不化，除湿汤及苍白二陈汤消息之。即二陈加二术。二陈见痰饮。上吐下利二法，利比吐为多，以湿水也多就下。又，利大便小便二法，利小便比利大便为多，以湿非挟痰食等浊物者，皆当由小便出也。故曰：利湿不利小便，非其治也。燥湿三法：风以胜之，风动而地干也，羌、防等；土以涸之，水得泥干也，苓、术等；酸以收之，敛约不使泛滥也，肉紧缩则不糟。黄丹、白矾等。肉紧实则水不能藏，不得不从二便泄去。湿脉必缓，兼浮为在表，兼沉为在里，兼弦为风湿，兼数为热湿，兼迟为寒湿。通用苍术、茯苓、猪苓、木通、木瓜、石斛，在上加防风，在中倍苍术，在通身加乌药、羌活，在两臂加桑枝、威灵仙，在两足加牛膝、萆薢、防己。寒湿，虽暑月亦觉清冷，加虎骨、官桂；血必虚，加当归。

伤　燥

《经》曰：诸燥枯涸，干劲凡物之干燥者，必硬劲。皴揭，皴，裂也；揭，掀起也。凡物干者，其皮必皴裂而掀起。皆属于燥。燥为肺金之化，秋令也。所以致燥有二：一因于寒，秋风清肃，夏令之湿，至是而干，所谓风胜湿也；一因于热，夏时热盛，有湿以润之，至秋则湿退而热犹未除，故燥。所谓燥万物者莫熯乎火也。其因于热者固热矣，即因于寒者亦未始非热。何则？秋令降敛，阳气内入，寒气外束，故每当秋凉，多觉口鼻气热，是其理也。此言天时之致燥也。若或亡血亡津，肾虚火盛，致此多端，则又属于人事矣。在外则皮肤皴揭枯涩，在上则鼻咽焦干，在下则二便涸涩，在手足则痿弱无力，血不荣筋所致。在脉则涩滞虚衰。治以甘寒润剂，清肺以滋水源，庶几血充液满，泽及百骸，滋燥养荣汤、大补地黄丸、清凉饮子、导滞通幽汤、润肠丸、二方见大便不通。八正散，见淋。皆可随证选用也。《内经》每云秋伤于湿，盖运气之说，以立秋、处暑、白露三气属湿土也，毕竟伤燥者多。

春 温

温疟、风温、温毒、湿温。

温，春阳之气也，时至春而阳气发动，人应之，身中之阳气亦发动。一遇风寒外袭，闭其腠理，此气不得升发，即郁而为热。与冬月伤风寒发热无异，而有恶寒、不恶寒之分者，以冬时阳气潜藏，表阳虚，故怯寒，春月阳气升发，表阳盛，故不怯寒也。无汗者当发散，然冬月阳微，可用辛温，春月阳盛，宜用辛凉。仲景麻黄汤止为冬月伤寒立法，不可混施于此证也。《经》谓：冬伤于寒，春必病温。又谓：冬不藏精，春必病温。又谓：凡病伤寒而成热者，先夏至为病温，后夏至为病暑。程郊倩谓：冬伤于寒，寒字当肾字看。盖肾水属冬，其气寒，故古人往往言肾为寒，如言肝为风，言脾为湿之类，细阅前代医书自见。冬伤寒云云，谓耗伤肾水。阴精泄而不藏，阴虚则火炎，至春阳气发动，炎炎之势不可遏止，一为风寒所郁，故温热病生耳。然岂特不藏精者乃然哉？即在平人，当春阳气升发，感受风寒郁而成病者固多。《金鉴》谓：能藏精者其病轻，不藏精者其病重，毴矣。或曰：《经》言温疟，谓得之冬中风寒气，藏骨髓中，至春则气大发，寒郁火成热，因春阳而发为温疟也，即先夏至为病温之意。邪不能自出，句上当有若字。因遇暑气，脑髓灼，肌肉消，言热至骨。腠理开发，此五句，言若春时邪犹不能发，至夏乃发也，即后夏至为病暑意。或有所用力，邪气与汗皆出。此病藏于肾先，后内出于外也。如是者，阴虚而阳盛，盛则热矣；衰热气衰也。则气复返入，入则阳虚，虚则寒矣。阳气发泄太过，则表虚而怯寒，表怯寒则气敛而内返，气内返则表愈虚，故寒也。明是言冬时触寒，子何敢逞说耶？曰：《礼记》谓言非一端，而各有当，各求其当可也。风温即春温之重者。仲景曰：太阳病，发热而渴，不恶寒者，在冬月伤寒，则为阳明经证。为热病。春月感冒，邪在太阳，即得此证，不俟传至阳明乃见，故知为春温病也。发汗已，发汗则热泄，应愈矣。身灼热者，名风温。热盛得发表之剂，其势益扬，如风之煽火，愈加炽盛。风温为病，脉阴阳俱浮，自汗出，风温原本有汗，由内热炽盛蒸发之故，较春温内热不甚而无汗者为重矣。身重，壮热伤气，无气以动，故重。多眠睡，鼻息必鼾，热壅神昏也。语言难出。气伤懒言。若被下者，小便不利，亡阴泉竭。直视，精不荣于目也。失溲。阴不守于内也。若被火者，微发黄色，火上加火，热湿欲发黄，而热多湿少，故微黄也。剧则如惊痫，热极生风。时瘛疭。筋为热灼，干缩而抽搐也。若火熏之，一逆尚引日，再逆促命期。大抵风温忌汗，亦不宜下，里热未实者不宜。尤不宜火，当用双解散去麻黄，加桂枝、石膏。余谓桂枝不必加。春温无汗，虽宜解表，然必兼清里，双解散，审其表里之重轻为加减可也。双解散乃防风通圣散合六一散也，《金鉴》称其神效，加减用之可也。此方虽内犯芒硝、大黄，然泄热莫速于此，且分两有限，不至太下，无伤也。前人云：温热证误下不妨，误汗则殆。硝、黄，可用则用之，可不用则去之，是在临证斟酌耳。风温汗太多，脉虚者，桂枝汤见伤湿。合人参白虎汤。见发热。温病兼暑证，名温毒，治法不出上条。湿温即温病挟湿者，其证身重、胸满、多汗、两胫冷，白虎汤加苍术、茯苓。

瘟疫病论

瘟疫非伤寒也，世医误以为伤寒矣。伤寒感天地之常气，此感天地之疠气也。邪自口鼻入，内不客脏腑，外不客经，舍于伏脊之内，去表不远，附近于胃，乃表里分界，是为半表半里，《针经》所谓横连膜原是也。凡邪在经为表，在胃为里，今邪在膜原，正当经胃交关之所。病之始发，凛凛恶寒，甚则厥逆，阳热郁极而通，则厥回而中外皆热。始而恶寒，既而发热，非若伤寒发热而兼恶寒也。瘟初起，先憎寒，后发热，头痛身疼，脉洪而数，其脉不浮不沉，盖以邪在膜原故也。不可认为伤寒表证而发其汗。邪不在经，汗之徒伤；又不可下，邪不在里，下之无益。宜达原饮疏之，槟榔二钱，厚朴一钱，草果五分，知母一钱，芍药、黄芩各一钱，甘草五分，午后温服。上槟榔、厚朴、草果三味，消滞破结，协力并逐，使邪气速离膜原；后四味为滋液和血、清燥和中之用。按：此汤初起可用，若病成热炽，用此恐无济。有表者宜用河间双解散，无表者宜用东垣二圣救苦丹，以及凉膈、白虎、黄连解毒、普济消毒等剂，俱对证之药，酌用可也。其邪气游溢，诸经不同。本方加减法：胁痛耳聋，寒热，呕而口苦，邪溢于少阳也，加柴胡一钱；腰背项痛，邪溢于太阳也，加羌活一钱；目痛，眉棱骨痛，眼眶痛，鼻干，不眠，邪溢于阳明也，加干葛一钱。若不见三阳经证，不必加药，止照本方。以上论初起用达原饮。

服此药，其邪不传里者，一二剂自解。其证候：头痛身痛，发热而复凛凛，但内无胸满腹胀等证，谷食不绝，不烦不渴，此邪气外传，由肌表出，或自发斑消，或从出汗解。斑有斑疹、桃花斑、紫云斑，汗有自汗、盗汗、狂汗之异，此病气使然，不必较论，但求得斑、得汗为愈病耳。此邪自外传，顺证也，勿药亦能自愈。

其有汗出不彻而热不退者，宜白虎汤：生石膏、一两。知母、甘草、各五钱。粳米一撮。服此药辛凉解散，或战汗、或自汗而解。盖前服达原饮，毒结渐开，邪气已离膜原，尚未出表，然内外之气已通，故多汗、脉长洪数，故宜白虎辛凉散之也。其有斑出不透而热不退者，宜举斑汤：白芍、当归、各一钱。升麻五分、白芷、柴胡、各七分。穿山甲，二钱，炙黄。水、姜煎服。其有斑、汗并行而热不除者，宜白虎合举斑汤。斑汗既愈，一二日或四五日后，依前发热，无胸满腹胀等证，脉洪而数，此膜原有隐伏之邪，发未尽也。勿药，一二日间当仍自汗自斑而愈。未愈者，仍依前法治之。然亦少有，至于再三发者更少有也。以上论邪传表。

若服达原饮而无汗无斑，外亦无头疼身痛，惟胸膈痞满，此邪传里也。有欲吐不吐者，有得少吐不快者，邪传里之上也，宜瓜蒂散吐之：甜瓜蒂一钱、赤小豆二钱、研。生栀仁二钱，用水二钟，煎至一钟，后入赤豆，煎至八分，先服四分，一时后不吐再服，尽吐之。如未尽，烦满尚存者，再煎服。如无瓜蒂，以淡豆豉二钱代之。此病饮食不能，胸膈烦而腹不满，吐之则邪减，邪尽病自已。有心腹胀满，不呕不吐，或燥结便闭，或热结旁流，或协热下利，或大肠胶闭，邪传里之中下也，宜承气汤：大黄五钱　厚朴一钱　枳实一钱　芒硝二钱　若但上焦痞满，无便结等病，去芒硝，即小承气汤也。然虽无结粪，而大便黏腻极臭者，亦加之。若不痞满，止便结者，去厚朴、枳实，芒硝用二钱五分，加甘草一钱，即调胃承气汤也。服此导去其邪，邪减病自减，邪尽病自已。有胸膈满闷，心腹胀满，下部热结胶黏者，此上中皆病也。不可吐，吐之为逆，但用承气汤，则上邪顺流而下，呕吐立止，胀满渐除。其有吐后、下后既愈，二三日或四五日依前复发者，在上者仍用吐药，在下仍用下药。此为再里之证，常事也。甚有三发者，亦少有。以上论邪传里。

若服达原饮后，或病失治，而三阳证悉具，里证亦具，又舌根先白胎，至此时根黄至中央，此表里分传也。其证外则身热头痛，身疼，腰背项痛，眉棱痛，口苦耳聋，鼻干，内则胸膈心腹满闷，下部热结。此瘟病常事也，断不可强求其汗，宜用承气汤先通其里，里邪去则气通，乘势尽发于肌表矣。若表里证悉去而热仍不退，此膜原之邪未尽也。宜三消饮：槟榔、草果、厚朴、白芍、甘草、知母、黄芩、大黄、干葛、羌活、柴胡、姜、枣煎服，调之可愈。

服药既愈，三两日复发者，仍用三消饮复下复汗，如前而愈，此亦常事也。至有三发者，亦少有。若表邪多，里证少，当治表兼治里，三消饮，大黄少用。若里证多表证少，但治里，或吐或下，表证自愈。以上论表里分传。

若始病，但发热、头痛、身疼、口苦、鼻干，而内无里证，止宜达原饮加减法。若不见三经病，止于发热，不用加法。继而脉洪大数，自汗而渴，邪离膜原，未能出表也，宜白虎汤辛凉解散，脉静身凉而愈。愈后数日依前发热，仍宜达原饮。至后反加胸满腹胀、不思食、烦渴、舌上刺等证，皆由表传里也，达原饮加大黄微利之。久而不去，在上者用吐方，在下者用承气下方。若始则发热，渐加里病，既用承气等汤下之，而里病除矣，数日内复发热，反加头痛身疼，此由里出表也，脉浮者宜白虎汤。下后热减不甚，热虽无，头痛身疼，而三四日后精神不慧，脉浮者，亦宜白虎汤汗之。若服白虎汤不得汗者，因精液枯竭也，加人参，覆卧则汗解。若大下后、大汗后，表里证悉去矣，继而一身尽痛，身如被杖，甚则不可转侧，周身骨寒而痛，气血虚故痛耳。非表证也，当自愈。以上论表里递传。

瘟病备用诸方

天行大头，发热头项肿，或喉痹肿痛，芩连消毒汤：柴胡、甘草、桔梗、川芎、黄芩、荆芥、黄连、防风、羌活、枳壳、连翘、射干、白芷。上方先入大黄，痢去一二次后去之，加人参、当归、牛蒡，姜煎服。

时行风瘟，寒热，身头痛，咳嗽，神术散：藁本、羌活、甘草、白芷、细辛、苍术、川芎，姜、葱煎。感冒声哑，是浪子瘟。败毒散：羌活、独活、前胡、柴胡、枳壳、茯苓、川芎、干葛、甘草、桔梗。

一乡人皆感冒咳嗽，亦是瘟。用败毒散。

一乡人多发热内热，逐瘟汤：黄连、戊癸年倍。黄芩、乙庚年倍。黄柏丙辛年倍。甘草、甲己年倍。山栀、丁壬年倍。香附、紫苏、等分。大黄，三倍。加朱砂、雄黄。为丸亦可，汤则冷服。

岚瘴溪毒中人，病发则迷困躁狂，或声哑，此败血毒涎乘脾也。玄妙散：人参、枳壳、大黄、柴胡、黄芩、半夏、甘草。

肿头伤寒，玄黄辟瘟丹：玄参、大黄、连翘、牛蒡各一钱。酒黄芩、酒黄连、各二钱五分。羌活、荆芥、防风各五分。石膏、桔梗、各钱半。甘草一钱食后，作二十次频服。

虾蟆瘟，类伤寒，身生浓泡疹子，防风通圣散：防风、当归、川芎、白芍、连翘、薄荷、麻黄、各四分。石膏、桔梗、黄芩、各八分。白术、栀子、荆芥、各三分。滑石、二钱半。大黄、芒硝、各四分。甘草。一钱。

瘟疫杂病论

汗论

不得汗：虽被覆火灼亦无，邪初发，定在半表半里。至于传变，有出表者，有入里者，有表里分传者。凡见有表复有里之病，必先攻里，里邪去而后得汗。若里气壅滞，阳气不疏，四肢且厥，安能气液蒸蒸以达，长此，如水注闭其后窍，不能涓滴。凡见表里分传之证，务宜承气，里气一通，不待发散，多有自能汗解。不然者，虽大剂麻黄汤连进，非惟一毫无汗，且加烦躁矣。

战汗：邪先表后里，忽得战汗，经气疏泄，当即脉静身凉，烦渴顿除。若应下失下，气消血耗，欲作战汗，但战而不汗者危，以中气亏敝，但能陷降，不能升发也。次日当期复战，厥回汗出者生，厥不回汗不出者死，以正气脱，不胜邪也。战而厥回无汗者，真阳尚在，表气枯涸也，可使渐愈。战而不复，忽痉者必死。凡战不可扰动，但可温覆，扰动则战而中止，次日当期复战。凡战而汗不出，宜大剂归、地加参内托。

自汗：不因发散，自然汗出，邪欲去也。若身热大渴，脉长洪而数，宜白虎汤，得战汗方解。若下后得自汗，数日不止，热甚汗甚，热微汗微，此表有留邪，实病也，邪尽汗止。如不止者，柴胡汤佐之，表解汗当自止。设有三阳经证，当照前用本经药加减法。若误以认表虚自汗，用实表止汗之剂，则误矣。有里证，时当盛暑，宜白虎汤。若面无神，唇刮白，表里无阳证，喜饮热，畏冷，脉微，忽自汗，为虚脱，夜发昼死，昼发夜死，急当峻补，补不及者死。大病愈后数日，每饮食及惊动即汗，此表里虚怯，宜人参养荣汤：人参、麦冬、五味子、地黄、归身、白芍、知母、陈皮、甘草，黄芪倍加。

盗汗：里证下后得盗汗者，内有微邪也。凡人目瞑，卫气行于阴。今内有伏热，两阳相搏，则腠理开而盗汗出。若伏热一尽，盗汗自止。如不止，柴胡汤佐之。柴胡、三钱。黄芩、一钱。陈皮、一钱。甘草、一钱。生姜、一钱。大枣、二个。煎服。

愈后脉静身凉，数日后反得盗汗及自汗，属表虚，宜黄芪汤：黄芪、三钱。五味、三钱。当归、白术、各一钱。甘草、五分。仍不止，加麻黄根、一钱五分。如有热者属实，不宜用此。

狂汗：邪将去而欲汗解，因其人禀素壮，阳气盛，不能顿开，三句当改云：阳浮盛于表，躁扰不宁。忽然坐卧不安，发狂躁，少倾大汗而躁止，脉静身凉，霍然而愈。

发斑：邪留血分，里气壅闭，则伏邪不得外透为斑。若下之，内壅一通，则卫气舒畅，透表为斑，而邪外解矣。若下后斑渐出，不可更大下。设有宜下证，少与承气汤缓缓下之。若复大下，中气不振，斑毒内陷则危，宜托里举斑汤：白芍、当归、各一钱。升麻、五分。白芷、柴胡、各七分。穿山甲、炙黄二钱。水、姜煎服。如下后斑渐出，复大下，斑毒复隐，反加循衣摸床，撮空理线，脉渐微者，危，本方加人参一钱，补不及者死。若未下而先发斑者，设有下证，少与承气汤，须从缓下。

热结旁流：久痢清水，夺液不得汗。疫证失下，或挟热下利，脉沉，久不下之，致津液枯竭，后虽下，里证去矣。脉虽浮，宜汗而不得汗，此为夺液无汗。然里邪既去，但得饮食少进，十数日后，中气利下。当作战汗而解。可滋其阴，阴液内充外溢，自然得汗。

下论

舌白胎，邪在膜原也。若变黄胎，邪入胃也，胎黄宜下。黑胎邪毒在胃，宜下，下后二三日，黑皮自脱。有一种但舌黑而无胎，此经气，非下证也。妊娠有此，阴证亦有此，不可下。经血瘀热或寒凝皆舌黑，以在经不在胃，故无胎，故不可下。下后里证去而舌尚黑，胎皮未脱，不可再下。若无下证，设见离离黑色者，危，急补之。舌芒刺，热伤津液，此疫毒最重者，急下之。若老人微疫，无下证，舌上干燥生胎刺，用生脉散生津润燥，胎刺自去。舌裂，日久失下多有此证，急下裂自满。舌短、舌硬、舌卷，皆邪气盛，真气亏，急下之，舌自舒。白胎干硬如砂皮，急下之。

唇燥裂，唇焦色，唇口皮起，口臭，鼻如烟煤，胃热多有此证，当下。鼻孔煤黑，急下之。若唇皮起，仍用别证互较，慎下之，无遽也。

口渴，详有下证者下之，邪去而渴自减。若用生津止渴药，无效也。如大汗，脉长洪而渴，未可下，宜白虎汤，汗更出而身凉渴止。

目赤，咽干，气喷如火，小便赤黑作痛，小便臭，扬手踯足，脉沉数，皆内热也，当下之。

心下满，心下高起如块，心下痛，腹胀满，腹痛，按之愈痛，心下胀痛，皆宜下，气通则已。

头胀痛，详有下证者，下之。若初起头痛，别无下证，未可下。

小便闭，行大便则小便通，利水药无益也。

大便闭，下之无辞，若老人及素弱人，用蜜胆导法。

大肠胶黏，下之自愈。协热下利，宜下。

四逆脉厥体厥，此气闭也，宜下之。下后反见此证者为虚脱，宜补。脉厥，无脉也。体厥，身冷也。

下后诸变证论

下后脉浮：既下矣，脉浮而微数，身微热，神思或不爽，此邪热浮于肌表，虽无汗，宜白虎汤汗解之。若大下数下，脉空而数，按之如无，白虎汤加人参，覆杯则汗解。似当加归、地。

下后脉浮而数，宜汗不得汗，或迁延五六日脉证不改，终不得汗，或素有亏虚也，亦或利久使然，用加人参白虎汤，得汗而解。

下后脉复沉：既下，脉宜浮，是汗解兆也。今不汗而脉复沉，余邪复入胃也，宜更下之。

更下后脉再浮，仍当汗解，宜白虎汤。

下后病愈数日，复发热，此非关饮食劳役，勿归咎于病人也。此余邪匿而复发，必然之理，再少下之即愈，勿用大剂也。

下后身反加热：下后当身凉，今反加热，此结开而气通，郁阳伸越也。即如炉中伏火，拨开虽焰，不久自熄。此与下后脉反数义同。若无下证，而妄下之过早者，其发热乃病势，原当逐渐发热，非因误用承气更加发热也。日后邪气传胃，有下证者，宜更下之。

下后脉反数：应下失下，口燥舌干而渴，身热反减，四肢时厥，欲得近火拥被，此阳气壅伏也。既下矣，厥回不冷，脉大而加数，舌亦不干渴，此里邪去，阳气暴伸也，宜柴胡清燥汤：柴胡、黄芩、陈皮、甘草，去花粉，去知母，加葛根，随其性而升泄之。

下后数日，舌上复生胎刺，邪未尽也，再下之。胎刺未去，然已软，但热渴未除，更下之。胎刺既去，日后又热，仍宜下之。其中或缓或急，或轻剂或重剂，或兼用柴胡清燥汤、犀角地黄汤，至投承气汤，或宜多与，或宜少与，宜临证斟酌。

下后病全愈，但腹中有块，按之痛，气时不利，常作蛙声，此邪气尽而宿结未除也，不可攻，徒损无益，待胃气平复，自能润下。或滋阴，下润自通。能食者，新致则陈自推。

下后腹满去，思食知味而热未除，脉近浮，此表尚有余邪也，当得汗解。如不汗，以柴胡清燥汤和之。复不得汗者，以渐而解也，勿苛求其汗。

战汗后，复下后，越数日腹痛不止，欲作滞下也。勿论已见病未见病，宜芍药汤：白芍、当归、各一钱。槟榔、二钱。厚朴、一钱。甘草七分、里急后重加大黄，三钱。红积倍白芍，白积倍槟榔。

下后自汗不止。详自汗下。下后盗汗。详盗汗下。

下后斑渐出。详发斑下。下后斑出，复下斑反隐。详发斑下。

下后或数下亡阴：瘟病有宜下者，不得已数下之，致两目涩，舌枯干，津不到咽，唇口燥裂，由其人素多火而阴亏，今重亡津液，宜清燥养荣汤：知母、花粉、当归身、白芍、陈皮、地黄汁、甘草，灯心煎服。如热渴未除，里证仍在，宜承气养荣汤：知母、当归、白芍药、生地、大黄、枳实、厚朴，姜煎服。如表有余热，宜柴胡养荣汤：黄芩、陈皮、柴胡、甘草、当归、白芍、生地、知母、花粉、姜、枣煎服。如痰涎涌甚，胸膈不清，宜贝母养荣汤：知母、花粉、栝蒌仁、贝母、橘红、白芍、当归、苏子，姜煎服。忌参、术。

下后余热不能顿除，以膜原之邪未尽，传胃故也。当宽缓两日，以柴胡清燥汤缓剂调理。

下后反痞：下后痞应去，而反痞者，虚也。其人素弱，或新病初起，脾失健运故也，再用行气药则非矣。宜参附养荣汤：当归、白芍、人参、炒干姜、各一钱。生地黄、三钱。炮附子、七分。若果是虚，一服必愈。虚实宜辨。表虽微热，脉不甚数，口不渴者，是虚痞。若潮热口渴，脉数者，是实痞，实痞宜再下之，用此则大害。

下后反呕：下后呕宜去，而反呕，此胃气虚寒，少食便吞酸，宜半夏藿香汤，一服呕止：半夏、一钱半。藿香、炮姜、陈皮、白茯苓、白术各一钱。甘草、五分。姜煎服。

下后脉浮，宜汗不得汗。见夺液不得汗条。

下后夺气不语：下后气血俱虚，神思不清，惟向里睡，似寐非寐，似寤非寤，呼之不应，此正气夺也。与其服药不当，莫如静守。宜人参养荣汤补之，能食者自然虚回，前证自愈。设不食者，病转加，法当峻补。

瘟病兼证论

吐蛔：此胃热也，必非脏寒，乌梅丸、理中汤万不可用，但用调胃承气，蛔自愈。

蓄血：疫久失下，血为热搏，败为紫黑，溢于肠胃，漱水不咽，小便利，大便黑，是其候也。宜桃仁承气汤：大黄、芒硝、桃仁、当归、芍药、丹皮。服此药热除为愈。若余热尚存者，宜犀角地黄汤：地黄五钱，捣烂，加水绞汁，其渣入锅煎。白芍、一钱半。丹皮、一钱。犀角、一钱。同地黄汁服。

发黄：疫邪传里，移热下焦，小便不利，邪无疏泄，经气郁滞而发黄，身目如金，宜茵陈汤：茵陈、一钱。山栀、二钱。大黄、五钱。姜煎服。

循衣摸床，撮空理线，筋惕肉瞤，肢体振战，目睛不了了，皆为耽搁失下，或用缓药羁迟之故。此元神将脱也，补之则毒甚，攻之则气已虚，危证也。不得已，勉用黄龙汤：大黄、厚朴、枳实、芒硝、人参、地黄、当归，或用人参养荣汤亦可。但虚候少退，即宜屏去，勿久用也。

服药不受，额汗，肢冷振战，心烦，坐卧不安，此中气亏，不能胜药也，名药烦，急投姜汤立已，或药中多加生姜煎服，则无此状矣。更宜均药为两三次服，以防呕吐。

服承气汤全不行，或次日方行，或半日仍吐原药，此因中气亏，不能运药也，大凶之兆，宜加生姜、人参以助胃气。然有病重剂轻，亦致不行，不在此例。

思冷饮，热渴甚也。勿论四时，宜量与之。若尽意饮，则水停心下矣。

虚烦，坐卧不安，手足不定，六脉不显，尺脉不至，此元气不能主持，法当大补。

神虚谵语：未下之前谵语，必有内热烦渴之证，此为实病，宜下。既下之后，数日内谵语不止，此元神未复也，急宜清燥养荣汤。

协热下利，泄泻稀粪，色必赤黄或焦黄，此胃不留邪也。一二日利止热退为病愈，利不止者，宜小承下之，而利自止。若利止一二日，忽烦渴，又泻，此伏邪又发也，仍照前治。

大便闭结，内热故也，宜下之，诸病如失。

呃逆有寒有热，以本证参之。热则白虎、承气，寒则四逆汤。

热结旁流：先便闭，后纯利清水，全无粪，此粪结于内也，宜承气汤下结粪，而利自止。若服药后结粪不下，仍利臭水，邪犹在也，病必不减，再下之。

大肠胶闭，极臭如黏胶，而却不结，此热极也，不下即死。

小便赤色，胃热也，宜调胃承气汤。

小便急数，白膏如马遗，膀胱热也，宜猪苓汤：猪苓、二钱。泽泻、一钱。滑石、五分甘草、八分。木通、一钱。车前。二钱。

小腹按之硬痛，小便自调，此蓄血也，桃仁汤：桃仁、三钱。丹皮、当归、赤芍、各一钱。阿胶、二钱。滑石。五分。

脉厥，神色不败，言动自如，别无怪证，忽六脉如丝，甚至于无，或一手先伏，此失下气，闭故也，宜承气汤缓缓下之，六脉自复。忌生脉散。

愈后诸证论

愈后大便久不行，作呕不进食，此下格病也，宜调胃承气热服，下宿结而呕止。

愈后数日，腹痛里急，此下焦伏邪，欲作滞下也，宜芍药汤：白芍、当归、厚朴各一钱。槟榔、二钱。甘草七分。

愈后大便数日不行，别无他证，此虚燥也，切不可攻，宜蜜导法，甚则宜六成汤：当归、一钱半。白芍、麦冬、天冬、各一钱。地黄、五钱。肉苁蓉三钱。日后更燥，宜六味丸减泽泻。

愈后五更夜半作泻，其脉迟细而弱，此命门阳虚也，宜七成汤：故纸、三钱。炮附、白茯苓、人参、各一钱。五味、八分。甘草、五分。愈后更发者，八味丸倍加附子。

愈后微渴微热，不思饮食，此正气虚也，强与之即为食复，渐进稀粥，以复胃气。

愈后能饮食，肢体浮肿，此气复也，胃气大健则浮肿消，勿误为水气。若小便不利而肿，乃是水肿，宜济生肾气丸。

愈后因劳而复发热，宜安神养血汤：茯神、枣仁、白芍药、当归、远志、桔梗、地黄、陈皮、甘草、圆眼肉。

愈后伤食，吞酸嗳气而复热，轻则少食，重则消导，自愈。若无故自复，此前邪未尽除也，稍与前证所服之药，以彻其余邪自愈。

妇人小儿瘟病论

经水适来而瘟，邪不入胃，入于血室，至夜发热谵语，或止夜热而不谵语，宜柴胡汤：柴胡、黄芩、半夏、甘草、生地。

经水适断而瘟，宜柴胡养荣汤，与适来有虚实之别。

妊娠瘟病，宜下者，照前法下之，毋惑参术安胎之说而用补药，则大凶矣。但下药得下则已，勿过剂也。

小儿瘟病，遇时气盛行，发热、目吊、惊搐、发痉，是也。宜太极丸：天竺黄、胆星、各五钱。大黄、三钱。麝香、三分。冰片、三分。僵蚕、三钱。糯米饭丸，如芡实大，朱砂为衣。凡遇疫证，姜汤下一丸，神效。

补遗病论

疫兼痢，发热身痛，渴躁满吐，最为危急，宜槟芍顺气汤：槟榔、白芍、枳实、厚朴、大黄，生姜煎服。

疫兼水肿，宜小承气下之。

阳证似阴，外寒而内热，则小便必赤，最易辨也。

阴证似阳，此伤寒有之，瘟病无有也。

疟

《内经》论疟，谓生于风。盖外感风寒，邪在太阳阳明属表，则发热，在少阳属半表半里，则寒热往来，观《伤寒论》可见。疟疾往来寒热，邪在少阳也。故仲景有疟脉自弦，弦数多热，弦迟多寒之说。喻嘉言亦谓邪在少阳，或兼他经证则有之，谓他经而全不涉少阳，则不成其为疟。故不论兼有何脉，皆不离弦之一字，以弦乃少阳脉也。然伤寒少阳证往来寒热无定期，而疟病往来寒热有定期者，以彼止受感无形之邪风，风者善行数变，故无定期；此虽亦感无形之邪风，然必郁成有形之痰涎，留滞一处，与日行之卫气相遇，邪正交争乃作，故有定期也。古谓无痰不成疟，以此。夫疟由于痰滞，而痰之滞也岂独由于风寒？一切外感内伤皆能致之，故又谓无食不成疟，以食滞成痰也。外感以风寒为举隅，内伤以食为举隅，所当推广以求之者也。又，推之外感内伤，既能郁热蓄痰，独不能停湿滞血而为是证乎？此杨仁斋所以有黄水瘀血之论也。问曰：痰血留滞之说深为有理，然尝见痰滞血凝，结为疮肿，发为寒热，亦无定期，且或有不发寒热者，何也？曰：疮肿初起发寒热者，必其邪盛势大者也。邪盛势大，连踞表里，无时不与卫气相遇，旋滞旋通，旋通旋滞，故无定期。其后不复发寒热者，以日久正气另辟行径，不与之争也。说见积聚。若其初亦不发寒热者，必其疮肿之小者乃然，小邪不足以滞大气也。《经》曰：阳并于阴则寒，并，兼并为一之义。卫气与邪相争，正为邪滞，内郁不通，不达于表则表寒，不行于里则里寒，内外皆寒，似纯阴无阳者然，故曰并也。河间谓并于阴乃阳气入于阴分，亦即内郁之说。阴并于阳则热，阳郁成热，郁久则伸，内热外达，内外皆热，似纯阳无阴者然。寒时毛发竖立，欠伸，遍体寒栗，鼓颔，阳并于阴则阳虚，阳明虚则鼓颔，以阳明脉循颊车也。高鼓峰谓：热郁将发，火气冲突，元气走散，故寒凛。与《经》少异，然亦通。腰背头项俱痛，太阳虚也。太阳脉抵腰夹背，上额交巅，下项。中外皆寒，此非真寒，乃阳郁之寒耳。汤火不能温也。则此时不必用温药可知。热时内外皆热，冰水不能寒也。此时不必用凉药可知。此段皆经文。

有一日一作而或日早，或日迟者。按：《内经》谓，风邪所客，视其虚而入之。如腰脊虚则入腰脊，手足虚则入手足，风府虚则入风府，因举入风府者以例之。风府，穴名，在项上陷中。邪客风府，有浅有深。浅者，卫气日行于表，与浅分之邪相遇，夜行于里，则不与遇矣；深者反此。故每日一遇，如今日卯时与遇，明日卯时又与遇也。卫气到则肉理开，邪气之在风府者得以入之，正不容邪，相争而病作矣。此邪气留滞其处，着而不行者，故每日如期而发。若邪气行而不着，每日循夹脊之膂下行一节，自风府至尾骶骨，共二十五节，则风府之邪。计二十五日下行至骶骨，与卫气每日离一节，故其作日迟。如今日卯时卫气到风府，与适在风府之邪遇而病者，明日卯时卫气又到风府，与已离风府而下行一节之邪不相遇，则必待卫气追及邪气，相遇乃作，故日迟也。邪气二十六入于脊内，注于伏行夹脊膂间之脉，其气上行，无关节之间隔，故九日而上出于缺盆之中。卫气从腹上行，从背下行，伏膂之脉亦背也，下行之卫气迎上行之邪气，故其作日早也。此《内经》之说如是。然有忽早忽晏，又忽复早者，则邪气忽上忽下，忽浅忽深，行无一定之故也，岂必下尽二十五节乃始上行乎？发于昼者为阳，邪浅在阳分也；发于夜者为阴，邪深在阴分也。日早者，邪由深出浅也；日晏者，邪由浅入深也。《经》言上下，不言浅深者，以卫气昼行于表，夜行于里，即是言浅深耳。有间一日而作者，有间二日而作者，有间数日而作者，皆邪气深入阴分，逼近脏腑，横连膜原。膜原者，膈膜之处，空旷若平原，邪正可以并容，阻碍不甚，故久滞乃发也。《灵枢·岁露篇》所谓蓄积乃作也。发于子、午、卯、酉日为少阴经疟，发于辰、戌、丑、未日为太阴经疟，发于寅、申、巳、亥日为厥阴经疟。旧说如此，不必泥。

按：卫气遇邪之说，《经》言不一而足。又，一条云：夏伤于暑，热气藏皮肤之内，肠胃之外。此营气之所舍也，能令人汗孔疏，热舍营分，蒸汗故也。腠理开。暑邪若可泄矣。因得秋气，至秋而感冒寒气也。汗出遇风，及遇水感寒，此言或当时遇风、浴水，不必致秋乃感寒。气藏肤内，暑邪不得泄矣。或谓暑邪已从汗泄，此言寒邪内藏耳。然《经》又谓：夏暑汗不出，秋成风疟。当从前说为是。与卫气并居。相遇即并居。卫气日行阳，夜行阴，此气暑气。得阳而外出，得阴而内搏，暑邪在阳分则外争，在阴分则内争也。内外相搏。或在外，或在内，与卫气相迫搏，故日作。是亦以卫气为言也。乃又出一条云：夏伤于暑，汗出腠开，遇夏气凄清之水寒，吴鹤皋谓水当作小。藏于皮肤，至秋复伤于风。先伤于寒为阴邪，后伤于风为阳邪，故先寒后热，名寒疟。若先伤风，后伤寒，则先热后寒，名温疟。详其意，是言阳风与阴寒相争，而为寒热往来，全与卫气无涉。果尔则遇时可作，何必每日一作耶？且风寒无大分别，无论冬月，即当暑令，得风则凉，是风亦即寒也，而谓风为热气可乎？其说可疑，必后人之伪托也。又，《经》论温疟先热后寒，谓得之冬中风寒，气藏骨髓中，此与《内经》所言冬不藏精之人，外感风寒，深入骨髓，郁热于内，精不藏则肾水先虚，热伏则肾水益涸，至春夏遇风寒，发为温暑病意同。至春则气大发，寒郁成热，因阳气而大发也。邪不能自出，邪深藏也。因遇暑气，脑髓烁，肌肉消，言热至骨也。腠理开发，或有所用力，邪气与汗皆出，此病藏于肾，先从内出之于外也。如是者阴虚而阳盛，盛则热矣，衰热衰也。则气复反入，入则阳虚，虚则寒矣。阳气发泄太过，则表虚而怯寒。表怯寒则敛而内返，气内返则表愈虚，故寒也。此亦不言卫气与邪遇，且与上条所论温疟先伤风后伤寒，故先热后寒不同，岂温疟固与他疟不同，特以其有寒热与疟相类，故亦以疟名之，其证自有两种耶？安得起作《内经》者问之！

有经疟。《内经》曰：足太阳膀胱经。之疟，腰痛头重，寒从背起，太阳脉抵腰上头夹背也。先寒后热，刺郄中。郄中即腘中，太阳脉。易老用羌活加生地黄汤、小柴胡加桂枝汤。足少阳胆经。之疟，身体解㑊，身体解惰名解㑊。寒不甚，热不甚，阳并于阴，自外之内，则寒甚；阴并于阳，自内之外，则热甚。少阳在半表半里，往来不远，非若他经之大出大入，故其寒热不甚。想当然耳。恶见人，见人心惕惕然，少阳以胆为腑，经虚则腑亦虚，故见人而恐也。热多，汗出甚，少阳木火升发使然。刺本经。易老用小柴胡汤。足阳明胃经之疟，先洒淅寒甚，久乃热，热去汗出，喜见天日火光，阳明受阳邪，则恶日与火，若受阴邪，则反喜之。汗出热泄，阳气乍虚，虽原受阳邪，亦喜之矣。刺跗上。本经冲阳穴。易老用桂枝二白虎一汤、黄芩芍药加桂汤。足太阴脾经。之疟，不乐，好太息，脾脉不运，则上焦气不行，故不乐，而太息以舒之。不嗜食，气不化，故不饥。多寒热汗出，病至则呕，呕已乃衰，脾脉络胃夹咽，故善呕。刺本经穴。易老用小建中汤、异功散。足少阴肾经。之疟，呕吐甚，肾脉上贯肝膈，循喉咙故也。多寒热，邪入深，故多。热多寒少，水虚也。欲闭户牖而处，肾阴衰，故恶躁喜静。其病难已。刺法失。易老用小柴胡加半夏汤。足厥阴肝经。之疟，腰痛，少腹痛，小便不利，肝脉过阴器，抵小腹故也。非癃也，小便淋名癃。数便，言小便频数，涩短不利，非淋也。噫，肝气郁，故噫以舒之。恐惧，肝有余则怒，不足则恐也。气不足，腹中悒悒，不快之意。气不足则不得舒畅也。刺本经。易老用四物柴胡苦楝附子汤。以上论别足六经证，不言手六经，以足经长而远，可包手经。故此与伤寒并单举足经言，非病必不涉于手经也，可以意推。按：疟分六经，又分脏腑，正与卫气行阳行阴，或浅或深，与邪相遇说合，则泥定少阳一经者非矣。然历验疟证，在少阳经者居多，此仲景、嘉言所以专主少阳立说也。

有脏疟。《内经》曰：肺疟心寒，肺金本清肃，寒邪加之益寒，故心觉寒冷。寒甚热，热间善惊，如有所见者，心近肺，心血为热耗，故神不安。刺太阴肺经及手阳明大肠经。两经相表里，故分刺以杀其热。易老用桂枝加芍药汤。按：五脏不受邪，而《经》列此五脏证者，盖有脏气素虚之人，为七情所伤，脏气不行，因郁痰饮诸邪于内而成疟也。心疟，令人烦心，欲得清水，反寒多，不甚热，热在里，故外不甚热而多寒。刺本经。易老用桂枝黄芩汤。肝疟，色苍苍然，太息，木气不畅，故太息以达之。其状若死者，木为春生之气，不舒而闭也。刺本经见血。易老用四逆汤、通脉四逆汤。脾疟，寒则腹痛，热则肠鸣，鸣已汗出，刺本经。易老用小建中汤、芍药甘草。肾疟，洒洒然腰脊痛，腰脊属肾。宛转大便难，肾主二便故也。目眴眴然，欲瞑也。《伤寒论》少阴病但欲寐，即此意。按：眴、瞬同，目动也，无欲瞑意。此解恐非。手足寒，刺本经及足太阳膀胱经。表里并刺也。易老用桂枝加当归芍药汤。

有腑疟。《内经》曰：胃疟，善饥而不能食，胃热故饥，脾虚故不能食。食而支满腹大，支，支撑之意。刺本经及足太阴脾经横脉二经络脉之横者。出血。此论胃腑疟证，不言诸腑，可以意推。《伤寒论》亦止言胃腑，以诸经之邪皆得入胃也。大抵因风寒者先必有怯寒、鼻塞等证，宜发散。若春时感风寒成温疟者，必渴，必汗出不恶寒，热多寒少，多先热后寒。热多阳盛，阳性急，故先发热。衰而退，表气乍虚，故微觉寒。宜白虎汤。因伤暑者必多汗，烦闷喘渴，体若燔炭，宜加暑门之药，煎成露一宿，乃热之而服。感燥气者，必肤索唇揭，咽干鼻燥，宜滋润之剂。感湿气者，必身重而痛，小便不利，宜去湿。因时气者，必一方长幼病皆相似，审系何气之邪治之。因饮食所伤者，证见痞闷，恶食嗳腐，小柴胡汤见寒热。合平胃散。见伤饮食。便结者，大柴胡汤加芒硝、厚朴。因气郁者，必面色青滞，脉涩，胁痛，呕吐清水或苦水，意不乐，逍遥散见郁。加黄连、吴茱萸水浸炒。贝母，倍柴胡。因劳倦者，必气虚喘乏，四肢困倦，遇劳即发，补中益气汤。见气。经年不愈，邪结痞块胀痛，曰疟母。以上均审所蓄之邪，是痰、是血、是黄水，分别治之。又须看热多寒少、热少寒多，以分寒热。然热多寒少而脉空虚，未可便用寒凉，热少寒多而脉洪数，未可概用温热，又当细察也。此外，又有纯寒无热者，曰牝疟，蜀漆散、牡蛎汤主之，或柴胡姜桂汤减黄芩，加半夏。盖其人素寒，所蓄之痰饮亦寒，与卫气相触，寒气发动，纯阴无阳，故但有寒无热也。又有纯热无寒者，曰瘅疟，缘肺气素热，阳气盛，所蓄之痰涎亦热，才遇卫气之触，热势即便激发也。令人消烁脱肉。《经》云：阴气先绝，阳气独发，言肺热偏于阳而无阴也。则少气壮火食气也。烦冤，烦热不安也。手足热而欲呕。小柴胡合白虎汤。

又有感山岚瘴气，湿热熏蒸而为瘴疟者。王裴曰：南方天气暑热，地气郁蒸，草木水泉皆禀恶气，故病者往来寒热，名冷瘴。蕴热沉沉如卧炭火中者，名热瘴。甚者病即失音，名哑瘴。热甚昼夜不止，稍迟二三日则血凝难救。南方谓之中箭，又谓之中草子。有挑草子法，乃以针刺头额及上下唇，仍以楮叶擦舌，皆令血出，徐以药解其内热，可愈。杨仁斋曰：瘴疟，挟岚瘴溪毒之气致然，血乘上焦，令人迷闷，甚则狂躁，哑不能言，皆由败血瘀心，毒涎聚脾。治须凉膈，疏通大肠，小柴胡加大黄、观香丸、治瘴木香丸，皆为要药。僧继洪曰：冷瘴宜用不换金正气散，见中寒。热瘴宜用挑草子法。此病最难治，凉药多不可用，句未妥，凉药虽恐冰血，独不可加辛散之品乎？热药亦不可轻用，且与和解可也。哑瘴即热瘴之甚者。血得寒则凝涩，得热则淖溢，面赤心热，舌破鼻衄，皆热沸血壅所致，故宜用挑草子法出其血。甚则血上塞心窍，哑不能言，但噫噫作声，即哑瘴也。治此皆当散血，用黑神散见血。立散。黑神散须慎用。其或痰迷心窍而舌强者，不在此论。

又有似疟非疟者，如伤寒邪在少阳经，往来寒热，似疟而无定期，或一日二三遍，且热已即寒，寒已即热，相继不息，不似疟之有定期，有息时也。又，虚人亦有往来寒热。《经》云：阳虚则外寒，阴虚则内热；阴气上入阳中则恶寒，本身下焦阴寒之气，上干阳分则恶寒。阳气下入阴中则发热，上焦阳气下陷阴中，则发热。故亦有往来寒热，似疟而实非疟。病后产后多有之，必由积渐虚损而致，与疟之发于陡然者不同。且亦忽作忽止，无有定期，与疟之不爽其期者又别也。

按：瘴疟亦有无定期者，不可不知。

治法

无汗须发汗，散邪为主；丹溪谓：外邪必用汗解，惟足厥阴最难得汗，其汗至足方佳。大率取汗非必用麻黄辈，但开郁通经，邪即散而为汗矣。有汗当敛汗，扶正为先。新发邪实者，可汗、吐、下；久病正虚者，宜补气血；稍久而正虚邪滞者，宜一补一发。若深入于阴分者，宜先升后汗。至若邪乘虚入，则宜以发散祛其客邪，然后扶持胃气。痰、食、气滞，则先以消导散其壅滞，然后渐补脾元。诸疟发过三五次，表里之邪皆清，即宜截之。凡用药，病正发时，当避其锐气，于未发前二时服。

咳 嗽

火刑肺金，燥痒不能忍，因咳。咳因痒，痒因火燥，是咳必有火。然有虚实之分，不可概用寒凉。嗽因于痰，痰本脾湿，脾热则湿蒸为热痰，脾寒则湿泛为寒痰。热者挟火作痒，而咳嗽并见；寒者无火，不作痒，但嗽出其痰而已。故古人分有声无痰为咳，非必无痰也，以咳因于痒，不因于痰，故不言痰也。有痰无声为嗽，非必无声也，以嗽本欲出其痰，非因火逆作声，故不言声也。有声有痰为咳嗽也。

分外感、内伤二证，皆以肺为主。外感邪从皮毛入，皮毛者，肺之合也。皮毛受寒则汗孔为寒所凝闭，而肺气内郁成热；或皮毛受热，亦传入于肺而肺热。此固以肺为主。若内伤火炎，火性亲上，不论何脏腑之火，皆得上干于肺，故亦以肺为主也。

外感以有咳嗽为轻，盖肺气虽郁，尚能通也，故鼻流清涕，鼻痒而嚏，喉痒而咳。若郁甚，热壅不能上通，则鼻干且塞，无喷嚏咳嗽之证矣。盖郁不甚者，尚欲外散与上通；甚则不外散而内攻，不上通而下郁也。内伤以有咳嗽为重，如肝肾之火，其初止病下焦，未遽上干也；久而炎炽，乃及于肺，则病重矣。若肺火自盛者，不在此论。

伤风，消风宁嗽汤。肺火素盛之人易于伤风，以肺有火则常汗出腠开，邪易入。又，内火盛，略被遏郁即热也，治宜解表，兼清其火。《金匮》咳而上气，喉中水鸡声，痰饮与气相触成声。射干麻黄汤。上气肺胀，喘，目如脱，谓喘咳之甚，目突欲出也。脉浮大，越婢加半夏汤。上气喘而急燥，属肺胀，欲作风水，详肿胀门。发汗则愈，小青龙汤见痰。加石膏。咳而脉浮者，厚朴麻黄汤；以散外邪。脉沉者，泽漆汤。以逐内饮。时行咳嗽，发热恶寒，鼻塞气急，初病即伏枕，一二日即轻，俗名虾蟆瘟，参苏饮见发热。加细辛五分。外感风寒，失于解表，久不愈，因而咳血。医误以劳证治之，清金降火，频进寒凉，外寒未解，内寒又生，缠绵日久，遂致委顿，假劳变成真劳，俗云伤风不愈变成劳者，此也。此最当察。《医贯》云：肺经受寒，血凝不行，咳嗽随痰而出，其人必恶寒，其脉必紧，其血必有，或紫或黑，数点，_{此亦有火证，不可执。}用麻黄桂枝汤，微汗而愈者数人。盖汗与血一物也，夺血者无汗，夺汗者无血。若作阴虚火动治，殆矣。感风者鼻塞声重，伤冷者凄清怯寒，挟热则烦躁，受湿则重滞，有血则膈间腥闷，停水则心下怔忪。夏月火盛，宜滋水清金，黄连必用。感湿者，身体重痛，小便不利，或有汗，白术酒。_{见中湿。}秋燥宜润，杏仁、栝蒌之属。有冷热相兼者，因增减衣服，寒热俱感，遇乍寒亦咳，遇乍热亦咳，饮热亦咳，饮冷亦咳，_{肺火素盛者亦如此。}宜金沸草散、消风散_{见头痛。}合煎，或款冬花散，以薄荷叶代麻黄。声暴哑者，寒包火也，宜辛凉解散。有痰壅于肺者，金实则不鸣也，必清肺中邪滞，清咽宁肺汤。咳而声嘶，杏仁煎、润肺丸、清音丸。有热咳失声咽疼，多进冷剂而声愈不出者，生姜汁调消风散，_{见头痛。}少少与之。然失音非独实证有之，宜审察。佐以橄榄丸含化，仍浓煎枇杷叶散，_{见中暑。}热服。凡外感风寒，治宜辛散，所谓肺欲辛也。若发散太过，或形气病气俱虚，即宜补。内伤者，阴虚火旺，治宜甘润，最忌辛香，所谓气病毋多食辛也。然虚中有实者，亦宜行滞。火郁肺经气分，喘咳面肿，身热无痰，泻白散。_{见发热。}若面赤，咳出血，是火郁血分，加黄芩、生地；内热甚者，加黄连；咳急呕逆胁痛者，肝火也，加青皮、青黛等；若喘而面浮不得卧者，是有痰饮水气，加苦葶苈以泻之。肺燥宜润，二冬、贝母、阿胶、鸡子清之属；痰因燥难出，加栝蒌仁；喘，加杏仁。动则喘满气急者，肺胀也，_{甚则胸高骨昂。}或左或右，不得眠，此痰夹瘀血，碍气为病，四物汤_{见血。}加桃仁、诃子、青皮、竹沥、姜汁、韭汁之属。壅遏不得眠者，难治。咳久肺胀，宜收敛，诃子为主，佐以海石、香附、_{童便浸三日用。}栝蒌仁、青黛、半夏曲、杏仁、姜汁，蜜调噙之。_{初病外感肺胀，见前《金匮》二条，忌}

收敛，凡诃子、五味、五倍、乌梅、粟壳等，皆收后之品，初病切勿用也。痰嗽，痰出嗽止，痰甚者外作寒热，痰多而清为寒实，多而稠黏为热实，并壅闭正气。寒实者透罗丹，热实者泻肺丸，痰积非青黛、栝蒌不除。凡咳嗽面赤，胸腹胁常热，惟足有凉时，脉洪，热痰在胸膈也，小陷胸汤、见胸痛。礞石滚痰丸、见痰。或用张子和法吐下之尤快。面白悲噫，或胁急胀痛，脉沉弦迟细者，寒痰在胸腹也，半夏温肺汤。食积痰作，嗽，发热者，半夏、南星为君，栝蒌、莱菔子为臣，青黛、石碱为使。食积人，面青白黄，色不常，面上有如蟹爪路，一黄一白者是。治酒嗽，青黛、栝蒌，蜜丸噙，救肺。饮冷热酒或冷水，伤肺致咳，紫菀饮。饮酒伤肺痰多，栝蒌、杏仁、青黛、黄连为丸，竹沥煎，入韭汁吞之。若虑太寒遏火，先以辛散之，后以酸收之，甚者吐之，后与五苓、见伤湿。甘露见霍乱。等胜湿去痰之剂。《医贯》谓：肺为娇脏，畏热畏寒，火刑金固咳，肾水虚火上炎者，六味丸。水冷金寒亦嗽。若肾火虚，下焦寒，逼火上浮乘肺，肺热而咳。虽不可云金寒，然是虚热，亦同寒治，八味丸。有脾胃先虚，不能制水，水泛为痰，乘肺而嗽者，又有初虽心火刑金，因服寒凉伤脾，肺虚而嗽者，须用六君子见气。加炮姜以补脾肺，八味丸见虚损。以补土母。又谓：王节斋云，酒色过度损伤真阴者，不可服参、芪。此说大是误人。予遇此证，先以六味见虚损。壮水降火，随以参、芪救肺，使金水相生而愈。世之用寒凉者固非，知用参、芪而不知先壮水者亦非，致阳火旺而阴愈伤，乃不识先后义也。凡咳嗽动引百骸，觉气从脐下逆奔而上者，肾虚气不归元也，安肾丸等。劳嗽，有因久咳嗽而成劳者，有因病劳而咳嗽者，其证寒热往来，或独热，潮热盗汗，咽喉干痛，精神疲困，痰或浓或淡，或带血腥，语言不出，保和汤、滋阴清化丸、五汁膏并可用。干咳无痰，乃火郁之证，不得志之人多有之。用苦梗开之，逍遥散更妙。次用滋补之剂，四物汤见血。加炒柏、竹沥等。不已则成劳。经年累月服药不瘥，余无他证，却与劳嗽不同，宜保肺，一味百部膏、桑枝煎、必效散、噙化丸并可用。

凡咳嗽上半日多，阳火也，阳火旺于阳时。痰稠黄，二陈见痰。加贝母、石膏、竹茹；下半日多，阴火也，起于下焦，痰青黑黏滞，四物汤见血。加炒柏、知母，或知柏八味丸；黄昏咳多，火气浮于肺也，肺气当降时而不得降，火浮故也。不宜凉药，当以五味、五倍等敛而降之。又，黄昏睡熟中，忽嗽痰数口，食积痰也，睡则脾静不运，故痰停于内而嗽。前证火咳，此证痰嗽也。二陈、见痰。山楂、麦芽，消导自已。五更清晨嗽，亦为痰停，理详痰门。咳亦属火，火空则发也。每日寅时，气血注肺，其时空心，无所阻碍，故火随气乘空上浮。二陈加黄芩、桔梗、桑皮。日轻夜重，属阴虚，二陈加当归。

喘 哮

喘谓呼吸迫促，劳动之人多有之。如奔走则气喘是也。其在病机，则气之上奔也。古人又以短气名之，谓呼吸之气短促也。然有实喘、虚喘之分，所当详辨。实者有邪，邪气实也；虚者无邪，正气虚也。实喘之状，张口抬肩，摇身撷肚，胸胀气粗，声高息涌，惟呼出之为快也。虚喘之状，气少而不续，慌张短怯，声低息微，惶惶然若气之欲断。似喘不抬肩，似呻吟而无痛，呼吸虽急而无痰声是也。

实喘有由于外感者，六淫外邪壅闭肺气，以致胸满上喘也；有由于内伤者，七情五志之动火，酒食、痰湿之郁热上壅于肺而喘也。又有一等火郁甚者，其上冲作喘，与诸实喘无异，而阳气内郁之极，不能畅达，以致四肢厥逆，六脉伏涩，按之鼓指。此不可以热药投，亦不可以寒药下，用寒则火愈郁。惟逍遥散见郁。加茱、连，宣散蓄热，得汗即愈。愈后六味见虚损。调之。

虚喘有由于阳虚者，肺气实则能清肃下行，脾气实则能健运四布，虚则不能运行下降，而但浮越于上也；有由于阴虚者，肝肾阴虚兼水火言。则火上炎，乃真元耗损，命门之火自下上冲也。其人平居若无病，但觉喘乏，察其脉，数大而虚，或微而无力者是也。

东垣曰：华佗云盛而为喘，《活人》亦云喘为气有余，然盛而为喘者，非肺气有余也，气盛当认作气衰，有余当认作不足。肺气果盛，当清肃下行而不喘。以火入于肺，肺气衰乃喘耳。故盛者非肺气盛也，乃火邪盛也，故泻之以苦寒，非泻肺气也，泻肺中之火，即所以补肺气也。按：东垣所言固是，然壮盛之人忽为邪袭者有之，未可便言气衰也。但喘则气越，亦必渐虚矣。

丹溪谓：新病属实，久病属虚。按：新病亦有虚者，如其人本虚，而忽感风寒，是新病亦有虚也。久病亦有实者，如其人痰塞肺窍，久而不开，喘何由除，是久病亦有实也。

实喘治法：伤风寒者，五虎汤、三拗汤、定喘汤、华盖散。寒束热成痰者，陈皮汤，天寒加桂枝。午进午退，得食则减，痰为食所坠下也。食已即喘，是痰火，桔梗二陈汤。动作便有痰声，是痰，定喘汤加栝蒌，三服后照痰证治之，甚者神仙住喘汤。止喘而无痰者，为气实喘，苏子降气汤，见气甚者加葶苈、前胡。七情郁结，上气喘急，实者四磨饮、四七汤。并见气。诸实喘并忌敛涩升补、燥热酸咸之剂，宜降气清火，润肺辛散，如苏子、桑皮、枇杷叶、前胡、乌药、枳壳、半夏、山栀、元参、知母、青黛、黄芩、贝母、二冬、花粉、杏仁、海石、橘红皆可用。若脉洪实，遍身痰气火气，坐卧不得，宜黄连膏。水气喘者，水气逆行，肺气得水而浮，观浴河者水浸至胸则喘可见。喘不能卧，葶苈大枣汤、桂苓术甘汤见痰饮。

等，或汗之。是湿者，渗湿汤。_{见伤湿。}暑热喘者，白虎汤、_{见发热。}栝蒌、枳壳、黄芩。食喘者，凡病初起即喘急，多是停食也。或放屁，甚者或咬人，消食自愈。小儿行走气急作喘，多是食。食喘兼外感，散邪消食。《经》有胃喘一证，谓胃络不和，气逆作喘。_{胃气本下行，二阳脉亦从头走足，若不下行而反干乎上，则气喘逆。}然所以致逆者，非火则食与痰耳，审治之。又有肺积，名息贲，_{贲，奔同。肺气结滞成积，则呼吸之息上奔。}在右胁下，如覆杯，令人喘咳，发肺痈，详积聚门。

虚喘治法：肺气虚者，人参、五味、阿胶之属。人参为末，鸡子清投新水，调下一钱。劳即喘者，胡桃不去衣九钱，人参一钱，杏仁去皮尖二钱，姜、枣煎，带渣服，去大便一次即愈。昔有二人同行，一含人参则不喘，不含者喘，可见虚宜补。肾水虚者，相火由冲任直冲而上，非四物所能治、寒凉所能制，其痰为肾水所泛溢，亦非竹沥、枳、半所能化，必用六味_{见虚损。}加门冬、五味，大剂煎服，水升火降，喘自定。若肾火虚者，下焦阴寒之气逼其浮阳上越作喘，外证面赤_{戴阳。}烦躁，脉浮大而数，去死不远，用助元接真镇坠之药尚可回生。然不可峻骤，且先以八味丸、_{见虚损。}黑锡丹、_{见呃逆。}养正丹_{见气。}之类煎生脉散_{见中暑。}送下。觉气稍定，然后以大剂参、芪、破故纸、阿胶、牛膝等以镇于下，又以八味加河车为丸，遇饥则服，方可保全。火从冲任逆上，则胃气之下行者亦从之逆上矣，东垣用调中益气汤_{见劳倦。}加吴茱萸，_{汤洗，去苦味用。}然须治肾为是。

再按：古人以短气即喘，而分实喘、虚喘，具如前说。若依后人分短气与喘为二，则以短气为虚喘，而喘单就实者言，未为不可也。参看短气少气篇。

哮者，喉间痰气作响，以胸中多痰，黏结喉间，与呼吸之气相触成声。得之食味酸咸太过，_{幼时多食盐醋，往往成此疾，俗谓之盐哮。}渗透气管，痰入结聚，一遇风寒，气郁痰壅即发，其发每在冬初。必须淡饮食，行气化痰；禁凉剂，恐风寒难解；禁热药，恐痰火愈炽；苏子、桑皮、枳壳、青皮、半夏、前胡、杏仁、山栀必用。八九月内用承气预下其热，使冬时无热可包，是妙法。哮久用青皮一个，劈开，入巴豆一粒，扎定，瓦上炙黄，每服三五分，姜酒下。愈后用半夏八两，石膏四两，苏子二两，丸服。又方，鸡子略击破壳，不可损膜，浸尿缸内三四日夜，煮吃，效，能去风痰也。或猫屎烧灰，砂糖汤调下。皂荚去皮、弦、子，蜜炙二钱，明矾一钱，杏仁一钱，紫菀、桑皮、炙草、石菖蒲、半夏各二钱，白丑头末一钱，胆星一钱五分，百部熬膏丸，绿豆大，每服七十丸。遇厚味即发者，清金丹。

短气、少气

二者古人不甚分别。如东垣谓二者皆气不足。戴复庵谓：短气者，呼吸不来，语言无力，宜补虚；于进药外，选壮盛人，吸气嘘其口中以助之。此与《素问》谓怯然少气者，言而微，终日乃复言，此气夺也，乃少气不足以言，有以异乎？是以二者同属之虚也。亦有分短气为实者。如仲景论胸痹短气为实，_{是痞满篇。}又论短气皆属于饮，_{见痰饮篇。}是以短气为实也。盖水饮痰食诸实邪足以阻碍正气。气本不少，因为邪阻上壅而呼吸喘急，_{古人多以短气为喘可见。}不得如平气之舒和悠长，故谓之短耳。此但去其邪，邪去气自舒矣，须分别观之。

嗳 气

即《经》所云噫气，由气不得舒，故嗳以出之，理与呃逆通。彼则气闭而逆冲，自作响以出；此则气滞而不冲，故藉噫以出之也。《经》以心为噫，《痹论》所谓心痹者，脉不通，烦则心下鼓，暴上气而喘，嗌干善噫，又谓刺中心一日死，其动为噫者是也。王太仆解心噫之义，谓象火炎上，烟随焰出。又属脾气不舒，《经》所谓太阴腹胀善噫者是也，观饱食则嗳可见。

呃 逆

即《内经》所谓哕，气自下冲上而呃呃作声也。《经》谓：诸逆冲上，皆属于火。然必有所闭遏乃然。有为寒气所闭者，有为热气所闭者，有为水饮痰食及血、诸有形之物所闭者。景岳譬之雨中之雷，阳为阴蔽，奋出于地而有声也。水中之浮，气为水覆，上出为浮，汩汩作声。深得其理。予尝吸烟入喉，胃口乍闭，每每作呃，故知热气亦能闭也。丹溪治陈超越，因饱食后奔走，络伤血内溢矣。患呃逆，但食物则呃百余声，食物质浊，血之属也。半日不止，饮酒与汤则不作，酒、水质清，气之属也。至晚发热，血属阴，血病故夜发。脉涩数，以血入气中治之，犹云血覆气上。用桃仁承气汤见血。加红花煎服，下污血数次而愈。又治一女子，大吐顽痰而愈。故知血、食、痰，皆能闭也。有发于中焦者，脾胃之气被闭也；有发于下焦者，肝肾之气被闭也。气为阳，阳属火，治须撒闭散火，而有实火、虚火之分。实者利之、清之、散之，虚者补之。无病而呃者，不必治也，即治不过用《内经》刺鼻取嚏，或闭息不令出入，或惊之之法，皆可立已。若有病而呃者，形气壮实，别无恶候，审其致闭之邪去之，亦即已。惟病重得此，多为气脱。凡见其呃自丹田而上，久久乃一声，密频相连者为实，久久一声者为虚。通身振动者，即是危候，恐难治矣。此先天命门真火欲脱，多不救。与黑锡丹，灸关元。伤寒吐、汗、下后，与泻利日久、误服寒凉者，理中汤见中寒。产后，丁香散。伤寒热病，便燥脉数，承气汤。见大便不通。气为寒闭，未郁成热者，柿钱散、丁香柿蒂散、羌活附子汤。气逆而虚者，陈皮竹茹汤。痰饮者，二陈汤、导痰汤并见痰。加姜汁、竹沥。阳虚自汗者，参附汤。阴虚火炎者，参附煎汤，下大补阴丸。偶然呃一二日不止者，木香调气散。见中气。灸法：男左女右，乳下黑尽处一韭叶许，灸三壮，甚者二七壮。

欠、嚏

呵欠者必伸腰，故又名欠伸。《经》谓：卫气昼行于阳，夜行于阴，阴主夜卧。阳主上，阴主下，故阴气积于下，阳气未尽入行于阴，阳引而上，阴引而下，阴阳相引，故数欠。此从阳之阴，由动入静之机也。一人病吐血斗余，烦躁不得卧，证甚危迫。延予至时，已半夜，闻其欠声，予曰：不死矣。知阴犹在也，药之而愈。

《经》曰：阳气和利，满于心，出于鼻，故嚏。河间谓：鼻中痒，因气喷作声。鼻为肺窍，痒为火化，火甚则痛，微则痒也。火干于肺，发于鼻，故痒而嚏也。或以物扰鼻亦嚏者，扰者亦属火也。或视日而嚏者，太阳火曜于目，热气内通于鼻，痒而嚏也。仲景云：其人清涕出、发热、色和者，善嚏。即伤风浅证，风在皮毛，郁其阳气于肺，气盛化涕以出，郁勃而嚏也。色和，谓病浅耳。可见嚏由气盛，郁勃使然，故阳虚者无嚏，得嚏则为佳兆。

伤饮食

此以饮食过度，留积不化者言。若饮食衰少不足之证，见下劳倦篇。

饮者或寒、或热、或过饱，皆能伤人。

饮者水也，在人身属无形之气分。多饮则气逆，水载气上浮也，观浴者水浸至胸则气喘可见。盖水满于下，则逼气上浮，如油在水面是也。饮冷则伤肺，水之寒气上射于肺，则肺气受伤。为喘咳，为肿，浸淫于肌肤则肿。为泻。下趋则泻。轻者发汗利小便，上下中外分消之；重而蓄满者，芫花、大戟、甘遂、牵牛之属利下之。言不独利小便，须二便兼利也。

酒者其质则湿，其气则热。饮之而昏醉狂易者，热也，宜以汗去之。既醒则热去而湿存，宜利小便以去之，葛花解醒汤主之。若不先汗而遽利小便，则炎焰不肯下行，湿去热不去。若动大便尤谬，盖酒之热乃无形之气也。病在阳分而妄下之，以伤其阴分，是谓诛伐无过。汗以辛温，从其上炎外达之性也。佐以苦寒。清其热也。酒疸下之，久则为黑疸，尤宜切戒。见疸门。伤酒，恶心呕逆，昏眩头痛，冲和汤、即参苏饮加木香。半夏茯苓汤、见痰。理中汤见中寒。加干葛，或附子理中汤见中寒。和缩脾饮。见中暑。酒渴，缩脾饮，或干葛煎汤调五苓散。见伤湿。久困于酒。成酒积，腹痛泄泻，或暴饮有灰酒亦能致之，并酒煮黄连丸。见伤暑。多饮结成酒癖，腹中有块，随气上下，冲和汤加蓬术五分。停为痰饮者，枳实半夏汤加神曲、麦芽，或冲和汤加半夏、茯苓。解酒毒，枳椇子最妙。喻嘉言曰：钱小鲁，善饮，饮必醉，岁无虚日。呕吐，寒热兼作，骨节烦痛，脉洪大促急，身夹着席，不能动展，左腿痛如刀刺，鼻煤，从病起至是总未大便，此痈疽之候也。有谓燥金司令，酒客素伤热湿，至是而发，热被敛束，不得外越，津液干枯，大肠失润，以清金润燥治之。或曰不然，酒毒大发，肠胃如焚，能俟掘井取水乎？必以大下为急。余曰：下法果胜，但酒客胃气素为多呕所伤，药入胃中，必致上涌，不能下达，掘井固难，开渠亦不易。夫酒者，清烈之物，不随浊秽下行，惟喜渗入者也。先从胃入胆，胆为清净之腑，同气相求故也，然胆之摄受无几。其次从胃入肠、膀胱，渗之化溺为独多焉。迨至化溺，则所存者酒之余质，其烈性实惟胆独当之。是以酒至半酣，虽懦夫有挥拳骂座，不顾余生之胆。酒性极热而亲上，心肺受之，不独胆也。酒入则气强，故无所畏。气之降者属肺，升者属肝胆，肝阴胆阳，酒乃阳升之极者，故属之胆耳。胆之腑原无输泻，而胆之热他入，可移于脑，浊涕从鼻窍源源而出，亦少杀其势。若小鲁则阳分之阳过旺，阳分之阴甚衰，发髻全无，直似南方不毛之地，热也极矣，肯受胆之移热乎？幸其头间多汗，脑热暗泄，不为大患。乃胆热既无可宣，又继以酒之热，时之燥，热淫内炽，故胆之热汁满而溢出于外，以渐渗于经络，则身目皆黄。以其渗而出也，亦可转驱而纳之膀胱，从溺道而消也。今病独攻环跳之穴，腿痛如刀刺，则病结于胆之本经，不能驱使从膀胱出矣。即欲针之，此久伤之穴，有难于扶泻者，吾更有虑焉。有身以后，全赖谷气充养，谷气即元气也。谷入素少之人，又即藉酒为元气。今以病而废饮，何所恃为久世之资耶？吾谛思一法，先搐脑中黄水出鼻，次针胆穴之络脑间者数处，务期胆中之热移从脑鼻而出，庶乎上泄则下宽，环跳穴中结邪渐运，而肠胃之枯槁渐回。然后以泻胆热之药入酒中，每日仍痛饮一醉，饮法同而酒性异，始得阴行而妙其用。盖其以生平之偏造为坚垒，必藉酒转为乡导，乃克有济也。岂清金润燥与下夺之法能了其局乎！

食者物也，在人身属有形之血分。伤食则胸腹痞满，恶心咽酸，噫败卵臭，恶食头痛，发热恶寒。食郁成热，上攻头痛，外蒸身热，气不达于表故恶寒。证似伤寒，但气口脉倍大于人迎，及身不痛为异耳。轻则消导，重则吐下。在上脘者吐之，瓜蒂散之属；已下肠中者下之。其证热，所伤之物亦热者，承气汤、见大便不通。其证寒，所伤之物亦寒者，小七香丸料一帖，姜引水煎，吞感应丸或备急丸。《经》曰：上部有脉，指头部三候言。下部无脉，指足部三候言。其人当吐，不吐则死。东垣谓其理同木郁，宜吐以达之。以为食塞胸中，太阴肺金之部分也。肝木之气为食所遏，不得上升，伏于脾土之中，若受金之克伐者然，以食在胸中肺部，阻遏木气不得升也。故曰木郁吐之，则木得舒。又谓：肺为清阳之分，如天。食壅于上，则天气不得下交于地而成否。地中之水源于天气，故曰水出高原。气隔于上，则源绝而水不下流，故下部无脉。其说迂曲。大抵食在胃脘之上，未入于肠，故宜从上越之耳。又，上部之气在食之上，不受遏则能运行，故上部之脉亦通；脉随气行。下部之气为食所遏，不能运行，故下部无脉也。伤寒物者，半夏、神曲、干姜、三棱、广术、巴豆之类；治中汤加砂仁一钱，下红丸子、小七香丸、半夏枳术丸。寒热不调，每服加上二黄丸十丸，或用木香干姜枳术丸、丁香烂饭丸。伤热物者，枳实、白术、青陈、麦芽、黄连、大黄之类；上二黄丸、枳术导滞丸。寒热通用保和丸、枳术丸、曲糵枳术丸、木香枳术丸、槟榔丸。伤湿热不化，痞满闷乱，枳实导滞丸。伤肉食湿面，辛辣厚味，三黄枳术丸。伤热食痞闷，兀兀欲吐，上二黄丸。伤湿面，心腹满闷，支体沉重，除湿益气丸。伤豆粉湿面油腻，白术丸。食索粉片积，用紫苏浓煎汁，和杏仁泥服之即散。食狗肉不消，心下坚，或腹胀、口干、发热，煮芦根汁饮之。杏仁治狗肉。食鱼脍生肉不化，每成癥痕，捣马鞭草汁及生姜汁饮之。大抵神曲、麦芽消谷食，莱菔化面食，硇砂、阿魏、山楂消肉食，紫苏化鱼蟹毒，麝香消酒、果积。如伤冷物一分，热物二分，则用寒药二停，热药一停，随时消息。面色青黑，脉浮沉不一，弦而弱者，伤在厥阴，肝经受寒物之郁也。当归四逆汤见厥。加吴茱萸或生姜之类主之。面红赤，脉浮沉不一，细而微者，伤在少阴，肾受寒物所伤，逼火于上，故面红。通脉四逆汤。见厥。面色黄，脉浮沉不一，缓软也。而迟者，伤在太阴，理中丸汤见中寒。主之。此条皆温药。凡脾脉微洪，属火。伤苦物，苦为火味也。此等皆以五行相配，然勿泥。咸胜苦；微弦，伤冷硬物，温以克之；弦紧，伤酸硬物，辛胜酸；微涩，伤辛辣物，苦胜辛；微滑，伤腥咸物，甘胜咸；洪缓，伤甜烂物，酸胜甘；微迟，伤冷痰，积聚恶物，温胃化痰；单伏，主物不消化，曲、柏、三棱、广术之类；洪浮而数，乃中酒，葛根、陈皮、茯苓。伤食作泻不止，于药中加肉豆蔻、益智仁收固之；伤食兼感风寒，证与前同，但添身疼，气口人迎并盛，生料五积散、见中寒。养胃汤、芎芷香苏饮、见脚气。和解散。凡伤食主平胃散，伤谷食者加谷芽、麦芽、神曲，肉食加山楂，面滞加莱菔子，快膈加枳实。若脾胃虚弱不能化，六君子汤见气。加丁、藿、木香、建莲、厚朴、缩砂、麦芽、神曲。脾气下陷，补中益气汤。见气。肝火乘脾，脾伤不运，左金丸，见发热。归脾汤、见血。肾火乘脾，六味丸。见虚损。命门火衰，不能生土，八味丸。见虚损。或疑正当饱满，难于用补，不知用补自有法疏启其中，峻补其下。少用则助壅于上，多用则峻补于下。以人参一两，少加升麻，一服即愈，所谓塞因塞用也。有胃强脾弱者，能食而不能化也，平胃散加炒盐、胡椒、山楂、麦芽、神曲、白蒺藜，丸服，更节饮食。

不能食

伤食则恶食，已详饮食门，此举他证言之耳。大抵不能食由于胃满，而致满非一。有寒气滞于胃而满者，有热气壅于胃而满者，有湿痰不运而满者，有命门火衰致脾胃虚寒而满者，有肾水不足，虚火上冲而满者。寒滞者，六君子_{见气}。加干姜；热壅者，石膏、白芍、枳实、黄连、陈皮之属；湿者，除湿汤、_{见中湿}。平胃散、_{见伤食}。痰者，二陈汤、_{见痰}。痰积痞隔，皂荚烧存性，研末，酒调服一钱；肾火虚者，八味丸、_{见虚损}。二神丸：肾水虚者，六味丸。_{见虚损}。其有饥而不能食者，脾热则消谷而饥，本欲食，因胃脘枯槁不能纳，或火热上冲，或痰涎上壅，食不得下也。若缘脾胃衰败之极，欲食不能，则殆矣。热则消谷善饥，乃热而能运行者；若壅滞不行，则不能食矣。

劳倦伤

劳则气耗，以喘而汗出，喘则气内越，汗出则气外越，故气耗也。又，劳则动火，火动则气益散，气愈虚而火愈炎矣。_{气盛则运而不积，纵有火亦能行散，不见其为火。气虚则不能运而火聚，聚故炎也。}然非特劳为然也，七情过甚，色欲过度，饮食不时，皆能伤其真气，皆能生火。火为元气之贼，壮火食气，一盛则一衰。火聚于中，脾胃受热则困倦，四肢痓闷，_{痓，住也，注也。言四肢痝闷，住而不去，或走注也。}无气以动，动即喘乏。脾失健运之常，_{阴阳和平乃运，一有偏胜则不运矣。寒固有之，热亦宜然。}即不思食，口不知味，饮食日少，谷气不盛。_{气衰则资于饮食，乃谷气又衰，则愈不运而郁积矣。}以故气不能升而上焦不行，不能下降而下脘不通，止郁于脾胃之中而作热。热气上蒸于胸，外透于表，以故气喘，心烦，头痛而渴，或不渴，津液或存或亡之故。表热自汗，或皮肤不任风寒而生寒热，脉浮大而虚，春夏剧，秋冬瘥，谓之阳虚内热。病者首宜安心静坐，以存养其气，而以酸味收其散越，甘温补其虚衰，按东垣云：《经》曰劳者温之，损者温之。又曰：温能除大热是也。大忌苦寒之药损其胃气。王安道驳之曰：《经》谓劳者温之，温乃温养之谓，凡调其饮食，适其起居，与用药调养皆是，非寒温之温。损者温之，《经》原作损者益之。温能除大热，遍考《内经》无此语。又曰：温能除热，亦惟气温而味甘者斯可耳。盖温能益气，甘能缓火也。愚谓：安道此论甚是，可为妄用附、桂者当头一棒。又以甘寒泻其热火。东垣特立补中益气汤。见气。中者何？胃也。气生于胃，盖天元真气虽五脏皆具，而必得后天水谷之气充养，乃能生生不息。胃独为水谷之海，饮食入胃，其精气游行淫溢，藉脾之运行以上输于肺，而充营卫，布周身，故言气必归之胃也。胃气虚则下陷于肝肾，故用参、芪以补其虚。黄芪又能益肺固表，不令自汗以泄元气。甘草能泻脾胃之火，火性急，甘以缓之，即为泻也。若脾胃太虚，腹中急痛，甘草宜多用。升麻、柴胡二物味薄，阴中之阳，从地升天者也，能引清气上行，以举其下陷，兼引参、芪、甘草等甘温之气上升，以补卫气之解散而实表。清浊相干，清不升则浊不降，反混于清阳之位。用去白陈皮以理之，又能助阳气上升以散滞气。白术苦甘温，除胃中热，利腰脐间血。脾得补则气盛，而湿行热泄，血气流通也。火盛则血亏，血中有火，日渐煎熬，血减则心无所养，致心烦乱，病名曰悗。悗者烦闷不安也，故以当归补血，又得人参补阳，为阳生阴长之用。以上补中益气方，共八味。火虽属心，而起于下焦肾中之阴火也。火旺则肾水虚，少加黄柏以泻阴火，救肾水。如烦犹不止，加生地黄以滋肾，肾水旺则心火自降。如气浮心乱，别以朱砂安神丸见烦躁。镇固之。若更烦乱，血不足也，如腹中或周身有刺痛，血不足而涩滞也，加当归身五分或一钱。如精神短少，加人参五分、五味子十二个。头痛加蔓荆子三分，痛甚加川芎五分，顶脑痛加藁本五分、细辛三分，诸头痛并用此四味足矣。若兼头上热风热上盛。则此不能治，别以清空膏见头痛。主之。如头痛有痰，沉重懒倦，乃太阴湿土痰厥头痛，加半夏五分、生姜三分。耳鸣目黄，颊颔肿，颈、肩、臑、肘、臂外后廉痛，面赤，脉洪大者，皆风热上攻也，属手太阳经。羌活二钱，防风、藁本各七分，甘草五分，通其经血，风热上壅，经脉不行，故肿痛也。加黄连、黄芩各七分，以清热消肿，人参五分，黄芪七分，益气而泻火，气旺则运行而火散。另作一服与之。嗌痛颔肿，加黄芩、甘草各三分，桔梗七分。口干嗌干，胃中津液不升。加葛根五分，升胃气以上润之、久病痰嗽，肺中伏火，去人参，初病勿去之。初病指未嗽时言，正藉参以补气，故不可去。若肺热而嗽，则当去之。冬月或春寒秋凉，加不去根节麻黄五分。如春令大温，只加佛耳草、款冬花各五分。夏月加五味子三五枚，去心麦冬五分。夏月不嗽，亦加人参三二分，并五味、麦冬救肺受火邪也。如舌上白滑胎者，舌上凉滑白润。是胸中有寒，勿用麦冬、五味。食不下，乃胸中胃上有寒，或气涩滞，加青皮、木香各三分，陈皮五分，此三味为定法。如冬月，加益智仁、草豆蔻各五分；如夏月，加黄连、黄芩各五分；如秋凉，加槟榔、草豆蔻、白豆蔻、缩砂各五分；如春寒，少加辛热之品，以补春阳之不足，益智仁、草豆蔻可也。胸中气滞宜青皮，如气促气少，去之。心下痞，有寒有热。二者皆能使气不运而痞。如觉寒热兼者，加附子、黄连各一钱；寒痞不能食，加生姜、陈皮各一钱；热痞能食，加黄连五分、枳实三分。脉缓有痰而痞，加半夏、黄连各一钱；脉弦、四肢满闷、便难肝热滞于脾，不运不达之故也。而痞，加柴胡七分、黄连五分、甘草三分。痞而夯闷，加芍药、黄连各一钱；痞而腹胀，加枳实、木香、缩砂各三分，厚朴七分，如天寒，少加姜、桂。腹中痛者，加白芍五分、炙甘草三分。肝热散满腹中，急胀而痛，故用白芍寒敛其热，甘草缓其急而扶脾。如恶寒冷痛，加桂心三分；如恶热喜寒而痛，于已加白芍、甘草中，更加生黄芩三二分。夏月腹痛，虽不恶热亦然，治时热也。苦恶寒则不可加矣。如天凉时，恶热而痛，于已加白芍、甘草、黄芩中，更少加桂。如天寒，去芍药，加益智仁三分，或加半夏五分、取其辛温。生姜三片。如腹痛、恶寒、脉弦，是木克土，小建中汤主之，内芍药味酸，于土中泻木为君。寒证而用芍药之寒，何也？盖取其收敛肝之散满，且有桂可制其寒也。如脉沉细，腹中痛，理中汤，见中寒。干姜辛热，于土中泻水为主。此是肾寒反克。胁下痛，或缩急，俱加柴胡三五分、甘草三分。脐下痛，血虚。加熟地五分，立止。如不止，乃寒也，更加桂三二分。如脉缓，体重节痛，腹胀自利，米谷不化，湿也，平胃散。见伤饮食。身体重者，湿，加去桂五苓散一钱。见伤湿。如风湿相搏，一身尽痛，加羌活七分，防风、藁本根各五分，升麻、苍术各一钱，勿用五苓，为风药已能胜湿也。别作一服与之，病去勿再服。小便遗失，肺气虚不能摄也，宜安卧养气，黄芪、人参补之。不愈，是热也，热下迫也。加黄柏、生地各五分。如卧而多惊，小便淋者，邪在少阳、厥阴，宜太阳经所加之药，指羌、防、藁本等味，肝火郁，故用风药以升发之。更添柴胡五分。如淋，观此二字，知上文只就卧而多惊言。加泽泻五分。此下焦风寒合病也，风寒犹云肝肾。《经》云肝肾之病同一治，为俱在下焦也，非风药行经则不可，故宜太阳经所加药。乃受客邪之湿热也，肝肾受热，故卧而多惊。受热不行，故淋也。宜升举发散以除之。风药能散热除湿也。大便秘涩，加当归梢一钱、润而下行，血药也。大便有形属血分，血燥故大便秘。大黄酒洗，煨。五分或一钱。仍不行者，煎成正药，先用清者一口，调元明粉五分或一钱，得行即止，不宜大下，致变凶证。脚膝痿软，行步乏力或痛，乃肝肾伏热，热则软弱，寒则坚劲，凡物皆然。加黄柏五分，空心服。不已，更加汉防己五分。脉缓沉困，怠怠无力者，加苍术、泽泻、人参、白术、茯苓，以治湿热。五味子。利湿防泻气，故以此收之，且清热也。上补中益气一方加减。观此句，则上文所云加减，俱就补中益气一方而言。初病热中则可用，若寒中则不可用。劳役伤气，有热中、湿热、暑热、火郁、寒中之分。盖此为甘酸之剂，适足以益其病耳，如参、芪、甘草、芍药、五味子之类是也，不能治寒也。甘滞酸敛，皆不能行散寒气也。

按：阳虚内热，与外感风寒之证相类，其辨别处，详四诊问寒热条中。夫内伤脾胃，乃伤其气；外感风寒，乃伤其形。营卫血脉，乃形也。伤其外则为有余，邪气有余。有余者泻之，吐汗下皆泻也；伤其内则不足，正气不足。不足者补之，温和调养皆补也。误治则有实实虚虚之祸矣。若内伤而兼外感，亦只用补中益气汤一二服，得微汗即已，非正发汗，乃阴阳和，犹云气充。自然汗出也。

又有时当夏令，兼受暑邪，肌肤壮热，烦躁闷乱，恶热，大渴引饮，气上喘促，目赤面红，身体疼痛，日西谵语，证似伤寒阳明经白虎证者，误服白虎汤见发热。必死。白虎证脉洪大有力，此洪大而虚，重按全无，气血两虚也。经曰：血虚则脉虚而发热。宜清暑益气汤见伤暑。或当归补血汤。见血。

寒中者，乃水来侮土，寒湿之证，腹胀，寒湿不运。胃脘当心而痛，亦气不运所致。膈噎不通，或涎唾，寒湿上泛。或清涕，肺寒涕冷。或多溺，气虚寒湿盛，不能摄。足下痛，不能任身履地，足寒，气不运，故痛也。骨乏无力，肾虚。两丸多冷，阴阴作痛，或妄见鬼状，梦见亡人，阳虚见鬼，无非阴象。腰背皆痛，不渴，脉迟细，或盛大以涩，盛，弦劲有力之意。盛大，寒实也，如寒痰冷食之类。寒滞气血不行，故涩也。治用神圣复气汤、见腹痛。白术附子汤、草豆蔻丸，见心痛。或用理中汤见中寒。加减。脐下筑者，肾气动，欲作奔豚也，气壅而不行则筑筑然动跳。白术壅滞，去之，而加肉桂以温散之。吐多，亦因气壅而逆，去白术，加生姜。若泻多，则留白术，正取其壅补，使气不下泄，且泻者多湿，术又能胜湿也。心悸者加茯苓，饮聚则心神被水寒所迫，不安故悸，茯苓以利之。渴者倍白术，水湿凝滞，气不布化则津液不生，故渴。术除湿，湿去则气行而津生也。腹痛加人参，气虚则不运，不通而痛，故加参以补气。寒加干姜。腹满去白术，加附子，附子味辛热，热能胜寒，辛能散满。或用建中汤，饴糖、甘草以益土；姜、桂以散寒，且辛润能通营卫；芍药酸收，津液不通，收而行之，既不通，何以用酸收？盖气散漫不行，故津液不流通，收聚其气，而后津液能行也。性微寒以济姜、桂之热，使不伤阴气也。呕家不可用此汤，以甜也。甜则滞而满闷。

内伤气虚多汗，调中益气汤，即补中益气汤加白芍、五味也，以收耗散之气。又，补中益气汤除当归、白术，加木香、苍术，亦名调中益气汤，有湿而气滞者宜之。若湿多热少，清阳为湿所郁不得上升，其证身重而痛，二便不调，洒洒恶寒，阳不外达。惨惨不乐，阳不外伸。升阳益胃汤。见恶寒。若过食寒凉遏火，阳郁于脾，肌肤困热烙手，恶寒，脉沉数，升阳散火汤、火郁汤。见发热。若热多湿少，阴火困脾，阳不上升，补中益气汤去白术、当归、陈皮，加石膏、黄芩、黄连、苍术、羌活。若肾火上蒸，时显燥热，加生地、黄柏。

凡言补之，以辛甘温热之剂及味之薄者，乃助春夏之升浮，即泻秋冬之收藏也。凡言泻之，以酸苦寒凉之剂及淡渗之味者，乃助秋冬之沉降，即泻春夏之升浮也。心肝同春夏论，肺肾同秋冬论。

虚损痨瘵

虚者，血气不足也，久则肌肤脏腑亦渐消损，故曰虚损。劳者，久为病苦，不得安息，如劳苦不息者然。又，其病多为劳心、劳力、房劳所致。又，其证多属火，劳字从力、从二火，故曰劳也。瘵者败也，证至于劳则败坏矣。前人分为五劳：曰肺劳，其证面浮气短，皮枯毛悴，洒淅恶寒，咳嗽不宁；曰心劳，其证血脉虚少，男子面无血色，女子月经不通；曰脾劳，其证饮食减少，肌肉消削，大便溏泄；曰肝劳，其证口苦目病，胸胁引痛，筋病不能行；曰肾劳，其证骨痿不能久立，腰背不利，午后发热，盗汗骨蒸，小便黄赤而有余沥，茎中痛，小腹满急。又分六极：曰气极，肺病极也，喘促冲胸，恒欲怒，气少不足以言；曰血极，心病极也，面无血色，头发堕落，心痛，唇舌红赤；曰肉极，脾病极也，肌肉消瘦，四肢倦弱，身上常如鼠走；曰筋极，肝病极也，数转筋，爪甲枯痛，手足拘挛，胁下痛；曰骨极，肾病极也，手足痛，脊腰痛，不能久立，牙齿动；曰精极，脏腑皆虚极也，身无膏泽，眼无精光，耳常聋鸣，精神短乏，遗精白浊，骨髓空虚。又分七伤：曰阴寒；曰阴痿；曰里急；曰精速；曰精少，阴下湿；曰精滑；曰小便苦数，临事不举。又曰：大饱伤脾；大怒气逆伤肝；强力举重，久坐湿地伤肾；形寒饮冷伤肺；忧愁思虑伤心；风雨寒暑伤形；大恐惧不节伤志。盖积伤而成劳，积劳而致极，非一朝一夕之故矣。旧说感寒则损阳，<small>阳虚而复感外寒，则损阳分也。</small>感热则损阴。<small>阴虚更生内热，则损阴分。</small>损阳者自上而下：初损肺，皮聚毛落；二损心，血脉空虚；三损脾，饮食不为肌肤；四损肝，胁痛筋病；五损肾，骨痿不能起床。损至肾则死矣，所谓五脏之伤，穷必及肾。损阴则反此，自下而上，至肺而死，所谓内伤以有咳嗽为重。<small>详咳嗽门。</small>然寒损阳，热损阴，及肺

147

肾上下，皆举隅之论耳。盖风寒湿三者并能郁肺气成热，暑火燥三者亦并能伤肺气致热，悲伤亦动肺火，固不独形寒饮冷能伤肺也。肾水虚则热，火虚则寒，强力举重、房劳不节、恐惧不解等皆能伤肾，固不止于热也。又，或饮食先伤其脾，思虑先伤其心，郁怒先伤其肝，然后以次传及诸脏者有矣，宁必先伤肺与肾哉？大纲须分气血阴阳。气虚者，四君子汤、补中益气汤、并见气。保元汤等，不外扶脾保肺。血虚者，四物汤、当归补血汤、并见血。地骨皮饮、六物汤、血虚而热，宜之。加味四物汤血虚寒热往来宜之。等，二方并见血。不外养肝清心。气血两虚者、十全大补汤、人参养荣汤等。所谓阴阳，皆指肾言，阳虚者，肾中之火虚也，脉右尺必弱，八味丸主之。阴虚者，肾中之水虚也，脉必细数，六味丸主之。辨证之法，阴虚者常热，大便燥结，小便赤涩，足心如烙，形体消瘦；阳虚者多寒，亦有戴阳、格阳等证，身体大热，不恶寒反恶热者，然是暂时有此，非常常如是。大便时溏，小便清白，腰足冷，神气短怯。肝伤，补肝汤、逍遥散；见郁。肺伤，加味救肺饮；心伤，天王补心丹；脾伤，归脾汤。见血。此大概也。五脏之伤，肾为最重。肾虚则骨蒸潮热，或午后或子后潮热。自汗盗汗，形体消瘦，口干咽燥，声嘶音哑，消渴淋浊，遗精失血，易生嗔怒，干咳痰嗽，不眠烦躁，恍惚怔忡，皆水虚火炎所致，六味地黄汤为主。劳嗽加五味子，或合生脉散，见中暑。热甚暂加知、柏。大抵水虚者十之八九，附、桂勿轻用也。丹溪主乎阴虚，故午后发热，午后属阴，阴虚故午后发热也。盗汗，痰涎上逆，频吐不绝，升属阳，降属阴，阴虚火炎，气不得降。脉浮取则洪大，沉取则空虚，用四物加知、柏。后人遵用而不效，何也？盖归、芎皆辛香上窜，非降火之药；知、柏苦寒泻实火，虚火则非所宜，徒然伤胃故也。改用薏苡仁、百合、二冬、桑根白皮、地骨皮、丹皮、枇杷叶、五味子、酸枣仁之属，佐以生地汁、藕汁、乳汁、童便，有痰加贝母以保肺而滋水源，无不应手取效。盖诸药皆禀燥当凉字看。降收之气，气之薄者，为阳中之阴，从阳分而下降，则能降上升之火。又，其气清凉，如当暑热之时而商飙倏动，则炎歊如失，与治暑证用白虎汤见发热。同意。然彼是外感证，属有余，故用沉寒之品；此为内伤，证属不足，但用燥降收之剂足矣，此用药之权衡也。故曰：气虚则生脉散，见中暑。不言白术；血虚则三才丸，不言四物。凡治水虚者，以脾肾兼顾为难。盖水虚宜用凉润以补肺肾，而每滞脾，故过用寒凉者脾必败，观劳证多死于泄泻可知也。须间进甘温之品，或行滞快气之药以扶脾，然不得过于辛燥，以反耗肾水。若火虚者，脾肾皆寒，一味温补，无所顾忌，故曰受温补者易治。人参一味，除肺壅热、脉洪数者不宜外，余证皆不可少。王节斋服参必死之说，大是误人。再按：人参生凉熟温，本非热品，又质重气薄，当是益阴之品。《本草》谓是补气，当是阳根于阴之义，请质之高明。病久虚弱，厌厌不能食，和中丸。见不能食。男子肌瘦气弱，咳嗽，渐成劳瘵，猪肚丸，服之即肥。服寒凉药，证虽大减，脉反加数者，阳郁也，宜升宜补，大忌寒凉，犯之必死。有重阴覆其阳，火不得伸，洒洒恶寒，或志不乐，或脉弦数，四肢五心烦热者，火郁汤、柴胡升麻汤，并见发热。病去即已。有面色如故，肌体自充，外看如无病，内实虚损，俗呼为桃花蛀。当看有何证，如法治之。虚劳之疾，百脉空虚，非黏腻之物填之不能实也，精血枯涸，非滋润之物濡之不能润也，宜参、芪、地黄、二冬、枸杞、五味之属各煎成膏，另用青蒿，以童便熬膏，及生地、白莲藕、薄荷等汁，人乳隔汤炼过，酌定多少，并麋角胶、霞天膏见积聚。和合成膏，每用数匙，汤化服。如欲行瘀血，加入醋制大黄末、玄明粉、桃仁泥、韭汁之属；欲止血，加入京墨之属；欲行痰，加入竹沥之属；欲降火，加入童便之属。凡虚劳之证，大抵心下引胁俱疼，盖滞气不散，新血不行也，尤宜用膏子加韭汁、桃仁泥。柴胡为升清散郁之品，故骨蒸用以透肌解热，用银州者佳。然不可常服，为其疏散故也。阴虚火动，阳常举，皮硝放手心，两手合住自化，阳既痿矣。证本阴虚，若呼吸少气，懒言语，无力动作，目无精光，面色㿠白，乃兼阳虚也，人参、麦冬各三钱，五味子二十一粒，橘皮、桔梗、炙甘草各五钱，为末，水浸油饼为丸，如鸡头子大，每服一丸，嚼津咽下。虚损久为劳瘵，积热骨蒸，_{热深入骨髓中，蒸达于外。}咳嗽唾血，肌肤甲错，_{干涩枯槁，如鳞甲之相错。}面目黑黯无光，偏睡，声哑，咽痛，颈生瘰疬，两胁疼痛，转筋拘急，或周身筋骨皆痛，夜梦鬼交，_{即梦遗。}时多忿怒，五心烦热，头发作穗，面唇时红，如敷胭脂，大便不调，小便淋浊，此肾水竭，肝血亏，无以制火使然。火灼血干，虽用滋阴之剂亦不得效，以死血不去，则经脉壅塞，气血无以流通，热终不除也。若其人能食而大便结者，尚堪攻下，急用大黄䗪虫丸，_{陈大夫传仲景百劳丸，可与此丸互用。}以行其死血。即无死血，而积热不除，非下行无以折其势，亦当暂用大黄青蒿煎导之，_{古方柴胡饮子、防风当归饮子、麦煎散，皆用大黄以折上炎之势也。}然后随证调理。若不能食而泄泻，不堪攻下者，必死。劳瘵日久，或生恶虫，_{败血湿热所化。}蚀蚀脏腑，久而通灵，变化无常，身死之后，传染子孙，甚而灭门，名曰传尸劳。宜癸亥日二更后，灸两腰眼各七壮，_{见针灸。}后服传尸将军丸。膏肓、四花穴可灸。_{见针灸。}獭肝一具，阴干为末，水服方寸匕，日三服，效，未知再服。大抵以保养精血为上，去虫次之。安息、苏合、阿魏、麝香、犀角、丹砂、雄黄，固驱邪之品，亦须加天灵盖于中。盖传尸之虫，鬼气也，伏而未起，一得枯骸，则鬼气飞越附之，不复着人，可泻而出。外此，则虎牙、鲤鱼头骨亦可，此乃食人之物，鬼所畏者也。先用芎归血余散吞北斗符，次用鳖甲生犀散取虫，余法详《准绳》。虚损劳瘵属阴虚者多，必形消着骨而后死，可见也。以阴主形，阴全竭而后形全毁也。若是阳虚，则有形盛而脱死者矣，以阳主气，气脱者不必待其形之脱也。真脏脉见者，即形肉尚存，亦不久矣。大骨枯槁，颧、股、腰之骨痿痛不能支。大肉陷，头、项、四肢大肉消陷成坑。动作精神衰，即真脏脉不见，亦不过一岁死。若更喘满动形，半年死。若更痛引肩胸，五脏内损。一月死。若更破䐃，消陷之处枯燥破裂。身热不已，十日死。兼以真脏脉见，目眶下陷，视不见人，即死矣。若能见人，为神尚未去，至所不胜之日时而死。虚劳危证不受补，大便泄泻、筋骨痛极、偏睡、失音、脉弦数，皆危证也。

火

凡病多属火。丹溪谓气有余便是火，此一火也，治宜清凉。气不足亦郁而成火，东垣所谓阳虚发热也，又一火也，治宜甘温以补其气，少加甘寒以泻其火。外感暑热燥气，增助内气成热，此一火也，治宜辛润清凉。外感风寒湿气，闭郁表气成热，亦一火也，治宜辛温发散。内伤饮食辛热之物，致火得热益炽，此一火也，宜以苦寒之剂消导之。内伤饮食生冷之物致火被遏，愈怒，又一火也，治宜辛热之剂消导之。肾水虚，致令下焦之火上炎，此一火也，治宜六味，见虚损。壮水以制阳光。肾阴盛，逼其浮游之火上升，又一火也，治宜八味，见虚损。益火以消阴翳。又，凡动皆属火，醉饱火起于胃，大怒火起于肝，悲哀火起于肺，房劳火起于肾，五脏火炽，心火自焚。种种已散见于各篇中，而发热篇更详，细阅自见。夫人非寒则热，非实则虚耳。今寒热虚实皆能生火，然则凡病多属火，河间、丹溪之言，岂不信哉？而张景岳辈不达其旨，极力谰诋，亦已过矣。或曰：虚火既不可用寒凉，是有火之名，无火之实，故景岳诸公直谓之非火，子何訾之乎？曰：虚火不可用寒凉，谓苦寒之味耳，若甘寒之品，何可废乎？盖虚火有二：其一可用温热，如内寒外热，下寒上热等证是也，目为非火犹可也。其一宜用甘寒，水虚火炎者是也，目为非实火则可，竟目为非火，可乎？至于滞下、消渴、吞酸、虫痛等证，明明属热者，亦概目为非火，且反谓之为寒，真菽麦不辨者矣。彼意以为必目之为非火，而后人不敢用寒凉，不知立论失实，徒起后人之疑也。今夫驽马之驾而败，尽人而知之矣。直言此为驽马不可驾，未有不信者也。必谓之非马也，鹿也，谁则信之乎？不信则有驾之而败者矣。是非火之说，固将使人不信而用寒凉也，熟若仍其虚火之名，而明夫不可用寒凉之故之为实而可信哉。

或谓上世人所禀厚实，可任攻伐，晚近人所禀薄弱，止宜温补，谬也。丹溪去景岳不过二百余年，如果禀赋强弱相悬如是，将数千百年而后，人皆变为阴鬼乎？惟古人谓劳扰之人多火，与安静者不同，黑瘦之人多火，与肥白者不同，其说深为得理。

桂、附引火归元，此为下寒上热者言之。若水涸火炎之证上下皆热，不知用此引火引归何处。今日医者动用桂、附，动云引火归元，杀人如麻，可叹也。说详八味丸方注。

凡病有形者是痰，无形者是火。如红肿结块，或痛或不痛，皆形也，痰也；按：结块肿而不痛、不红者，纯痰也；红肿而痛者，兼火也。但痛不肿者，无形也，火也。又谓湿火肿而不痛，燥火痛而不肿，亦此意也。又谓胀痛是湿火，筋缩痛是燥火。又谓平时筋不缩，偶直足一曲即缩是火。盖火性欲舒伸，一屈则激而暴发，陡然抽去。观蛇之动而击曲，是其象也。又谓火证，睡觉忽腰背重滞，转觉不便，睡则火敛于内，蒸其血液滞于腰背也。腰背着席，故滞。隆冬薄衣不冷，非壮盛，食时有涕无痰，痰为食压暂下，故无痰。火气得谷气助之上升，故化涕以出。不食时有痰无涕。弱证，左侧睡则心左坠一响，右侧睡则心右坠一响，弱证人，心血少，易于动，故转侧则倾坠，与火气相搏击，故响。心中滴滴当当响，火气搏击心血作响。头眩耳鸣。心火，黄连、生地、木通。小肠火，木通。肝火，柴胡，片芩佐之。胆火，龙胆草。脾火，白芍。胃火，石膏。肺火，黄芩，桑皮佐之。大肠火，子芩。肾、膀胱火，知母、黄柏。凡用知、柏、芩、连等寒药，少加枳壳行之，否则凝滞。又，寒凉药不可久服，致伤脾胃，不救。三焦火，山栀。上中二焦火，连翘。虚火，姜皮、竹叶、麦冬、童便、生甘草、生姜缓之散之，或参、芪等补之。实火热甚，黄芩、黄连、山栀、黄柏。宜下者，芒硝、大黄。血虚发热，当归、生熟地。无根之火，游行作热，肾水干涸，相火上炎也。阳以阴为根，肾阴虚，故曰无根。六味丸见虚损。加元参作汤服。气如火从脚下起入腹，肾阳虚极欲脱。十不救一，六味加肉桂五钱，作汤。外用附子末，津调涂涌泉穴，引火下行。燥火，归、地、麦冬。湿火，苍术、茯苓、猪苓、木通。郁火，重按烙手，轻按不觉，取汗则愈。过食生冷，遏少阳之火于脾部者，升、柴、葛根、羌活、细辛、香附、葱白。肝火郁，青黛。

郁

郁者，滞而不通之义。百病皆生于郁。人若气血流通，病安从作？一有拂郁，当升不升，当降不降，当化不化，或郁于气，或郁于血，病斯作矣。凡脉见沉、伏、结、促、弦、涩，气色青滞，意思不舒，胸胁胀痛，呕吐酸苦者是也。治法：《经》言，木郁达之，火郁发之，土郁夺之，金郁泄之，水郁折之。解者以吐训达，以汗训发，以下训夺，以解表、利小便训泄，以制其冲逆训折，大概如此，不必泥定。何则？木郁者，肝气不舒也，达取通畅之义，但可以致其通畅，不特升提以上达之。发汗以外达之，甚而泻夺以下达之，无非达也，安在其泥于吐哉？余仿此。尝见有病热，发汗不出者，以承气汤下之，里气一通，余邪自化汗以出，岂非火郁以夺为发之义哉？丹溪分六郁，气、血、湿、火、食、痰也。故制越鞠丸，以香附理气，抚芎行血，苍术开湿，栀子治火，神曲消食，痰郁加贝母。而大要以理气为主，盖气滞则血亦滞，而饮食不行，痰湿停积，郁而成火，气行则数者皆行，故所重在气，不易之理也。赵献可则以加味逍遥为主，逍遥之归、芍即越鞠之川芎，逍遥之白术即越鞠之苍术，逍遥之陈皮即越鞠之神曲，逍遥之柴胡即越鞠之香附，逍遥之加味即越鞠之栀子也。谓肝胆少阳木气，像草穿地而出，此时被寒风一郁，即萎软遏抑而不能上伸，惟温风一吹即畅达。盖木喜风，风摇即舒畅，寒风则畏，温风则喜。柴胡、薄荷辛而温者，辛故能发散，温故入少阳。其郁甚而热者，加左金丸。见发热。热非寒品不除，故用黄连治火，实则泻其子也；郁非辛热不开，吴萸辛热且气臊，肝之气亦臊，同气相求，故用为反佐，引以入肝。服后木郁已舒，继用六味地黄汤见虚损。加柴胡、芍药以滋肾水。逍遥，风以散之也；六味，雨以润之也。木有不得其天者乎？按：赵氏此论甚精，但谓此方可以通治诸郁，则主张太过。举一废百，乌乎可也？六淫七情，皆足以致郁。如外伤于风、寒、湿三气，皆足以闭遏阳气，郁而成热固也。暑、热、燥三气，亦足令气郁。《准绳》谓：燥金收涩，收涩则伤其分布之政，不惟生气不得升，即收气亦不得降。不升属肝郁，不降属肺郁。《经》曰：逆秋气则太阴不收，肺气焦满。又谓：诸气忿郁，皆属于肺。是燥气之致郁也。又，燥为火化，《易》曰：燥万物者，莫熯于火。是燥之致郁，无非火热之气所为也。至于七情，除喜则气舒畅外，其忧、思、悲、怒，皆能令气郁结。而痰食之遏闭，水湿之停阻，又可知矣。《准绳》谓郁多在中焦，盖不论何脏腑郁结，皆关中土也。又谓用药兼升降，盖欲升必先降之而后得升也，欲降之，必先升之而后得降也。越鞠之苍术，足阳明药也，气味雄壮辛烈，开发水谷气，上升之力多；香附，阴血中快气药也，下气之功多。一升一降，互用也。按：上升下降，则中焦之郁开矣。气郁，胸胁痛，脉沉而涩，宜香附、苍术、抚芎。湿郁，周身走痛，或关节痛，遇阴寒则发，其脉沉细，宜苍术、川芎、白芷、茯苓。热郁，目瞀，小便赤，其脉沉数，宜山栀、青黛、香附、苍术、抚芎。痰郁，动则喘，寸口脉沉滑，宜海石、香附、南星、栝蒌仁。血郁，四肢无力，能食便红，其脉芤涩，宜桃仁、红花、青黛、川芎、香附。食郁，嗳酸，腹满不能食，右寸脉紧盛，宜香附、苍术、山楂、神曲、针砂。上诸郁药，春加防风，夏加苦参，秋冬加吴茱萸。苍术、抚芎，总治诸郁。

按：百病皆生于郁，与凡病皆属火，及风为百病之长，三句总只一理。盖郁未有不为火者也，火未有不由郁者也，浓酒厚味，房劳损阴，以致火炎，似无关于郁，然亦必由不能运散乃然耳。而郁而不舒则皆肝木之病矣。故曰知其要者，一言而终。

痰

饮。

痰本吾身之津液，随气运行。气若和平，津流液布，百骸受其润泽，何致成痰为病？苟气失其清肃而过于热，则津液受火煎熬转为稠浊；或气失温和而过于寒，则津液因寒积滞，渐致凝结，斯痰成矣。故痰一也，而因寒因热，其源不同，可概治欤？辨别之法，古以黄稠者为热，稀白者为寒，此特言其大概而不可泥也。试以外感言之，余尝自验。伤风咳嗽，痰随嗽出，频数而多。色皆稀白。误作寒治，遂致困顿，后悟其理，方知为热极所致。盖火盛壅逼，频咳频出，停留不久，故未至于黄稠耳；迨火衰气平，咳嗽渐息，痰之出者，半日一口，反黄而稠，则火不上壅，痰得久留，受其煎炼所致，而病亦遂愈。方知黄稠之痰，火气尚缓而微；稀白之痰，火势反急而盛也。此皆当用辛凉解散，而不宜于温热者也。又，以内伤言之，肾火虚，水泛为痰，其痰清稀，当用温热，固也。即肾火盛，水沸为痰，其痰亦清稀。盖龙雷动而雨水随之，卒然上涌，虽略带浊沫，终非黄稠可比，亦宜用甘寒壮水，而不宜于温热者也。孰谓稀白之痰必属于寒哉？大抵稀白而吐疏者必属寒；予尝吐痰，出喉冰冷，虽咳嗽频并，而不咳之时多，仍是疏，非数，用温胃敛肺之药而愈。然又有痰出喉甚冷，而证仍属热者，盖痰本水属，积久而多，则火不能温也。故张子和谓，新痰热，旧痰寒。吐数而因伤风郁热者，及内伤雷龙火动者必属热；因于脾气虚寒不能摄涎，频吐遍地者必属寒。其人安静无他，既非伤风咳嗽，又非雷龙火动，可辨。此等须细为辨别，更当参之以脉，可见也。有气化之津液，有饮食之津液。胃者津液之海也，故痰聚焉。积久聚多，随脾胃之气以四讫，则流溢于肠胃之外，躯壳之中，经络为之壅塞，皮肉为之麻木，甚至结成窠囊，牢不可破，其患固不一矣。法在平调其气，热者使复清肃之常，凉风生而湿土燥，寒者使回阳和之令，旭日出而坚冰消。气得其平，痰源以绝，而后其停蓄于肠胃之内、肌肤之中者，乃可徐图。否则根株不拔，旋去旋生，无奏效之日矣。更有一妙义。痰随气行，既随气以出于肠胃之外，亦随气以入于肠胃之内，若潮之往返。然人身之气，日则行于外，夜则返于内者也，故遇夜安卧，晨兴盥嗽则吐痰独多，岂非痰随夜气内返于胃之故乎？然则往者必令复返，外者必令复内，乃有出路。否则迷留经络之中，难于消导矣。喻嘉言发明此理，谓人不宜夜食，恐脾胃之气因食运动，外达而不内收，痰难返胃，诚为笃论。然遇夜而劳扰不息，更属大戒。举一返三，喻氏之说，所当推广也。

风痰属肝，脉弦面青，肢体痛闷、麻痹，便溺秘涩，详二便及中风门。心多郁怒，或成瘫痪，搐搦眩晕，水煮金花丸、川芎丸、防风丸、祛风丸、导痰丸。星、半、天麻、牙皂、僵蚕、秦艽，皆治风痰，可用吐法。或因痰闷绝，乌药、枳壳、明星、姜汁，灌之即醒。

热痰属心，脉洪面赤，烦热燥渴，多笑，眩晕嘈杂，头风烂眼，或背心一点冰冷，痰多稠浊，小黄丸、黄芩利膈丸、见痞。滚痰丸。当下者，控涎丹加盆硝等分，每服三两丸。栝蒌仁、芩、连、青黛、山栀、二冬、竹沥、童便可用。因暑得者，消暑丸。见伤暑。

湿痰属脾，脉缓面黄，肢体重，倦弱嗜卧，腹胀食不消，泄泻，关节不利，或作肿块，麻木不仁，白术丸。二术、星、半、茯苓、泽泻可用。肿块加乳、没；臂痛加薄桂、姜黄；肋胀加柴胡、白芥、青皮，滚痰丸最利；饮盛者小胃丹。湿痰多而易出，痰之动湿也，主于脾，或由脾气壅滞不行，或由脾气虚寒不运而生。

气痰属肺，脉涩面白，气上喘促，洒淅寒热，悲愁不乐，攻注走刺不定，两肋胀痛，玉粉丸，局方桔梗汤，二陈汤去甘草，加香附、木香、砂仁、枳壳、乌药、苏子、青皮、竹沥、姜汁。气郁，七气汤、见气。越鞠丸。见郁。痰少而黏连不易出，气燥也。宜润之，门冬、地黄、枸杞之属，使肺气得清肃下行。

寒痰属肾，脉沉面黑，足寒，心多恐怖，痞塞、骨痹，四肢不举，姜桂丸、局方胡椒理中丸。干姜决不可少，甚则加桂、麻黄、细辛。痰之本，水也，原于肾，肾火虚则水泛为痰，其痰清，八味丸；火盛则水沸为痰，有浊沫，六味丸。水沸为痰，暴壅也。若火非涌盛，而但热涸者，痰则稠黏。此二者皆属于热，不作寒论。

又有因惊而心神出舍，舍空痰入，多成心痛癫疾。妇人因产受惊，多有此证，腹有如孕一块，转动跃跳，痛不可忍，甘遂、大戟、白芥子，加朱砂。痛加全蝎，成块加山甲、炒鳖甲、玄胡、莪术。

食积生痰，多成疟痢，痞块，口嗳食臭，山楂、神曲、麦芽、枳壳、木香、黄连，滚痰丸亦妙，或保和丸。见伤饮食。饮酒生痰，常多呕恶，食不美，妙应丸加雄黄、全蝎各二钱，每服十丸。

老痰即郁痰，结成黏块，吐咯不出，非南星、半夏、茯苓、苍术可治，青黛为主，五倍、海石、苦梗、旋覆花、栝蒌仁、芒硝。痰核痰结喉咙，如梅核状，用梅子半青半黄、每一个用盐一两浸晒数次，以水尽为度，用大钱三个夹梅两个，麻线扎定，贮瓦罐，埋地下百日。含口中，汁下即消。又一法，用海石、乌梅、栝蒌、桔梗、芒硝、射干、海藻、姜汁，蜜为丸，噙。又见咽喉。

头面颈项身之中，下有结核，不红不痛不硬，不作脓，皆痰核。脾肺气逆，痰滞于内，顺气消痰自愈。亦有郁怒伤损肝脾，血病结核者，宜养血清肝火。外用白果肉、南星捣贴。

痰在身，习习如卧芒刺，如虫行，或走注疼痛，或燥痒，搔之则隐疹随生。痰在皮毛，烘热，色如锦斑。痰在头，偏头风，雷头风，头眩。痰在额，额闷痛，眉棱痒痛。痰在目，目晕，眼蠕动，如姜蜇胶黏痒涩，目中时出火星，眼前如见白气，或见两月交辉，或见金光数道，或眼前黑暗，或眼皮下烟灰黑色。痰在耳，轮痒痛，蝉鸣水响。痰在鼻，鼻塞，或闻焦臭。痰在口，齿颊痒痛，牙床浮，口糜舌烂，口燥唾稠，呕冷涎、绿水、黑汁，胡言，不语。痰在面，形枯发焦，颔腮肿硬，似疼非疼。痰在颈项，无故肿，绕项结核，喉痹，痰如破絮、桃胶、蚬肉，咯不出，咽不下，或噎塞烦闷，如烟火上冲，头面烘热，或喉间豆腥。痰在四肢，肩背酸疼肿硬，似疼非疼，或筋骨疼无常处，难名状，或手麻臂疼，状如风湿，或倏然仆地，四肢厥冷，或麻木不仁，或重滞，或牵引，或不举，非竹沥、姜汁不开，二陈加枳壳、南星、木香、姜黄。痰在心胸，噫气吞酸嘈杂，或痛或哕，干呕也。或心下如停冰铁，或惊悸怔忡如畏人捕，或胸膈迷闷如癫呆状，或痞满、健忘、恶心。痰在脊背，脊上冰冷一条如线，或冰冷一点，疼痛，或如热汤沃背。

痰在两肋，肋胀痛如汤沸，非白芥子不能达。痰在腰肾，腰间骨节卒痛，呼吸难任。痰在二便，癃闭秘结，遗同米泔，粪后鱼冻，妇人月水不通。痰在足，足腕酸软，步履如踏灰上。痰在梦寐，睡时魇梦，刑戮刀兵，梦入人家，四壁围绕，一窦得出，不知何所，梦在烧人地上，烟火枯骨，焦气扑鼻，无路可出，或不因触发，忿怒悲啼而瘤，怪诞百般，不可殚述。隐君悉以滚痰丸治之。

庞安常有言，人身无倒上之痰，天下无逆流之水。故善治痰者，不治痰而治气，气顺则一身之津液亦随气而顺矣。并宜苏子降气汤、见气。导痰汤各半帖合煎；或小半夏茯苓汤加枳实、木香各半钱，吞五套丸；或以五套丸料，依分两作饮子煎服亦好。

按：痰，标也，所以致痰者，本也，治病固当求本，然须看痰势缓急。缓则治本固也，若痰势盛急，度难行散，非攻无由去者，虚人可标本并治，攻补兼施。若势甚紧急，则虽虚人亦当先攻后补，如中风之用三生饮、见诸中。控涎丹是也。当此咽喉闭塞之时，不吐去其痰，立即堵塞而死矣。昧者乃畏其虚而不敢用，独不畏其死耶？夫人之虚，莫虚于中风者矣，犹必先攻后补，乃于寻常虚人反畏之耶?《准绳》谓:治痰固宜补脾以复健运之常,使痰自化,然停积既久,如沟渠壅遏,瘀浊臭秽,无所不有,若不疏通,而欲澄治已壅之水而使之清,决无是理。又谓:凡病痰饮而变生诸证,不当为诸证牵掣,且以治饮为先。如头风眉棱骨疼,累月风药不效,投痰药收功,眼赤羞明而痛,与凉药弗瘳,授痰剂获愈云云,真格言也。按:二证皆痰壅热上。喻嘉言曰:脾之湿热,胃之壮火,交煽互蒸,结为浊痰,溢入上窍,久久不散,透开肺膜,结为窠囊。窠囊之痰,如蜂子之穴于房中,如莲实之嵌于蓬内,生长则易,剥落则难。由其外窄中宽,任行驱导,徒伤他脏,此实闭拒而不纳耳。究而言之,岂但窠囊之中痰不易除,即肺叶之外、膜原之间,顽痰胶结多年,如树之有萝,如屋之有游,如石之有苔,附托相安,仓卒有难于划伐者。治法必静以驭气,使三阴之火不上逆,又必严以驭脾,使太阴之湿不上蒸,乃广服大药,以安和五脏,培养肺气。肺金之气一清,则周身之气翕然从之下降,前此上升浊邪,允绝其源矣。又曰:人身之气,经盛则注于络,络盛则注于经。窠囊之成,始于痰聚胃口,呕时数动胃气,胃气动则半从上出于喉,半从内入于络。胃之络贯膈者也,其气奔入之急则冲透膈膜,而痰得以居之,日增一日,故治之甚难。必先去胃中之痰,而不呕不触,俾胃经之气不急奔于络,转虚其胃以听络中之气返还于胃,逐渐以药开导其囊而涤去其痰,则自愈矣。又曰:李继江常苦咳嗽生痰,胸膈不宽。今夏秋间卧床不起,濒亡者再,将家事分拨,安心服死,忽觉稍安,亦心死则身康之一征也。未几,仍与家事,其病复作。就诊,见其颐旁有小小垒块数十高出,谓之曰:观尔脉盛筋强,必当好色而喜任奔走,本病宜发痈疽。所以得免者,以未享膏粱之奉,且火才一动,便从精孔泄出耳。然虽不病痈,而病之所造,今更深矣。尔胸背肩髃间,巉岩如乱石插天,栉比如新笋出土,嵌空如蜂莲之房，芒锐如棘栗之刺，每当火动气升，痰壅紧逼之时，百苦交煎，求生不生，求死不死，比桁杨之罪人十倍过之。由好色作劳，气不归元，腾空而上，入于肝肺，散叶空隙之间、膜原之内者，日续一日，久久渐成熟路，只俟肾气一动，千军万马乘机一时奔辏，有入无出，如潮不返，海潮兼天涌至，倘后潮不熄则前潮不退。古今死于此病者，不知其几。但尔体坚堪耐，是以病至太甚，尚自无患耳。尔宜归家休心息神，如同死去，俾火不妄动，则痰气不为助虐，胸背之坚垒始有隙可入，吾急备药，为尔覆巢捣穴，可得痊也。渠以为病未即死，且往乡征租，因劳陡发，暴不可言，痰出如泉，声响如锯，面大舌胀，喉硬目突，二日而卒。

饮者，停水之名。又，痰之清稀者曰饮，故痰饮并称。《金匮》谓饮有四：其人昔肥今瘦，由津液尽化痰饮，不复外充形体也。水走肠间，沥沥有声，曰痰饮。饮后水流胁下，咳吐引痛，曰悬饮。悬结于胁中，不上不下也。饮水流行，归于四肢，当汗出而汗不出，身体疼重，谓之溢饮。饮水乃有形之水，非水精四布之水，止宜下行从小便出。今不下行而旁达，应从汗泄而不得化汗以出，故身体疼重，即风水水肿之病也。曰溢者，言泛溢于四旁也。咳逆倚息气短，倚，坐而倚物也，以不得卧故。息，呼吸也。气短、喘急也。不得卧，气逆使然。其形如肿，面多肿。曰支饮。水停于胸，在心肺之侧，如木之旁枝也。按：此四饮，乃随其部位分言耳。又谓：心下有留饮，久而不去名留。背寒冷，如掌大，阻遏心阳故背寒冷。胁下痛引缺盆，留于胁则碍肝气，故胁痛。缺盆为十二经道路，故引及之。咳嗽则转甚。气逆也。胸中有留饮，其人短气肺气被迫也。而渴，水阻气不布，不能化生津液，故胸虽停水，而咽喉则干也。四肢历节痛，留于身体则塞经络，故肢痛。由此推之，留于脾分则腹肿身重，留于肾部则囊、足胫肿，理必然矣。此言留饮，及下文言伏饮，乃上四饮之总纲也。又谓：膈上病痰，饮留膈上，伏而不出，煎炼成痰也。满喘咳吐，留伏日多，故胸满。肺气被迫，而喘咳且吐痰也。发则寒热，背痛腰冷，发，谓伏而发也。今之值秋寒，或感春风而发。发则喘满，咳吐痰多，寒热，背痛腰疼，俗名吼喘病者，此也。目泣自出，咳甚则肺叶举，而目泣自出也。振振身瞤，喘咳甚则身动，即抬肩摇身也。必有伏饮。伏而难攻也，比留为更甚矣。又谓：水停心下，甚者则悸，心气为水所逼而跳动不宁也。微者短气。脉双弦者寒也，皆大下后里虚；偏弦者饮也，先渴后呕，言饮本偏弦，若大下里虚，虚寒相搏，变为双弦也。气被水阻，不能化生津液，故渴。小半夏茯苓汤，此属饮家。言平日多饮之人也。又谓：呕家本渴，呕家，谓非因停水而呕者，乃别病也。呕伤津液，故本应作渴。渴者为欲解。病从呕去，故虽渴亦为欲解也。今反不渴，心下有支饮故也，此辨证之法，言卒然呕吐，则未知其为别病之呕欤？抑留饮之吐欤？则以呕后渴、不渴辨之。渴者是别病之呕，不渴者乃留饮之呕也。留饮未呕之先亦渴，而呕后反不渴者，以呕则水稍去而气稍通，能布化生津也。小半夏汤。又谓：心下痞，半夏加茯苓汤。脐下悸，水停心下，则心下悸而痞塞。若停脐下，则脐下悸也。吐涎沫，观此则上文所谓呕者，为涎沫可知。眩，水逼火上浮也。五苓散见伤湿。又谓：短气，有微饮，水停心下，甚者为悸，微者短气。当从小便去之，桂苓术甘汤、肾气丸。即八味丸。《金鉴》云：呼出为阳，心肺主之；吸入为阴，肝肾主之。若呼之气短，是心肺之阳为水所碍，用苓桂术甘汤，益上气以行水；若吸之气短，是肝肾之阴为水所碍，用肾气丸，温阳以行水。按：呼出气自下而上，故属心肺。呼气短者，言水在上焦，阻碍上焦呼吸之气，致令喘促也。乃举呼以赅吸，非单言呼也。吸气仿此，勿泥看。又谓：脉浮而细滑，伤饮；初病未深之诊。脉沉者，有留饮。《经》云：沉潜，水蓄是也，病深之诊。病者脉伏。沉甚为伏。其人欲自利，水欲去，不上出而呕，则下行而利。此为留饮欲去也。虽利，心下续坚满，乃伏饮盘结不得去可知。甘遂半夏汤。甘遂、甘草并用，激之使出。因已利，故佐芍药以约敛之，不令亡阴。又谓：水在肝，胁下支满，嚏而痛。气动，则水动而冲击作痛。水在肾，心下悸。心当作脐。又谓：支饮腹满，原文作胸满，从《金鉴》改之。厚朴大黄汤。又谓：腹满，口舌干燥，肠间有水气，即水声。已椒苈黄丸。防己、椒目导饮从小便出，大黄、葶苈推饮从大便下，前后分消也。又谓：脉沉弦者，悬饮内痛，十枣汤。见肿胀。又谓：溢饮当发汗，大小青龙汤。又谓：肺饮脉不弦，但苦喘，短气不能卧，肺饮即支饮。葶苈大枣汤。见哮喘。又谓：膈间支饮，喘满，心下痞坚，自胸连膈盘结实甚。面色黧黑，水邪深结之色。脉沉紧，得之数十日，医吐下之不愈，盘结可知。木防己汤见喘。主之。方中用参，以吐下后伤正也。虚者即愈，得参补之，故愈。实者三日复发，复与。不愈，去石膏，恶其寒。加芒硝、开结。茯苓、下渗。又谓：脉弦数，有寒饮，外寒而内郁热，故脉弦数也。冬夏难治。冬用热药，则妨其内之热；夏用寒药，则妨其外之寒也。然不必泥。又谓：久咳数岁，详下，乃支饮渍肺而咳也。脉弱可治，久病脉应弱。脉大数者死，脉虚必苦冒，其人本有支饮在胸中故也，气虚停饮则清阳不升，故昏冒如有物蔽之，即伤湿首如裹之义。治属饮家。言不从咳嗽门治法也。按：《金匮》所言停饮证，当与水肿门参看。

张子和谓：饮当去水，温补转甚。盖寒饮在中，反以热药从上投之，为寒所拒，水湿未除，反增心火，火既不降，水反下注，其上焦枯，其下寒栗，当依《内经》留者攻之，十枣、见肿胀。神佑、见肿胀。之属为宜，次以淡剂流其余蕴，以降火之剂开其胃口，自愈。

痞 满

胸痹 痞块。

痞者，痞塞不开。满者，满闷不行也。痞满与胀满不同：胀满，内满而外胀起；痞满，但内觉满闷，而外无胀急之形也。有在胸在腹之分，皆由中气不运。而所以致不运者，则或寒而凝闭，或热而腹胀，或食滞痰停，或气结怒郁，或脾湿不化，或血瘀不行，皆能致之。不特外邪陷入，结塞而成，如《伤寒论》所云也。

在胸者，理同胸痹。《金匮》谓：阳微寸脉微也，上焦虚寒。阴强，尺脉弦也，下焦寒盛。即胸痹而痛，阴邪上干胸中，微阳为寒所闭，不通而痛。责其极虚。上焦阳虚。又云：平人无寒热，非表邪也。短气不足以息者，实也。上言正虚，此言邪实。即《经》所谓：邪之所凑，其气必虚。留而不去，其病为实也，实谓痰饮之类。短气不足以息，以邪阻气道，呼吸喘促不利，非真气之短乏。又云：喘息咳唾，胸背痛，短气，寸脉沉迟，上焦内气寒也。关脉小紧数，小为阳虚，紧数为寒痛，是中焦亦受病也。寸迟关数可疑。栝蒌薤白白酒汤。辛温行阳开痹。又云：胸痹不得卧，心痛彻背者，比上证更甚矣。栝蒌薤白半夏汤。心痛彻背，背痛彻心，犹云痛无休息，比上证又甚矣。乌头赤石脂丸。又云：胸痹缓急者，其痛或缓或急也。薏苡附子散。视栝蒌汤为重，乌头丸为轻。又云：胸中气塞，短气，不痛证轻。茯苓杏仁甘草汤，或橘枳姜汤。胸为气海，阳邪干之则化火，火性开，不病痹也。病痹必阴邪干之，阴邪化水，水性凝，故令气塞。水盛于热，以茯苓汤利水；气盛于水，以橘枳汤行气。又云：心下痞，气结在胸，胸满，胁下逆抢心，首条云阴弦，此云胁下气逆，乃肝肾之邪气上逆也。枳实薤白桂枝汤、桂以伐肝。人参汤。上方散邪，此方补正。又云：心中痞，诸逆，心悬痛，上条不过冲心，此则心痛而摇动，若悬空然。桂枝生姜枳实汤。大抵胸为清阳之分，浊阴干之则气不行，为虚痞，甚则痰涎停聚为实痞，更甚则痛也。东垣谓：痞，但满不痛。视胸痹有痛，证虽不同，理则无二。兀兀欲吐者，吐之，食郁上焦者亦然。一味栝蒌子炒熟，连皮煎，或丸，最能荡涤胸中垢腻。在腹中者，黄芪补中汤加升、柴。缘天地不交为否，猪苓、泽泻降天气使下济，升麻、柴胡升地气使上行。饮食停滞，轻者大消痞丸、枳术丸，见伤饮食。甚者槟榔丸见伤饮食。下之。酒积杂病，下之太过致痞满者，升提其胃气，加血药。下多亡阴，故补其血。郁者，越鞠丸、逍遥散。并见郁。湿者，平胃散见伤饮食。合五苓。见伤湿。气滞，四七汤。见气。痰滞，导痰汤。见痰。脾弱不运者，四君子汤、异功散。并见气。挟死血者，丹皮、江西红曲、穿山甲、降香、桃仁、红花、当归、童便、韭汁之属。郁怒者，加香附。童便制。在腹亦有虚实之分，实而积久成形，即名痞块，于积聚门求之。

积 聚

积者，有形之邪，或食、或痰、或血，积滞成块，时常硬痛，始终不离故处者也。在妇人则谓之癥，癥者征也，有形可验也。聚者，无形之气，滞则聚，行则散，聚则有形而硬痛，散则痛止形消，忽此忽彼，无有定处者也。在妇人谓之瘕，瘕者假也，假气为形，而实非有形也。形属阴，气属阳，故积属阴，聚属阳。古分积属脏，在血分，聚属腑，在气分，即阴阳之义耳，不必泥也。至其病因，则《内经》谓：寒气入肠胃，则肠外汁沫凝聚不散，日以成积。又或饮食过饱，或用力过度，伤其肠胃之络，则血溢肠外，与寒沫搏结成积。或外中于寒，而忧怒气逆，血凝液留，皆成积。可见外感内伤，皆足以郁滞其气血痰液，以成积聚。而在妇人尤甚，以妇人经产血行，或食生冷，或感风寒，且多恚怒忧郁，易致瘀滞也。

一食积酒积附

证见嗳腐吞酸，腹满恶食，宜秘方化滞丸，山楂、麦芽、枳实、神曲、阿魏、礞石、牵牛、巴豆之类。倒仓法最佳。按：食停肠内，必栖泊在隐曲之处，乃能久而不下，隐曲之处，为地无几，必附益以肠外之涎沫，内外交结，乃成大块，须兼治其痰饮乃效。酒积目黄口干，肚腹胀痛，少食，宜葛根、枳椇、麦芽之类。酒湿热伤脾，痰血瘀滞成积，须兼清热利湿导滞之药。旧谓食积在右，血积在左，痰积在中，大概如此，不可泥。

一痰积水积附

证见麻木眩晕，痞闷嘈杂，其人平素多痰，宜控涎丹，见痰饮。朱砂、腻粉、瓜蒂、甘遂之类。水积，足胫肿胀，必有窠囊。宜郁李、商陆、甘遂、芫花之类。

一血积

证见面色萎黄，有蟹爪纹路，血不能上荣也。多怒善忘，口燥便秘，骨热肢冷，宜桃仁煎，地榆、虻虫、水蛭之类。

以上皆有形之积，阻碍正气，故痛也；而亦有不痛者，日久则正气另辟行径，不复与邪相争，或邪另结窠囊，不碍气血隧道之故。此为难治，以药不易到也。又，食、痰、血数者，皆无知之物，不能移动，故常在其处。然有饮污井之水，吞蛟蜃之精，因而假血气以成形，含有活性，时能蠢动游移者，须以意治之，如败梳治虱瘕，铜屑治龙瘕之类。七癥八瘕载《千金方》，有蛟、蛇、狐、鳖等名。又，积久则成疳，因经络壅滞，郁成湿热，以致口糜龈烂，当兼用芦荟等丸，见胁痛。以清疳热。凡治积，宜丸不宜汤，必兼用膏药熨贴及艾灸乃除，以其在肠胃之外也。

一气聚

证必肚腹膨胀，时痛时止，得嗳即宽，旋覆痛，游走攻刺，宜木香、槟榔、枳壳、牵牛之类，不可下。

上明积聚之理，至下文所举色目，不过随部位而异名，总不出积与聚二端。

心积名伏梁，起脐上，大如臂，上至心下，心经气郁血滞所致。久不已，令人烦心，宜大七气汤加石菖蒲、半夏，兼吞伏梁丸。

肝积名肥气，在左胁下，如覆杯，有头足，久不已，令人呕逆，或胸胁痛引小腹，足寒转筋，寒热如疟，_{肝经血气郁滞所致}。宜大七气汤，煎熟待冷，淋烧红铁器，乘热服，兼吞肥气丸。

肺积名息贲，在右胁下，大如覆杯，气逆背痛，或少气善忘，久不愈，令人洒洒寒热，喘咳，皮中时痛，如虱缘针刺，_{肺热气壅所致}。宜大七气汤加桑白皮、杏仁，兼吞息贲丸。_{按：《内经》谓，胁不满，气逆，二三岁不已，病名息积。当是肥气之属，非即此证。}

脾积名痞气，在胃脘，大如覆盘，痞塞不通，心背痛，饥减饱见，腹满吐泄，久则四肢不收，发黄疸，饮食不为肌肤，足肿肉消，宜大七气汤下红丸子，_{见伤饮食}。兼吞痞气丸。

肾积曰奔豚，发于小腹，上冲至心，如豚状，上下无时，少腹急，腰痛，久不已，令人喘逆骨痿，宜大七气汤倍桂，加茴香、炒楝子肉，兼吞奔豚丸。

疝，在腹内近脐，左右各有一条筋脉急痛，大者如臂，小者如指，有时而现，如弦之状，故名疝。

癖，偏僻也，僻居两肋，有时而痛。

石瘕，生胞中，因寒气客于子门，恶血留聚，日渐大，状如怀子。此气先病，血后病，月事不以时下。_{此血分病。}

肠覃，寒客大肠外，结瘕，始如鸡卵，渐益大如怀孕。此气病血未病，故月水不断。_{此气分病。}

上二者皆女子病，似妊娠，治法可用辛热，如吴茱萸、桂心、附子，加入消块药。

脉法

沉弦为积，浮弦为聚，实大有力者生，虚小衰弱者死。

治法

大法结者散之，客者除之，留者行之，坚者削之，咸以软之，苦以泄之，辛以开之。莪术、三棱、鳖甲，专治积聚。凡磨积之药，必用补正之药兼服，积消及半即止，过则伤正。盖壮人无积，必正气不足，邪乃留滞，须分初、中、末三治。初起正不甚弱，邪尚浅，可攻；中则邪深正弱，可补泻迭用；末但补益正气，兼导达经脉，使气旺流通，破残之邪不攻自走矣。又，日久则气郁已久，其初即寒，至此亦郁成湿热，积得湿热愈大，当兼驱湿热之邪。胃弱少食，勿与攻下，二贤散常服自消。张子和谓五积六聚，治同郁断，盖积聚由于郁滞也。其治肥气，吐以独圣散，见伤饮食。兼汗，吐后必有血数滴，勿疑，以肝藏血故也。续以磨积药调之。治伏梁，吐以茶调散，见伤饮食。兼汗，又以禹功导水并见肿胀。夺之，继以降火之药调之。治痞气，以瓜蒂散见伤饮食。吐之，以导水禹功下之，末以五苓见伤湿。淡剂调之。治息贲，吐以瓜蒂散，汗下兼行。治贲豚，下以导水丸、通经散，次用治血化气磨积之药调之。贲豚忌吐。或言其峻。子和曰：积在脏腑，多着脂膜曲折之处，如陈莝之在江河，不在中流，多着汀湾洄泊之地，遇江河之溢，一漂而去。积之在脏，理亦如之，故先以丸药驱逐新受之食，使无梗塞。其碎着之积已离未下，次以散药满胃而下，如横江之筏，一涌而尽。设未尽者，以药调之。惟坚积不可用此法，宜以渐除块癖是也。因述九积治法于后。食积：心酸腹满，大黄、牵牛之类，甚者礞石、巴豆。酒积：目黄口干，葛根、麦蘖之类，甚者甘遂、牵牛。气积：噫气痞塞，木香、槟榔之类，甚者枳壳、牵牛。涎积：咽如拽锯，朱砂、腻粉之类，甚者瓜蒂、甘遂。痰积，涕唾稠黏，半夏、南星之类，甚者瓜蒂、黎芦。癖积：两胁刺痛，三棱、广术之类，甚者甘遂、蝎梢。水积：足胫肿满，郁李、商陆之类，甚者甘遂、芫花。血积：打扑胸瘀，产后不月，桃仁、地榆之类，甚者虻虫、水蛭。肉积：赘瘤核疬，腻粉、白丁香，砭刺出血，甚者硇砂、信石。九积皆以气为主。

虫

虫由湿热郁蒸以生，或杂食生冷，肥甘厚味停滞，或五脏劳热，病后气血郁积。凡可以致湿热者，皆能生虫，不必过餐鱼脍白酒，误啖鳖苋水蛭乃然也。观日中有雨，则禾节生虫可见。《玄珠》云：虫得风木之气乃生，得雨气乃化。盖风木气温，雨气湿，其为湿热所生无疑。《千金要方》云：虫有九，皆能食人脏腑。一曰伏虫，长四分，群虫之主也。一曰蛔虫，长一尺或五六寸，生发多则贯心而杀人。一曰白虫，长一寸，故名寸白虫。子孙相生，其母转大，长至四五丈，《准绳》作相连长一丈。能杀人。子和云：头偏小，因饮白酒，以桑枝贯牛肉炙食，或食生粟，或食生鱼后即饮乳酪所生，发动则损人精气，腰脚疼。一曰肉虫，状如烂杏，令人烦满。一曰肺虫，状如蚕，令人咳嗽。一曰胃虫，状如虾蟆，令人呕吐，胃逆喜哕。一曰弱虫，又名膈虫，状如瓜瓣，令人多唾。一曰赤虫，状如生肉，令人肠鸣。一曰蛲虫，至细微，形如菜虫，居广肠中，能为痔漏、疮癞、疥癣等患。人不必尽有，有亦不必尽多。《本事方》云：心虫曰蛔，即蚘。脾虫曰寸白，肾虫如寸截丝缕，即蛲虫也。肝虫如烂杏，肺虫如蚕，皆能杀人。肺虫居肺叶内，蚀肺系，成瘵疾，咯血声嘶，药所不到，治之为难。又有尸虫，与人俱生，状如马尾，或如薄筋，依脾而居，乃有头尾，皆长三寸。

虫证，心嘈腹痛，或上攻心如咬，虫动则心慌乱不宁，故嘈杂。虫窜动咬啮则腹痛也。呕吐涎沫清水或青黄水，虫多在胃中，胃气被虫扰动，则津液随气壅泛也。《经》谓：虫动则胃缓，胃缓则廉泉开，故流涎。谓胃气为虫所滞，不能行其津液，故上泛而从廉泉穴出耳。面色萎黄，胃脉上面，胃因虫病虚弱，故痿悴之黄色见于面也。或乍赤乍白乍青黑，青黑为痛色，白为少血色，赤为火色。虫扰动无常，痛甚则面色青黑；气血滞于内，不上行则面无血色；久滞忽通，火得上伸，则赤也。或面有白斑，胃中蚀痕斑驳，故面亦应之而成斑，若影之肖形然。唇常红，脾血因热滞，故色见于唇。或生疮如粟米，《准绳》谓：虫蚀下部为狐，下唇有疮；蚀上部为惑，上唇有疮。按：狐惑之名本《金匮》，谓蚀于喉，声嗄为惑；蚀下部，咽干为狐。《金鉴》谓：狐即下疳，蚀烂肛门与下阴；惑即牙疳，蚀咽、腐龈、脱牙、穿腮、破唇。按：牙疳、下疳，皆湿热病也。或沉默欲眠，卧起不安，不欲饮食，恶闻食臭，虫闻食臭即动，动则令人心烦，故不欲食、恶闻食臭。饥则痛，得食痛更甚，虫饥动而求食，又，虫争食而乱动也。饱即安，虫饱即不动矣。时痛时止，以手拊击即息，一人心腹痛，百药不效，惟手捶即止，以捶则震动，虫惊畏而止也，不捶又作，取虫而愈。腹大有青筋，或腹中有块耕起，下利黑血，（小儿疳热生虫，土败木克，故青筋见腹；血败故利黑血也。）体有寒热，气滞于里则恶寒，滞久暴伸于外则发热。脉洪而大，腹痛脉当沉弱，今反洪大，乃湿热生虫之象。皆其候也。

治诸虫法，常以白莛草沐浴佳，根、叶皆可用。草既香，且为尸虫所畏也。

虫在腹中，月上旬头向上，中旬横之，下旬向下。观牛马生子，上旬生者行在母前，中旬生者并母而行，下旬生者后随之。猫食鼠，上旬食上段，中旬食中段，下旬食下段，皆自然之理。故治虫须于上旬用药。一云：初一至初五，虫头向上。一云：初一至初三。一云：肺虫惟初四、初六，头向上。用獭爪为末调药。若急不能待，可忍饥一日，使虫饿，于五更时，先嚼炙猪肉，咽津而勿食，使虫闻香，则头向上，然后服杀虫之药。或用药末搅鸡蛋煎食。诸杀虫药皆苦，惟榧子、使君子甘，小儿疳虫，煨使君与食，以其壳煎汤送下，甚妙。鹤虱、雷丸、芜荑、苦楝根、槟榔、锡灰等，皆杀虫之品，锡灰为最。

毛景得奇疾，每语，喉中必有物声相应。有道人教令诵《本草》药名，至蓝而默然，遂取蓝搛汁饮之，少顷吐出肉块，长一寸余，人形悉具，自后无声。陈正敏《遯斋闲览》载杨勔得异病，每发言应答，腹中有小声效之，数年间其声浸大。有道人见而惊曰：此应声虫也，久不治延及妻子。令读《本草》，至雷丸，虫无声，乃顿服之，遂愈。赵子山苦寸白虫，医者戒云，是疾当止酒，而以素所耽嗜，欲罢不能。一夕醉，归寓已夜半，口干咽燥，仓卒无汤饮，适廊庑下有瓮水，月色下照，莹然可掬，即酌而饮之，其甘如饴，连饮数酌，乃就寝。迨晓，虫出盈席，觉心腹顿宽，宿疾遂愈。验视，乃织草履者浸红藤根水也。吴少师尝得疾，数月间肌肉消瘦，每日饮食下咽，少时腹如万虫攒攻，且痒且痛。张锐切脉，戒云：明日早且忍饥，勿啖一物。锐取黄土一盂，温酒一升，投土搅其内，出药百粒。饮之，觉肠胃掣痛，几不堪忍，须臾暴下如倾，秽恶斗许，有蚂蟥千余，宛转盘结。锐曰：虫入人肝脾里，势须滋生，此虫喜酒，又久不得土味，乘饥毕集，故一药能洗空之耳。蔡定夫之子苦寸白为孽，医者使之碾槟榔细末，取石榴东引根煎汤调服之。先炙肥猪肉一大脔，置口中，嚼咀其津膏而勿食。云：此虫惟月三日以前其头向上，可用药攻打，余日即头向下，纵有药皆无益。虫闻肉香，故空群争赴之，觉胸中如万箭攒攻，是其候也。然后饮前药。蔡悉如其戒，不两刻，腹中雷鸣，急登厕，虫下如倾。命仆以杖挑拨，皆联绵成串，几长数丈，尚蠕动，举而抛于溪流，宿患顿愈。

患此者，虽羸弱必先去虫，后以和平之剂调之。即此可为一切虚中有实，先攻后补之例。暗者只用滋补，甚且谓虫为脏寒所生，妄加热药，可哂也。

中　毒

不论所服何毒，急取灶心土为末，冷水调服方寸匕。地浆亦佳，见砒霜毒。或以甘草浓煎汁，多饮之。须放冷饮，毒乃解。以下诸药皆然。又，食蜜少许，佳。又，服葱涎，或煮大豆汁服亦可。又，浓煎荠苊汁饮之，不及煮，便嚼食亦得。又方：生麦冬八两，去心。葱白八两，捣。豉三升，水七升，煮取三升半，分三服。又，荠苊、一分。蓝叶花、七月七日取叶并花阴干，二分。共捣末，水调服方寸匕，日三。又，板蓝根、干者四两，洗净晒干。贯众、一两，刲去毛。青黛、研。生甘草、各一两。为末，蜜丸或水浸蒸饼丸，桐子大。另以青黛为衣，每服十五丸，嚼烂，新水送下即解。常服三五丸，亦解暑热。又，紫金锭冷水磨服，孕妇忌之。如欲死，急取新小便，和厕旁久屎一升，绞取汁一升，尽灌之便活。已死者亦可救。参下草毒条取粪汁法。

砒霜毒：羊血及鸡鸭血热服。蓝根、砂糖擂水服，入薄荷汁尤妙。亦治巴豆毒。绿豆擂浆，新汲水调，通口服。真靛花一二钱，井花水浓调灌。豆豉煎浓汁饮。亦治服药过剂烦闷。芭蕉根捣汁饮。掘地至黄土，入新汲水搅浊取出，滤去滓不必澄清饮之，并解蕈毒。名地浆。

巴豆毒：黄连、菖蒲、小豆、大豆汁、芭蕉根汁，并解之。

狼毒毒：白蔹、盐、蓝汁，并解之。

藜芦毒：雄黄、葱汁，并解之。

芫花毒：防风、防己、甘草、桂枝汁，并解之。

踯躅花毒：栀子汁解之。

射冈毒：蓝汁、大小豆汁、六畜血、蚯蚓屎、藕汁，并解之。

莨菪毒：荠苨、甘草、升麻、犀角、蟹汁，并解之。

半夏毒：生姜汁解之。

大戟毒：菖蒲汁解之。

附子、天雄、乌头毒：大豆、绿豆各数合，煎浓汁饮。又，远志、防风、枣、饴糖，并解之。

杏仁毒：蓝子汁解之。

川椒毒：闭口者有毒，戟喉，能杀人。食蒜，或饮地浆，或浓煎豆豉汁饮，并解之。

雄黄毒：防己解之。

丹砂毒：盐五钱，冷水调澄，旋服。

丹毒：地浆良。食蚌肉解丹石毒。

五石毒：荠苨汁生服。

吞金屑未绝者：水银一两放口中摇动，令下咽入腹，金即消灭成泥而出，三服即活。

漆毒：捣蟹汁涂。

蕈毒：忍冬草即金银花。生啖。人粪汁饮一升。截竹筒去青皮，浸粪窖中，取筒内汁。大豆煮浓汁饮之。细茶芽研，新汲水调服。石首鱼或鲞鱼头，白水煮汁服。荷叶杀蕈毒。

苦瓠毒：黍穰煮汁服解之。

面毒、豆腐毒：并用萝卜煎汤服，子亦可。

六畜肉毒及一切药毒：白扁豆生晒干为末，新汲水调下，三钱匕。

鸟兽中毒箭死者有毒：大豆煮汁及蓝汁服，解之。

牛肉毒：人乳合豉浓汁服。

马肉毒：香豉、二两。杏仁、三两。同蒸，一食顷熟，捣服，日再。又方：煮芦根汁饮之。

郁肉、密器盖肉经宿者也。漏脯毒：经屋漏水黏着之脯肉也。烧犬屎，酒服方寸匕。饮人乳或韭汁二三升良。

六畜肝毒：凡肝不宜食，自死者尤毒。豆豉水浸，绞汁，旋服。治马肝毒，雄鼠屎尖者是。二七枚为末，水和服，日再。又，人头垢取方寸匕，酒调服。

河豚毒：五倍子、白矾等分为末，水调服。或多饮清油吐之。

蟹毒：紫苏煮汁，饮三升。冬瓜汁，饮二升。

食果中毒：猪骨煅为末，服方寸匕。亦治马肝、漏脯等毒。

蛇遗精水中，误服中毒，并治蛇咬：水调雄黄末饮之。蛇咬，兼涂伤处。蛇咬，水洗头垢稠浓一云泔洗。饱饮。

虫毒：初中尚在膈上者宜吐，白矾、建茶各二钱为末，新汲水调，顿服即吐。又，此药入口，觉甘甜不苦，可验是毒也。或令唾水，沉者是，浮者非。或含银器口中，经宿色黑者是。若在膈下宜泻，麝香、二钱半，别研。雄黄、朱砂、水飞，俱另研。赤脚蜈蚣、微炙去足。续随子、各一两。共为末，煮糯米粥丸，如芡实大，每服一丸，热酒下即泻出。又方：败鼓皮、蚕蜕纸各烧存性。刺猬皮、五倍子、续随子、朱砂、飞。雄黄、飞，各等分为末，糯米稀糊丸，桐子大，每服七丸，空心熟水送下。又，升麻、桔梗、栝蒌各五两。捣末，先以熟汤洗患者阴中，再以汤调方寸匕，日二服，渐加至二匕，毒即内消。忌食黏物及猪肉。又方：鼓皮、阔五寸，长一尺。蔷薇根、五寸，如足拇趾大，细切。水一升，清酒三升，煮取一升，顿服下，其毒即愈。又方：荠苨根为末，饮服方寸匕。又方：生栝蒌根取汁一升，和酱汁少许，温服之，须臾吐出虫，甚验。又方：胡荽根捣取汁半升，和酒饮之，立下。又方：以猪胆导下部良。若吐血或下血如烂鸡肝者，茜根、蘘荷根，各三两。水四升，煮取二升，去滓，顿服愈。又方：猬皮烧灰，水服方寸匕，即吐出之。又方：酒服桔梗末加犀角末更佳。方寸匕，日三服。不能服，可灌之。心中当烦，须臾自静，有顷下，服至七日止，食猪脾补之。又治五虫，一曰蛇，二曰蛴螬，三曰虾蟆，四曰蝌蚪，五曰草虫，细切胎衣，晒干为末，水服半钱匕即消。或含升麻，咽汁亦佳。

岚瘴恶气毒：犀角、羚羊角、雄黄、麝香解之。又，甘草二两，水三升，煮一升，分服。

井中毒：凡五六月，井中及深冢中皆伏有毒气。欲入者，先以鸡鸭毛投之，直下至底则无毒，若徘徊不下必有毒矣。亦可纳生鸡鸭于其中试之，不死者无毒也。又须以酒或醋数升洒其四旁，良久乃入。如中毒郁闷欲死，即取其井中水洗其面，令饮之，又灌其头及身，即活。若其井无水，即他井亦可。一云：他井洒身上，至三食顷便活。东井取西井，南井取北井。

卷之三　杂症

肿　胀

肿胀有二：一因于水，水气停蓄于肌肤或脏腑，因而肌肤浮肿，肚腹膨胀也。其色鲜明润泽，其皮光薄，甚则如水晶。其肉腐，其身重；其肿不速，每自下而上，肿有分界；按其手足上，如糟如泥，成窟不起。按而散之，猝不能聚也。肢体如是，腹未必然。以腹中气盛水多，水挟气能鼓起也。一因于气，气热壅滞作胀，所谓诸腹胀大，皆属于热也。或气寒不运作胀，所谓胃寒则䐜胀，脏寒生满病也。或气实作胀，实者，邪气实也。如气因痰食虫血，七情郁滞，而壅盛作胀，所谓脾气实则腹胀，胃气实则胀也。或气虚作胀。虚则不能运，所谓气虚中满，太阴虚则鼓胀也。其色苍老，皮厚肉坚；其胀或连胸胁，或倏然而胀者，阳性急速也；或自上及下者，阳本乎上也；或通身尽胀者，气无不至也；以手按之，随手即起者，如按气囊也。两足或有按之不能猝起者，以气蒸成水，气亲上，水就下故也。证既不同，施治亦异。然水与气本一物，观嘘气成水，蒸水成气，可知矣。病常相兼，水蓄气必滞，气郁水亦停。则治水当兼理气，气行水自行。治气当兼行水。水行气亦通。

治水当分阴阳。阴水，无火之水也，或益脾肺之阳，或补命门之火。阳水，有火之水也，随火之所在而治之。少年纵酒，湿热内蓄，最多此证。

遍身肿，烦渴，小便赤涩，大便多闭，此属阳水。轻宜四磨饮，见气。添磨生枳壳，兼进保和丸；见伤饮食。重则疏凿饮子利之，以通为度。亦有虽烦渴而大便已利者，宜用五苓加木通、大腹皮，以利小便。五苓见伤湿。

遍身肿，不烦渴，大便自调，或溏泄，小便虽少而不赤涩，此属阴水，宜实脾饮。小便如常，至晚有微赤，却无涩滞，亦属阴也，不可遽补，木香流气饮、见气。继进复元丹。若大便不溏，气息息疑急。胀满，宜四磨饮下黑锡丹。见呃逆。

阴水虽宜补阳，然小火不能胜大水，必先泻去其水，乃用暖药以补元气。阴水虽寒，久亦郁而成热。寒，本也；热，标耳。

《金匮》分五水，曰：风水，皮水，正水，石水，黄汗。

风水，脉浮，骨节疼痛，水流关节。或重而酸，水在肌肤也。发热无汗，恶风，外感风邪。面目肿大，目下微肿如蚕，如新卧起状，目下属太阴，又，胃细筋散目下，土虚则水反克，循胃脉而上注也。颈脉动，人迎脉也，水浮气上逆，故动。时时咳，水气侵肺。当发汗。脉浮而洪，浮则为风，洪则为气，气郁热也。风气相搏。风强风多于热也。则为隐疹，身体为痒，痒为泄风，言痒者，名为泄风也。热为风所闭，欲泄不得泄，故作痒。久为痂癞。即养成疠疯。以风热久不散，郁而为湿，风热湿相蒸生虫，肌肉溃腐也。气强则为水，热多而不得外泄，则蒸气成水也。难以俯仰，水浸淫于肌肤筋脉中也。风气相击，身体浮肿，汗出乃愈，此为风水。此句上有恶风则虚，句下有不恶风者小便通利，上焦有寒，其口多涎，此为黄汗之文，当是错简，删之。风水脉浮身重，汗出恶风者，防己黄芪汤主之。固表以散风水。腹痛加芍药。加芍药、甘草以调中。风水恶风，一身悉肿，脉浮，不渴，续自汗出，无大热，越婢汤主之。恶风汗出而恶风，则为表阳虚加附子。

皮水，皮受水湿也，脉浮，水在皮肤故浮。胕肿，湿邪从下受，故足跗浮肿。按之没指，不恶风，非风邪也。其腹如鼓，如鼓，则非鼓也。以水在皮肤，不在腹内，故外有胀形而内无满喘也。不渴，在表，故不渴。当发汗。渴而不恶寒者，此为皮水。独有水而无风，故不恶风寒。渴者，盖皮水亦有浅深之分，深而近里，亦足以抑遏阳气，不化津液，故渴也。皮水为病，四肢肿，水气在皮肤中，防己茯苓汤主之。里水，当依《金鉴》作皮水。越婢加术汤主之，甘草麻黄汤亦主之。

正水，肾脏之水自盛也。其腹如鼓，脉沉迟，喘。水泛于上，故喘。

石水，脉沉，腹满不喘。阴盛结于少腹，如石之下沉也。惟其下沉不上干，故不喘。

黄汗，汗出沾衣，如黄柏汁。湿土为热所蒸，故色黄如此。脉沉迟，身发热，湿滞阳气不行，故郁而成热。胸满，四肢头面肿，不愈，必致痈脓。湿热久而愈盛，气血被其壅塞而成痈脓。身肿而冷，状如周痹，胸中塞，不能食，湿滞也。反聚痛，热为寒湿所郁，相攻击，故聚痛。聚，结也。暮躁不得眠，暮则寒湿愈盛，热愈郁，故躁不得卧。此为黄汗。黄汗，身体肿，发热，汗出而渴，状如风水，皆面目浮肿也。脉自沉，以汗出入水中浴，水从汗孔入得之。水寒遏郁汗液于肌内，为热所蒸而成黄汗。然汗出浴水，亦举隅之论耳，当推广之。黄芪芍药桂枝苦酒即醋。汤主之。《金鉴》谓，桂枝散邪，黄芪固卫，白芍、苦酒止汗以摄营气，自愈。愚按：此方无清热去湿之品，徒取固敛，得无壅乎？此方恐是错简，终不可用。

按：风水、皮水，皆水之在表者，以感风受湿为别，故有恶风与不恶风之分；正水、石水，皆水之在里者，以上浮下沉为别，故有喘与不喘之异；黄汗虽状如风水，而风水脉不沉，汗不黄，自不同也。黄汗当参黄疸门。又按：正水，水之上浮者，必干肺，故喘。然肺自有水病，故《金匮》谓痛在骨节，咳而喘，不渴者，此为肺胀，本文作脾胀，今从《金鉴》改之。其状如肿，似肿非肿，盖肺胀于中，未形于外也。发汗则愈。越婢加术汤。又谓肺水其身肿，皮肤浮肿。小便难，肺气为水所壅，不能通调水道，下输膀胱。时时鸭溏水粪相杂也。肺合大肠，水趋之。是也。又按：石水，水之下沉者，即《金匮》所谓肾水者，腹大脐肿腰痛，不得溺，阴肿，阴肿，旧在心水下，今从《金鉴》移此。阴下湿如牛鼻上汗，其足逆冷，面反瘦，言不若他水之面目浮肿也。是也。又，《金匮》谓肝水者，其腹大，不能自转侧，胁下腹痛，时时津液微生，小便续通。水气上逆下降，故津液有时生，小便有时通。盖肝喜冲逆，主疏泄，气得上下时通也。心水者，身重少气，即短气。不得卧，烦而躁。脾水者，腹大，四肢苦重，津液不生，脾湿，谷气不运不升，故津液不生。但苦少气，则小便难。气弱不化。是各脏皆有水也。水在肝部，则名肝水，随所在而名之。

外水。腰以下肿，当利小便。宜用贴脐等法。巴豆去油四钱，水银粉二钱，硫黄一钱，研匀成饼，先用新绵一片布脐上，内饼，外用帛缚时许，泻下恶水三、五次，去药，白粥补住。弱者隔日取一次，一饼可救三、五人。一法，鲜赤商陆根捣贴，帛缚定，水自小便出。一法，田螺四个，大蒜五个，车前子末三钱，研成饼，贴定帛缚，少时尿利则愈。或内服沉香琥珀丸，即苦葶苈子、郁李仁、防己、沉香、陈皮、琥珀、杏仁、苏子、赤茯苓、泽泻、麝香也。腰以上肿，当发汗。越婢汤加苍术。喘急不得卧者，苏子、葶苈等分，枣肉丸。四肢肿，宜五皮饮。五皮饮，不论阴阳水，俱可先用。或除湿汤加木瓜、腹皮。如未效，四磨饮兼吞桂黄丸，仍用赤小豆粥佐之。感湿者，腰以下肿尤甚，五苓散见伤湿。吞木瓜丸，见中风。间进除湿汤见中湿。加木瓜、腹皮、莱菔子炒。惟面与足肿，早则面甚，晚则足甚者，风水也。风上行则面肿，盖湿气非风不能上面也。湿下坠则足肿。视大便之硬溏，别其证之阴阳，除湿汤见中湿。加木瓜、腹皮、白芷可通用，或以苏子降气汤、见气。除湿汤各半贴煎服。单面肿，则独用苏子降气汤；单足肿，则用除湿汤。内水，腹大，小便不利，脉沉甚，可下之。十枣汤、浚川散、神佑丸、禹功散、舟车丸之类。盖水可从小便利，亦可从大便泄也。病轻者，枳实白术汤。白术补土，枳实破坚。张元素治痞，变此汤为丸，以彼属食积所伤，故用丸以消磨之。此水饮所作，故用汤以荡涤之。水胀，冬瓜宜长吃。鲤鱼重一斤以上者，煮取汁，和冬瓜、葱白作羹食之。青头鸭或白鸭，去肠杂，细切，和米煮粥，空腹食之。老鸭十年者佳。杀取血，俟凝，银簪划片，烧酒热泡食之。鸭身去毛杂，烧酒顿烂，空心食，俱不着盐。服后小便利，肿立消，忌盐三年。水肿外散内利，峻剂疏凿饮子，和剂茯苓导水汤。《医贯》胃虚不能制水者，以补土为主，补中益气汤、六君子汤等。二方并见气。实脾饮亦可。脾气旺则水自行，不必加行气利水之品。若肾火虚，三焦之气化不行，关门不利，水聚不出，惟济生肾气丸见虚损。最验。若肾水虚火炎，水从火溢，上积于肺，喘不能卧，腹大脐肿，腰痛，两足先肿，小水短涩，面赤或肿，口渴，大便反燥，六味见虚损。加麦冬、五味、牛膝、车前。以上论水肿。

气胀，又名鼓胀，以其外虽坚满，中空无物，止气作胀耳。有似乎鼓也。若兼中实有物，食痰虫血之类盘踞脏腑，如木之藏蠹，如皿之聚虫，则又名蛊胀。又有中毒而腹胀者，曰蛊毒。鼓，脉必浮革；蛊，脉必牢实。治蛊如大黄、芒硝、牵牛、槟榔、三棱，蓬术俱可用，一味地栗干最妙。气实作胀，宜厚朴等以破滞。气虚中满，宜补气加芍药等以收其散涣。更分寒热：虚而寒者，寒胀中满分消汤；虚而热者，热胀中满分消丸。七情胀，五膈宽中散、见反胃。木香流气饮、沉香降气汤。并见气。大怒而胀，分心气饮。忧思过度而胀，紫苏子汤。大病后浮肿，白术三钱，参、芪各一钱半，白茯二钱，陈皮、半夏曲、白芍、木香各一钱，炙草、大腹皮各五分，姜、枣煎。久泻后胀者，六君子见气。加白蔻、苏梗、当归，服后胀益甚，勿疑，久自效。因气而成水肿，分气香苏饮。老人虚寒胀，厚朴、炮附、木香。因饮食所伤者气必滞，胸满嗳气，消导宽中汤。失饥伤饱，痞闷停酸，早食暮不能食，早晨阳气长，谷易消；暮则阳气微，谷难化也。大异香散。蓄血作胀，腹皮上见青紫筋，脉芤涩，妇人多有此，先以桃仁承气汤，势重者抵当汤下之，或代抵当丸。并见血。虚人不可下者，且以当归活血散调治。血胀多有烦躁，漱水不咽，迷忘如狂，痛闷喘急，大便黑，小便利，虚汗气为血郁，热蒸成汗。厥逆等证，人参归芎汤。痰能滞气，勿谓不能作胀，故古人治气为痰郁作胀，加味枳术汤。气、水、血三者，病常相因，有先病气滞而后血结者，如妇人先病气郁，后致月经不行者是也。有病血结而后气滞者，如妇人先病月经不通，致气滞胀满是也。有先病水肿而血随败者，水积日久，渗透经络，灌入隧道，血亦化水。有先病血结而水随蓄者，血结则气滞，而热蒸成水，妇人月经不利，化水肿胀，皮肉赤纹，椒仁丸、人参大黄汤。须求其本而治之。积聚相攻疼胀，初用七气消聚散，日久弱者参术健脾汤，少佐消导药。虫聚作胀，治法详虫门。以上论气胀。食血痰虫积聚，虽非因气滞使然，亦必因此滞气，并以理气为主，故皆属之气也。

脏腑外，胸腹中，邪充塞，则胸腹胀矣。经络营卫，气无不到，则血脉皮肤无不胀矣。故有脉肤胀之名。脉胀者，筋起，络色变。木香流气饮治肤胀，加抚芎、姜黄治脉胀。而欲知为何部之邪，则先胀处，与胀甚处是也。脾胃受邪，则先从胃脘痞塞起。又，属脾胃者则饮食少，属他脏腑者则饮食如常。又，胀在皮肤、经脉者，饮食亦如常，在肠胃间者，则饮食少。皆宜细察。更须分虚实：其脏腑之气本盛，被邪填塞不行者，为实；气本不足，因邪所壅者，为虚。虚中亦有挟实，以其邪为食痰血湿等有形之物也。实者驱之，虚者补之，寒者热之，热者寒之，结者散之，留者行之。邪从外入内而盛于中者，先治其外而后调其中；阴从下逆上而盛于中者，先抑之而调其中；阳从上降而盛于中者，先举之而调其中。手足不肿，独腹胀，谓之单腹胀，俗名蜘蛛蛊，难治。以病全聚于脏腑，不分散于四肢也。实者厚朴散，虚者调中健脾丸。服药后手足肿，病自内达外也，不久愈。若从手足肿至腹，为从外入内，难治。男自下而上，男阳盛，邪不易犯。今乃以渐上犯，则邪盛阳虚可知。女自上而下，女阴盛，邪不易侵。今亦以渐下侵，则邪盛阴虚可知。皆难治。男止下肿，女止上肿，皆不足虑，不在难治之例。譬如草寇窃发，原易扑灭，若直逼京师重地，乃可危耳。

子和治一妇，水肿，四肢不举，令以草贮布囊，高支两足而卧，乃服上涌汗下泄泻之药，自腰以上水觉下行，自足跗以上水觉上行，会于脐下，泄泻而出，病大减。此法宜知，胜于升提也。

诊法：内水脉沉，外水脉浮，气胀浮沉无定，气时外行，时内聚故也。总以有神和缓有力也。为佳，最忌弦细微弱。

水肿鼓胀死证：腹胀身热阳盛也。而失血，则阴亡矣。四末清冷也。脱，瘦也，阴盛可知。泻数行，中亦脱矣。肿先四肢，后入腹，见前。利旋肿满，服下利之药而旋消旋胀。腹筋青，青胀高起。唇黑，肝伤。脐突，脾伤。阴囊腐，肾伤。缺盆、脊背、足心平，缺盆平心伤，背平肺伤，足平肾伤。掌肿无纹，心伤。脉虚涩，虚涩为血气败。肿胀逢之总可惊。

黄　疸

病由湿热蒸发，如罨曲相似，遍身头目爪甲皆黄，小便黄赤不利。有色如姜黄者。有外感郁热与素有之湿相蒸，或外感于湿与素有之热相蒸而发黄者，宜从汗解，详《伤寒论》。有内生之湿热相蒸者，在上则吐之，在下则下之利之。然有阳黄、阴黄之分，盖热胜则为阳黄，湿胜而寒则为阴黄，不可概用寒药。内因有由于停食者，仲景所谓谷疸，寒热不食，言其人先有寒热之病则胃不和，故不能食也。食即头眩，强食不化，浊气上升使然。心胸不安，久之发黄，食郁成热，蒸湿而发。茵陈蒿汤主之；又谓谷气不消，胃中苦浊，浊气下流，小便不通，湿热瘀矣。身体尽黄是也，《内经》谓：已食而饥者胃疸，乃热盛湿少，故能消谷，乃胃热，非食滞也，与此不同。此阳黄也。又谓，阳明病脉迟，胃寒。食难用饱，饱则发烦，饱则不消而烦。头眩，小便难，此欲作谷疸，始虽寒，久亦成郁热。虽下之，腹满如故，以脉迟故也。详《伤寒论》·阳明篇中。此阴黄也。有因于酒者，酒性热而质湿，湿热内瘀多发黄，仲景所谓鼻燥，心中热，脉浮，欲吐者，吐之愈；病属上焦。又谓，心中懊憹或热痛，不能食，栀子大黄汤主之；病在中焦。又谓，或无热，无外热也，观或字，知有外热者矣。谵语，小腹满，脉沉者下之；病在下焦。又谓，酒疸下之，久久为黑疸，病在上焦者应吐，若误下则伤其血分，故血败而见黑色。目青面黑，举面目以赅周身也。心中如噉蒜齑状，辛味刺心。大便黑，瘀血之色。皮肤爪之不仁血痹于皮肤也。是也。有由于房劳者，致肾水虚，相火炎，不特蒸湿成黄，并瘀血变黑，仲景所谓黄家日晡发热，湿属脾土，故热发日晡所。而反恶寒，伤寒阳明证发热者必不恶寒，乃湿与热瘀痹于内，表阳不宣，故恶寒也。此乃辨证之法。此为女劳得之。膀胱急，少腹满，身尽黄，额上黑，额最高，火气之所熏，故黑。足下热，因作黑疸。先则额黑，后则周身皆黑。其腹胀如水状，大便必黑，时溏，此女劳病，非水也，腹满者难治，脾肾皆病矣，故难治。消石矾石散主之。消石咸寒除热，矾石除痼热在骨髓，大麦粥调服，恐伤胃也。然此方难用。又谓额上黑，微汗出，湿欲外泄。手足中热，薄暮即发，阴热，故暮发。膀胱急，血瘀急痛。小便自利，可知膀胱之急乃由血瘀。曰女劳疸是也。其余所因尚多，而古人止分谷疸、酒疸、女劳疸，及总名之黄疸，与五水中之黄汗详水肿篇。为伍，然不必泥，当推广之。仲景谓，疸而渴者难治，热盛。不渴易治。发于阴部，其人必呕；阴者里也，里气逆，故呕。发于阳部，表也。其人振寒而热。湿胜则寒，热胜则热。又谓，腹满舌痿，湿痰壅塞舌本之筋，不得转掉也。或曰舌当作身，湿热伤筋故痿。躁不得睡。又谓，诸黄疸，但利其小便，茵陈五苓散主之；脉浮当汗解，桂枝加黄芪汤主之。此方不可轻用。又谓，肚热，热在里，当下之。又谓，腹满，小便不利而赤，自汗出，为表和里实，当下之，大黄消石丸。此皆言阳黄也。又谓，小便色不变，欲自利，腹满而喘，此为寒气痞满，浮热上壅。不可除热，除热必哕，干呕也，虚阳为寒所闭，上哕而有声。小半夏汤主之。散寒降逆。此言阴黄也。阴黄小便清白，大便不实，喜静能卧，脉迟弱无力，身冷自汗，当以虚寒治之。仲景所谓男子黄，小便自利，与小建中汤。见劳倦。王海藏谓，中州寒生黄，用大小建中，见劳倦。不必茵陈，皆气虚之阴黄也。气虚则脾不运，久瘀于里，则脾败而色外见，故黄，其黄色必淡。戴复庵谓，失血后多面黄，或遍身黄，但不及耳目。血不荣也，如竹木春夏叶润则绿，至秋则干黄，宜养荣汤、见虚损。十全大补汤，见虚损。妨食者四君子见气。加黄芪、扁豆。此血虚之阴黄也。此为干黄，小便利，四肢不沉重也。以上所论黄疸证，《准绳》谓是暴病，言其黄骤然而见也。故仲景以十八日为期。仲景谓治之十日以上瘥，反剧者难治。十八日乃脾土寄旺于四季之期，十者土之成数，逾十日不瘥，则旺气就衰，故难愈也。然可不泥。另有一种病黄者，其黄以渐见，久而不愈者。名食劳疳黄，或由食积，或由劳倦，或由疳积所致，或名黄胖。胖者肿也。大小温中丸、枣矾丸、暖中丸。上前三方以针砂、醋之类伐肝，以术、米之类助脾，后一方以矾、醋之酸泻肝，湿热蒸而发胖，如馒头蒸而起发。矾、醋收敛，使之瘦缩。凡收敛即属伐肝。以枣肉之甘补脾，虚人佐以补剂。按：此即今人所谓黄肿，与黄疸分别处在肿而色带白，眼目如故，不如黄疸之眼目皆黄，湿盛则但黄而不亮，热盛则鲜明如橘子，干黄则枯槁不润。盖色润者属水，色光者属火。若色如烟熏，黄黑晦滞，枯槁无光，为危证。旧说湿胜如熏黄黑晦，存参。按：黑晦即不亮也，然未必枯；若并不润，则是瘀败之死水，难治矣。而不带白，且无肿状，似不必以暴渐分。又，黄肿多有虫与食积，有虫必吐黄水，毛发皆直，或好食生米茶叶之类，用使君子、槟榔、川楝、雷丸之类。食积则用消食药，剂中不可无针砂，消积平肝，其功最速，治法亦与黄疸有别也。又有温疫发黄，详温疫门。又有瘀血发黄，身热小便利，大便黑，脉涩，桃仁承气汤，见血。下尽黑物愈。又有身不黄，独目黄者，《经》云：风气自阳明入胃，循脉而上至目眦，其人肥，风气不得外泄，则为热中而目黄，青龙散主之。按：此亦举隅之论耳。

治法

丹溪谓，五疸不必细分，概以湿热治之。养胃化疸汤：茵陈、苍术、木通、泽泻、猪苓、山栀、白茯苓、薏苡仁。食滞加神曲、山楂、麦芽，酒疸加葛蒲、葛根，女劳疸加当归、红花活血。有神验方：黄蜡、香油摊膏，长六寸，箸头卷，湿面二指厚，大如掌，中以指穿一孔，对脐贴，将膏卷入孔，燃火熏，最久者九条立愈。谷疸，红丸子、见伤饮食。《宝鉴》茵陈栀子汤、谷疸丸。酒疸，栀子大黄汤、葛根煎汤，或栀子仁煎汤调五苓散，见伤湿。或生料五苓散加干葛一钱，或葛花解酲汤。见伤饮食。酒疸变成腹胀，渐至面目周身俱肿，霍脾饮加木香、麦芽各五分。女劳疸，加味四君子汤、大便不健者宜。滑石散、小便不利者宜。肾疸汤。病后脾气虚而黄者，异功散见气。加黄芪、扁豆各一钱。黑疸多危，急用土瓜根一斤，捣碎，绞汁六合，顿服，当有黄水从小便出，再服之。目黄不除，瓜蒂散见伤饮食。搐鼻取黄水。

消 渴

此为渴而且消之证，其寻常止患渴者附后。

河间谓：由水虚火炎，燥热之甚，故渴而饮水多。子和亦谓：

心火太盛，津液耗涸，在上则为膈消，甚则消及肺脏，在中则为肠胃之消，甚则消及脾脏，在下则为膏液之消，甚则消及肾脏，在外则为肌肉之消，甚则消及筋骨。四脏皆消，则心自焚而死矣。治此者，但调之而不下，则小濡小润固不能杀炎上之势；下之而不调，亦终不能沃膈膜之干；下之调之，而不减滋味、戒嗜欲、节喜怒，亦病已而复作。证分上中下，皆从火断之。

上消者，大渴饮多，甚者舌亦赤裂，《经》谓心移热于肺，传为膈消者是也。二便如常，知其燥在上焦，白虎加人参汤见发热。主之。小便少者，乃热消铄其水也，此消之一义也。亦用前汤加生津滋燥之药，如花粉、北味、麦冬、干葛之属。若小便不利者，不利非少也，盖有水而不利耳。前汤合五苓散，见伤湿。子和谓：恐变为水肿者是也。若小便利者，所谓饮多溲亦多也，详见下文。前汤加辛润之品，以开通腠理可也。上消大概心火盛，黄连一味煎汤，候冷，遇渴烦饮，久而自愈。若用心过度致此者，黄芪六一汤加莲肉、远志各一钱，吞玄兔丹，仍以大麦煎汤，间下灵砂丸；糯谷炒爆、桑根白皮等份，每服一两，水煎，渴即饮之，使水谷之气上蒸于肺，化为津液。此金生水之义，二物皆肺药，又淡渗，故取之。缲丝汤，能引清气上朝于口，又，蚕与马同属午，火心也，作茧成蛹，退藏之义，故能抑心火而止渴也。治上者，剂宜小而服宜频。东垣谓，消渴未传，能食者，必发脑疽背疮，不能食者，必传中满鼓胀。盖能食者为实火，火盛则血壅于经络，故生疽疮；痛甚而不溃，或溃出赤水。不能食者为虚寒，虚寒则气不运，故胀满。而所以致虚寒者何？曰：以寒治热，固如绳墨之不能废。然脏腑有远近，心肺位近，宜制小其服，肝肾位远，宜制大其服，使之适至病所而止。否则或过或不及，皆为诛罚无过。如上消而制大，则速过病所，而寒其中下焦，因致胀满之病。所谓上热未除，中寒复起也。是以处方宜审，故曰心肺之药，莫厌烦而少。

中消者，善食而瘦，热能消谷也，此消之一义也。瘦，热灼肌肉。消，削也，此消之有一义也。渴，自汗，大便硬，小便频数黄赤，是胃热盛。叔和所谓口干饮水，多食饥虚成消中者是也。子和释《经》，二阳之病发心脾，男子少精，女子不月，其传为风消，谓二阳乃胃与大肠病热，心受之则血不流，故女子不月，脾受之则味不化，故男子少精。风火消涸肠胃，此肠胃之消也。调胃承气汤，见大便不通。或三黄丸；见发热。生地、白莲藕各自然汁，牛乳各一斤，熬膏，和黄连末一斤，丸如桐子大，白汤下三五十丸，日十服；黄连猪肚丸、清凉饮子。见伤燥。

下消者，烦渴引饮，小便如膏，面色黧黑，耳轮焦枯，两腿消瘦，此肾热也，又名肾消，六味地黄丸见虚损。主之。多因色欲过度，服金石药，肾水涸竭，虚阳上炎，不交精出，小便淋浊，阳道常坚，古谓之强中也。

按：三消，在河间、子和以为热证，而《金匮》谓，消渴，小便反多，饮一斗溲一斗，肾气丸主之。又，《内经》谓心移寒于肺为肺消，饮一溲二者死，不治。是三消固有寒证乎？曰：此虽亦名消渴，而实不当以消渴名者也。盖《金匮》所言，乃因其人命门火衰，不能蒸动肾水与脾胃中谷气，以上达于肺，故上焦失润而渴。其所饮之水，未经火化，直下膀胱，故饮一溲一，其味不咸。肾气丸即八味丸。用附、桂以壮其命门之火，如釜底加薪，则水谷之气上腾，蒸为润泽也。然此证止因水不上滋而渴，非如盛火之焚灼，则其渴不甚，饮亦必不多，其谓饮一斗溲一斗者，乃合算之词，非言每饮必一斗也。其与热证之大渴引饮不止者，安得无殊哉？肾热则小便如膏，肾寒则小便清白，又自有辨也。至若《内经》所言，心火衰微，反为水冷金寒之化，不特所饮之水无气以化，且并身中之津液，亦无气提摄，相并下趋，而成饮一溲二之证，则肺气之消索已甚，尚何大渴大饮之有？此皆不当名消渴，致后人泾渭不分，动手即从温补，热证逢之，不死何待？此河间、子和二公所谓大声疾呼而痛诋其非也。河间谓：饮多而小便多者，非虚寒无火，不能制水，乃燥热太甚，肠胃三焦之腠理怫郁结滞，致密壅塞，水液不能渗泄于外，如水沃石，过而不留。故溲多也。此消之又一义也。当除其燥热，济津液之衰，使道路散而不结，气血利而不涩。即前所谓以辛润之品开通腠理也。又谓常有阳极似阴者，下部觉冷，两足如冰，乃心火不降，宜寒药下之三五次，则火降水升，寒化自退。其言可谓名通。子和谓：心为阳火，先受寒邪，火郁伤肺，火与寒皆来乘肺，肺外为寒所薄，阳气不得泄，内为火所燥，故皮肤消索，溲溺与积湿频并，饮一溲二。膈消不为寒所薄，阳得宣散，故可治。肺消为寒所薄，阳气自溃于中，故不治，亦一说也。

三消通治：好黄连治净为末，冬瓜自然汁和成饼，阴干，再为末，再和。如是者七次，仍用冬瓜汁丸，桐子大，每服三十丸，大麦仁汤入冬瓜汁送下。寻常渴，一服效。小便既多，大便必秘，宜常服四物汤见血。调之。糯米泔淅二亦可冷进。三消久而小便不臭，反作甜气，在溺桶中涌沸，其病为重。更有如猪脂浮在溺面，如柏烛泪溅在桶边，此精竭也，难治。水在天地与人身，皆有甘有咸，甘者生气，咸者死气。小便死水也，本咸而反甘，是生气泄也，脾胃之生气下陷矣。参汗门脱汗味淡更明。三消久之精血亏，或目无所见，或手足偏废如中风，须滋生精血。愈后须防发痈疽，黄芪六一汤下忍冬丸。末传鼓胀水气，五皮饮见肿胀。送济生肾气丸。见虚损。东垣中满分消诸方见肿胀。可选用。坎，乾水也，气也，小而井，大而江河也。兑，坤水也，形也，微而露，大而雨也。一阳陷于二阴之中为坎，坎以气潜行万物之中，为受命之根本，故润万物莫如水。一阴彻于二阳之上为兑，兑以形普施于万物之上，为资生之利泽，故说万物莫说于兑。三焦为无形之火。制以有形之水者，兑泽也，可暂者也。吾身自有上池真水，气也，天一所生也，以无形之水，沃无形之火，常而可久者也，是为真水火，升降既济，渴自止矣。

寻常消渴，饮食劳倦，气虚发热，致津液不足而渴，不可与五苓、见伤湿。宜补中益气汤见气。加五味子、葛根。无病自渴，与瘥后渴，参术饮、四君子汤、见气。缩脾饮、见中暑。俱加干葛。久病阴虚，黄芪饮、四物汤见血。加人参、木瓜，或七珍散去术加木瓜。产妇血虚渴，宜益血。酒渴，干葛饮调五苓散。多食果子致渴，药中加麝香。停饮致渴，详痰饮门。

痿

发于夏者俗名疰夏。

痿者，手足软弱无力，纵缓不收也，即俗所谓手摊脚软之意。盖热而兼湿使然。观物之寒而干者必坚硬收引，热而湿者必柔软弛长可见。湿属土，胃为水谷之海，主润筋脉。胃病则不能运行水谷，湿停筋脉中，不为润而为潦，与热相合，故治痿独取阳明也。五脏皆有热，热者火也，火属心而伤肺；又，制火者水，金为水之源，源伤则流绝，重其源之伤，故总归于肺热也。然此证之有热无寒则然矣，其有湿与否，则须细辨。若无湿而概用燥药以利水，则火益燥烈，筋脉反致枯干挛缩，求为弛长缓纵而不可得矣。治者审之。无湿亦有痿者，以津液为热所灼，尚未即干，虽不弛长，亦未短缩，但困弱柔软而不能行动也。观草木遇烈日而枝叶萎软可见矣。《内经》分五痿：肺热叶焦，皮毛虚弱急薄，著皮干紧，与肉相搏，而著于肉也。而生痿躄，足不能行。其证色白而毛败。心热则下脉厥而上，三阴在下之脉，因心热而逆上。上则下脉虚，虚则脉痿，枢折挈，膝腕似折而不能提挈也。胫纵而不任地，其证色赤而络脉溢。肝热则胆泄口苦，筋膜干，筋膜干则筋急而挛，发为筋痿，其证色苍而爪枯。脾热则胃干而渴，肌肉不仁，发为肉痿，其证色黄而肉蠕动。肾热则腰脊不举，骨枯髓减，发为骨痿，其证色黑而齿槁。又，论其致热之由，谓有所亡失，所求不得，则发肺鸣，咳嗽也。肺热叶焦，五脏因肺热叶焦，发为痿躄。悲哀太甚则胞脉绝，绝则阳气内动，心下崩，数溲血，大经空虚，发为肌痹，传为脉痿。思想无穷，所愿不得，意淫于外，入房太甚，宗筋弛纵，发为筋痿，及为白淫。筋痿者，生于肝使内。有渐于湿，渐渍也。以水为事，如舟居者之习于水。居处相湿，肌肉濡渍，痹而不仁，发为肉痿，得之湿地。有所远行劳倦，逢大热而渴，渴则阳气内伐，内伐则热舍于肾，水不胜火，骨枯髓虚，故足不任身，发为骨痿。细详《经》意，是言五脏各有自致之痿，有他病传变之痿，观肌痹传为脉痿句可知。而总归于肺热所发也。至其致热之由，或言七情，或言房色，或言伤湿，或言劳倦，乃互文以见。内外诸邪，皆足生病，未见有归重于湿之意。但本证论治，谓阳明为脏腑之海，主润宗筋，束骨而利机关，与冲脉冲脉又名血海。合于宗筋，属于带脉。阳明虚冲脉无所禀则亦虚。则宗筋纵，带脉不收，所谓虚则不能行湿，不为润而为涝也，一切筋脉皆缓纵可知。故足痿而不用，所以治痿独取阳明。又，《生气通天论》云：湿热不攘，大筋緛短，小筋弛长，大筋亦有弛长，小筋亦有緛短，勿泥。緛短为拘，弛长为痿，是此证固以湿热言，不以干热言也。故古人方中多用术、苓、泽泻，及诸风药。但此证属干热者毕竟多，然则滋阳明水谷之气以润宗筋，壮北方少阴之精，以沃涵泽，尚忧无济，反敢利其湿哉？

治法

热者补阴丸。东垣取黄柏为君，以滋水清热。嵩崖谓：风药及香燥温补之剂断不可用，童便一味最妙。清燥汤详伤暑。用黄连、黄柏、麦冬、五味、生地、当归，以清金滋水养血，人参、黄芪、甘草以补肺气。有湿用二术、二苓、泽泻，湿在下部者加升、柴。升提以利之。饮食少进，用陈皮、神曲。肺热，宜黄芪、二冬、石斛、百合、山药、犀角、桔梗、枯芩、栀子、杏仁之属，有湿加木通、秦艽。心热，黄连、苦参、牛黄、龙齿、牡丹皮、地骨皮、犀角。肝热，生地、天冬、白芍、柴胡、龙胆草、白蒺藜、黄芩、黄连。脾热痰湿，二术、二陈、霞天膏等，甚则三化汤、见中风。调胃承气汤见大便不通。下之，控涎丹见痰。取之。肾热，六味见虚损。加知、柏。湿热，健步丸加黄柏、苍术、黄芩，或小胃丹见痰饮。攻之。湿痰，二陈加苍术、黄柏、竹沥、姜汁。血虚，四物见血。加减。气虚，壮火食气。补中益气见气。加苍术、黄柏。死血，桃仁、红花、归尾、赤芍之类。

若但两足痿软，病在下部，属肾、膀胱。《经》谓：恐惧不解则伤精，伤肾亦多端矣，举恐惧以赅其余，勿泥也。精伤则骨酸痿厥，精时自下。肾伤精脱，则水虚可知，水虚则火炎，热而筋弛可知。又谓三阳即膀胱太阳经。为病，发寒热，下为痈肿，热胜可知。及为痿厥是也。又属脾湿。《经》云：凡治痿厥，肥贵人犹言富贵人。则膏粱之疾也。浓酒厚味，积为湿热。又云：秋伤于湿，秋为燥令，而云伤湿者，以见秋亦有伤湿耳，勿泥。发为痿厥是也。东垣治黏合公，三十二岁病此，尻阴皆冷，阴汗臊臭，精滑不固。此醇酒厚味滋火于内，逼阴于外。医误作寒治，十旬不愈，脉沉数有力。以滋肾大苦寒之剂，制之以急，寒因热用，再服而愈。当是滋肾丸、神龟滋肾丸之类。左经丸、续骨丹，治湿痰污血阻碍经络而致者。兼表邪，越婢加术汤。见肿胀。

肺痿、肺痈

《金匮》问曰：热在上焦者，因咳为肺痿，火刑金，因咳；壮火食气，故肺热叶焦，手足困弱而不用，曰痿。肺痿何从得之？师曰：或从汗出，言汗出过多也。或从呕吐，或从消渴，小便利数，或从便难，血已燥矣。又被快药下利，重亡津液，以上数者，皆亡津液之由，可推广之。故得之。津液亡则阴不济阳而热甚矣。曰：寸口脉数，其人咳，口中反有浊唾涎沫者何？津液既伤，则热为干热，何故反有唾沫吐出，故疑之。师曰：此为肺痿之病。肺热则清肃之令不行，水精不四布，留贮胸中化为涎沫，不但不濡他脏，并肺亦不滋，干者自干，唾者自唾也。若口中辟辟燥，咳即胸中隐隐痛，脉反滑数，此为肺痈。肺痿病在气分，故津液随气分化为涎而出诸口。肺痈病在血分，故津液随血分凝为脓而不出诸口。然亦有唾浊者，观下文便知。滑为痰涎之诊，既干燥无痰涎，则脉应涩，何以反滑？以血热也。然初虽数滑，后则数实矣。咳唾脓血，痈溃脓血从咳唾出。脉数虚者为肺痿，壮火食气则气虚，津液亡则阴虚。数实者为肺痈。气壅血滞为实。问曰：病咳逆，何以知此为肺痈？曰：寸口通三部言。脉微《金鉴》云：微当作浮，下同。而数，微则为风，数则为热；微则汗出，数则恶寒。此以外感言，故脉浮数而身热，有汗，恶寒。风中于卫，热过于营，过，入也。外感风寒，内郁成热，由浅入深。呼气不入，句旧在热过于营句上，今移此。吸而不出，言呼吸之气出入不利也，即下喘满意。风伤皮毛，热伤血脉。风舍于肺，由皮毛入肺。其人则咳，火刑金，肺痒故咳。口干喘满，咽燥不渴，热尚在表，未遽伤其津液，故不渴。以初病时言。时唾浊沫，即伤风痰嗽也。时时振寒。即恶风寒意。热之所过，血为凝滞，时时振寒，则表久不解，而热不散，于是日渐深入，而血凝滞。蓄结痈脓，吐如米粥。溃后吐脓如米粥。始萌可救，脓成则死。亦有不死者，观下文便知。此条举外感而言，而内伤之致此者可例矣。咳而胸满，振寒脉数，咽干不渴，时出浊唾腥臭，可知肺痈亦有唾涎沫者矣，由此推之，则肺痿亦必有不吐涎沫者矣。必泥上条所云以辨证，得毋误乎？再按：肺痿有干热，有湿热，而以干热为主。即有涎沫，亦吐者自吐，干者自干，况无涎沫可吐者，其为干涸，又何待言乎？合痿门详看，其理自见矣。热得湿而后壅肿成痈，则肺痈多为湿热，故时吐浊。其不唾者，乃凝结在里之故。谓肺痈无湿，恐非情理。久之吐脓如米粥者，为肺痈，桔梗汤主之。以解毒排脓。上条言死，此条言不死，盖证有轻重之别也。肺痈，喘，不得卧，葶苈大枣泻肺汤主之。大苦大寒，峻泻肺邪，恐稍迁延，脓成则死矣。肺痈，胸满胀，一身面目浮肿，浊气不得下降之故。鼻塞，清涕出，热气上蒸成水也。不闻香臭酸辛，肺热攻鼻，故酸辛；浊气充塞，故不闻香臭。咳逆上气，喘鸣迫塞，葶苈大枣泻肺汤主之。肺痿，吐涎沫而不咳者，肺痿咳而吐涎沫，本证也。今止吐涎沫而不咳，则似肺痿而实非肺痿矣。其人不渴，必遗尿，小便数。所以然者，以上虚不能制下故也，此为肺中冷。肺冷则气寒，不能摄津液，故上则吐沫，下则小便不禁也。必眩，《经》谓：上虚则眩是也。多唾涎，甘草干姜汤以温之。若服汤已，渴者，属消渴。小便多而渴者为消渴，小便多而不渴者为肺冷。然消渴病初起，亦有不遽渴者，误作肺冷治之，遂见渴证。此仲景教人辨别肺痿、肺冷、消渴之法。

喻嘉言曰：才见久咳，先须防此两证。肺痈由五脏蕴崇之火，与胃中停蓄之热上乘乎肺。肺受熏灼，血为之凝，痰为之裹，遂成小痈，日渐长大，则肺日胀而胁骨日昂，乃至咳声频并，痰浊如胶，憎寒发热，日晡尤甚，面红鼻燥，胸生甲错。甲错谓枯索粗糙，如鳞甲相错也。始先苟能辨其脉证，属表属里，极力开提攻下，无不愈者。迨至血化为脓，肺叶朽烂，倾囊吐出，十死不救，嗟无及矣。又云：《金匮》治法，贵得其大要，多方图之，生胃津，润肺燥，下逆气，开积痰，止浊唾，补真气以通肺之小管，散火热以复肺之清肃，亦能复起，可不致力乎？《尊生》肺痿，举肺汤：桔梗、甘草、竹茹、二冬、阿胶、沙参、百合、贝母。肺痈，手掌皮粗，气急颧红，脉数鼻煽，不能饮食，不治。肺痈，清金饮：刺蒺藜、苡仁、橘叶、黄芩、花粉、牛蒡、贝母、桑皮、桔梗。咳吐稠痰，胸胀喘急，发热，玄参清肺饮：玄参、柴胡、陈皮、桔梗、茯苓、地骨、麦冬、苡仁、甘草、槟榔，煎成入童便一盏服。重者不能卧，宁肺桔梗汤：桔梗、贝母、当归、栝蒌仁、黄芪、枳壳、甘草节、桑白、防己、百合、苡仁、五味、甜葶苈、地骨、知母、杏仁。身热加柴胡，便秘加熟大黄。勿论已成未成，通用金鲤汤：鲤鱼一个，重四两，去肠，勿经水。贝母末二钱。入鱼腹内，线缝，童便一碗浸，重汤煮至鱼眼出为度，去鳞骨，净肉仍浸童便内顿热，连便服之，日三次，效速。已吐脓后，排脓散：黄芪、白芷、五味、人参各等分。

痹

麻木。

《内经》谓：风寒湿三气杂至，合而为痹。痹、闭滞也。身中血气为三者之邪所闭滞。风气胜者为行痹，风善行动，嘘其寒湿走注不定，故痹痛亦走而不定。寒气胜者为痛痹，血气痹滞无不痛者，而寒之痛为甚。以寒则凝，其滞而不通，比风湿尤甚，故痛若虎咬，世呼为白虎风是也。湿气胜者为着痹，不如风胜者之流走，但着而不移；亦不如寒胜者之痛甚，但略痛，或但麻木不仁。盖湿如水而寒如冰，腠理之松滑与紧涩有异，则气血之行，其为阻滞冲击者，固有微甚之分也。是名三痹。

《经》又分：以冬得之为骨痹，骨重不举而酸疼。春得之为筋痹，筋挛不伸。夏得之为脉痹，血脉不流而色变。长夏得之为肌痹，肌肉不仁，不知痛痒。秋得之为皮痹，皮逢寒则急，逢热则纵，虽麻木，尚知痛痒。是名五痹。

又谓：五痹久不愈，重感于邪，则各传其脏。如见胸满烦喘咳嗽，是皮传肺，为肺痹也；呕吐痰涎，心下痞硬，四肢懈惰，是肌传脾，为脾痹；心烦心悸，嗌干善噫，厥气上则恐，如肾寒冲心则恐悸之类。是脉传心，为心痹；多惊善怒，胁胀，多饮，小便数，是筋传肝，为肝痹；善胀，尻以代踵，足挛不伸也。脊以代头，伛偻不直也。是骨传肾，为肾痹。痹入五脏则死矣。又谓传腑：数饮而小便不通，中气喘急，时作飧泄，不泻则胀，不胀则泻。为肠痹。大小肠也，举肠赅胃。小腹膀胱按之痛，若沃以汤，涩于小便，上为清涕，为胞痹。胞即膀胱，详淋证门。痹不言胆者，缺文也。又有众痹、周痹之名。谓各在其处，歇而复起，左右相移，更发更休，名众痹；若在血脉之中，止随脉以上下，而不左右相移，名周痹。周痹似中风之偏废，然有痛而无口眼㖞斜为异。按：以上诸痹，总皆风寒湿三气为患，特以其受病之所在，区别言之耳，要其病本则一也。

再按：风即寒也，说见疟论。虽曰风寒湿，实寒湿二者足以尽之。气为寒湿所闭，气盛而寒湿微者，则走注而不甚痛；若气盛而寒湿亦盛者，则不甚流走而痛剧；气弱而寒湿甚者，则着而不行，亦不甚痛，或但麻木也。《经》所谓风胜为行痹者，风有外风、内风。以外风言，即寒之浅者止伤于卫，风胜犹云邪偏胜于卫。不甚闭遏，故能流走而不甚痛。若以内风言，则即人身之气矣。是《经》言风即兼言气可知矣。至寒之痛，必由于气盛冲击；湿之着，必由于气弱不运，固可推而得之耳。麻者非痛非痒，如千万小虫乱行，如麻之乱也，观于脚麻可知。木者不痒不痛，并不麻，顽然一物，自己肌肉如他人肌肉，按之不知，搔之不觉，如木之无知也。河间论麻，谓是气涩，东垣谓是气虚。盖气盛能行，不麻；全无气不行，亦不麻；惟气衰不能运行流利，停滞此处，嘘其津液痰涎，纷乱沸动所致也。若血液燥涸者，气行不得滑利，纷然而窜走其空隙，亦麻。或言风者误也。

观人之久坐而起则脚麻，及绳缚久，释之则亦麻，岂非气久不行，得起得释而微通，嘘其久滞之血液而然哉？李正臣夫人病麻，昼减而夜甚，又闭目则甚，开目则否。盖昼与开目，则阳行于外，气得流通，故减也。再按：外感之寒湿能痹，岂内生之寒湿独不痹乎？寒能滞气涩血，湿能停痰聚液，观之瘀血痰饮之为痹，而初无外感者，可见矣，不特此也。内生之风亦为痹。内风者，热气之慓疾者也，热盛亦生湿生痰矣；热甚则血枯，死血阻塞经隧，则亦不通而痹矣。又，忍尿亦成痹。尿不行则气亦不行而乍痹，必膝冷。支饮臂麻木，一隅三反，是在明者。

治法

虚人痹者，小续命汤见中风。加减。风胜倍防风，寒胜倍附子，湿胜倍防己，皮痹加黄芪或桂枝皮，脉痹加姜黄或红花，肌痹加葛根或白芷，筋痹加羚羊角或续断，骨痹加虎骨或狗脊，有汗减麻黄，便溏减防己，寒胜减黄芩，加干姜，热胜减附子，加石膏。壮者增味五痹汤，风痹以芪、防为主，寒痹麻黄、附子为主，湿痹防己、羌活为主，皮、脉等五痹加药照前条。三痹通用木通，不见水者二两。以长流水二碗，煎一碗，热服取微汗。昔有人梦得此方而痹痛愈，此谓通则不痛也。不愈再三服，视所胜，照前方加味。不得过三钱。三痹汤、独活寄生汤，并治各痹久不已，乘虚入脏。五苓散见伤湿。加附子治胞痹，加苍术治肠痹。气虚麻木，黄芪益气汤。冷痹，身寒无热，四肢厥冷。蠲痹汤。热痹，身热如火。升阳散火汤见劳倦。加犀角、羚羊角。又，行痹，黄芪、苍术各酒炒二钱，姜一片煎，调威灵仙酒炒。末，羚羊角灰，芥子末，温服。走注与历节不同，历节是支节疼痛，未必行也。今将治走注诸方开后。如意通圣散、虎骨散、桂心散、仙灵脾散、没药散、小乌犀丸、没药丸、虎骨丸、十生丹、骨碎补丸、定痛丸、八神丹、一粒金丹、乳香应痛丸。外贴，用牛皮胶一两，水熔成膏，芸薹子、安息香、川椒、附子，各半两，为细末，和贴。亦有痰涎走注，变生诸疾，但察并非风寒湿外感，而忽然肢体上下走易作痛，神昏多睡，或饮食无味，痰唾稠黏，夜间喉有痰声者是也，但用控涎丹见痰。数服即愈。

痛痹，上部痛：羌活、桂枝皮、桔梗、威灵仙，臂痛加桑枝、姜黄。下部痛：牛膝、防己、木通、黄柏，加乌、附以引经。关节痛：穿山甲、虎骨、松节。上部肿痛：五积散见中寒。乌药顺气散，加姜葱发汗。下部肿痛：五苓散、见伤湿。八正散、见淋。大橘皮汤见肿胀。加灯心、竹叶利小便。肿而大便不通；大柴胡汤、见疟。防风通圣散、见中风。筋痛：缓筋汤。浑身筋骨痛：立效散；觉冷者，甘草附子汤；觉热者，当归拈痛汤。见身体痛。历节肿痛：犀角汤，再服茵芋丸。肢节痛：大羌活汤。外用熨法：三年酽醋五升，煎三四沸，入葱白二三升，再煎一沸滤出，布裹乘热熨之。又方：芫花、桑白、川椒，各二钱，桂心一两，柳蛀五钱，麦麸一升，醋炒热，青布裹熨。樟木屑一斗，滚水泡，熏洗，勿令气入眼。着痹：白米半碗，薏苡仁数钱，生川乌末四钱，熬粥，宜稀薄，下姜汁、蜜各二三茶匙，空心啜之。然非有风，川乌不宜用。张子和以苦剂吐去湿痰，次用白术、茯苓，寒加附、姜煎服。着痹：大概气必虚，四君子见气。为主，加去邪之品。

痉

痉，强直也，谓筋之收引紧急而不舒纵也。其所以致此者有二：一曰寒，筋得寒则血冻而坚凝，故紧急。观物之寒凝者必强硬可见，所谓寒则收引也。湿亦寒之属，故《经》谓诸痉皆属于湿也。一曰热，热甚则灼其血液干枯，干枯则短缩，观物之干者必缩可见也。又，《经》谓诸强直皆属于风者，风有内外，内风则从乎热，外风则从乎寒也。《经》言痿属湿热，是湿与热合，故筋脉缓纵。详痿门。痉则湿与热分，故筋脉短缩。盖湿有寒湿，有热湿。寒湿如水之冰凝，故坚强；热湿如胶饴之熔化，故柔软。无湿而热则筋干，有热而湿则筋润也。

《金匮》痉证谓：身热恶寒，伤寒证。颈项强急，面赤目赤，阳明证。头热足寒，阳性上升也。独头动摇，此下乃痉证所独有，故用独字以别之。卒口噤，背反张者，痉病也。太阳脉循背上头，阳明脉挟口，寒客二经，故筋脉急致此。按：此乃以寒则收引言，然热为寒郁，而伤血液筋枯，致此者多矣。又谓：太阳病，无汗恶寒，为刚痉；此寒伤营，寒胜血凝，筋脉收引之证也。有汗不恶寒，为柔痉。汗出不恶寒，温病也，此血枯筋干缩之证。又谓：太阳病，无汗而小便反少，内气虚寒，不化液也。气上冲胸，寒气上逆。口噤不得语，寒气盛，故牙关紧急。欲作刚痉，葛根汤主之。以发散太阳、阳明之寒。又谓：胸满，里热壅也。口噤，卧不着席，反张甚也。脚挛急，龂齿，牙紧甚也。可与大承气汤。见大便不通。攻其热以救液。又谓：太阳病，其证备，身体强，几几然，俯仰不能自如之象。脉反沉迟，应浮数而反沉迟，是表里皆寒矣。加栝蒌根何为？迟当作数为是，不浮而沉数，则内热津干，故加栝蒌根也。此为痉，栝蒌桂枝汤主之。解太阳之表，加栝蒌根以生津润燥。又谓：太阳病，项背强几几，太阳脉下项，循肩挟脊，阳明脉循喉咙，入缺盆。无汗恶风，此寒伤营证。葛根汤主之。有汗恶风，此风伤卫证。桂枝加葛根汤主之。较葛根汤少麻黄一味。以上身体强，背项强，将欲成痉，故用解表之剂，使郁热得伸，以免焚灼筋缩也。又谓：太阳病发汗太多，因致痉。又谓：风病下之则痉。又谓：疮家不可发汗，指溃后言。汗出则痉。皆血液伤损，涸燥意。又谓：痉病有灸疮，难治。血被灸益枯也。

合而观之，不出寒热二端，虚实两途，治者取衷焉可也。

按：寒热虽皆足以致痉，而多由于热，以热者火之有余也。火之有余，由水之不足，故血液枯竭之人，汗下过多，亡其津液；产后、失血后、大病后、血虚；小儿阴血未足。多患此。以水虚无以制火，火盛而水愈亏也，此为内伤之证。若外感风寒湿气，不过为发热痹痛等证，何遽致筋脉急缩，竟至头摇、齿齘、腰反折之甚哉。仲景所言外感寒证自不多见，辛温发散之剂，勿轻用也。

《准绳》谓：内热因外寒所郁则愈甚，甚则津液干燥而无汗。大小筋俱受热灼而枯缩，故曰刚痉。若柔痉则为湿热相兼。《经》谓：湿热，大筋短，小筋长，又谓肺移热于肾，传为柔痉。注云：柔谓筋柔无力，痉谓骨强不随。则仲景所谓柔者，岂非小筋得湿而弛长？所谓项背强、反张者，岂非大筋得热而强直乎？后人乃以无汗为表实，有汗为表虚，而用姜附温热等剂，宁不增大筋之热欤？其说虽未尽合仲景之意，亦自可取。

《医宗金鉴》云：六经皆有痉。身背属太阳，凡项背强急，脊腰反张，髀不可以前曲，腘如结者，太阳也。身前属阳明，头面动摇，口噤齿齘，缺盆纽痛，肘膝相构，阳明也。身侧属少阳，口眼㖞斜，手足搐搦，两胁拘急，半身不遂，少阳也。至若腹内拘急，因吐利后而四肢挛急，非太阴乎？尻以代踵，脊以代头，脚挛不能行，背曲不能伸意。俯而不能仰者，非少阴乎？睾丸上升，少腹里急，囊缩舌卷，非厥阴乎？按：《经》言，足少阴之筋主痫瘛及痉，在外者外，背也，肾筋之行于背者。不能俯，在内者内，身前也，肾筋之行于身前者。不能仰。又曰：肾脉为病，脊强反折，然则反张亦属肾痉，不独太阳为然矣。不独能俯不能仰也。仲景谓：痉脉按之紧如弦，直上下行。又谓：寒湿相搏，发汗已，其脉如蛇，柔曲而不弦直。为欲解，脉如故，反伏弦者痉。从《金鉴》订定。

治法

火盛血虚者，当归、芍药、生地、红花、黄连、钩藤钩。兼气虚加人参，兼痰加竹沥。金衰木旺，壮火食气也。先用泻青丸，见中风。后用异功散、见气。独肝火旺者，先用加味小柴胡汤，见寒热。次用四物汤见血。加柴胡、丹皮、山栀。郁热用加味逍遥散、见郁。若脾土受克，补中益气见气。加芍药、山栀。脾土湿热，三一承气汤见大便不通。肾虚，六味丸见虚损。太阴寒湿凝结腹痛，桂枝加芍药防己防风汤。手足厥逆，附子散、桂心白术汤。

汗

汗者水也，肾之所主也，内藏则为液，上升则为津，下降则为尿，外泄则为汗。而所以外泄，则火之所蒸发也。火属心，故谓汗为心之液。火盛者，虽表固亦出；不盛者，必表疏乃出。自汗者，非因发表而汗自出也，其出无时，火退乃已。伤风伤寒，皆热蒸汗出，中暑病湿亦然。五志过极则生火，亦汗出。如惊则心神浮动飞越，汗随出可见。劳动则生火，饮食则长气，《经》云：食入于阴，长气于阳。气属阳，气有余便是火也。房事则精泄于下，火散于上，故皆汗出。火在里，则汗随脏腑出；火在表，则汗从经脉出。如太阳伤风，热在皮肤，则翕翕汗出，乃肌表之汗也。阳明胃实，则蒸蒸汗出，乃胃府之汗也。翕翕、蒸蒸皆热貌，翕字为合羽，其身如合羽所覆，扪之自温；蒸蒸则如炊笼腾越，扪之热气透手也。春夏气浮，汗出肌肤；秋冬气沉，汗出骨髓。故筋骨之疾宜汗者，当于冬至后发之。自汗，旧云表虚，然不可概论。如伤寒其始无汗，后传阳明即自汗，岂前者表实，后者表虚乎？前之无汗，则阴邪凝固使然，无论其人平素表实无汗，即表虚亦无汗。后传阳明，热盛蒸越，无论其人平素表虚有汗，即表实亦有汗。问：太阳伤风有汗，用桂枝汤，非表虚乎？曰：伤风有汗，有汗则表疏，故谓之虚。是因有汗而表虚，非因表虚而有汗也。因表虚而有汗，则重实表；因有汗而表虚，则重散热。其用桂枝，是发散风邪，非固表也，固表乃其兼能耳。有实火，有虚火，阳虚，即东垣补中益气证。阴虚，即血虚。肾阳虚，肾阴虚皆发热，皆虚火也。火炎则身温汗热而肤涩，阳虚则身凉汗冷而肤滑。阳衰则卫气不固，又阳虚则不能内守，而易于浮越也。然亦有热极而反出冷汗者，盖热聚于内，肌肤反冷，肤冷故汗亦冷也；或汗过多，阳从汗脱所致。然热甚汗多而脱者，其汗必先热，后乃冷耳。丹溪谓热极反汗冷，乃火盛兼水化，其说牵强。盗汗者，寤时无汗，寐时汗出，如盗乘人睡熟而出也。人寤则气行于阳，寐则气行于阴。若其人表阳虚者，遇寐而气行于里之时，则表更失所护而益疏，即使内火不盛，而阳气团聚于里，与其微火相触发，亦必汗出。若内火素盛，两阳相搏，阴液被扰，虽表固者，亦必溃围而出矣。其人阴虚尤易动。及其醒觉，则阳气还出于表而汗自止。伤寒之盗汗亦然，盖邪在半表半里时，寤则气挟邪还于表，阴得安静不扰，故无汗；寐则气挟邪入于里，阴被扰而不宁，故汗出也。丹溪谓：杂证之盗汗，有阳虚，有阴虚。大病后阴气未复，遗热未清，或劳役、七情、色欲之火，或饮食积热，皆足耗损精血。阴气既伤，阳火独旺，内蒸成汗也。

心孔汗：别处无汗，独心孔一处有汗。由思虑过多，心神浮越使然。头汗：别处无汗，热不得外越，但上蒸也。或因黄郁未发，或因湿家误下，或因水结胸蒸，或因火劫热迫，或因阳明蓄血，或因热入血室，并详《伤寒论》。手足汗：别处无汗，脾胃之热达于四肢也。脾胃主肌肉、四肢，热达于肌肉则体汗，若达于四肢则手足汗耳。冬月足多汗，气降也。又有手足汗，属脾胃虚寒，不能运行津液，乘虚阳外越，虚阳被寒所逼外越。而横溢于四肢者。如阴盛而淫雨滂沱，其汗必冷，与实热之汗其汗必热不同。

脱汗：阴盛格阳，汗从阳脱，味淡不咸，久藏之液则咸，若才经气化之液则淡，咸者已经出尽，并新化之液亦出，则津随气脱可知矣。如珠不流，无继故也，为绝汗。不治。淋漓如雨，拭揩不及，及液涸而火正炎，熬煎如胶之黏者，皆难治。

治法

自汗属热者，宜清火，胃实者宜下，凉膈散、白虎汤、并见发热。承气汤见大便不通。酌用。气虚者，生脉散、见中暑。补中益气汤见气。加麻黄根、浮麦。血虚者，当归六黄汤加地骨皮。血气并虚者，黄芪建中汤、见劳倦。自汗畏冷，虽炎天必棉衣，乃火郁伏于内，不达于表，故外畏寒而内实热也，防风汤。湿痰自汗，须去痰导湿。每饮食即汗出，益胃散。不论冬夏，额上长有汗出，因醉后当风致之，名曰漏风，漏风汤。病后汗常出，察其人精神饮食日增，是余邪欲散也，不需治之。若阴气未复，邪热尚存，须与清理。阳虚阴乘，阴寒之气一逼，则虚阳浮越而汗随出矣。因自汗而厥者，黄芪建中汤见劳倦。加附子，或芪附汤。盗汗，当归六黄汤主之，无内热者，表虚者，即内无火，而寐时阳气入里，久亦扰阴汗出。防风汤、白术散。肝火，当归龙荟丸，见胁痛。有身热加地骨皮、柴胡、黄芪、秦艽。肝虚加酸枣仁、实加龙胆草。右尺实大，黄柏、知母。脾虚，参、术、白芍、山药、白扁豆、浮麦，经霜桑叶末，茶调服。心虚热而阴气不敛者，睡则多惊，酸枣仁汤。心实热者多烦，当归六黄汤加连翘、丹皮、竹茹。虚劳盗汗，青蒿散。

呕 吐

哕，恶心。

有声无物为哕，于月切。干呕也。又，《内经》以哕为呃逆，义别。有物有声为呕，无声有物为吐，病在胃。赵以德则以有声无物或有水。为呕，有物无声为吐，有物有声为呕吐。谓胃分三脘：上脘法天，为清阳，属气分，主动。下脘法地，为浊阴，属血分，主静。虽阳中有阴，阴中有阳，然上脘终是气多血少，下脘终是血多气少，中脘则气血相半。饮食入胃，亦分清浊，水饮物之清，谷食物之浊。而清中有浊，故清之清者，上输于肺，布为津液；清之浊者，下输膀胱，出为便溺。浊中有清，故浊之浊者，为糟粕，由大肠出；浊之清者，淫精于血脉。若邪在上脘之阳，则气停水积，饮之清浊混乱，为痰饮涎唾，胸中阻碍不快，清气不升，激而成呕。故呕为气病。法天之阳，动而有声，与水俱出，犹雷震而雨注也。邪于下脘之阴，则血分滞而食停。吐法地之阴，静而无声，食从吐出，犹万物之吐于地也。若邪在中脘，则呕吐并作，饮食皆出矣。洁古谓：中焦吐者属积，由食与气相假为积，或先痛而吐，或先吐而痛，亦清浊相杂之义，气清食浊也。又谓：下焦吐属寒，朝食暮吐，则亦属阴之义也。东垣亦谓：少阳多气少血，有声无物，阳明多气多血，有声有物，太阳多血少气，有物无声，皆同此意。但气血多少，不以胃之三脘分，而以三经分耳。勿泥也。然上脘非不吐食也，设阳中之阴亦病，如上脘有痰血积滞，是有形之物，即属阴。则食入即吐，不得入于胃见下篇。非若中脘之食已而后吐，下脘之食久而后吐也。下脘非不呕也，设阴中之阳亦病，如雷龙火上冲。则吐与呕齐作，但呕少于吐，不若上脘之呕多于吐也。水谷入胃，若脾气不运，清浊不分，下趋大肠则为泄，上壅则为吐，故吐与泻对讲，其义便明。水就下，火炎上，知呕吐从于火化，而属热者为多，则知泻利从于水化，而属寒者为多。且可知小便淋涩，乃为火气所持不得降，诸义皆明矣。是故外感邪入而呕者，胃阳被郁而上冲也，治宜辛散，生姜所必用也。不因外感而内热，胃火上冲者，治宜清降，石膏所必用也。痰湿郁滞成热上逆者，陈皮、半夏、茯苓所必用也。食郁气滞而上逆者，枳实、麦芽等所必用也。二便热结，下不通而反干乎上者，大黄、滑石等所必用也。此治实热之例也。若夫胃气虚衰不运，郁热而呕者，则推扬胃气。寒冷不运，压火而呕者，则温中散寒。胸中虚热，久不食而呕者，但得五谷之阴以和之，则立止。此治虚热之例也。热固火逆而呕，寒亦郁火上逆而呕，故呕无不本于火者，但不得一概治以寒凉耳。又若翎钗之探撩，舟车之摇撼，恶臭劣味之触犯，皆能扰动胃气而致呕。夫扰动属阳，火之化也，此虽不可以火治，而未始不可云火。若因其不可以火治而谓之非火，且反谓之寒，则诬矣。一切病证，皆同此论之，不特呕吐为然也。或问《伤寒论》、《金匮》明言呕吐为胃寒，而子必归之火，何也？曰：如但阴寒凝结而气不上逆，何以致吐。气即火也，寒为本，寒郁气致上逆为标，仲景特言其本耳。热呕，喜冷恶热，烦渴引饮，脉洪数，二陈汤见痰饮。加黄连、炒栀子、枇杷叶、竹茹、干葛、生姜，入芦根汁服。胃热，恶食而吐，闻食气即呕，药下亦呕，并用芦根汁。下焦实热，二便不通，气逆不续，呕逆不禁，病名走哺，人参汤。身背热，臂肋牵痛，膈间厌闷，食入即先呕而后下，或作后泻。病名漏气。此因上焦伤风，郁热入里，麦门冬汤。呕苦水，乃胆热汁泄，取足三里、阳陵泉。经曰：诸呕吐酸，皆属于热。平时津液，随上升之气郁积胃上，湿热不宣，故作酸。即酒糟热则酸之理。郁极则上涌而吐，甚则牙齿酸涩，不能相对，此为吐酸，平木汤，少用吴萸为从治。若不能吐涌而出，伏于胃中，咯不得上，咽不得下，此为吞酸。肌表得风寒，则内热愈郁而酸味刺心。若肌表得暖，腠理开发，内热得泄，或得香热汤剂，津液行散，亦可暂解。东垣谓：酸味为收气，乃金旺。寒水乃金子，子能令母实，故用辛热之剂以治寒泻肺。其意亦谓太阳经外感于寒，则皮毛闭而束热于内耳。太阳属寒水，皮毛属肺金，故以金水言之。然热剂终不可过用。丹溪用黄连、吴茱萸各制炒，随时令迭为佐使，苍术、茯苓为辅，为小丸吞之。黄连汤作丸亦可。有宿食亦酸，如谷肉在器，湿热则酸也，生料平胃散见伤食。加麦芽、神曲，有痰者开郁汤。怒气吐逆，胸满膈胀，不食常饱，食则吐，逍遥散。见郁。予尝病干呕，服生姜少止，误以为寒，屡治不效者十余年。后悟为胃热，用清热生津药而愈。如果胃寒，则必喜热恶冷，脉迟尿白，理中、见中寒。吴茱萸等汤自可用。昔人患胃寒吐，用附子理中汤加丁香，到口即吐，后去干姜、白术，只用参、附加丁香、木香、沉香，立止。盖干姜、白术滞故耳。又，热药有须冷服者，若热服则吐，此热因寒用之法。罗谦甫云：服诸热药不愈者，红豆丸神效。呕吐，诸药不效，当用镇重之品，以坠其上逆之气。痰气结在咽膈间，粥药不得下，到咽即吐，姜苏汤下灵砂丹，俟药可进治之。呕脓，胃脘痈也，不必治呕，脓尽自愈。呕虫，虫动则恶心，故呕。药入则虫必动，动则呕，虫不出而药反出，非计也，必于药中入炒川椒十粒，庶虫见椒则伏而不动。泛泛兀兀，心中快漾，欲吐不吐，名恶心。气与痰壅，非乌药不开，大半夏汤，或小半夏茯苓汤。见痰饮。仲景云：欲吐者不可下之，以气方上涌，不可逆之使下，致抑塞愦乱也。又云：食已即吐，火也。大黄甘草汤下之者，以既吐矣，吐而不已，有升无降，当引令下行也。呕吐津液既出，必渴，宜生津。呕吐大痛，色如青菜叶者，死。

反胃噎膈

吐而不已，至每食必吐，名反胃；胃脘枯槁梗涩，难入饮食，噎塞迎逆于咽喉之间名噎；噎塞迎逆于胸膈之间名膈。过此乃得入胃。《医贯》谓：噎膈，年高者有之。噎则水饮可入，食物难入，入亦不多；膈则食虽可入，亦不能多，良久复出。二者皆难于纳，勉强吞下，终带痰涎或白沫酸水或如酱汁者而出。反胃非不能纳，原能多食。乃不能容受，朝食暮吐，暮食朝吐，或一二时而吐，或积至一日夜，腹中胀闷不安而吐。亦有食已即出者。原物酸馊不化，男女老少皆有之。丹溪谓：得之七情六淫，遂有火热炎上之化，多升少降，津液不行，积为痰饮。被劫时以热药劫治也。暂得快，津液得辛热暂行散。不久复作。前药再行，积成其热，血液衰耗，胃脘干枯，大便秘少，如羊屎然。火盛粪干坚小。又，肠亦干小，故屎不润不大也。必外避六淫，内节七情，饮食自养，滋血生津，以润肠胃，则金无畏火之炎，肾有生水之渐，脾气健运而食积传化矣。王太仆云：食入即出，是无水也；噎膈，反胃皆有之。食久反出，是无火也。反胃有之，噎膈无此。无水者壮水之主，六味主之；无火者益火之原，八味主之。并见虚损。火逆冲上，食不得入，脉洪数有力者，滋阴清膈饮加枇杷叶二钱，芦根一两。又有一种肝火郁而不伸，亦呕不纳食，亦心痛，但所呕者酸苦青蓝水，大小便多不秘，亦有乍秘乍泄者。用吴茱萸、黄连浓煎，细细呷之，再服逍遥散、见郁。愈后六味丸、详郁门。痰饮阻隔，食才下，便为痰涎裹住吐出者，以八神来复丹控其痰涎、见痰饮。血槁者，地黄、麦冬、当归煎膏，入韭汁、乳香、童便、芦根汁、桃仁泥，细呷之。大便秘涩，加桃仁泥、玄明粉。但食物下咽，觉屈曲自膈而下，梗涩微痛，多是瘀血，用前药后，以代抵当丸见血。行之。瘀血在膈间，阻碍饮食，代抵当丸，芥子大三钱，去枕仰卧，细细咽之，令搜尽停积，天明利下恶物，将息自愈。五灵脂为末，黄犬胆汁和丸，龙眼大，每服一丸，好黄酒温服三次，亦行瘀之妙剂也。有虫者，秦川剪红丸取之。此丸亦取瘀血噎病。喉中如有肉块，是食滞于此不下也，麦昆煎：童便、降火。竹沥、行痰。姜汁、佐竹沥。韭汁、行血。人乳、牛乳、补虚润燥。芦根汁、止呕。茅根汁、凉血。甘蔗汁、和胃。驴尿，杀虫。仍入烧酒、米醋、蜜各少许，和匀，隔汤顿温服。得药不吐，切不可便与粥饭食物，每日用人参五钱，陈皮一钱，作汤细啜，数日后方可饮陈米汤及粥糜。张子和曰：《内经》谓三阳结为膈。三阳，手足太阳小肠经膀胱经也。结，谓结热也。小肠结热则血脉燥，膀胱热结则津液涸，二便秘塞，下既不通，必反上行，所以噎食不下。《经》又曰：少阳所至为呕涌，食不下。又云：肝移寒于心，为狂、膈中。盖阳气与寒相搏，故膈食，中不通，非独专于寒也。医者不察，妄用热药，人言可下，退阳养阴，张眼吐舌，恐伤元气。惟刘河间三一承气汤，见大便不通。独超千古。假如久闭，慎勿陡攻，纵得攻开，必虑后患。宜先润养，小作汤丸，累累加之，关扃自透。其或涎痰上阻，轻用酸苦微涌，因而治下，药势易行。设或不行，蜜、盐下导，始终勾引，两药相通，结散阳消，饮食自下。一官病此十年，大便涩燥，小便黄赤，予以四生丸，下三十行，燥矢肠垢，何啻数升。其人昏困一二日，频以冰水呷之，渐投乳酪芝麻饮，数日外，大啜饮食而愈。有极力叫呼，气喉损破，气并胃管，喉破，气不能从喉管行，故从胃管行。壅塞致吐，法在不治，牛喉管焙干服之。酒客多噎膈，饮热酒者尤多，以热伤津液，咽管干涩，观其口舌干涩可知。食不得入也。

霍　乱

　　霍，言其手足之扰动如挥霍也；乱，言其内之邪正变乱也。其证心腹卒痛，或吐或泻，或吐泻交作，甚则两足转筋，转筋甚而从足入腹，或通身筋皆转，舌卷囊缩者死。若无吐泻，而止转筋腹痛者，名干霍乱，即俗所谓搅肠痧也。病由邪气结滞中焦，阻隔上下，正气不通。上之阳气不得下通于阴，则上壅，故吐；下之阴气不得上通于阳，则下迫，故泻也。此言阳上阴下之阻隔也，亦有阴上阳下者，又有阴阳参错，清浊邪正混淆，寒热互争，彼此拒格不通者，于是血气营卫之行失次，彼顺此逆，搏击于中矣。上吐下泻，则中焦之邪得以分消，有不药亦愈者。若邪气炽盛，吐泻适足虚其正气，邪愈结而不运矣。转筋由筋中素蕴火邪，血液久虚所致，然未遽然也。若因霍乱吐泻顿亡津液，则血液之虚者愈虚。或不因吐泻而外冒风寒，腠理闭密，热气怫郁激发，则火邪之烈者愈烈，干霍乱之转筋及寻常转筋以此。于是挛缩急痛而不可忍矣。观其情形急暴，属火无疑。或以为寒，谓寒则收引，不知收引特拘急牵强耳，与转筋之挛痛异常者不同，乌可混哉？或疑转筋多在足，明属阴寒。盖足居下部，属阴多寒，又感风寒，筋脉收引劲急。霍乱不论寒证热证，皆邪结中焦，阳气不能下达，两足必冷，故每转筋。若果由火热，则是筋皆转矣，何独足乎？此论足独转筋由于寒，亦有理，然谓一于寒而中无火邪，则非矣。若无火邪，则阴凝而静，断无躁急转戾之理。且霍乱乃脾胃病，故足独转筋，不可谓必由于寒也。丹溪治遍身转筋入肚，作极咸盐汤于槽中，暖浸以润其燥。血热也，寒而劲急者，亦可用以软坚。治霍乱当审其为何邪。河间谓为热甚所致，火性躁暴也。凡暴病暴死，皆属于火也。《准绳》谓以脾湿为本，脾湿盛则亦郁而生热也。张子和则以风湿热三气合而为邪，盖脾湿土为肝风木所克，肝木清气为湿所遏，不得升，不升则湿愈不行，若受木克者然。郁为热而暴发，发则心火上炎，故吐，脾湿下流，故泻也。王海藏亦谓：风湿热与食相合为邪。《明理论》则谓：他病霍乱多由饮食所伤，若伤寒霍乱，则由邪入中焦，胃气不和，因之阴阳痞隔而致。诸公之论，当兼采之，不可执一说以误人也。大抵夏秋之交，最多此证，盖夏月人多食冷饮水，其寒湿之气与暑热之气交抟胃中，是为寒热不和，即无所郁遏，亦将久而病发。若外感风寒，内伤饮食，则闭滞不行，其发也暴矣。病之将作，必先腹中疙痛，痛高近心则先吐，痛下近脐则先泻。因冒风则恶风有汗，因冒寒则恶寒无汗，冒湿则身体重着，伤暑则心神烦躁。问其曾否食过何物，曾否七情动气，更分寒热虚实治之。气少唇青肉寒，四肢拘急，畏冷喜热，脉沉迟，人事清醒者，寒也，霍乱暴证原属于火，但火由寒激，发则火泄而寒独存也。理中汤；见中寒。脉绝者，通脉四逆汤。见厥。吐痢不止，元气耗散，格阳于外，或口渴喜冷，得水则不能饮，或发热烦躁，欲去衣被，不可误以为热，宜理中汤，甚则附子理中汤，并见中寒。不效则四逆汤，见厥。并宜放十分冷服。转筋者，理中汤去术，加生附子一枚；或理中汤加冻胶剉炒一钱；血为寒凝，状如冻胶，故加此治之，且以润其燥。或煎浓盐汤浸，仍缚系其腿胫，勿令入腹；或灸承山二十七壮，神效。一法，男子手挽其阴，女子手牵乳近两旁。身热烦渴，气粗口燥，喜冷畏热，心神闷乱，脉洪数者，热也；若更四肢重着，骨节烦疼者，兼湿也。中暑霍乱，宜香薷饮，见中暑。井底沉极冷，顿服，桂苓白术散亦妙。湿盛者，除湿汤，见中湿。诃子散。暑湿相搏者，二香散。热多饮水者，五苓散、见伤湿。转筋者，木瓜煮汁饮之，或香薷煮汁亦可，或烧栀子二十枚为末，熟水调下。烦渴者，吐泻后津竭也，止渴汤、增损缩脾饮、茯苓泽泻汤、小麦门冬汤。霍乱后，下利不止，腹中疙痛，恐作痢，宜黄连丸。霍乱后，下利见血，止血汤、赤石脂汤。按：寒热诸症，疑似难决，必参诸脉。然霍乱气闭，脉多沉伏不见，或涩滞歇至，_{须辨其应指有力无力。}则亦难辨矣。切不可妄投药，且先以阴阳水分理之。刮痧法最妙，干霍乱尤宜。法用瓷碗之精细者，汤温之，香油抹边令滑，不伤肉，刮脊两旁俞穴，引出脏腑之邪，又，刮手足弯，引之四散，热血随刮透出，起红紫疙瘩，红者轻，紫者重，黑者更甚。盖气结则血凝，血凝而气愈滞，血散气行，则立愈矣。七情郁结者，七气汤。胁下痛者，木克土也，建中加柴胡木瓜汤。兼外感风邪者，六和汤_{见伤暑}。倍藿香，煎熟调苏合香丸。_{见诸中。}大抵苏合香丸、藿香正气散_{见中风}。最能通关理气，所必用也。霍乱非有邪不致，有邪即为实，虽虚人亦不得纯补，惟吐泻后当细察之。若已透畅，人困弱，脉虚软，是邪已去而正虚也。若吐泻未透，脉仍涩滞有力，人仍烦躁不宁，是邪尚未尽也，须别之。吐泻不止，头目晕眩，肢冷转筋，须臾不救者，吴茱萸汤。汗出厥逆不解者，四逆汤、_{见厥。}吐泻后，小便利，汗出者，即内外热，亦宜温之。吐泻后，二便不通，胃中实痛者，结粪留滞，四君子_{见气}。加大黄一两。吐泻后，胸膈高起，痞塞欲绝，理中汤_{见中寒}。加枳实、茯苓。吐泻已透，而余吐余泻未止，腹有余痛，宜一味报秋豆叶煎服，干者尤佳。罗谦甫治一人伤酒肉潼乳，霍乱吐泻，脉沉数，_{热未去也。}按之无力。_{所伤之物已去。}以新汲水半碗调桂苓白术散，徐服之少安。又，于墙阴掘地二尺许，入新汲水搅之，澄清，名地浆，再调服之而愈。墙阴土，重阴也，暑热躁甚，非此不除。又治一人，年八十，中暑霍乱，吐泻昏迷，头热如火，足冷，以桂苓甘露饮泻热补气，坠浮火以安神明，加茯苓以分阴阳，冰水调灌之而愈。再以参术调中汤调理平复。妊娠产后霍乱，不外上法，但须顾胎防虚。

干霍乱不得吐泻，则邪结中焦，用温热立死。炒盐入新汲水，乘热多饮，探吐之。不吐更服，吐乃饮，三吐乃止。大抵邪尽即止，勿泥。此法极妙，凡欲吐而不得吐，及吐不透者，并宜之。须极咸乃妙。吐后心腹疹痛，频欲登圊，苦于不通，藿香正气散见中风。加枳壳一钱，生者更速。多下来复丹。见中暑。若泻则不可用此丹。不效，须用神保丸。见伤饮食。但此丸必到大肠乃行，若隔于上，则转服转秘。须用来复丹研末汤调，吞养正丹见气。百粒，庶可引前药到下。戴复庵法，先服浓盐汤探吐，次调苏合香丸吞来复丹，仍进藿香正气散加木香、枳壳、厚朴汤、活命散、冬葵子汤。顶心有红发急拔之，取青蒿汁和水饮愈。或刺委中穴，并十指头出血亦妙。火甚者，药须反佐。古方煎盐汤调童便入药，取其下降以通阴也，兼能行血。

凡霍乱，切不可与粥饮。盖邪滞未化，谷食一入，益结滞不行，往往致死。并忌酒、姜汤、蒜、乌梅、梅酱、热汤，一切收敛温热之药。

泄 泻

泄泻之症，水谷或化或不化，腹痛或不痛，并无努责，亦无脓血及里急后重，惟觉困倦耳，故与痢疾异。饮食入胃下小肠，得气运行则清浊以分，水渗膀胱，谷趋大肠，二便调矣，何泄之有？若气不运化，水谷不分，归并大肠一路，则泻矣。而气之所以不运，则六淫、七情种种之邪，皆得而滞之。略具如下。

或因于风。《经》曰：春伤于风，夏为飧泄。言春时伤于风寒，由皮肤而经络，传入肠胃，腹胀肠鸣，风气往来肠胃间，冲击作响也。因而飧泄也。泄出原食不化。此风非汗不出，始为寒气，久则郁热。又，肝木之气，亦名为风。春时肝气宜升，为邪所伤，郁而下陷，郁久成热，热久蒸化为湿，遂至飧泄，此宜升清除湿。二证皆肠鸣，肝风内煽亦鸣响。脉弦，泄时或闭而不下，下多白沫，辟辟有声，其气不甚臭秽，以完谷不化也。夏以久言，勿泥。或谓春木当令，虽不能升，亦不肯下趋，但郁成热，至夏热盛蒸湿，如云蒸而雨降，故至夏乃泄，亦通。

或因于寒。盖寒则气凝，无以运行水谷，故泄也。寒气攻刺，腹中绵绵作痛，肠鸣，暴下无声，水谷不化，所下清冷，如鸭屎之溏，大便如水，中有少粪也。小便白，脉沉迟，身冷。脉细，心虚。皮寒，肺虚。气少，肝虚。前后泄利，肾虚。饮食不入，脾虚。为五虚，难治，用参术补剂早救之。

或因于热。盖火性急迫，逼其水谷下注，往往不及传化即出。勿因其完谷不化，误作虚寒。其脉洪数，小便赤涩，腹中痛刺，痛一阵泻一阵，口燥渴，粪出辟辟有声，肛门热痛。热泻固由火性急迫，亦有热气壅滞不行，不但寒不能运也。所下多垢黏，色黄赤，腹中闷痛。

或因于暑。与热泻同理。证则面垢，多汗，烦渴。

或因于湿。湿盛而小便不利，水走肠间，辘辘有声，腹不痛，脉沉缓，体重软弱。治湿宜利小便，若气虚下陷而利之，是降而又降也，当升其阳，所谓下者举之也。升阳用风药，风药又能胜湿。

或因于食。盖伤食则脾滞，不能运行水谷，故泄，噫气如败卵臭，腹中绞痛，痛一阵泻一阵，下过稍宽，少顷又痛，所下臭秽黏腻，前食既滞，则后食继停，陈陈相因，久而乃出，故臭秽。色黄。

或伤于酒。每天明时泻一二次。酒质湿，夜气阴寒，不能久摄，故至明必泻。

或因于饮。渴而饮，饮而泻，泻而复渴，复饮复泻也。

或因于痰。痰滞气不行，故水谷不分，腹中隐隐微痛，或觉冷，下如稠饮，时泻时不泻，或多或少，不食不饥，昔肥今瘦，脉滑。

有脾虚不能受食，食毕即肠鸣腹满，必泻出所食方快，不食则无事，名脾泻。

每天明时泻一二次，名肾泻。<small>肾火虚寒也。</small>

有肝气滞。两肋痛而泻者，名肝泄。

有患口舌糜烂而泻者，乃心脾二经之热。心开窍于舌，脾开窍于口，其热上攻故糜烂。若移其热于胃与小肠，则运化失职，故泄也，名口糜泄。

久泻不已名滑泻，又名洞泄。大孔如竹筒，饮食入口，直出无禁，气将脱矣，饮食不进则无救矣。

治法

风泻，升阳益胃汤。<small>见恶寒。</small>寒泻，理中汤、<small>见中寒。</small>浆水散。热泻，益元散<small>见伤暑。</small>加芩、连、灯心、竹叶；止泻汤去白术，加黄连、滑石、扁豆。热止在上膈，渴而引饮，水入胃中，胃本无热，不能行水致泻，灸第一椎下陷中，五苓散<small>见伤湿。</small>亦可。暑泻，青六丸、<small>见痢。</small>玉龙丸。湿泻，胃苓汤、五苓散、升阳除湿汤吞戊己丸、止泻汤；寒湿加姜、桂，热湿加黄连、葛根。食泻，平胃散<small>见伤饮食。</small>加枳实；审其曾伤何物，仍烧此物存性，调服三五钱；形气实者下之。酒泻，理中汤<small>见中寒。</small>加干葛，吞酒煮黄连丸、<small>见伤暑。</small>或葛花解醒汤、<small>见伤饮食。</small>饮泻，实者神佑丸、<small>见肿胀。</small>虚者春泽汤、<small>见伤湿。</small>白术调中汤。痰泻，止泻汤加半夏、海粉；实者吐之下之，虚者六君子汤。<small>见气。</small>脾泄，快脾丸。肾泻，四神丸，早晚二服。肝泄，止泻汤加柴胡、青皮。若因肝气不敛，致脾气散而不运，加白芍。口糜泄，其证上发则下止，下泻则上愈。当口糜发时，用泻心导赤散，滚汤淬服。若当泄泻时，则早晚用参苓白术散，糯米汤服。若小便少，利不止，乃水走大肠，用茯苓、车前子各等分，煎汤代茶。若服寒凉药，口疮不效，则为虚火上泛，理中汤加肉桂、大倍茯苓，降阳利水，阳降则口糜愈，水利则泄泻止。久泄，八柱散，或四君子见气。加肉果、升麻。仲景云：下利不止，以理中与之，益甚。理中者，理中焦，此利在下焦，赤石脂禹余粮汤丸主之。泻久不止，多变为痢，详痢门。实者以厚朴枳实汤预防之，虚寒者四神丸。收涩之剂，固肠丸、诃子散皆治热泻，扶脾丸、桃花丸、诃子丸、赤石脂禹余粮汤皆治寒滑。泄泻久不止，不可离甘草、芍药，为脾病也；不可离白术，为湿也。忌枳壳，为能宽肠也；忌当归，为能滑肠也。用补中益气者白芍代之。泻已愈，至明年此月复发者，有积也。热积大承气汤，见大便不通。虚者保和丸见伤饮食。加三棱、蓬术之属。寒积备急丸。见伤饮食。理中见中寒。加茯苓、黄连，名连理汤，寒热杂合而泻者最宜。如暑泻兼内伤生冷，或热邪已解而泻仍不止，疑似之证，皆可服之。凡泻，津液既去，口必渴，小便多赤涩，未可便作热论。必初起即渴、即赤涩乃为热。阴阳已分，泻已止而小便少者，此肺气虚不能生水，补中益气汤见气。加麦冬、五味。或肾阴虚而水自涸，六味丸见虚损。加麦冬、五味。或肾阳虚而阴无以化，八味丸。见虚损。若再行渗利，则小便益不行，而水入不消，肿胀之证反作矣。泻脉必沉，宜细小，不宜大数实。下泄，上吐痰，皆不已，为上下俱脱，死。腹大胀，手足厥，利不止，形脱，死。

肠 鸣

大抵气与水液相冲击而成声，气多则响高，水多则响沉，或无水而有痰食之闭塞，气闭忽通，则鸣也。气有寒有热，热则气盛，其冲击必有力；寒则气不足，不足本不能冲击，然郁积久之，则亦必通。观寒凝腹痛者，以炒葱姜盐熨腹，则腹响而气行痛止可见也。是故气之和平而流畅者不鸣也，必其或热或寒，有塞有通而后鸣。《经》谓：热淫所胜，病腹中雷鸣，气上冲胸，治以咸寒。又谓：中气不足，肠为之鸣，脾虚腹满，肠鸣飧泄，食不化是也。胃寒泄泻肠鸣，升阳除湿汤见泄泻。加益智仁、半夏、枣、姜。火击水者，二陈见痰。加芩、连、栀子。水气客于大肠，疾行则鸣，濯濯如囊裹水之声，河间葶苈丸。

痢

痢由湿热所致，或饮食湿热之物，或感受暑湿之气，不论外感六淫，内伤七情，饮食劳倦，皆能致湿热。积于肠胃，不论何脏腑之湿热，皆得入肠胃，以胃为中土，主容受而传之肠也。则正为邪阻，脾胃之运行失常。于是饮食日益停滞，化为败浊，胶黏肠胃之中，运行之机益以不利。气郁为火，与所受湿热之气混合为邪，攻刺作痛，此痢症所以腹痛也。旧谓肺金之气郁于大肠间，盖以气属肺为言耳，不必泥定是肺气也。实热者，火性急迫，不得宣通，其痛必甚；虚寒则痛微。盖寒闭则痛甚，寒开则痛微。痢者虽滞而不畅，终是开而非闭，虚者少气，不甚壅，故痛微。邪能伤正，伤在血分则便血，曰赤痢；当与肠风参看。伤在气分则便脓，曰白痢。脓有二：一则胃中津液，一则水谷汁浆，均为邪火煎熬成脓。观饭食腐败，往往化为白脓可见。而津液稠浊，上出为痰，下出为脓，尤其明著。景岳谓：是肠间脂膏剥刮而下，不思肠胃之里，并无脂膏，止有涎沫，观猪肠可见矣。又，大肠合肺主气，小肠合心主血，故古谓血从小肠来，脓从大肠来，不必泥也。若血气并伤，则赤白兼见。

又，或湿盛血败而色如豆汁，或热极而色见紫黑，黑而光如漆者，为瘀血，有血丝者亦然。或久痢而元气虚弱，湿痰败浊，色尘腐如屋漏水。中原盖屋用泥，故漏水尘浊晦黑。或证转虚寒，色如鱼脑，如鼻涕，如冻胶。色同白痢，但有初起后剧及寒热不同。或脏腑败坏，面色如死猪肝、鸡肝，其色青黯。此痢之所以有各色也。气既郁滞肠中，则欲升不升，欲降不降，忽而下逼，火性迫促，竟若不及更衣。然欲降而不能降，虽就圊却无所出。气郁不宣，则胶固之积不出，即日食之糟粕亦销铄胶黏，所出无几。不降而偏欲降，才净手又要更衣，急迫频并，最是恼人，是为里急。邪迫肛门，气凝血聚，因而重坠，亦有脱滑者，必病久乃见。是为后重。痢本湿热，痢久阴伤，湿热转成燥热，肛门如火，广肠血枯，虽极力努责，责，求也，努力以求其出也。而糟粕干涩，欲出不能，但虚坐而无所出，是为虚坐努责。泻痢皆由于湿，而湿有寒热，皆能作泻，痢则因湿热，若是寒湿，即当洞泄，无结滞不通，欲出不出等证。谓痢有因寒湿者谬也。均之湿热，而或泻或痢，何也？曰：泻因湿热骤盛，火性急速，遽迫水谷暴下，不及蒸为腐败，倾盆而出，肠胃即清，故无胶固垢积；积滞既无，气行弗碍，浊降而清随升，故无里急后重；病发既速，则血气未伤，故无赤白血脓。痢则初起湿热尚微，积渐乃盛，盛而后发，为日既久，遂酝酿出如许证候耳。有先泻后痢者，因湿少热多，湿已泻出，热尚未除，且泻久亡阴，阴虚又复生热，湿火转成燥火，刮逼肠垢与血而下，故转而为痢也。古谓此为脾传肾，以脾恶湿，肾恶燥。此证先湿伤脾，后燥伤肾，故曰脾传肾也。其病为进，贼邪也。有先痢后泻者，因湿多热少，痢久热去而湿犹存；火与元气不两立，邪热既去，则正气得复，正不容邪，所余垢积与湿至是尽行扫荡，热邪在中，肺气被壅，热去则肺气下行，化水四布，有若时雨，沟浍皆盈，垢积尽荡矣。故转为泻也。此为肾传脾，其病为退，微邪也。

夏时受邪，至秋病发，或疟或痢。其流虽异，其源则同。盖夏月感受风凉，喜食生冷。风寒客于肌肤，邪正杂处；生冷停于肠胃，湿热相蒸。其时腠理开通，未至郁闭；胃气升发，未至遏抑。至秋而气敛火降，邪在肌肤者，被敛而内蒸为疟；在肠胃者，被降而下迫为痢也。疟痢并作者，如疟止痢甚，加腹痛，饮食少进，此虚寒也。疟之止非真止，乃阴胜而阳不敢与争耳，补中益气汤见气。加姜、桂，一服愈。如痢止疟复作，乃阳得补而渐伸，能与阴争，故疟复作，吉兆也，再服前方以助微阳之力，加附子五钱，一证并除。按：此说甚是，然岂无热陷于里，不与阴争，又岂无热胜寒衰，阴不敢争，故疟止痢甚者乎？一隅三反，是在明者。再按：疟痢并作，必先治疟，以表有风寒，宜先解表。若先治痢，恐虚其里，致表邪内陷也。疟后痢乃余邪内伏，或脾气虚下陷使然，谓之似痢非痢。痢后疟乃气血两虚，气虚则恶寒，血虚则发热，故寒热交争，谓之似疟非疟。二者俱作虚治，并用补中益气汤。

凡痢证，有身热者为重，若兼外感者，外感风寒，郁为湿热致痢。不在此论。苟非外感，而初起身热，是毒盛于里而达于外也。久痢身热，是阴虚而阳越于外也，故皆为重证。

呕逆为火邪上冲，亦不宜见此，即防噤口。

噤口，有因积垢壅滞，有因宿食不消，有因热毒上冲，有因停饮上逆，有因兜涩太早，邪反上干，有因过服寒剂，伤败胃气，以致饮食与药俱不能入，入即吐，此为危候。胃惫气陷，绝不思食者，不治。

屡止屡发，经年不愈者，名休息痢。多因兜涩太早，积热未清，或过服寒凉，元气下陷，肾虚不固所致。

时行疫痢，当求其时气而治之。盖必有彼此相同之证候，即其气也。如皆见身肿，即为时气之湿也。

凡痢初起，必无寒证。然其人平素阳虚，元气衰弱，又复过食生冷，以致火郁，蒸成湿热，其标虽热，其本则寒，治当求本。若夫病久气虚，或过服凉剂，转为寒证，固甚多矣，所当细察。如始见烦渴引饮，喜冷畏热，小便赤涩，面色黄赤，手足温暖，脉见数盛，久之则心不烦，口不渴，即渴而喜热饮，小水由赤而黄，由黄而白，面色亦转青白，手足不温而冷，脉变虚弱，则证转虚寒无疑。虚实当辨，如腹痛拒按者为实，喜按者为虚。脓血稠黏，数至圊而不能便者为实，不及拈衣而即泄出者为虚。未经泻荡而后重者为实，已经泻荡而仍后重者为虚。邪实之重，粪出少减，名粪前坠，滞也。少顷又重；邪未尽也。虚滑之重，粪出愈甚，名粪后坠。少顷略可。较愈甚时略松也，气复升故也。凡痢中所有之证，如烦渴，咽干，舌黑，肿胀，悉有虚实之殊，无得概指为实，当细别之。

脉法

痢为里证，脉宜沉恶浮，有表邪者不在此论。宜细恶大，初起邪盛者不在此论。宜缓恶弦。

治法

初起宜利湿清热，疏通积滞。若久痢亡阴，湿转为燥，则利湿又在所禁；不特此也，湿不盛者，初起亦不可利，恐致津液干涸，邪热愈炽，不救。本寒标热，证见阳虚，则寒剂又在所禁；旧积已去，新积旋生，则下剂又在所禁矣。积去而复生者，血气凝滞故也，但当调其血气耳。不特此也，旧积而挟虚亦不可下。丹溪治叶氏，先补完胃气而后下之。再按：积垢胶固肠胃，与沟渠壅塞相似，刮磨疏通则可，木香槟榔丸之类是也。轻用硝、黄、牵牛、巴豆等，辟以清水荡壅塞之渠，安得疏畅。必壮实人初起，始可以一下而愈，胃气弱者不宜。

利湿：五苓散、见伤湿。益元散、见伤暑。等。清热：香连丸、白头翁汤等。荡积：承气汤、见大便不通。芍药汤、利积丸、导气汤。脉浮大忌下。调气：藿香正气散见中风。加木香，吞感应丸、见伤饮食。血痢加黑豆三十粒，黄连阿胶丸、白头翁汤、香连丸、苏合丸。见诸中。和血：芍药汤。腹痛：紫参汤。肺气郁于大肠，苦梗发之。或食粥稍多，或饥甚方食，在中作痛，白术、陈皮各半，煎汤和之，仍夺食。伤冷水，泻变痢，腹痛食减，躁热困软，茯苓汤。脉弦，或涩或浮虚，建中汤、见劳倦。当归、芍药、甘草，能和腹痛。里急：宜行气清火。后重：宜调气，木香、槟榔；宜下其积滞。下坠异常，积中有紫黑色，又，痛甚为死血，桃仁泥、滑石粉行之。荡积后仍重，为大肠滑坠，余邪未尽者，升消散，兼升兼消；已尽，宜御米壳等涩之，加升麻以升其阳。按：东垣云：里急后重，数至圊而不能便，或少有脓血，慎勿利之，宜升阳除湿防风汤、见血。此当是湿热郁闭，上气不通所致，故升其阳而便自下。古云大便不通用升麻，即此意也。虚坐努责：血虚肠燥不能出，当归为君，生血药佐之。滑脱：桃花汤、断下汤、养脏汤、白术安胃散。固涩药中须加陈皮为佐，恐太涩能作疼。甚者灸天枢、气海。凡痢初起邪实，当去积滞，俟腹不痛即愈；不愈，可用鸦胆丸止之。脱肛：诃子皮散、磁石末二钱，空腹米饮下；外用铁锈磨汤，温洗。大孔痛：熟艾、黄腊、诃子烧熏之，食淡味自安。大孔不闭：葱和花椒末捣烂，塞谷道中；御米壳、诃子皮各一钱，为末，米汤下。噤口：以脉证辨之，如脾胃不弱，头疼心烦，手足温热，未尝多服凉药者，此乃毒气上冲心肺，所以呕而不食，宜下之。或用败毒散、见伤湿。每服四钱，陈仓米一百粒，姜三片，枣一枚，水一盏半，煎八分，温服。若其脉微弱，或心腹膨胀，手足厥冷，初病不呕，因服罂粟壳、乌梅，苦涩寒冷太过，以致闻食先呕者，此乃脾胃虚弱，用山药一味，剉如小豆大，一半入瓦铫内炒熟，一半生用，同为末，饭饮调下。又方：石莲捶去壳，留心，并肉研为末，每服二钱，陈米饮调下。此疾盖是毒气上冲心肺，借此以通心气，便觉思食。丹溪用人参、黄连、姜汁炒，浓煎汁，终日细细呷之。如吐再吃，但一呷下咽便开，痢亦自止，神效。人参、黄连、石莲，煎汤徐呷，外用黄瓜藤茎叶经霜者烧灰，香油调，纳脐中即效。仁斋用参苓白术散，见泄泻。加石菖蒲末，以道地粳米饮乘热调下。或用人参、茯苓、石莲肉，入些少菖蒲与之。愚谓：莫妙于问病者所欲，食之即开。挟暑：自汗发热，面垢烦渴，呕逆，小便不通，香薷饮见中暑。加黄连，益元散见伤暑。腹痛，食不进，六和汤、见伤暑。藿香正气散见中风。各半服。挟寒：外感风寒，先宜发表，仓廪汤汗之，次乃治痢。酒痢：葛根汤。久痢，或瘀血，或食积，或顽痰，或元气虚弱，当随证治之。丹溪治族叔，病虽久而神不瘁，小便涩少而不赤，两手脉俱涩而颇弦，自言胸微闷，食亦减。因悟必多年沉积，癖在肠胃，询其平生喜食何物，曰：喜食鲤鱼，三年无日不用。此积痰在肺，肺为大肠之脏，宜大肠之不固也，当与澄其源而流自清。以茱萸、陈皮、青葱、麁苜根、生姜煎浓汤，和以砂糖，饮一碗许，自以指探喉中，吐痰半升如胶，其夜减半。次早又服，又吐痰半升，而痢自止。又与平胃散见伤饮食。加白术、黄连，旬日而安。愚按：小便涩而不赤，非热也。非热而涩，则肺气为痰所滞，合之胸闷、食减、脉涩弦，知痰在肺也。休息痢：宜四君子汤见气。加陈皮、木香，吞驻车丸。兜塞太早，有余积者，利积丸去之，后用神效参香散。经年累月，愈而复发，补脾不效，此系寒积在大肠之底，诸药不能到，故无愈日。用巴豆一味研炒，蜡丸桐子大，空腹米汤送下七八丸，一服永不再发；感应丸见伤饮食。亦佳。喻嘉言治周信川休息痢，阳邪陷入阴分，以布条卷成鹅蛋状，垫肛门，厚被围坐；热饮人参败毒散，见伤湿。良久又饮，遂觉皮间微有津润，令其努力忍便，不得移身。约二时久，病者心躁畏热不能忍，始令连被卧，病即减；改服补中益气汤，^{见气。}旬日愈。盖内陷之邪，须提出之，以挽其下趋之势，又须缓缓透出，方为合法。凡久痢、久疟、久热等症，皆须识此意。劳痢：痢久不愈致虚，五心发热如劳证，蒵莲饮：莲肉、山药各等分，赤多倍莲肉，白多倍山药；愈后异功散见气。或平胃散见伤饮食。加参、苓。清阳下陷：始则飧泄，久则肠澼，亦见里急后重，脓血相错，专用补中益气，^{见气。}痢不治而自止；不效，是无火也，急用八味丸。见虚损。大瘕泄：亦见里急后重，红白杂，便则痛，欲小便，大便先脱，欲大便，小便自遗，或小便涩痛，或不通，或大小便牵痛，急用八味丸、^{见虚损。}加故纸、肉蔻、阿胶治之，不可用痢门药也。说详《医贯》泻利门中。^{参下淋症似淋非淋条。}刮肠：诸病坏证，久下脓血，或如死猪肝色，或五色杂下，频出无禁，有类滞下，俗名刮肠。此乃虚脱之证，若投痢药则误，六柱散去附子，加益智仁、白芍药，或可冀其万一。痢后风：足痛，或痹软，或胫肿，或膝肿，名痢后风。因痢后下虚，感受风湿，留滞关节所致。独活寄生汤见腰痛。吞虎骨四斤丸、^{见脚气。}或大防风汤，外以杜牛膝、杉木节、白芷、南星、萆薢煎汤熏洗。若恶血痢下未尽，留滞经络作痛叫号者，日久恐成鹤膝，四物汤见血。加桃仁、红花、牛膝、黄芩、陈皮、甘草煎，生姜汁研潜行散，入少酒饮之，数十帖。又，刺委中出血。又方，松明节一两，乳香二钱，（炒焦存性），苍术、黄柏各一两，紫葳一两半，甘草五钱，桃仁（去皮不去尖）一两，为末，每服三钱，生姜同杵细，水荡起二三沸服。若由下多亡阴而致者，补脾胃生血，忌用风药。

用药禁忌：初起忌温补，即胃气虚弱亦不宜，黄芪尤禁，用之则发胀。忌兜塞，亦禁升麻，非元气下陷而用之，升毒上干，速死之道。忌利小便，非湿盛、小便不通而利之，致津竭热炽，必剧。

忌发汗，非表证而妄汗，致津涸热盛，必剧。禁酒，痢时酒则难愈，愈后酒则复发。

大便不通

有热结者，热耗血液干燥，故结也。脉洪数，能食，_{即仲景所谓阳结}。麻仁丸，四顺饮子吞润肠丸。若燥实坚，腹满痛，承气汤_{见中气}治之。

有寒结，冷气横于肠胃，阴凝不运，津液不通，故结也。脉沉迟，不能食，腹痛。_{即仲景所谓阴结也。}寒而实者，备急丸、_{见伤饮食}温脾汤；寒而虚者，半硫丸，姜汁调乳香吞之，或八味丸。_{见虚损。}外用握药。

有气秘，气壅滞不通，不升不降，其人多噫。实者破结导滞，木香、槟榔、枳壳、陈皮、杏仁等类；_{虚者气虚不运，故壅滞。}补而行之，不宜破散，人参多用。若气阻隔不通，而见噎膈、反胃等证者，人参利膈丸、四磨汤_{见气。}选用。仍分虚实治之：若气少气弱，无力推送，则惟有助气而已。_{肺主气，肺与大肠为表里，气秘治在肺。}丹溪云：肺气不降则难传送，用枳壳、沉香、诃子、杏仁等。老人、虚人津液少，宜滑之，用胡麻、麻仁、阿胶等。

有血秘，老人、_{老人后门固，寿之征。}产妇产后有秘至数十日者，勿亟通之。血液干枯，或病后血虚，或发汗、利小便以致津涸，_{津亦属血。}均宜润剂，苁蓉润肠丸、更衣丸、四物汤、_{见血。}麻仁、杏仁辛润之品。又，肾司二便，肾水虚燥，宜以六味_{见虚损。}滋水，少佐辛味以润之。若跌打损伤，瘀血凝滞，致气不行，而大小便不通者，破瘀导滞为主。

有风秘，其人肠胃素有风，风能燥湿燥血，故大肠不润而结，搜风顺气丸、见中风。滋燥养荣汤。

老人气血多虚，察其脉，浮虚者气虚也，沉虚者血虚也。凡结实难下之证，可用穿结药及妙香丸。见烦躁。

燥屎巨硬，结在肛门难出，名直肠结，从导法治之。

导法：以蜂蜜炼成条，大如指，黏皂角末，油抹，入便门。寒结者，加草乌头末以化寒消结；热结者，以猪胆汁导。

大小便不通

证在危急，韭地中蚯蚓泥捣，和水澄清饮之，立通。又方，大黄、滑石、皂角各三钱，为末，如小便势急，倍滑石，大便势急，倍大黄。又，推车子七个，土狗七个，新瓦上焙干为末，以虎目树即虎杖。皮向东南者，煎浓汤调服。又，皂角末、葱白连须，加麝香二分，蜜少许，捣贴脐下至毛际。湿热痰火结滞，脉洪盛，肢节烦疼，湿热也。凉膈散、见发热。通圣散、见中风。吐逆，二便不通，导气清利汤。痰隔中焦，气聚上焦不下，二陈见痰。加木通，先服后吐。烧皂角灰为末，粥清调服。皂角去皮弦、琥珀各一钱，麝少许，神曲为丸，作二次服，用升提分利药送下之，立通。少顷未通，探吐之，无不通者。

小便不通

点滴不出，小腹胀痛，由气道闭塞。六淫七情，痰食血气，内外诸邪，皆能闭气。气分上中下三焦：上焦之气肺主之，肺热则气不下行，治宜清降。中焦之气脾胃主之，湿盛或热盛而气滞不行，须治湿热。若气虚而下陷不运，须升清以降浊。下焦之气肝肾主之，肾移热于膀胱，无阴则阳无以化，须纯阴之剂，滋肾丸。肝脉过阴器，肝火郁不伸则癃闭，肝火疏泄则为遗溺，治取肝经俞穴。又，下焦脉在膀胱经前，胆经后，出于腘中外廉，曰委阳，膀胱经络也。下焦火盛则癃闭，虚则遗溺。又，督脉，女子入系廷孔，男子循茎下至篡，其病癃闭遗溺，治取督脉俞穴。不取膀胱俞穴者，以膀胱但藏溺，其出溺皆从三焦、督脉及肝也。丹溪云：肺热不生水，清金乃隔二之治也。脾湿不运，清不升，浊不降，故肺气壅闭不下行，燥湿健脾乃隔三之治也。若不关脾肺，但膀胱有热，直泻膀胱，乃正治也。东垣分在气在血，以渴不渴为辨。渴者热在肺，属气分，用淡渗之药，茯苓、猪苓、泽泻、琥珀、灯心、通草、车前、瞿麦、扁蓄等气薄之品。气薄为阳中之阴，从阳而下降者也。不渴者热在下焦，属血分，须用纯阴之剂，无阴则阳无以化，黄连、黄柏、知母、滑石之类。淡渗之品乃阳中之阴，非阴中之阳，勿用。热实者，八正散见淋。加木香。腹痛不可忍，木通汤。上喘，红秋散。肾虚寒气不化者，甚而转筋，不救，肾气丸、见虚损。此为下元冷秘，常有用桂、附乃通者。气虚不化而不急满，惟倦怠懒言，春泽汤、见伤湿。津液藏于膀胱，气化乃能出，故用沉香、橘红之属。或用吐法以提其气，气升则水自降，如滴水之器，上窍开，下窍乃通也。气虚而不升化，用参、芪等药，先服后吐之。痰多闭气，用二陈，先服后吐之。更推类，以尽其余。或由大便不通而小便渐闭者，通大便则小便自行。瘀血闭气者，宜多用牛膝，实者桃仁煎、代抵当丸、见血。牛膝膏。见淋。渴而腹冷，水气也，水蓄腹中，故冷。停蓄不运，清气不升，津液不生，故渴。不降，故小便闭。栝蒌瞿麦丸主之，便利腹温为度。小便不通及转胞危急，诸药不效，用猪尿脬一个，底头穿一小孔，贯一通透翎筒，线扎紧，翎筒口塞以蜡，从脬口吹气，满七分，线扎紧，再用手捻紧翎筒根，令不泄气，乃去筒口之蜡，将筒口插入茎物窍内，放手，_{放开捻筒根}_{之手也。}却捻猪脬，使气透入膀胱，小便即出。小便不通，呕逆，饮食不得入，名关格。若头汗出者_{阳脱}。死，脉细涩者_{知阴亦竭}。亦死。葱白一斤，碎切，入麝香五分，拌匀，分二包，先用一包置脐上，以炭火熨斗熨之，半炷香久，换一包，以熨斗盛冷水熨之，互相换熨，以通为度。或以木通、老葱煎汤服，顷时探吐，再服再吐，以通为度。或身无汗，以葱汤入木桶内，令病者坐杌上，没脐为度，匝腰系裙以覆之。少时汗出，尿亦出，即于桶中溺之，勿出桶，恐气收而尿又回也。孕妇胎满，逼压尿脬，胞转翻倾侧，胞系了戾，不得小便，名转胞。须举其胎，令稳婆香油抹手，入产户托起其胎，溺出如注。次以人参、白术、陈皮、升麻，加入四物汤_{见血}。内煎服，顷时以指探吐，如此三四次，则胎举矣。一法令孕妇卧榻上，连榻倒竖起，尿自出，胜手托。男子亦有转胞。妇人转胞，不必尽由胎压，多因尿急脬胀而骤马驰车，飞跑疾走，致脬攧翻，或水溢中焦，食满肠胃，下压膀胱，无处退避，以致闪侧翻转，_{热攻气}_{迫者可推。}并须吐法，滑石散。《金匮》妇人病，饮食如故，_{病不在胃。}烦热不得卧，倚息，_{喘也}，不下通则上干，故烦喘不得卧，阳被迫浮越，故热。此转胞不得溺也，_{此由虚寒，气不化，溺急胞胀，重坠翻转。}肾气丸。即八味丸，见虚损。

淋

一滴不出名闭，即小便不通；点滴而出名癃，即淋。二证皆由气闭涩，其理已见上篇。淋证大概肾虚、膀胱热。五脏六腑所受内外诸邪热，皆得入膀胱。肾虚则火动，常欲泄而不能藏，火动欲泄则属之肝，故上篇言肝火疏泄为癃。故数；膀胱热则水道枯涩，故渗出涩滞。数而且涩，茎中痛，淋沥不宣，故谓之淋。肾虚膀胱热，则水液少。子和治一人，令顿食咸鱼，少顷大渴，令恣意饮水，然后以药治之，立通。曰：淋者无水，故涩也。脉实大，宜分理之。脉虚细涩，精血败坏，难治。治法：行滞气，解邪热，通水道，其大纲又在平心火。此证最忌发汗，淋证属热耗津液，发汗则愈涸，无水可出则动血矣。汗之则尿血。《准绳》谓：暑月多此证，以汗多，小便常赤涩也，治用五苓散，见伤湿。敛其外发之汗，意谓内有白术、桂枝能敛汗也，恐未必，不如去桂，合生脉散佳。使液聚于内，又从而导下之。然有虚劳汗出而赤涩者，乃津液枯燥，又不宜渗利矣，敛汗清热滋液可也。失血亡精者，同此论之。淋证茎中必痛，若先痛后痒，则火退矣，或是实证转虚。

气淋：初起为气淋，以气滞而涩痛也，白茯苓、甘草梢、白芷、山栀、木通、猪苓、泽泻、车前、地肤子、葱白；生料五苓散见伤湿。加阿胶，或五苓、益元见伤暑。各半服；火府丹佐以导赤散、见发热。石韦散，或四苓见伤湿。加木通、滑石、瞿麦、灯心。肺热，清肃之气不下降，加味八正散。气虚，八物汤见虚损。加杜牛膝、黄芩。

膏淋：久为膏淋及砂石淋。膏淋湿热伤气分，水液浑浊，如膏如涕，如米泔。实热，八正散加苍术；虚热，鹿角霜丸。精尿俱出，精塞尿道，欲出不能而痛。海金沙散、菟丝子丸、鹿茸丸、见血。土牛膝、地肤叶汁、白茯苓、泽泻、山栀、甘草梢、琥珀、郁金、草薢。

砂淋：尿为热所煎熬成砂石，如煮海水成盐，八正散、神效琥珀散、如圣散、石燕丸、独圣散；石首鱼脑中石十个（煅），滑石二钱，琥珀三分，为细末，每服一钱，木通汤下；蝼蛄七个，盐一两，新瓦上铺盖，焙干为细末，每服一钱，温酒下；冬葵子、滑石、瞿麦、琥珀、土牛膝、车前、泽泻、山栀、地肤叶汁。必断盐乃效，一则淡食能渗利，一则无盐不作石也。

血淋：热伤血分，茎中必痛，不痛为尿血，见血门。归尾、土牛膝、赤芍、玄胡、车前、泽泻、郁金、山栀、刘寄奴主之。血瘀则小腹硬痛，加红花、五灵脂。血热则色鲜红，脉数有力，加生地。血虚，六味见虚损。加车前、牛膝。血冷则色黯，面枯，尺脉沉迟，肾气丸见劳损。死血，牛膝膏。牛膝根茎叶酒煮服，治小便不利、茎中痛欲死，及妇人血结坚痛如神，但虚人不宜用，当同补药用之，免损胃。侧柏叶、生藕节、车前草等分，捣汁调益元散、见伤暑。发灰散、小蓟钦子、并见血。立效散、瞿麦散。

痰淋：痰郁气成热所致，七气汤、见气。青州白丸子。见中风。

劳淋：劳则动火，热流膀胱所致，脾劳，劳倦所伤。补中益气见气。合五苓。见伤湿。肾劳，色伤。阳虚肾气汤，阴虚知柏地黄汤。并见虚损。心劳，思虑所伤。清心莲子饮、见赤白浊。

热淋：火府丹、益元散、见伤暑。导赤散、见发热。五淋散、榆白皮散。

冷淋：由冷气客于下焦，满于脬中，水道为寒所凝，不得宣通，故先寒战而后便数成淋，邪正相争，正气怯邪气之冷，故寒战。又为冷气相激，则郁热而成淋。进冷剂愈甚者是也，宜地髓汤下八味丸、见虚损。或用生料鹿茸丸、见血。肉苁蓉丸、泽泻散、沉香散。若下元虚冷，水寒冰凝，小便不通或淋沥，证见转筋，喘急欲死，不问男女胎产，急用八味丸料煎服，缓则不救。盖寒得热则流通，非附、桂何能直达膀胱，使雪消春水来耶。

又有似淋非淋者，老人阴萎而思色，则精不出而内败，火虽动而

227

气已衰，不能送精使出也。小便涩如淋，败精流入茎窍。二便牵痛，精伤血枯燥，故大便亦痛。愈痛则愈便，愈便则愈痛，精伤血败，气亦下陷，大便红白似痢，小便白浊如淋，因其痛而欲便以求通，因便多而气愈坠，故痛更甚。大菟丝子丸、见咳嗽。鹿茸丸、见血。肾气丸、见虚损。

又有胞痹一证。小腹按之痛，水闭，故按之痛。若沃以汤，水闭，气蒸成热。小便不利，上为清涕，由风寒湿三气客于胞中，痹而不通，故气不化。风寒由足太阳入，太阳经络脑下鼻，故流清涕。治以肾著汤、见伤湿。茯苓丸、见小便不禁。巴戟丸。此本痹证而兼淋者也。

小便数

频数无度，似淋而茎中不痛，故另分一篇。数而少且涩，则似淋，以不痛，故异。多且不涩，又似不禁，然可忍为异。证由肾虚有火，火动欲出，水不得藏，肾虚六味丸，有火五苓散。数而少者，茯苓琥珀汤利之，免致涩痛成淋；数而多者，薯蓣、莲肉、益智仁之属收之。然此证固属有火，亦有下元虚冷，肾不摄水者，菟丝子丸、八味丸、见虚损。鹿茸丸、见血。中气不足，数而多，补中益气汤、见气。夜多小便、益智仁二十个为末，盐五分，水一碗煎，临卧温服，或苁蓉丸。小便毕，少顷，谓已尽，忽再出些少，或尿后又急者，多由忍尿行房所致，忍尿则水不下行，行房则火炎，气升而不降。水不下而气不降，后虽便亦不畅，其去未尽，故情状如此。宜生料五苓散见伤湿。加阿胶，吞加减八味丸、见虚损。心移热于小肠，致小便数，大喜动心火多有之。分清散、见赤白浊。四七汤、见气。仍以辰砂妙香散见心痛。煎吞小菟丝子丸、见赤白浊。大便硬，小便数者，名脾约，麻仁丸。见大便不通。

说详《伤寒》阳明篇。天暖衣厚，则气上升而外泄，故多汗；天寒衣薄，则气内敛而下降，故多尿，不在病论。

遗尿、小便不禁

不知而出为遗，知而不能忍为不禁，比小便数为甚，故另为一篇。多由肺肾虚寒，气不能摄，补中益气汤见气。送肾气丸。见虚损。大抵上虚补气，下虚固脱。睡着遗尿，大菟丝子丸、见咳嗽。猪脬炙碎煎汤下；韭子丸、六味丸见虚损。去泽泻，加故纸四两，益智仁、人参各三两、肉桂一两。老人尿不节，山茱萸一味最妙。产后不禁，血气兼虚，八珍汤、见虚损。以上皆言虚寒之证，亦有热甚神昏，尿出不知者，即《伤寒论》所谓直视失溲也，此为死证。热甚，阳邪盛也，失溲，阴失守也，故死。河间谓热甚客于肾部，干于肝经，廷孔郁结之极，气血不能宣通，神无所用，故遗尿不禁。肝主疏泄，郁极则泄愈甚。后人又推广之，谓各脏腑之热皆能令小便不禁，皆热证也。实热者，神芎导水丸，见肿胀。每服百丸，空心白汤下，一服利，即止后服。

薛立斋治因劳发热作渴，小便自遗，肝火疏泄。或时闭涩，肝血虚故涩，气郁故闭也。作肝火血虚，阴挺不能约制，午前服补中益气汤，见气。升散其郁。加山茱、山药，午后服六味丸。见虚损。滋阴养血。月余悉退，此虚热也。有洗手足，尿即急，不能忍者，岂房劳伤肾，尿为火持不下，得水则阳得阴化，故尿出乎？又岂肾冷不摄，得水则益其冷而即出乎？然阴性迟，火性急，似当以前说为是。大抵内水与外水相感应之理。

小便黄赤

小便白则无火，是黄赤乃有火也，黄柏、知母主之。然有实火虚火之分。如天热多汗或阴分枯涸，则小便短少，短少则必黄，此为虚火，不得专用寒凉。

交 肠

大小便易位而出也，<small>粪出前窍，尿出后窍。</small>乃藏气乖乱所致。或因醉饱，或因大怒，气乱于中，肠胃失职，不循输化之常道故也。法当宣吐以开提其气，<small>如走错路者，仍令回至原处，则不再误也。</small>使阑门清利，得复司泌别之职，则愈矣。吐后宜五苓散、<small>见伤湿。</small>木香调气散<small>见中气。</small>各一钱，加阿胶末一钱，汤调服；或研黄连阿胶丸为末，加木香少许，汤送下。此皆除湿热之剂。盖气乱由于郁，<small>不郁则顺道而行，何乱之有？惟郁极暴伸，势必肆行横决，不循常道。</small>气郁则为湿热也。嗜酒者血必瘀，湿热所伤也，四物<small>见血。</small>加海金砂、木香、槟榔、木通、桃仁。姜宜人二便俱从前阴出，以为交肠，用五苓。喻嘉言曰：非也。交肠乃暴病，骤然而气乱于中。此证乃久病，以渐而血枯于内，先由脾不摄血，下行有若崩漏，胞门子户之血渐亡，转吸大肠之血亦尽，又转吸胃中之血亦尽，下脱之血始无源而止。血尽则气孤而无偶，为拳为块，奔迫散乱，水谷舍故趋新，水道辟为谷道，江汉两渠，并归一路，与交肠易位而出不同，安可用五苓再劫其阴？其说甚辨，录之。夏子益奇疾方，治妇人因产病交肠，用旧幞头烧灰，酒服，仍间服五苓散分利之。如无幞头，旧纱帽可代。以受头气日久，取阳气上冲之义，<small>即用吐升提意，故又治血崩。</small>取漆能行败血也。

关 格

关格之说不一，而各有理。《经》谓：寸口即手寸关尺之总名。主中，寸口本肺脉，属脏，以候内。人迎在结喉旁，乃胃脉，属腑，以候外。主外，两者相应，大小齐等。春夏人迎微大，秋冬寸口微大，曰平人。说见四诊。人迎一盛，大于气口一倍也。下仿此。病在足少阳；一盛而躁，病在手少阳。二盛，病在足太阳；二盛而躁，病在手太阳；三盛，病在足阳明；三盛而躁，病在手阳明；四盛，且大且数，数即躁也。名曰溢阳，阳盛而溢。为外格。拒饮食不得入。寸口脉一盛，病在足厥阴；一盛而躁，病在手厥阴；二盛，病在足少阴；二盛而躁，病在手少阴；三盛，病在足太阴；三盛而躁，病在手太阴；四盛，且大且数，名曰溢阴，为内关，溲溺不通。皆死不治。人迎、寸口俱盛四倍以上，命曰关格，与之短期。按：此皆以躁数为言，是主热立论，乃举隅之词。观其又一条云：必审按寒热，以验脏腑之病，可知此证有寒有热矣。又谓：五脏不和，则七窍耳目口鼻。不通，气不通矣。六腑不和，则留结为痈。故邪在腑则阳脉不和，不和则气留而阳盛矣。气太盛则阴脉不利，此二句当依《难经》云：邪在脏则阴脉不利，接下不利则血留而阴盛，与上文邪在腑对讲。今云阳太盛则阴不利者，以见阴阳相关，彼此脉络传注之理，古人文字往往如此。不利则血留而阴气盛矣。阴气太盛，阳气不能荣也，气血相和则荣茂，今血不行而邪聚于阴经，则阳气不能与通。故曰关阳。言闭关不使阳入也。阳气太盛则阴气不能荣也，故曰格阴。拒格其阴不得入也。阴阳俱盛，不得相荣，故曰关格，不得尽期而死。按：《经》言阴阳之邪偏盛或俱盛，则其经脉不和，而见于人迎、寸口如此。后世独诊寸口，故秦越人以上鱼为溢，阳被阴格，脉从寸溢上鱼际也。为外关内格；外阳为内阴所拒格，不得下通，如被关闭然。入尺为覆，阴被阳格，脉从尺覆向臂上。覆，退却之义。为内关外格。阴被格不上通，如被关闭也。仲景则谓：寸口脉浮而大，浮为虚，正气内虚，故外浮越。大为实。邪气实也。在尺为关，在寸为格，关则不得小便，格则吐逆。此与越人同意。越人以脉之长而有余言，仲景以脉之大而有余言，皆邪盛也。又谓：下微本大者，下谓沉分，本谓尺言。沉分脉微小，惟尺略大也。则为关格不通，不得尿，沉而微小阴虚，尺大寒邪盛。虚寒无阳则不化，故小便不能出。不言格食者，省文也。头无汗者可治，有汗者死。阳脱也。又谓：趺阳脉伏而涩，伏则气不行，涩则血不流，无以出纳施化。伏则吐逆，水谷不化，涩则食不得入，血枯，胃脘槁也。名曰关格。不言小便不通，亦省文也。上二条以尺、寸言，此以趺阳言也。详此二家所云，各有其理，亦推广《内经》未尽之意也。又云，岐子谓关格为阴阳易位。盖阳上阴下，定位也。今寒反在胸中，舌有白胎而水浆不下，热在丹田而小便不通，曰关格。上寒治以热，下热治以寒。若兼有寒热，分主客治之，治主宜缓，治客宜急。此亦一说也。由此论之，则夫阳极于上，阴极于下，否隔不交者，当通其阴阳，转否为泰，可知矣。又，张景岳谓：《内经》谓人迎盛四倍以上，为有阳无阴；寸口盛四倍以上，为有阴无阳；二者俱盛四倍以上，为阳极于上，下焦无阳，阴极于下，上焦无阴，阴阳离绝。多由酒色伤其精气，以致阳飞于上，阴走于下，脉浮豁无根，散大躁动如此，为欲脱危候。凡见六脉如弦如革，洪大异常，而且躁数，脉动则身亦动，乳下之虚里及脐旁皆有动气，舂舂筑筑，与脉相应，上气微喘，动作则甚，肢体无力。谓为虚损，则本无咳嗽、失血等证，谓为痰火则又无实邪、发热等证。此真阴败竭，元海无根，最危之候也。彼不纳食，不得小便，自有本证，与关格何涉哉？其说虽与前人异，然理甚精。按：诸家皆就吐食不溺之证言，而无一定之脉，景岳则指定大数之脉言，而无吐食不溺之证，各如其说施治可也。

头 痛

头为清阳之分，外而六淫之邪相侵，内而脏腑经脉之邪气上逆，皆能乱其清气，相搏击致痛。须分内外虚实。实者，其人血气本不虚，为外邪所犯，或蔽覆其清明，或壅塞其经络，或内之实火上炎，因而血瘀涩滞，不得通行而痛，其痛必甚，此为实；虚者，其人气血本虚，为外邪所犯，或内之浊阴上干，虽亦血瘀涩滞，不能通行，而搏击无力，其痛不甚，此为虚。《准绳》谓：真气虚寒，遇外之寒湿所侵，血涩脉寒，卷缩紧急，引其小络而痛，得暖则痛止。实者，邪气实而正气不虚，可任攻。虚者，正气自虚而邪气自实，补正仍须治邪。若邪亦不实，但补正则邪自退。六淫外邪，惟风寒湿三者最能郁遏阳气。火暑燥三者皆属热，受其热则汗泄，非有风寒湿袭之不为患也，然热甚亦气壅脉满而为痛矣。内邪不一，皆统于风，风即气之飘扬上升者。以高巅之上，惟风可到也。故不论内外邪，汤剂中必加风药以上引之。风药味之薄者，阴中之阳，自地升天者也，升麻、薄荷之类。痛如破，不能忍，蔓荆子。风在太阳，巅顶连颈强痛，脉浮紧，君羌活，加姜、葱。葱白宜连须用。风在少阳，头角痛，口苦，脉弦细，君柴胡，加姜、葱。风在阳明，额痛连目，脉浮长，君白芷，加姜、葱。少阴、太阴，脉至胸颈而还，故无头痛。惟厥阴脉会巅顶，故巅痛，君藁本。如脉沉足冷，干呕吐沫，加吴茱萸、附子。用风药者，由风木虚，不能升散，土寡于畏，得以壅塞而痛，犹言少阳清气不升，脾湿上壅不降耳。故用风药以散之。若疏散太过，服风药反甚，发散太过，清阳之气愈虚，浊阴终不降，且表虚易招外侮。宜补气实表，顺气和中汤。凡外感头痛，详《伤寒论》。头痛久不愈者，名头风。头风，头面多汗，恶风，时止时发，先风一日则痛甚，至风日则少愈。清阳之气被郁，故喜通而恶塞。风者，天气之通者也。先郁后通，先风一日，正郁极欲通之候也，欲通不通，故扰动而痛甚。至风日则天气通，而人气应之亦通，故少愈也。由内有郁热或痰火，毛窍常疏，风易入，外寒束内热，闭逆为痛。医用辛温之药散其标寒，虽暂效，以热济热，病益深。宜泻火凉血，佐以辛散，南星、苍耳子、石菖蒲、天麻最当。头风久不愈，恐损目，邪害空窍。清空膏主之。有痰加半夏，诸般头痛并治。惟血虚头痛详下。不宜，正巅顶痛者亦勿用。内伤头痛，气虚者耳鸣目眩，清气不升，阴火上冲。九窍不利，气不能达于九窍也。自觉空虚，恶劳动，动则痛更甚，脉虚大，必包裹其头乃少宁，四君子汤见气。加风药。血虚头痛，鱼尾眉尖后，近发际。终日星星如细筋抽引，痛不甚，脉芤或数，善惊惕，当归、川芎、连翘、熟地各二钱，水煎，泡薄荷末二钱、鼻吸其气，候温服，安卧，效；或四物汤见血。加风药。气血俱虚者，调中益气汤见劳倦。加川芎、蔓荆子、细辛，神效。阴虚发热，两太阳穴作痛，此相火自下冲上，六味丸见虚损。产后血瘀头痛，膈热上干也。热厥头痛，虽严寒犹喜风寒，在暖处或见烟火则甚，宜清上泻火汤，后用补气汤。头目赤肿，胸膈烦闷，大便微秘，身半以下寒，足胫尤甚，此条详寒热篇上热下寒条。既济解毒汤、见寒热。痰厥头痛，晕眩烦乱，恶心欲吐，半夏白术天麻汤、见眩晕。虚风内作，非天麻不治；痰，非半夏不除，黄芪实表，止自汗，人参补气，二术、泽泻、茯苓除湿，橘皮调中升阳，炒曲、麦芽消食荡胃，干姜除寒，黄柏酒炒。治伏火发燥。湿热作痛，必昏重欲吐，兼眉棱骨痛，二陈见痰。加风药。伤食头痛，胸膈痞塞，咽酸，噫败卵臭，恶食，治中汤加砂仁一钱，或红丸子，或平胃散并见伤饮食。加枳实。伤酒头痛，恶心，昏冒眩晕，葛花解醒汤。见伤饮食。头痛巅疾，下虚上实也。寒湿上干。过在足少阴太阳，甚则入肾，寒湿自经而入脏也。肾主骨髓，髓通脑。寒入骨髓，逆上至脑，阻碍清阳，故脑痛连齿，亦骨之余也。此几几乎真头痛矣。湿热上干者，必以苦吐之，轻者透顶散，搐鼻取涎。头重如裹，由湿气在头。头者轻清像天，清，故轻也；湿者地之浊气，浊，故重也。外湿蒙蔽，故如裹。宜微汗，勿大汗，恐汗去湿留，红豆搐鼻散。外有嗅毒头痛，吃炒香附一味愈。真头痛，手足寒至节，全脑连齿皆痛，旦发夕死，不治；与黑锡丹，见呃逆。灸百会，猛进参、沉、乌、附或可生，然天柱折者必死。真头痛与真心痛皆寒证，阴灭阳也。

偏头痛：旧分右属热与痰，热用黄芩，痰用半夏、苍术。以阳明胃腑居右，多热多痰也；分左属风，属血虚，以肝木主风居左。又，左属血也，风用荆芥、薄荷，血虚用川芎、当归、菊花。然不必泥定。生萝卜汁，仰卧注鼻中，左痛注右，左痛则左壅塞，虽注之亦不通，右通故可注，从右透左，则并通矣。右痛注左。荜茇、散热。猪胆清热。搐鼻。川芎散、细辛散，川芎、柴胡为主，佐以蔓荆子、苍耳叶、升麻、甘草、葱、姜。大便秘，大黄下之。外用蓖麻子五钱，大枣十五枚，捣成泥，涂绵纸上，箸卷成筒，去箸，纳鼻中，良久下涕，痛止。又，石膏二钱，牛蒡子二钱，为末酒下，饮大醉立愈。

雷头风：头痛而起核块，或头中如雷鸣，风动作声，如籁之发。清震汤。或不省人事，地肤子、生姜捣烂，热酒冲服，取汗愈。子和用茶调散见伤饮食。吐之，后用神芎丸见肿胀。下之，再服乌荆丸见血。及愈风饼子之类。弱者用凉膈散，见发热。消风散热。痰热生风作响，半夏、牙皂、姜汁煮过，一两。大黄、酒浸透，湿纸包煨，如是者三次。二两。白僵蚕、连翘、橘红、桔梗、天麻、各五钱。片芩、酒炒。七钱。薄荷叶、三钱。白芷、青礞石、粉草、各一钱。为末，水浸蒸饼丸，绿豆大，临卧茶吞二钱，以痰利为度，后服清痰降火之药。气挟肝火作响，加味逍遥见郁。最当。亦有如虫响者，名天白蚁，茶子为细末吹鼻。

大头痛：头肿如斗，俗云大头瘟，天行疫气所发。头面赤肿，或发疙瘩。先发鼻额属阳明，先发耳前后属少阳，先发脑后及项属太阳。若三阳俱受邪，则各处并发。治戒急下，恐遗高分之邪。当先缓后急，退热、芩、连等。消毒，连翘、鼠粘子、板蓝根之类。缓缓治之。细口呷，或食后服，或酒炒使上升不速下，皆缓之义。候大便热结，上焦之邪热皆降聚于中州，乃下之，三承气见大便不通。选用。此毒若结块不散，必成脓，外用柏叶和蚯蚓粪，泥捣敷，或井底泥调大黄、芒硝末亦可。赤肿结核，鈚针出血愈。头摇掉眩属风热，风火主动也，羌活、川芎、白芷、藁本、苍术、细辛、甘草、天麻。若因肝肾二经血亏，致火炎生风，须养血。又，凡人内有痛则头摇。心绝则头摇，状如烟煤，直视者死。痓病亦头摇。

头风屑：罗谦甫谓：肝风盛，金来克之，使头有雪皮。难解。大抵风热上蒸，其液干，则化为白屑耳。大便实，泻青丸、见中风。虚者，人参消风散。

眉棱骨痛：或外邪郁成风热，上攻于脑，从目系过眉骨，下注于目，目系上属于脑，过眉骨也。或内之风热湿痰上攻，选奇汤主之。风热者，清上散痰，二陈加酒芩、白芷。风寒，羌乌散。肝虚者，才见光明，眼眶骨痛，生熟地黄丸。肝血虚火旺也。肝经停饮，发则眉骨痛，眼不可开，昼静夜剧，湿为阴邪，故夜病甚。导痰汤见痰。或小芎辛汤加半夏、橘红、南星、茯苓。

眩 晕

眩，惑乱也，从目从玄。玄，黑暗也，谓眼见黑暗也。虚人久蹲
陡起，眼多黑暗是也。晕与运同，旋转也，所见之物皆旋转如飞，世谓
之头旋是也。此风火上冲使然。经以掉眩属风木，风即火气之飘忽
者，风从火生，火藉风煽，观焰得风而旋转可见矣。外风、内风、热
风、冷风，皆能煽火。《经》言：五脏六腑之精气皆上注于目，然则目之
能视者，乃脏腑之精气灵明为之也。此上注之精气，必安静不摇，
而后烛物有定；若为风火所煽而旋转，则所见之物亦旋转矣。此乃
目之精气为病，非目睛之转动也。然《经》谓目系属于脑，出项中，
邪邪指风邪言。中项入深，随目系入脑则脑转，脑转则引目系急，目
系急则目转眩。赵以德谓：顺静宁谧者水之化，动扰挠乱者火之用。
头以脑为主，脑者髓之海，目之瞳子亦肾之精，二者皆属肾水，喜
宁静而恶动扰。宁静则清明内持，动扰则散乱昏惑，故目眩脑转云
云。则风火煽动，固有脑转系急，而目转眩者乎。六淫七情，饮
食痰水诸邪，皆能动火生风，风火盛极即然。虽壮实人亦有之，不
必虚弱也，但虚者多耳。昧者定归之虚。试观醉人眼花，与虚何涉
哉。刘宗厚以为上实，《经》以为上虚，非相悖也。盖虚者血与气
也，实者风火与痰涎也，正自虚而邪自实也。痰涎随风火上壅，浊
阴干于清阳也，故头风眩晕者多痰涎。丹溪谓无痰不作眩，必搐去
而后愈。

治法

气虚者，补中益气汤、见气。血虚者，补肝养荣汤，或四物汤见
血。加荆芥穗。肾阳虚，八味丸见虚损。或黑锡丹见呃逆。肾阴虚，六
味丸。见虚损。中脘伏痰呕逆，旋覆花汤。痰闭不出者吐之，独圣

散。见伤饮食。吐讫，可用清上辛凉之药，防风通圣散见中风。加半夏等。青黛散搐鼻取涎，神效。痰涎盛而大小便结，利下之。但见有吐涎者，知其有痰，半夏、橘红、旋覆等。风痰，南星、僵蚕。因停水眩晕者，详水肿门。因湿者，头重不起，虚人更甚，五苓散见伤湿。除湿汤、见中湿。因热者，烦渴，栀子、黄连、甘菊。实者，大黄酒炒三次，为末，茶调，每一二钱。因气郁者，则志气不舒，逍遥散见郁。加薄荷、菊花。虚寒者，宜三五七散或芎附汤见血。生料正元饮加鹿茸一钱，下灵砂丹见呕吐。或正元饮加炒川椒十五粒，下茸珠丸。不效，则独用鹿茸一味，每服五钱，无灰酒煎，入麝香少许服。缘鹿茸生于头，故治头眩也。泻多脱阴，虚阳上浮，时时眩晕，或视物不见者危。眩晕非天麻不治，不可缺。

项强痛

多由风寒邪客三阳，亦有痰滞、湿停、血虚、闪挫、久坐、失枕所致。感冒风寒者，驱邪汤。痰盛者，消风豁痰汤。湿盛者，加味胜湿汤。血虚火盛筋燥者，项强急，动则微痛，左为甚，脉弦而涩。疏风滋血汤。闪挫、久坐、失枕而致项强，不可转移，多由肾虚不能生肝，肝血虚，无以养筋，六味丸见虚损。常服。

胸　痛

缺盆下曰胸。当与痞满门胸痹条参看。

五脏及胆、心包络七经筋脉俱至胸，是诸经之邪皆得为胸痛。

而胸者，肺之部分，则其痛尤多属肺可知。乃医书多以肝病为言，此举隅之论耳，勿泥。须知胸为清阳之分，其病也，气滞为多。实亦滞，虚亦滞。气滞则痰饮亦停，宜行气除饮。此治在肺分，肺主气，宜下降，不宜上壅者也。至气有余为火而属心，痰本于湿而属脾，其义可兼举矣。若乃肝气实而上冲，因载血以上，或肝虚而清阳不升，浊阴不降，此则病在肝胆，痛必连胁矣。至肝火之上炎由肾水之竭，肝气之虚寒由肾火之衰，亦可推。治法于上下篇参之。《经》云：春脉如弦，其气不实而微。此谓不及，令人胸痛引背，两胁胀满，此肝虚也，补肝汤。见胁痛。《金匮》肝中寒者，此下有"两臂不举舌本燥"七字，《医宗金鉴》谓是衍文，删之。善太息，胸中痛，不得转侧，则胁亦痛可知。食则吐，肝性条达，为寒所郁不得伸，故太息以舒之。食则吐者，气上逆也。而汗出也。又云肝着，气着滞不行也。常欲蹈其胸，蹈者，按摩之意。先未苦时，但欲饮热，寒则凝滞，热则流通，故喜饮热。旋覆花汤主之。方用旋覆花三两，葱十四茎，新绛少许，水三升，煮一升，顿服。《金鉴》谓与证不合，疑误。愚谓：此乃停饮，而阳气不宣，故用此逐饮通阳，加绛以和血也。此肝实也。《素问》曰：阳明所谓胸痛短气者，水气在脏腑也，轻者五苓散，见伤湿。重者用张子和法取之。木香、郁金二味，气郁痛者倍木香，血郁痛者倍郁金，为末，每服二钱，老酒下；虚者加人参。痰饮痛，轻者小陷胸汤，重者大陷胸丸治之。若痰唾稠黏者，则用控涎丹。见痰饮。

心 痛

心包络痛，胃脘痛。

心为君主，义不受邪。若邪伤其脏而痛者，谓之真心痛。其证卒然大痛，咬牙噤口，舌青气冷，汗出不休，面黑，手足青过节，冷如冰，旦发夕死，夕发旦死，不治。不忍坐视，用猪心煎取汤，入麻黄、肉桂、干姜、附子服之，以散其寒，或可死中求生。如但见爬床搔席，面无青色，四肢不厥，声尚能出，即非真心痛，乃心包络受邪作痛也。而包络之邪，皆由各脏腑经脉传来。如从胸痛至心，是肺心痛；从胃脘痛至心，是胃心痛；从胁痛至心，是肝心痛；从腰痛至心，是肾心痛，可类推之。盖五脏六腑、任督各支脉皆络于心，其邪气自支脉而乘心者，不易人于心，而但犯其包络也。于是气血为邪所滞，邪正相击，故痛矣。

心包络痛，在胸下髑骭骨处，稍下即为胃脘痛。胃上脘名贲门，在脐上五寸，去髑骭骨三寸，而痛每相连，故世俗总以心痛呼之。且有九种心痛之说，曰：虫、饮、食、风、冷、热、悸、疰、去来痛。丹溪云：心膈痛须分新久，若明知身受寒气，口食寒物，于新得之时，当与温散，或温利之。仲景九痛丸，洁古煮黄丸之类。病久则郁蒸成热，若用温散温利，恐助火，须加山栀仁。气郁即痛，不必待成热也。而概以火郁言之者，以气属阳，即属火耳，此义宜知。寒痛，寒气客于肠胃，卒然而痛，二陈、见痰饮。草果、干姜、吴茱萸、扶阳助胃汤、草豆蔻丸之类。热痛，清中汤，黄连、龙胆草之属。痰积痛，星半安中汤，海蛤丸，或吐之。痰痛，湿痰嘈杂不宁，如饥如饱，欲吐，吐即宽，二陈加草蔻、苍术。清痰流饮，辘辘有声，攻走腰肋，胃苓汤。见泄泻。寒痰，一月一发或两发，或二三月一发，发时痛极，闷死，偶怒或劳，乘势涌起，平胃见伤饮食。加干姜、草蔻、枳壳。咳逆上气，痰饮心痛，海蛤粉煅。栝蒌实带穰。等分为末，米糊丸。气攻刺作痛，加味七气汤，沉香降气散，此及下方并见气。正气天香散。但忍气即发者是也。死血作痛，脉必涩，发作时饮米汤下。或作呃有时，气逆腾如虫搅，唧唧有声，勿误作虫，壮人用桃仁承气汤，见血。弱人用归尾、川芎、丹皮、红花、苏木、玄胡索、桂心、桃仁泥、赤曲、番降香、通草、穿山甲之属，煎成入童便、韭汁，大剂饮之，或失笑散。虫痛如咬，面有白癍，又，面色乍青乍白乍赤，唇红，吐清水，或清黄水，时痛时止，能食或食即痛，以虫得食而动，故痛也，饱后痛即止，化虫丸、见虫。川楝子、苦楝根、使君子、槟榔、黄连、雷丸、乌梅，不可用花椒，太辣，恐大惊跳，治详虫门。食痛，如有物碍，累累不下，时嗳腐气，略伤食，闷闷作痛，平胃散见伤饮食。加枳实、半夏、槟榔。旧有酒食痰积，一遇触犯便痛，挟风寒者，参苏饮见发热。加葱姜；挟怒气者，二陈，见痰。加青皮、山栀、曲蘖、山楂、草果；挟火热者，二陈加枳实、黄连、姜汁炒。山栀。脉坚实，不大便，心下满痛，不可按者，实也，大柴胡见疟、三承气见大便不通下之。痛不可按为实，可按为虚，虚者补而行之，或纯补。丹溪治许文懿公，食积痰饮，往来如潮，涌上则为心脾痛，降下则为胯痛，以制甘遂末入猪腰内，煨食之，即张子和煨肾散，方峻，勿轻用。连泻七次，足便能步。然多年郁结，一旦泄之，徒引动其猖獗之势，仍以吐剂达其上焦，连用瓜蒂、黎芦、苦参等，俱吐不透，仍用附子尖三枚，和浆水以蜜饮之，方大吐胶痰一桶。然后治及中下二焦，以朴硝、滑石、黄芩、石膏、连翘等一斤，浓煎冷饮之，四日服四斤，腹微痛，二便秘，脉歇至于卯酉时，乃阳明之应，胃与大肠积滞未尽也，乃作紫雪、见遗精论末。三日服至五两，腹稍安。后又小便闭痛，饮以萝卜汁，得吐立通。又，小腹满痛，以大黄、牵牛等分，水丸服至三百丸，下如烂鱼肠者二升许，脉不歇。又，大便痛，与前丸，下秽物如柏，油条尺许。自病至安，脉皆平常弦大。次年行倒仓法见积聚。全愈。此得于张子和，无胆识者敢乎？

腹　痛

小腹痛。

经脉有正有别，其别分络脏腑部位。邪在正经，则注于别络，而从脏腑所虚之部位而入焉。胸为心肺部位，肚腹脾胃部位，胠胁小腹肝胆部位，腰脊肾部位也。邪入则气停液聚，痰血不行，脉络皆满，邪正相搏，故痛。六淫七情，饮食劳倦，皆能致之，不独寒也。痛脉多紧急。河间谓：急脉固属寒象，然寒脉当短小而迟。若兼洪数，则为热痛之脉。分寒热、虚实、气血、饮食、痰虫施治。寒痛绵绵无增减，喜热恶寒，口中和，二便清利，脉沉迟，干姜、肉桂、吴萸、草蔻、木香、厚朴、陈皮、香附之属。诸寒痛得热即止者，用熟艾半斤，隔白纸铺腹中，又以憨葱数枝，批作两半片，铺艾上，再用纸盖之，慢火熨斗熨之，冷则易；觉腹中热，腹皮热难当，仍用帛裹紧，将冷乃解。一法用炒盐熨。房事后受寒腹痛，灸神阙、气海等穴，或炒姜、葱熨之、内服理中、见中寒。四逆见厥。等汤。热痛时痛时止，口干舌燥，二便结涩，喜冷恶热，脉洪数，白芍、黄芩、黄连、山栀、甘草之属。寒亦有实，热亦有虚，热实者寒药下之，三承气等。寒实者热药下之。备急丸等。辨虚实法不一，而可按属虚，拒按属实，尤其显著者。治虚分气血，痛时常觉虚豁，似饥非饥，呼吸无力，气虚也，六君子见气。加木香。若偎偎作痛，似细筋抽引不宁，又如芒刺牵引，属血虚，四物见血。加陈皮、甘草、木香。气滞作痛，则腹胀脉沉，木香顺气散、七气汤，见气。此为气实。又，饮食、痰湿、死血、虫作痛，皆为实。食痛欲大便，便后痛减，脉沉滑或弦。食得寒则凝，得热则行，平胃散见伤饮食。加枳实、草蔻、半夏，保和丸、枳术丸二丸并见伤饮食。之属。酒积痛，三棱、蓬术、香附、苍术、厚朴、陈皮、茯苓，木香槟榔丸主之；多年败田螺壳煅存性，加三倍于木香槟榔丸中，更加山栀、茵陈，其效甚速。痰痛脉必滑，眩晕吐涎，或下白积，或小便不利，痰碍气道也。或得辛辣热汤则暂止，二陈见痰饮。加苍术、香附、抚芎、枳实、姜汁。死血作痛，脉必涩，痛有定处，元胡、归尾、五灵脂、苏木、桃仁、没药、赤芍等，或桃仁承气汤、见血。虚者加归、地，蜜丸服，以缓除之。虫痛，心腹懊憹，往来上下，痛有休止，或腹中块起，恶心，吐清水，食厚味或饱即止，面色青、白、赤不定。蛔虫攻咬，面必黄，参看心痛门。鸡汁吞万应丸，见虫。雄黄、白矾，饭丸亦可。感湿而痛，小便不利，大便溏泄，脉必细，胃苓汤、见泄泻。感暑而痛，吐利并作，脉必虚豁，十味香薷饮、六和汤。并见伤暑。详霍乱门。失笑散见心痛。治心腹痛神效；刘寄奴末六钱，玄胡索末四钱，姜汁热酒调服亦佳，皆通理气血之剂也。中脘痛，太阴也，理中、见中寒。建中见劳倦。之类。脐腹痛，少阴也，四逆、见厥。真武之类。景东阳谓：心脾筋结脐，胃筋脉挟脐，当脐明属脾胃。其肾之筋脉从腰贯脊，并不及脐，当脐痛用肾经药太误。愚谓：肾附于脊，正与脐对。又，胎胞初结，中起一茎，形如莲蕊，一茎即脐蒂，莲蕊即肾。是脐乃肾之根蒂，而位又正对，则当脐痛，虽与少阴经无涉，而谓与肾脏无关，亦不可也。小腹痛，厥阴也，重则正阳散、回阳丹之类，轻则当归四逆汤见厥。之类。小腹痛因小便不利者，五苓散见伤湿。若小便利者，审是血证，桃仁承气见血。之类。若肝气郁痛者，青皮、柴胡之属。亦以可按为虚，拒按为实。气寒血结，威灵散。气滞血凝，当归散。若连阴作痛，按之即止，为肝经血虚，四物见血。加牛膝、人参、炙草。又，白胶香一味最妙。其有青筋见于小腹及大腹，乃肝火乘脾，小柴胡见寒热。合四物，加胆草、山栀。若因睾丸肿疼，牵引而痛，乃疝气病也。霍乱腹痛，必吐利兼作，亦有不吐利者，名干霍乱。又，肠痈腹痛，小腹痛并小便数，似淋，身甲错，腹皮急，按之软，如肿状，或绕脐生疮，可辨也。又有胞痹一证，小便不利，小腹按之痛，若沃以汤，详痹及淋二门。

腰　痛

膀胱脉抵腰，肾脉入腰。又，《经》曰：腰者肾之府也，转摇不能，肾将惫矣。是腰痛乃肾与膀胱之病也。太阳经虚，则风寒湿诸客邪皆得为患，而肾虚之所患尤多，腰肢痿弱，身体疲倦，脚膝酸软，脉或洪或细，皆无力，痛亦悠悠隐隐不甚，是其候也。分寒热二证。脉细无力，气怯弱，小便清利，为阳虚，宜肾气丸、见虚损。橘香丸、生料鹿茸丸见血。之类，仍以茴香炒研，猪腰切片，勿令断，掺末其内，纸裹煨热，黄酒下。脉洪而无力，小便黄赤，虚火时炎，为阴虚，东垣所谓醉以入房，损其真阴，则肾气热，热则腰脊痛不能举，久则髓减骨枯，发为骨痿，六味丸、见虚损。滋肾丸、见小便不通。封髓丹见遗精。之类。疟痢后、月经后痛者，多属虚，于补气血药加杜仲、侧柏叶。丹溪云：久腰痛，必用官桂开之，痛方止，胁腹痛亦然。有风有寒，有湿有热，有闪挫，有瘀血，有滞气，有痰积。伤于风，脉必浮，或左或右，痛无常处，牵引两足，羌、防、秦艽必用。感寒而痛，腰间冷如冰，脉必紧，得热则减，得寒则增，姜附汤见中寒。加辣桂、杜仲，外用摩腰膏。伤于湿，如坐水中，脉必缓，遇天阴或久坐久坐则湿凝。必发，身体肿，渗湿汤、肾着汤。并见伤湿。体重腰冷，饮食如故，小便自利，名肾着，寒湿之气，凝着不行。治宜除湿兼温散。风湿，独活寄生汤。湿热，苍术汤、独活汤、羌活汤。闪挫或跌扑损伤而痛，乳香趁痛散，五积散见中寒。加桃仁、大黄、苏木各一钱，倍当归；或以茴香根同红曲擂烂，热酒调服。若因劳役负重而痛，和气饮见肿胀。或普贤正气散。瘀血脉必涩，转侧若刀锥之刺，大便黑，日轻夜重，桃仁酒调黑神散，或四物并见血。加桃仁、红花之属。气滞脉必沉，乌药顺气散、见中风。人参顺气散。痰注脉必滑或沉弦，二陈见痰。加南星、香附、乌药、枳壳、威灵仙治痛要药，为末，每用二钱，掺猪腰内煨吃，热酒下，微利为度。杜仲、姜汁炒断丝。黑丑、破故纸、桃仁、炒，去皮尖。玄胡索，等分为末，酒煮面糊，胡桃肉和丸，桐子大，空心温酒或白汤下五七十丸，宜下者用之。腰痛虽属肾与膀胱，然有子病累母者，故郁怒伤肝亦致腰痛，宜调肝散。有土病及水者，故忧思伤脾，亦为腰痛，沉香降气汤见气。和调气散见中气。腰痛面忽红忽黑，为心肾交争，难治。

背脊强痛

督脉主脊。经云：督脉之别，名曰长强，别走太阳，实则脊强，取之所别也。刺灸之。大肠筋挟脊。心脉与脊里细筋相连贯，故心痛有连背者。脾筋着脊。肾筋脉贯脊，脊髓空则痛。膀胱筋脉挟脊，上项，为风寒湿所袭，则倔强不能屈伸，取本经腘中血络。背上两角为肩解，小肠脉出之。肩解下成片肉为肩胛，大小肠筋脉俱绕之。又，肩背属肺部分。太阳中风湿，经脉不行，脊痛项强，不可回顾，羌活胜湿汤。见伤湿。兼气实郁滞者，则常常作痛，加木香、陈皮、香附。气虚郁滞者，则时止时痛，加升、柴、参、芪。血虚郁痛者，则夜甚时止，加归、芍。血瘀郁痛者，则夜痛不止，加姜黄、灵脂、红花。风盛项背强，加威灵仙。湿盛肩背重，加二术。痰气凝滞则呕眩，本汤送青州白丸子、见中风。看书对弈，久坐而脊背痛者，补中益气汤、见气。或八珍见虚损。加黄芪。喘咳气逆，肩背痛，汗出，肺实也，热也。肺虚亦痛，觉寒，少气不足以息，当补气。肾气上逆，先背痛，后及肩，和气饮见肿胀。加炒盐、小茴。当肩背一片冷痛，而用神保丸者、见伤饮食。此有积气故也。素虚人，或病后，或发汗过多，心隔间痛引乳胁或肩背，此气上逆，当引使归元。有患肩胛缝一线痛起，上跨肩，肩背属小肠经。至胸前侧胁止，胆经。昼夜不息。丹溪谓：因思虑伤心，心血虚而火动。移于小肠，及虑不能决，又归之胆，胆火亦动。子来乘母，为实邪，以人参四钱，思虑则气结不行，故补其气以行之。木通二钱引火从小肠出。煎汤，下龙荟丸见胁肋痛。除肝胆火。而愈。

胁肋痛

腋下为胠，胠下为胁，胁下为肋，肋下为季胁，季胁下为眇。

肝胆脉布胁，而心包络筋脉亦挟胁；肝脉布肋，而脾筋亦结肋；胆筋脉乘季胁，而肺筋亦抵季胁；胆脉乘眇。是胁肋痛未必尽由肝胆，而肝胆为多。大概分气、血、食、痰四种，而怒气、瘀血居多。治者须分左右，审虚实。左痛多留血，或肋下有块；右痛多气郁，气郁则痰亦停。然左血右气，亦难泥定。大抵瘀血按之痛，不按亦痛，痛无时息而不膨胀；气痛则时止而膨，得嗳即宽，以此辨之。胁痛火实者，忌陈皮、生姜、细辛，能令肝胀，火盛忌热药，三者性热，而味又辛散，火得风而益炽也，故忌之。龙荟丸，柴胡、青皮必用。肝火郁甚，用黄连、龙胆草等苦寒直折，火愈郁愈烈；用大栝蒌一枚，连皮捣烂，加粉草二钱，（炒）。栝蒌甘寒润滑，于郁不逆，又如油之洗物，未尝不洁也。详《准绳》。气实痛，枳壳、青皮、姜黄、香附、甘草，有痰加苍术、半夏、白芥子。枳壳乃治胁痛的剂，必用。死血阻滞，必日轻夜重，午后发热，脉短涩，桃仁承气汤见血。加鳖甲、青皮、芎、归之属。痰饮痛，脉沉弦滑，导痰汤见痰。食痛，凡痛有一条扛起者是也。煮黄丸见心痛。治胁下痃癖痛如神。悲哀伤肝，气引两胁疼痛，枳壳煮散。房劳伤肾，气虚血滞，胸胁多有隐隐作痛，宜补肾，加芎、归之类和血。酒色太过，胁下一点痛不止，名干胁痛，甚危，惟大补气血而已。虚冷作痛，不宜疏散，须辛热补剂。肝虚，视物不明，筋脉拘急，面青，爪甲枯，胁引小腹痛，补肝汤。凡痛而胁骨偏举者，肝偏倾也。

臂 痛

腋肿。

臂痛有六道经络，究其痛在何经，以行本经药行其气血，气血通则愈矣。以两手伸直，臂贴身垂下，大指居前，小指居后而定之。其臂臑之前廉痛者，属阳明经，以升麻、白芷、干葛行之；后廉痛者，属太阳经，以藁本、羌活行之；外廉痛者，属少阳经，以柴胡行之；内廉痛者，属厥阴经，以柴胡、青皮行之；内前廉痛者，属太阴经，以升麻、白芷、葱白行之；内后廉痛者，属少阴经，以细辛、独活行之，并用针灸法。臂为风寒湿所搏，或饮液流入，或因提挈重物致痛，或肿或不肿，除饮证外，其余并可五积散见中寒。及乌药顺气散，见中风。或蠲痹汤见痹。审知是湿，蠲痹汤每服加苍术末三匙，防己四分。挈重伤筋者，琥珀散、劫劳散或和气饮见肿胀。每服加白姜黄五分，以姜黄能入臂故也。薄桂味淡，能横行手臂，引药至痛处，亦不可少。痰饮，臂酸痛软麻，导痰汤见痰。加木香、白姜黄各五分，重者控涎丹见痰。加去油木鳖子一两，桂枝五钱，每服二十丸，加至三十丸。血虚不荣于筋者，蠲痹汤、四物汤见血。各半帖煎服。气血凝滞者，舒筋汤。

腋属心包经、肝经，腋前属肺经，腋后属心经，腋下属肝经。经气热则腋肿，察其部位治之。

身体痛

身体拘急。

体痛，谓一身尽痛，伤寒、太阳表证，六脉俱紧，发汗后痛，为气血不和，脉弦迟。阴毒、伤寒阴毒，痛如被杖。霍乱、吐泻腹痛。中暑、汗太多，脉虚。湿痹、湿流关节，一身尽痛，风湿相搏，重痛不可转侧，脉缓。虚劳，气血虚损，脉弦小或虚数。皆有之。寒者，甘草附子汤，热者当归拈痛汤。内伤劳倦饮食，兼感风湿者，补中益气汤见气。加羌、防、升麻、苍术、藁本治之。春月寒湿郁遏，清阳不得升，火伏下焦，浮而躁热，虽在阴室中亦汗出，壮火食气，困乏懒言，以麻黄复煎汤渐渐发之，令寒湿去，阳气升，困倦乃退。遍身痛如劳证者，参、芪、甘草、附子炮、羌活、木香、知母、芍药、川芎、前胡、枳壳、桔梗、白术、当归、茯苓、半夏制，各五钱，柴胡、鳖甲醋炙各一两，桂心、酸枣仁各三钱，杏仁炒五钱，为末，每服四钱，姜三片，枣二个，乌梅三个，葱白三寸，水煎，空心调服。少年虚损冷惫，老人诸疾并治，惟伤寒体痛不宜。活血丹与四物苍术各半汤相表里，治遍身骨节疼痛如神。身体拘急属寒，寒则收引也；又属湿，湿亦寒也。寒属肾，湿属脾，于二经取之。

面

详四诊察面。颊车蹉。

诸阳经皆上至于头，而胃脉起鼻，交頞中，夹口，环唇，循颊车，上耳前，过客主人，故面部属胃经。按：小肠脉别支从颧上颊，抵鼻，络颧，亦面部也。胃热则面热，便燥结者，先用调胃承气汤见大便不通。彻其本，次用升麻加黄连汤，以去其经络中上行之风热。胃寒则面寒，先以附子理中丸见中寒。温其中气，次以升麻加附子汤，以散其经络中上行之寒。风热甚则面肿痛，白芷、升麻、葛根、薄荷、防风、荆芥、羌活、苍术、黄芩、石膏，外杵杏仁膏涂之。肿如蛇状，青苔水调涂。风水亦浮肿，详肿胀门。肿与浮异。风火上炎，红肿而痛，此邪有余而肿也。脾肺气虚，不能运行，上壅不降，面目虚浮，此正不足而浮也。面疮或粉刺，或起白皮作痒，但浅在皮肤者，皆属肺经风热，清肺饮。

面焦：胃脉衰，人参、黄芪、甘草、白芍、升麻、葛根、白芷。面尘：即晦暗。阳气郁滞则无光，水涸则不润，故晦暗如蒙尘土，宜疏肝、清肺、滋肾。面上黧黑斑：水虚也，女人最多，六味丸；见虚损。外用甘松、山柰、细辛、白芷、白蔹、白芨、防风、荆芥、僵蚕、天麻、羌活、陀僧、川椒、菊花、独活、枯矾、檀香各一钱，枣肉七个，肥皂肉一斤，同为丸，秋冬加生蜜五钱，皮粗槁加牛骨髓三钱，洗面。面上黑子：石灰、硷水调稠，糯米插入灰内，留半截在外，片时米色如水晶，用以点之即落。疟腮：鸡子清调赤小豆末，加蜗牛、飞面捣匀贴之。又用靛缸底泥涂之即消。面黑：有胃阳虚，肾寒侮土，故黑色见于面唇，唇者脾之华，土不胜水，故黑。以升麻、葛根、防风、白芷推扬胃气而散其滞，苍术散其寒，白芍以敛脾阴，参、芪、甘草、姜、枣以补其阳，午前阳升之时服之，数帖而愈。又有登厕感非常臭气而得者，以沉檀焚于帐内熏之，旬日而愈。盖臭属肾水，香属脾土，取其相胜也。又有因吃斑鸠而得者，鸠常食半夏苗，有毒，以姜汁解之而愈。

欠伸颊车蹉，口开不能合：醉以酒，俟睡，皂角末吹其鼻，嚏即止。

耳

《经》谓肾开窍于耳，又谓心开窍于耳。解者谓：心本开窍于舌，因舌无窍，故借窍于耳。肺络会于耳。胆、三焦脉皆走耳前，入耳中，过耳后。胃脉上耳前，筋结耳前。小肠、膀胱脉俱结耳后完骨。胃之支脉亦过耳后。又，《素问》谓心、肾、肺、脾、胃五络皆属之于耳中，又谓肝病气逆则耳聋。

耳聋：声有所蔽塞则不通。在外之蔽塞，与在内之蔽塞一也。内气本流通，何以蔽塞？则风火痰血之为之也。在上为心肺之气，在下为肝肾之气，在中为脾胃之气。气动而为火，火动而为风，壅于上焦，扰攘不清，则外入之声为其所乱。若更蒸液而痰凝，伤阴而血瘀，则耳窍蔽塞，甚则为痛为肿，结核停脓，不但聋也，不甚则为鸣，气上出于耳而作响也。气上盛则鸣甚，不盛则鸣不甚。上焦气壅属实，下焦气逆属虚，或阴虚而火上炎，或阳虚而火上浮也。中焦多属湿热，酒食之所郁积也。各脏腑经脉，皆能动气生火作聋，岂必拘定脉络通耳者乃然哉。此皆言内气上壅者，若气虚下陷则亦聋。以清气自下，浊气自上，清不升则浊不降也。更有老年精脱气衰，不能上通者，即无浊火上乱，而精气萎弱，既不上通，则窍遂渐闭，如路久不行而茅塞也。亦有沉静之人，收视返听，精气退藏于密，而上窍亦渐闭者，乃高寿之征也。明此义，而纷纷之说皆一以贯之矣。耳聋治法：热者犀角饮子，大便秘者加大黄。壅热生风，犀角散；兼外风者，防风通圣散、见中风。兼痰者，滚痰丸。见痰。郁火，防风通圣散加大黄（酒煨，再用酒炒三次，又同各味通用酒炒）、加味逍遥散、见郁。厥气上逆者，多见眩晕之证，沉香降气汤、苏子降气汤，甚者吞养正丹并见气。以镇坠之。肾水虚精脱者，必颧颊黑，六味地黄丸见虚损。本事地黄汤。内有羌、防二味，为肾虚而兼受风邪也，无风邪者去之。肾虚寒者，八味丸、见虚损。益肾散。多恐为肝虚，四物汤见血。加羌、防、柴胡、菖蒲、伏神。劳役伤，房劳伤，虚火上炎，瘦悴昏愦，是为劳聋，益气聪明汤。耳者，宗脉之所附，脉虚而外风袭，使经气闭塞，是为风聋，多见头痛，排风汤、见中风。桂星散、磁石丸。气壅头目不清，清神散。气闭不通，通气散。外治：通神散、通耳法、追风散。甘遂半寸，绵裹插耳中，口嚼甘草。苍术长七分，一头削尖插耳内，一头平安艾灸，觉耳中有热气，效。久聋，萆麻子丸、胜金透关散。

耳鸣：《经》谓上气不足，又谓脑髓不足则脑转耳鸣，皆精气虚弱之故也。王汝言谓：耳鸣甚者，多是痰火上升，又感恼怒而得。若肾虚而鸣者，其鸣不甚，当见劳怯等证。薛立斋云：若血虚有火，四物汤见血。加山栀、柴胡；气虚，补中益气汤、见气。血气俱虚，八珍见虚损。加柴胡。若怒而鸣，气实，小柴胡见寒热。加芎、归、山栀；虚用八珍加山栀。若午前甚者，阳气实，热也，小柴胡加黄连、山栀；阳气虚，补中益气见气。加柴胡、山栀。午后甚者，阴血虚也，四物见血。加白术、茯苓。若肾虚火动，哄哄然，胫酸，或痰盛作渴，必用地黄丸见虚损。甚者当镇坠，正元饮见眩晕。咽黑锡丹见呃逆。有热者，龙齿散。肾者，宗脉所聚，窍于耳。宗脉虚，风邪乘虚随脉入耳，气与之搏而鸣。先用生料五苓散见伤湿。加制枳壳、橘红、紫苏、生姜同煎，吞青木香丸，见气。散邪疏风下气，续以归芎饮和养之。若更四肢抽掣痛，睡着如打战鼓，耳内觉有风吹，奇痒，黄芪丸甚效。

耳肿痛生疮：鼠粘子汤、柴胡清肝饮。耳湿肿痛，凉膈散见发热。加酒炒大黄、黄芩，酒浸防风、荆芥、羌活。湿多，外用枯矾吹入耳中。耳湿结块，生猪脂、地龙粪、釜下墨研末、葱汁和，捏如枣核，绵裹入耳，润则换。耳干痛亦用此方。耳痛如虫内走，蛇蜕灰吹入立愈。

聤耳：劳伤气血，热气乘虚入聚，则生脓汁也。内服柴胡聪耳汤、蔓荆子散，外用红绵散。壮人积热者，玉屑无忧散送解毒雄黄丸，并见咽喉。下三四次效。出脓，发灰吹之。耳脓溃烂，矾灰、铅丹吹。又方，陈皮烧灰一钱，轻粉三分，麝五厘，吹入即干。耳出血，龙骨末吹即止。按：初起忌敛涩，铅丹、矾不宜用，红棉散亦勿用也。

耳痒：沈存中病赤目，百治不瘥。邱华问耳中痒否，痒是肾风，四生散见中风。二三服即瘥。如言服二次，目反大痛，更二服遂愈。以语孙和甫，孙曰：尝见吕吉甫目久病，服透冰丹乃瘥。透冰丹亦疗肾风也。《圣惠》云：有耳痒，直挑剔出血乃止者，此肾虚浮毒上攻也，宜透冰丹。戒酒、面、鸡、猪之属一月。若不能戒者，无效也。

虫入耳：生姜擦猫鼻即尿，取滴耳，虫即出，或用管入耳极力吸之。蚁、蜈蚣入耳，生姜汁或蒜汁灌，或炙猪肉、鸡肉置耳边。苍蝇入耳，皂角子虫研烂，生蟮血调灌耳中。蚤、虱入耳，菖蒲末炒，乘热棉裹着耳边。蜓蚰入耳，盐擦耳内，或硼砂、胆矾等分为末吹，即化水。水入耳：薄荷汁点立效。耳中有物不能出，弓弦头散处敷好胶，入耳中黏之，徐徐引出立效。百虫入耳：用茶油一滴渗入耳内，即效而安。

卷之四　杂症

鼻

肺开窍于鼻。胃脉起鼻两旁，筋亦结鼻两旁。交頞。即山根。大肠脉夹鼻孔。小肠脉抵鼻。膀胱筋结鼻下两旁。气出于鼻，气热且郁，则蒸成水而为涕；但热不郁，则干且痛而带辛。鼻塞，一由脑冷而气化液下凝于鼻，如天寒呵气成水也。脑暖立通。一由气热蒸涕壅塞，固矣。乃极力去其涕而仍不通者，则窍之外皆涕液之所浸淫，肉理胀满，窍窄无缝故也。风寒外束，气不外越，止从鼻窍上出，则鼻气盛而喘息有音。初时气势上壅之甚，故化水速而多且清；后则势略缓，故涕不即出，久蒸而成浊。然浊涕有不由外感者。《素问》谓：胆移热于脑，则辛頞鼻渊，鼻流浊涕，如泉不止也。传为衄蔑、衄蔑，鼻出血也，热甚所致。瞑。目暗也。血因衄而虚，不能养目。由膀胱脉络脑，受脑之热，注于胃脉，薄于頞中，故鼻辣痛而浊涕下。盖脑液下渗也，俗名脑漏，防风汤。衄血，详血症门。偶感风寒鼻塞者，自作风寒治。若平日常常鼻塞，不闻香臭，或值寒月，或略感风寒即塞者，乃肺经素有火郁。喜热热则行散，故喜之。恶寒，故略一感寒即发。气壅不舒，热郁于脑，衄渊瘜痔，皆由此生，清金降火为主，桑白皮不可少。佐以通气之剂。气有余为火，固矣。亦有脾胃气虚不能升发，郁而成火者，补中益气汤见气。主之。外治：瓜蒂、细辛、麝为末，棉裹塞鼻；或萆麻仁和枣捣塞，每日易之。

常流浊涕名鼻渊：六味丸、见虚损。甘菊、薄荷、玄参、苍耳子。脑属肾，故用六味。又有脑痛、鼻出臭黄水，俗名控脑砂，有虫食脑，用丝瓜藤近根者三五寸，烧存性，酒服二钱，立效。外用桃叶作枕。鼻渊又见伤风门。

常流清涕名鼻鼽：肺热者，肺热则气盛化水成清涕。其不为稠浊者，火性急速，随化随流，不及浊也。桔梗、山栀、薄荷、麦冬、玄参、辛荑、甘草；若因脑冷所致，脑冷则气化液下溜，若天寒呵气成水也。苍耳子、干姜、升麻、藁本、辛荑、川芎、肉桂。

息肉痔痈：鼻中肉赘，臭不可近，痛不可摇，此湿热壅盛所生，如地湿热而蒸成芝菌也。清肺饮、羌活胜湿汤，见伤湿。或白茯、桔梗、山栀、黄芩、辛荑、白芷、木通、柴胡、防风、苍术、薄荷。外用：白矾末加硇砂少许吹之，或瓜蒂、细辛、麝香为末，绵裹塞鼻，即化黄水；桃叶嫩心亦可塞。又，雄黄、白矾、苦丁香为末，霜梅肉捣膏作条，入鼻内，亦效。

鼻疮：黄连、大黄、麝香为末，擦鼻中，辛荑膏亦可；内服乌犀丸。肺热鼻干无涕，心神烦乱，犀角散、桑根白皮散。

鼻痛：葛根、竹叶、青黛、薄荷、防风、石膏、升麻、石斛。外用宣脑散，取鼻中黄水。食物卒从鼻中缩入，介介痛不出，以牛脂或羊脂如指头大内鼻中，吸入须臾，脂消则物与同出。

鼻红赤或紫黑：阳明血热。多得之好酒，热气熏蒸肺叶，故鼻红赤。若为寒冷所搏，凝结不行，则瘀浊而变为紫黑。治须融化滞血，滋生新血，去风热，丹参、生地、当归、红花、山栀、桑白、防风、薄荷，煎服；或酒制四物汤见血。加酒炒片芩、陈皮、生甘草、酒红花、生姜，煎，调五灵脂末。形肥气弱者，加酒黄芪，临服入好酒数滴为引。若素不饮酒，则为肺家风热，前一方加荆芥。亦或脏中有虫，用去虫药；外用杏仁二十个，去皮、油。胡桃二个连皮。（瓦上焙，不可焦），大枫肉三个、水银三分，唾津手研成黑水涂之，三两次愈。

鼻气臭，非瘜痔，其人病重者，乃脏坏气臭，不治。

口

脾开窍于口。胃筋脉夹口，胃经血气少，两吻多纹画。大肠脉夹口，交人中。

口苦：心热，黄连、生地、麦冬、丹皮必用。胆热则胆汁上溢，亦苦，柴胡、龙胆草、生甘草、枣仁、茯神、生地。口淡：胃热，石斛、石膏、竹叶、青黛、湿盛加白术、半夏、茯苓。又，大泻后多有口淡者，不可作热治。口甘：脾热，白芍、山栀、兰草、花粉、黄连。口咸：肾热，六味汤见虚损。加玄参、知、柏。口酸：肝热，柴胡、黄连、胆草，逍遥散、越鞠丸。并见郁。口辛：肺热，桔梗、山栀、黄芩、桑皮、二冬、沙参。

口常流涎：脾胃热，津溢也，清胃散。见齿。亦有脾虚不摄者，六君子见气。加益智妙。亦有肾热者，六味丸见虚损。加知、柏。

口干涩：火盛津虚，大忌五苓、星、半。五味为君，加二冬、白芍、生甘草、人参、乌梅。又用黄芩、葛根、生津。防风、薄荷、二味疏风。按：风，即热也。栝蒌。去痰不用星、半而用此，取润恶燥也。又，生津方神效。

口疮：热与痰上盛也。口舌状如无皮曰口疮，糜烂曰口糜。实热者可用寒凉，金花丸、凉膈散、见发热。升麻饮之类；西瓜浆最妙；冬月西瓜皮烧灰噙；黄连散去热涎。亦有虚热者，脾胃气虚下陷，郁而成火，上炎所致，补中益气汤见气。加竹叶、花粉。若下焦虚寒，逼其无根之火上炎者，八味丸引火归元，外用生附子末，唾调涂足心。若肾水虚火炎者，六味丸加知、柏。晡热夜热，血虚也，八物并见虚损。加丹皮、五味、麦冬。口破色红，腮舌肿，干渴，凉膈散见发热。赴筵散；色淡白，不渴，由思烦、多醒少睡，虚火所发，滋阴四物汤、柳花散。口疮连牙根烂痛，玄参散；久不愈，以五倍末擦之，使收敛。鹅口，初生小儿满口生白屑也，心脾热所致，先用绵蘸水洗去，后用冰硼散吹之；内服凉膈散。口疳，多食肥甘，积热所致，用口疳药吹之。

口苦无皮，中气虚热，清热补气汤。

口臭：竹叶石膏汤见烦躁。加减、甘露饮。胃火之臭必秽浊，若臭而馊腐，则食停不化之臭，当辨。口腥臭，肺热也，桑白皮、地骨皮、黄芩、知母、五味子、麦门冬、桔梗。

悬痈：生上腭，发紫泡者是。银针挑破，吹口疳药，碧丹见咽喉。亦可。口菌，生牙肉上，隆起，形如菌，紫黑，或生舌上，俱口疳药吹，或用茄母蒂烧灰，盐拌醋调，时擦。

唇

脾之荣在唇四白。胃脉环唇。肝脉环唇内。三经热盛则唇红甚，寒则青黑，气血两虚则黄白，血液虚热则干燥，燥甚则裂，风动则瞤。唇动不止也。验脏腑之寒热，莫便于此。

唇干：生地、麦冬、山药、当归、白芍、人参、蜜。冬月唇干，拆裂血出，用桃仁捣，猪脂调涂。唇裂：石膏、黄连、当归、生地、石斛、竹茹、生甘草、蜜。风热者，白芷、升麻、防风、黄芩、甘草。唇瞤：柴胡、防风、荆芥、山栀、生甘草、当归、赤小豆、薏苡。唇青黑，理中汤见中风。唇茧：肿，起白皮，皱裂如蚕茧，亦有唇下肿如黑枣者，亦有不肿，缩紧小，起白皮者，名紧茧，皆燥热所致。治须润燥清火消风，大概以养血为要。肾虚者，内热口干，吐痰体瘦，济阴地黄丸。肝火，柴胡清肝散。胃火，清胃散见齿。脾经风湿，泻黄饮子。唇疮：虫食喉则上唇疮、声哑，食肛则下唇疮，咽干，黄连、犀角、乌梅、木香、雄黄、桃仁，煎服。亦有气郁生疮，甑上滴下汗，传之如神，白荷花瓣贴之亦效。小儿燕口疮，燕窠土擦，发灰擦，并效。大抵唇口舌诸疮，暴发赤肿痛者，多实热，凉膈散、见发热。栀子金花汤可用。若日久色淡疮白，时痛时否，多属虚热，清心莲子饮、见赤白浊。四物汤见血。加知、柏、丹皮，少佐肉桂，补中兼清可也。若服凉药久不愈者，以七味地黄汤见虚损。冷服，引火归元，甚则加附子。

齿

取牙。

男子八岁，肾气实而生齿，三八而真牙生，五八则齿槁，八八而齿去矣。女子亦然，以七为数。盖肾主骨，齿乃骨之余，髓之所养，故随天癸为盛衰。又，胃经之支者入于上齿，大肠经之支者入于下齿。故肾髓足、肠胃实则齿坚牢，虚则齿摇动。齿痛者，皆齿之根肉痛也，由风热湿之邪入，聚为液，为涎，与齿间之气血相搏击而痛。湿热盛则痛且肿，风热盛则痛而不甚肿。又，湿热生虫，蚀其牙根，则亦痛。又，风热盛，搏击于血则血出，甚则气血腐化为脓，出臭汁，名齿䘌。龈肉消蚀则齿根露而挺出，名齿挺。肾热则齿色黑而槁，肾竭则面亦黑。

齿痛：肾虚无热者，但摇动不痛，痛必因风、火与虫。风有外风，有内风，内风即热气，外风则外感之风寒也。内有火，为外风所郁则益烈，故痛甚。亦有头脑感受风寒，脑痛连齿者，羌活附子汤发散之。此肾经虚而犯风寒也。齿属肾，脑亦属肾，寒邪犯肾为伤根本，宜急治，缓则不救。真头痛者必死，是也。白芷散亦可。此证必喜热，齿亦不肿不蛀，盖暴病也，与素病齿者异。若不连脑，止连头项者，乃外风郁热于内也，立效散。湿热甚而痛者，承气汤见大便不通。下之，轻者清胃散。六郁而痛者，越鞠丸。见郁。风热而痛者，独活散；不愈，茵陈散。中气虚而痛，清阳不升而浊火上炎也。补中益气汤。见气。此证多有齿缝胀不能嚼者。肾经虚热者，六味丸。见虚损。诸证未能细辨，且与消风散见头痛。揩抹。又，并宜香附炒黑。三分，炒盐一分，研擦。又，石膏、胡椒为末擦，立愈。牙痛用清凉药反甚者，从治之，荜茇、川椒、薄荷、荆芥、细辛、樟脑、青盐为末擦，则热散而不郁。得热则痛，得凉则止，常欲吸冷风者，以黄连、梧桐律之苦寒，薄荷叶、荆芥穗之辛凉，治其湿热，更以升麻引入胃经，以羊角灰引入肾经，加麝香少许为末擦。又以调胃承气汤见大便不通。去芒硝，加黄连，下三五次。胃热致痛不可忍，连头脑，满面发热大痛，其齿喜寒恶热，清胃散。亦有得寒而反痛者，热被郁也；亦有恶风寒者，热已为风寒所郁，故恶也，金沸草散。见咳嗽。齿缝有红肉努出者，消风散，见头痛。临卧茶点服。仍入荆、防、白芷、蜂房之属煎，频漱口。亦有寒热并恶者，寒热之邪混杂作痛也，宜当归龙胆散、益智木律散；恶寒之情多于恶热者，寒多热少也，草豆蔻散；恶热之情多于恶寒者，热多寒少也，立效散、麝香散。上牙疼，升麻散，恶热者灸足三里；下牙疼，白芷散，恶寒者灸三间。肾虚牙浮长，动摇欲脱而痛者，六味丸、八味丸、并见虚损。黑锡丹见呃逆。择用。齿长渐至难食，名髓溢，盖肾水不藏而浮泛之故，白术煎汤漱服。长用刷牙，牢牙散、白牙散、羊胫散。

龋蛀：数年不愈，当作阳明蓄血治之，桃仁承气汤_{见血}。料丸服。好酒者多患此。^{参血证齿衄}蛀牙痛，芦荟白胶香塞蛀孔内，松脂锐如锥者塞孔中，少顷虫出脂上。温米醋漱出虫，愈。天仙子烧烟，用竹筒抵牙，引烟熏之，虫即死。小瓦片置油拌韭子烧烟，搁在水碗上，以漏斗覆之，熏牙，虫如针者皆落水中。虫出，穴空而痛者，乳香炙。软实之。樟脑、川椒各五分，研碎放铜勺内，茶盅盖，稠面封四围，勿令走气，微火升之，少顷觉闻樟脑气，取起，地上候冷，揭开，药俱升在盅底，入瓷器收贮。每用少许塞痛处，立愈。

牙龈宣露：蔓荆子、生地黄、地骨皮、青蒿各一两，郁李根皮二两，每用五钱水煎，热含冷吐。蚯蚓屎水和为泥，火煅赤，研如粉，腊月猪脂调敷，日三次。

牙齿动摇：还少丹、地黄丸_{见虚损}。阴虚内热者，甘露饮。

牙齿不生：黑豆三十枚，牛粪火烧，令烟尽，取出细研，入麝香少许研匀。先以针挑破不生处，令血出乃涂药，不可见风，忌酸咸物。露蜂房散、川升麻散。

牙槽风：齿痛不已，龈肉连颊浮肿、紫黑、出血、腐烂，口疳，药内加牛黄，倍珍珠、儿茶，频吹。久不愈，牙缝出脓，甚则齿落，名牙漏，^{上边龙门牙落，不治}。外吹疳药，内用滋阴降火之剂。又，牙槽风溃后，肿硬不消，出臭血而不出脓者，名牙疳。臭秽难近，清胃散；有风加防风，甚则用芜荑消疳汤数下之。牙疳烂黑，防穿腮，芦荟消疳饮；外用人中白散。疳速者，一日烂一分，两日烂一寸，杀人最速，名走马疳。鼻梁发红点如朱，及上唇龙门牙落者死，口疳药_{见口}。加牛黄。小儿痘后毒发多此证。或用绿矾一块，安铁绣器上烧干，先用青绢蘸浓茶搅口净，乃敷之。若恶寒喜热，胃气伤者，补中益气、_{见虚损}。

牙痛：俗名牙蛾，初起龈肉或上或下、或内或外肿硬成条是也，口疳药吹之。牙咬，牙尽处肿也，初起势盛，夜尤痛甚，清阳散火汤；外用金、碧二丹_{并见咽喉}。吹。若牙关紧闭，用黄熟香削钉，渐渐撬进，牙关渐开，即吹之。牙肉肿如豆大，或内或外无定处，先用金丹，后用口疳药。

穿牙疔：先二日牙痛，发寒热，后痛更甚，龈上发一紫块，龈肉皆紫黑者是，主金丹加碧丹吹之；内服凉血清火解毒之剂。破者，口疳药加牛黄。小儿马牙，龈上有白色如脆骨者是，将发此毒即打嚏，日日以针挑之。牙楚，因食酸所致，胡桃解之。

满口牙出血，枸杞为末，煎汤漱之，然后吞下，立止。又，马粪烧灰存性，擦之立止。

欲取牙，凤仙花子为末，糁牙根自脱。干玉簪花根亦效。

舌

舌为心苗。脾脉连舌本，散舌下。肾脉挟舌本。膀胱、三焦筋并结舌本。肝脉络舌本。

舌胎见四诊察舌条，舌衄详血门。舌肿痛：舌下肿，似又生一小舌，名重舌；肿硬不柔活，名木舌。皆心、脾、胃经蕴热，凉膈散、_{见发热}。栀子金花汤、_{见唇}。玄参升麻汤；热而痰盛者，清热化痰汤。重舌外治，桑皮、僵蚕、发灰，醋调敷舌下，金丹_{见咽喉}。吹更妙；并用黄连、犀角、山栀、丹皮、生地、木通、赤芍、麦冬、连翘、生甘草。木舌肿甚，色如猪肝，满口胀塞，先于舌尖或两旁刺之，又看舌下有如蝼蛄、卧蚕肿突者，刺出紫血，棉蘸甘草水润之，用百草霜细研，醋调传舌上下，或同盐等分井花水调涂。凡舌肿胀，宜刺舌尖或舌上，或两旁出血，惟舌下廉泉穴属肾经，慎刺，恐出血太过则喑。按：木舌有不痛者，痰湿盛于热也。又有麻舌，火嘘痰沸故麻，或血虚气涩亦麻，理详痹门。舌强：舌肿必强，即木舌之不能柔活也，牛黄散。又用蛇蜕烧存性，全蝎等分，为细末传之。又有痰涎滞其筋脉，不能转运而强者，详中风门。又有热极，燥血不能荣其筋脉，拘急而强者，详中风门。甚则为卷缩。舌卷缩：肝经热极，血枯不能荣筋，故卷缩。又，伤寒直中阴经，寒甚筋脉收引，亦卷缩。并详伤寒。然《经》谓：邪客三焦之络，喉痹舌卷，口干心烦，又谓：大肠筋病，转筋舌卷，则不止肝之一经为然可知，亦不止伤寒一证为然可知矣。风寒湿所中而舌强卷缩，小续命汤。见中风。挟热，升麻汤加桔梗漱之，碧雪传之。舌出不收：热甚，纵长之与肿大，一也，故皆为热甚。珠末、冰片等分敷之，内服黄芩、僵蚕、胆星、乌药、竹沥等，去痰清热。伤寒热毒攻心，及伤寒愈后不能调摄，阴阳易常有此。与中毒、大惊、产后俱有之。甚有出数寸者，用巴豆一枚，去油取霜，纸捻卷之，内鼻中，舌自收，此治伤寒后不调摄者。产后者，朱砂末敷舌，令作产子状，以二女掖之，乃于壁外潜累盆盎，触倒作声，声闻而舌收矣。余者，雄鸡冠血浸舌，或冬青浓汁浸。舌纵流涎：涎从舌下廉泉穴出，乃肾火盛而逼津液上出也，神龟滋阴丸，见痿。芩、连、栀、柏、竹沥、姜汁等可用。舌干裂：花粉散、泻心汤。舌生疮：甘露饮。口舌生疮，体倦食少，清热补血汤；不应，补中益气汤见气。加五味子。思虑太过，血伤火动者，归脾汤见血。加柴胡、栀子、丹皮。舌下生水泡，初起一，渐至七八枚，名连珠疳，吹口疳药。见口。

咽 喉

诸物哽喉。

咽在喉后，主纳食，胃之系也；喉在咽前，主气出入，肺之系也。胃、肾、肝三脉循喉。任脉至咽喉。《灵枢》谓：手阳明大肠、手太阴肺经之正，循喉咙。足少阳胆经。之正挟咽。脾脉挟咽。心脉支者挟咽。小肠脉循嗌咽。按：咽喉为饮食、呼吸之路，居脏腑之上，不论何经之邪皆得上干之。观《经》谓邪客手少阳三焦经。之络令人喉痹可知，不必其经脉之循于咽喉者乃能为病矣。咽喉之病皆属火。有上焦火盛者，有下焦火冲者，以致痰涎、气血聚结，肿痛闭塞。

蛾喉：肿痛在咽喉两旁者，名双乳蛾。形若蚕蛾，故名。亦有形若枣栗者。在一边者，名单乳蛾。如白星上下相连者，名连珠蛾。但张口可见者，吹药易到，针刺易施；深而不可见者，颇难治。俱宜服清咽利膈汤，吹冰硼散。见口。易见者，脓熟针之；难见者，桐油钱探吐脓血。若痰壅气急声小，探吐不出者，危。急用三棱针刺少商穴在大指甲内边，去甲韭叶许，刺深二分。出血，仍吹、服前药，缓缓取效。若形如圆眼，有红丝相裹，或单或双，生于喉旁，有顶大蒂小者。不犯不痛，名为喉瘤，由肺经郁热，多言损气而成。忌针，益气清金汤，外用消瘤碧玉散点之。

喉痹：痹者，闭塞之谓。饮食难入，语言难出，喉中或有疮，或无疮，或有块如丸、如拳。若初起即发寒热，势盛而急，且痛且痒，绕颈红肿，痰涎壅塞，声如拽锯，即名缠喉风，须臾不救。急令张口，针其喉中肿处，并刺两手少商穴出血，或以桐油钱探吐其痰，随用甘草汤漱口，以解桐油之气为上策。若牙关紧闭，用巴豆油，纸捻蘸燃吹灭，令鼻吸其烟，即时口鼻流涎，牙关自开。或水化解毒雄黄丸，吹鼻达咽即吐，牙关亦开。随用上法以通其闭塞，频服喉痹饮或清咽利膈汤，吹金、碧二丹或冰硼散，见口。药内须加牛黄，功效乃速。《准绳》急喉痹，有声如鼾，痰涎响者，此为肺绝之候，宜参膏，用姜汁、竹沥开服；或先煎独参汤救之，迟则不及。予按：此证属风火急暴，痰涎壅塞，致气闭塞以死，非气虚也。不务撩痰出血而补气，何也？及见《医贯》引此有注云："类中风多此证。"又观《景岳全书》论阳虚喉痹谓："非喉痹因于阳虚，乃阳虚由于喉痹，缘患喉痹而过服寒凉，或艰于饮食，致中气虚寒暴脱，声如鼾，痰如拽锯，宜人参汤救之"云云。乃知《准绳》所言，不为初起实证立法，勿误会也。肿发项外，脓胀痛者，防透咽喉，不可轻针。急用皂角末吹鼻取嚏，其肿即破；或兼用皂角末醋调，厚敷项肿。凡喉证皆由内火炽盛，若兼感风寒，则火被寒束，其性更烈。有舌胀出口搅动者，名弄舌喉风，治法大概相同。凡兼外感者，切忌胆矾等酸收之药吹点，敛热不散，又忌硝、黄等下剂，致阳下陷。凡同时多病此而恶寒者，属时行之寒疫也，即为外感。当用甘橘汤加黄连、僵蚕、荆芥、半夏、鼠粘子根、薄荷等发之。挟虚者，加人参、当归辈。水浆不入者，先用解毒雄黄丸四五粒，极酸醋磨化灌，令吐痰，上言不可用酸收，此用醋者，为吐痰计也。吐痰须收敛在一处乃吐之，既吐则醋亦随出矣。又，醋能消积血。更用生姜汁灌之，一以散寒，一以去用醋之涩。却用上药。咽喉证最忌半夏、生姜，以内火得辛散愈炽也。惟兼外感可用。若风寒结热，先于耳前听会穴起，形如瘰疬，渐攻咽喉肿痛者，宜速用牛黄清心丸，兼服清咽利膈汤，吹冰硼散见口。若纯是内火，不兼外寒，则酸涩之品，硝、黄之剂，正当用矣。大约撩痰出血，为此证急务。按：此证有无兼外感最难辨，何则？外感必发热恶寒脉浮，而此证急者，初起亦发寒热，脉浮，若初起一二日不发寒热，三日后乃发者，则为缓证。故难辨也。须问其有无受风受寒，及有无时行证同,细细察之。大抵无外感者,必先一二日见胸膈气滞痰壅,后见喉痛,乃身发寒热。若因外感者,必先发寒热,后见胸膈气滞痰壅,咽喉痛也。以上皆言急证,若缓证便宜缓治,喉痹饮徐徐频与,不可过用寒凉,恐痰结胸中,得寒则凝滞不运,渐至喘塞不治。其有气急闭甚者,僵蚕为末,姜汁调下立愈。或马兰根苗捣汁,鹅翎蘸探吐,或饮汁亦妙,或以汁和醋含漱,皆可。此证必问二便,便利者浮游之火上攻,宜消风热,降气解毒。

　　喉痛连胸,红肿而痛,恐是肺痈,必用蜜调药,加百草霜、桔梗为要。妇人喉证,先问月经,闭者用通经药,一服愈。此证虽因于火,而火有虚实。实火,因过食煎炒、浓酒、厚味,蕴积热毒,其证烦渴便闭,宜用重剂润下,泄其积热。大便通后,乃用去痰解热之药清和上焦。然元气有余,可用硝、黄;弱者,须滋燥润肠,或蜜导。虚火,由劳心好色,七情内伤,以致肾水亏损,火上炎,午后痛甚者,宜滋阴降火。此证初起,有觉咽喉干燥,如毛草硬物刺梗,微红肿痛;甚者日久紫暗不鲜,颇似冻榴子色;其后破烂腐衣,叠若虾皮,声音雌哑,臭腐延蚀,妨碍饮食,宜知柏地黄汤。见虚损。若吐酸甜涎者,甘露饮见齿。加黄连。便燥者,炼过猪油、白蜜各半,挑服二匙,日三五次。肿,吹紫雪散;腐,吹八宝珍珠散。此治肾水虚火炎者。若肾阳衰虚,下焦阴寒之气,逼其无根之火上冲者,亦午后痛甚,须八味丸见虚损。料大剂煎汤,冰冷与饮,引火归原,乃可救,切不可用寒凉。人之咽喉如曲突。曲突火炎,若以水自上灌下,突爆裂矣。惟灶床下以盆水映之,上炎即熄,所谓上病疗下也。亦忌发汗、针砭出血。又有中焦阳衰,虚浮之火上炎而咽痛,面赤喉干,口舌生疮,过劳更甚,或午前甚者,其脉必浮大,理中汤见中寒。加山药、以右降之。山茱萸,以左降之。理见六味丸注。或补中益气汤见气。加麦冬、桔梗、牛蒡子。若面唇俱白,不寐懒食，归脾汤见血。加酒炒川黄连。俱用冰硼散见口。一钱，加灯草（煅灰存性者）三分，吹之立效。凡红肿无形者，灯草灰最宜。凡属虚证，其势必缓，其色亦淡，其肿亦微。

喉癣：喉间生红丝，如戈窑纹，又如秋海棠叶背，干燥而痒，久则烂开，有小孔如蚁蛀，故又名天白蚁。由过食辛热，致胃火上炎灼肺所致。痨证亦多此。皆属火盛水虚，观其干燥不肿可知矣。宜广笔鼠粘汤；未溃吹矾精散，已溃吹清凉散。须精心寡欲，戒厚味发物，庶可保全。若至喉哑，或烂开叠起腐衣，形如蚁蛀，多不救。喉菌：状如浮萍，色紫，忧郁气滞血热使然，妇人多患之。初用碧丹五、金丹一，后则碧三、金二，吹之；噙清灵膏，服喉痹饮。喉疮：层层如叠，不痛，日久有窍出臭气，枸杞叶烧酒顿服。久嗽喉痛：乌梅肉五分，柿霜、天冬、麦冬、硼砂各二钱，玄参一钱，蜜丸含化。会厌痛，详下喑门。喉柱肿痛，烧盐、枯矾研匀，箸头点之即消；内服甘橘射干汤；禁针，伤命。

凡喉证已碎破损也。者，先吹长肉药，后用碧丹。痰不出，用金丹加制皂角少许。倘至穿烂，多用口疳药见口。加龙骨、珍珠。凡喉证无痰者，不治。水涸也，且无可去，闭从何通？故难。凡喉证舌肿满口，色如胡桃、茄子、朱砂纸，不治。最忌口渴气喘，痰如桃胶，一颈皆肿，面红紫或青白，无神，皆恶候。凡喉证，急切无药，牙皂一个，蜜调和，水煎服。凡喉证，用诸冷药不效者，宜姜汁。然已破损者，用姜汁则辣痛，且散而难收，又在所禁矣。

喉痛则呼吸难通，言语难出。咽痛则不能咽唾、纳食。喉痹必兼咽痛，咽痛未必兼喉痹。

咽中结块，饮食不通，此危证。射干、牛舌叶汁、海藻，俱治此，然不若百草霜，蜜丸芡实大，新汲水化服，甚者不过两丸。

咽痛必用荆芥，阴虚火上炎者必用玄参。气虚，人参加竹沥。

血虚，四物见血。加竹沥。实热，三黄丸。见发热。或黄连、荆芥、薄荷为末，姜汁、蜜调噙，或山豆根噙。风热，表散之，散之不已则收之，或单用硼砂，或和胆矾、白僵蚕、白霜梅噙，不宜过用寒药；栝蒌一个，白僵蚕（微炒）五钱，桔梗七钱，甘草（炒）二钱，为末，每用少许吹之。红肿，可用此散一钱，加朴硝一钱吹之，咽津。有小白头疮者，此散一钱，加白矾五分吹之。咽痛，诸药不效者，非咽痛也，乃鼻中生一红丝，悬一黑泡，如樱珠垂挂到咽门，碍饮食。用生牛膝根直而独条者，洗净，加好醋三五滴，同研细，就鼻孔滴二三点入去，则丝断珠破，立安。若溃腐久不愈，由杨梅毒者，须以萆薢、土茯苓为主。

咽喉中有物，不能吞吐，如毛刺、如絮、如膜、如梅核、如肉窝，均名梅核气。由气结生痰，日久恐成噎膈。木香四七丸，苏子降气汤，四七汤。二方见气。或人参、官桂、枇杷叶各五钱，杏仁二钱五分，蜜丸弹子大，含化，以愈为度；或胆矾、硼砂、牙皂、雄黄、枣肉，丸芡实大，噙化。温黄酒一杯，过口清咽屑更佳。

诸物哽喉：《三因方》煮薤白令半熟，以线缚定，手执线头，少嚼薤白咽之，度薤白至哽处便牵引，哽即出矣。秘方：用倾银炉上倒挂灰尘，砂糖和丸，咽之自下。骨哽，槿树叶油、马屁勃、砂糖三味，熬膏为丸，噙化。苎麻杵烂，丸如弹子大，将所哽物煎汤化下。禽兽骨哽，以犬吊一足，取其涎，徐徐咽之。剪刀草，如野茨菰，生篱堑间，其根白，研之则如胶，用顺水吞下，即吐出骨，不过两三口效。研萱草根，顺水下，亦佳。朴硝研，对入鸡苏，丸如弹子大，含化，不过三四丸。南硼砂，井花水洗涤，含化，最软骨。贯众浓煎一盏半，分三服连进，片时一咯，骨自出。鱼骨哽，以皂角少许入鼻中，得嚏哽出；细茶、五倍子等分为末，吹入咽喉，立愈；食橄榄即下，或用其核为末，顺流水下。鱼骨在肚中刺痛，煎吴茱萸汁一盏，饮之，则骨软而出。鸡骨哽，用水帘草捣汁饮之，其骨自消。野苎麻洗净，捣烂如泥，每用龙眼大。如被鸡骨所伤，鸡羹化下；鱼骨所伤，鱼汤化下。稻芒糠谷哽喉，将鹅吊一足，取涎，徐徐咽下即消；或取荞头草嚼，亦妙。吞钉铁金银铜钱等物，但多食肥肉，自随大便而下。吞钱及铁物在喉不得下，南烛根烧，细末，汤调一钱下之。吞铁或针，用饴糖半斤，浓煎艾汁，调和服；或用磁石磨如枣核大，钻眼以线穿，令吞喉间，针自引出。磁石须阴阳家用验者。吞钱，烧炭末，白汤调服。数匙即出；或服蜜升许，或食荸荠、茨菇，其钱自下；或用艾一把，水五升，煎至一升，顿服即下；或用百部根四两，酒一升，渍一宿，温服一升，日再。吞钗，取薤白，曝令萎黄，煮使熟，勿切，食一枣大即出。吞钱钗及镮，饴糖一斤，渐渐食之。吞发缠喉不出，取自乱发作灰，白汤调服一钱。陈无择云：凡治哽之法，皆以类推，如鸬鹚治鱼哽，磁石治针哽，发灰治发哽，狸虎治骨哽，亦各从其类也。《金鉴》：鱼骨，用河中养畜之鸭倒挂取涎，仰卧频灌。

喑

一曰舌喑，乃舌不能转运言语，而喉咙声音如故也。娄全善云：人舌短语不清，乃痰涎闭塞舌本之脉而然。盖肾脉挟舌本，脾脉连舌本，心脉别系舌本，三脉有虚，则痰涎入之，脉道闭塞不能运舌矣。以参、芪、术、归、陈皮、竹沥、姜汁治之，半月愈。若三脉亡血，筋枯缩，亦喑。《经》云：刺舌下，中脉太过，血出不止，为喑。又云：脉涩甚为喑是也。前方加补血药。又，风寒客之则急缩，《经》云：脉搏坚而长，_{即弦劲意。}病舌卷不能言是也，大秦艽汤。

见中风。又，热则脉弛缓，亦不能运，宜清热。《经》云：脾脉病，舌本强，视盛虚热寒，陷下取之。又云：手太阴之别曰通里，去腕下一寸五分，别而上行，入于心中，系舌本，虚则不能言，取之掌后一寸。产后败血迷心窍，心气不通，脉亦不行。舌强者，七珍散。妊娠暗者，其言哑细无音，由肾脉为胎盛阻绝，不能上通舌本也，不必治。

一曰喉暗，但喉中声哑而舌则能转运也，由劳嗽久而然。盖声出于肺，凡物中空有窍者能鸣，肺有窍而虚者也。喉为道路，劳病日久，火刑肺金，金伤，破则不鸣。又，火盛则痰壅，痰塞肺窍，是为金实，亦不鸣也。若热壅成疮，肺痈喉烂，则更甚矣。不甚者声止嘶破，甚则竟不出声也。此属内伤。又有外感风寒入肺，郁热成痰，痰火窒塞，肺窍不利，声亦嘶哑重浊。又有大声疾呼、讴歌失音者，亦金破之义也。平常痰火上壅，香附，童便浸透，为末调服，以疏通上焦；诃子，泡，去核，以消痰降火开音；木通以降火清肺，导热由小肠出；桔梗以利肺气；童便以降火润肺，故诸方通用之。发声散，开结痰。橘红煎汤，化痰甚捷。寒包热者，解表，郁金、生地、阿胶、知母、杏仁、桔梗、沙参、蝉蜕、牛蒡子、童便。寒痰结滞，五粉丸。积血作痛失音，蛤蚧丸。血为热壅，结滞肺窍。劳证血枯火盛，青黛、蛤粉，蜜调服。狐惑声哑，详伤寒。气虚感湿，痰涎凝肺，补虚去湿。风寒郁热，暴咳失音，杏仁煎，或灸丰隆二穴各三壮，照海二穴各一壮，立效，仍药之。

又有寒客会厌而卒暗，吞吐不利者，生附子去皮脐，切大片，蜜炙噙之，勿咽，一云咽津。忌苦寒药，恐成疮，难消难溃。

皮毛、须发、肌肉、筋骨、四肢、二阴

皮毛:《经》曰:肺之合皮也，其荣毛也。又云:肺主皮毛，肺气不荣则皮毛焦，津液去，爪枯毛折。

皮肤痛:属火邪伤肺。《经》云:夏脉太过，则病身热肤痛，为浸淫。湿热小疮。

皮肤索泽:枯索而不润泽也。由精血枯涸，清燥润肺可也。牛骨髓、真酥油合炼一处，每日空心热酒调服三匙，治皮肤枯燥如鱼鳞。糙涩如鳞甲之相错，曰甲错。仲景谓:劳伤虚极羸瘦，内有干血，两目黯黑，肌肤甲错，大黄䗪虫丸见虚劳。主之。又云:咳有微热，烦满，胸中甲错，为肺痈，苇茎汤主之。

皮肤麻木:详痹证门。《伤寒论》曰:身如虫行，汗多亡阳也。可见麻由气虚，气虚则运行不能流利，嘘其痰液，纷然沸动，有如虫行。若为风邪所凑，痰被风嘘，如波浪沸腾，其麻更甚矣。先用生姜为向导，枳壳以开气，半夏以逐痰，羌、防以散风，木通、牙皂以通经络。又，僵蚕为治麻圣药。麻在手臂加桑条，在股足加牛膝。待病减，用补中益气见气。加参、芪。暑天热伤元气，手与背麻，参、芪、升、柴、白芍、五味、甘草，空心服;手摩患处，午前又一服。经年累月无日不木，乃死血凝滞于内，外挟风寒，用附、桂为向导，乌药、木香行气，当归、桃仁、红花、阿胶活血，木通、牙皂、穿山甲通经络;待病减，用八珍见虚损。补气血，必效。浑身麻木，八仙汤:当归、茯苓、川芎、熟地、陈皮、半夏、羌活、白芍、人参、秦艽、牛膝、白术、桂枝、柴胡、防风、炙草，煎服。四肢面目皆麻，补中益气见气。加木香、炮附、麦冬、羌、防、乌药。但在腿麻木沉重，黄芪、甘草、五味、升、柴、当归、红花、陈皮、青皮、泽泻，名除湿益气汤。瘀血麻木，四物见血。加桃仁、红花、韭汁。因气麻木,紫苏、陈皮、香附、乌药、川芎、羌活、苍术、南星、半夏、当归、桂枝、甘草。身麻有痰,黄连、半夏、栝蒌仁、黄芩、茯苓、桔梗、枳壳、陈皮、天麻、细辛、南星、甘草,煎;口舌麻木吐涎者并治。

皮肤痒:痛痒皆属火,火甚则痛,微则痒。观火近灼则痛,远烘则痒可见。或以为风者,风即火气,非有二也。此内风也。亦有火气欲散,忽感外风,郁火不得外散,进退皮肤间,扰动作痒者。仲景《伤寒论》太阳篇有"脉浮迟,面热赤,不能得小汗,身必痒"之文,可参也。若无外风,不得误用风药,以证既属火,则血必虚,风药燥血,不可用也,但宜清火养血。血行风自灭。又,火与元气不两立,火之盛,气之虚也,然泻火便是补气,不必用补中、四君并见气。等。大抵遍身瘙痒,由肺家血虚火盛而生风,宜四物见血。加二冬、桑枝、蝉蜕、僵蚕、牛蒡、刺蒺藜、威灵仙,外用苍耳叶、地肤子、浮萍,煎水浴。

遍身搔痒起疙瘩,俗名风疙瘩。红者名血风,血分风热也;白者名白膜,气分风热也。广州名风落瘼。鱼曆煮水浴,或羊桃叶火燀热擦,并效。此与赤白游风相类,所异者,彼游走而此否耳。又,与发斑异,此无病而陡发,彼因病而后发也。

暑月痱子痒痛,苦参四雨,菖蒲二两,水五瓢,煎数滚,添水二瓢,盖片时,临洗和入公猪胆汁四五枚,洗之,不三次痊愈。若抓破者,绿豆粉一两、滑石五钱、黄柏三钱、轻粉二钱,搽之。

遍身青紫斑点,色若葡萄,初起用羚羊角、防风、玄参、麦冬、知母、黄芩、牛蒡各八分,甘草二分。

发须:《经》曰:肾之合骨也,其荣在发。多食甘,则骨痛而发落。又曰:女子七岁肾气实,齿更发长;五七阳明脉衰,面始焦,发始堕。丈夫八岁肾实,发长齿更;五八肾气衰,发堕齿槁。又曰:冲任皆起于胞中,上循胸里,为经络之海。其浮而外者,循腹上行，会于咽喉，别络唇口。妇人数脱血，冲任之脉不荣口唇。宦者，去其宗筋，伤其冲任，血泻不复，唇口不荣，故须不生。有人未尝有所伤，不脱于血，其须不生，何也？曰：此天之所不足也，禀冲任不盛，宗筋不成，有气无血，唇口不荣，故须不生。张子和曰：年少发早白落，或头起白屑者，血热太过也。世俗止知发者血之余，以为血衰，不知血热发反不茂。火多水少，木反不荣，火至于项，炎上之甚也。大热病汗后，劳病后，发多脱落，岂有寒耶？用鍉针刺神庭、上星、囟会、前顶、百会出血，次调盐油以涂发根，甚者至再至三，少白可黑，落发可生。按：子和所论甚是，尝见人年三、四十后，顶发脱落者，其人必躁动多火，常患目疾；顶发茂密者，其人必沉静少火，从不病目，可验也。丹溪治一少年发尽脱，饮食起居如常，脉微弦而涩，轻重皆同。此厚味成热，湿痰在膈间，又平日多吃梅，故脉弦涩。酸味收湿热之痰，随气上升，熏蒸发根之血，渐成枯槁，故脱发。处以补血升散之药，用防风通圣散，见中风。去朴硝，嫌其速下也。大黄三度酒炒，使上行泻热。兼四物汤见血。酒制，合和作小剂，治上，故小其服。煎以灰汤，灰可治梅酸。入水频与之。在上之药，不厌小而频也。两月后诊其脉，湿热渐解，停药，淡味调养，二年发长如初。甜瓜叶捣汁涂，即生。麻叶、桑叶，泔煮，沐发七次，可长六尺。三青膏可染须。

肌肉：《经》曰：脾主肉。邪在脾胃，则病肌肉痛。邪溢气壅，脉热肉败，营卫不行，必将为脓。湿伤肉，风胜湿；甘伤肉，酸胜甘。又云：多食酸，则肉胝膙而唇揭。久坐伤肉。形乐志乐，病生于肉，治之以针石。

筋骨：《经》曰：肝主筋，筋病无多食酸。酸伤筋，辛胜酸。又云：多食辛，则筋急而爪枯。爪为筋之余。又云：久行伤筋。诸筋皆属于节。手屈而不伸者，病在筋也；伸而不屈者，病在骨也。转筋皆属血热，四物见血。加黄芩、红花、苍术、南星。因于热者用此。挛急疼痛，松节二两，细剉如米粒，乳香一钱，共放银石器内，慢火炒出火毒，研末，每服一二钱，热木瓜酒调下。因于寒者用此。娄全善谓：转筋之时，当随其所痛之处，燔针刺之，以知为度。愚谓：用灯心蘸油燃焠可也。因寒因热俱可用。余详霍乱门。肾主骨，寒则坚，热则腐。骨病无多食甘，食甘积热伤骨，故过食甜而齿病。齿者骨之余。又，苦走骨，骨病无多食苦。久立伤骨。

　　四肢：《经》谓：四肢为诸阳之本，又云：阳受气于四肢。又云阳气者，起于足五趾之表，其说可疑。人身阴阳之气，皆从脏腑外达至于四肢，故四肢为末。今反以为本，谓阳受气于此，起于此，可乎？若云手之三阳从手走头，则足之三阳又从头走足矣。此等疑义，千古莫晰，何也？阳实则肢肿，热肿也；阳虚则肢满，寒胀也。脾主四肢，脾实则四肢不举，湿热盛也；脾虚则四肢不用，气困乏也。风淫末疾，故四肢颤掉。五脏有邪，留于肢节。《经》云：肺心有邪，其气留于两肘，肝有邪，其气留于两腋，脾有邪，其气留于两髀，肾有邪，其气留于两膝是也。手心热，属心与包络。手热赤痒，掌皮厚裂，脾热肝风也，脾主四肢，风淫末疾。加味逍遥散加钩藤、熟地。手足心肿，风也，花椒、盐、醋和敷之。手足抽掣动摇，弄舌吐沫，不可遽作风火痰治。其脉沉弱，即是脾虚生风之证，宜大补，归脾汤最妙。臂发热，四物汤加秦艽、丹皮、白术、茯苓、钩藤、甘草、柴胡。亦有怒动肝火，小柴胡加川芎、当归，亦可用加味逍遥散。膝属脾、肾、肝，凡人逸则痿软无力，劳则痛如针刺，脉洪数有力，皆肝肾阴虚所致。痿软无力，真病之形，作痛如锥，邪火之象，六味加牛膝、车前。此证多疑其风痰而用发散者，是促其危也。有饮食过当，腿足或臂内酸胀浮肿作痛，又责之脾胃，补中益气加茯苓、半夏。足腿热渐至腰胯，苍术二两，酒黄柏、熟地各一两，川牛膝、归尾、萆薢、防己各五钱，酒糊丸。脚弱无力，及小儿不能行走，天麻、白附、牛膝、木鳖子各五钱，乌头（炮）一钱，羌活五钱，地龙一分，乳香、没药各二钱，朱砂一钱，酒煮南星末为丸，每十丸，薄荷汤下。一切腿痛，乳香、官桂、血竭、丁香、麝香各六分，杏仁一分四厘，蕲艾一两，木香六分，沉香四钱，檀香四钱，各为粗末，卷纸捻，用油蘸点着，掐灭，照穴道针之。腨痟，足肚酸疼也。痟音渊。足太阳膀胱病，防风、羌活、紫苏、蔓荆之类。脚赤，肿痛溃脓，足三阳湿热下注，可治；微赤，微肿，脓清，足三阴亏损，难治。若黑暗，不肿痛，不溃脓，烦热作渴，小便淋漓，阴败未传急证，急用八味丸，着肉灸，亦有生者。湿热下注，隔蒜灸，解壅毒，次服补中益气、六味丸，自愈。又，四肢皆禀气于胃，胃血气盛则善步。胃血气少，足少肉、善寒，渐成痿厥足痹，故足疾必用补中益气，不可不知。足跟痛，足跟属膀胱、肾，热痛乃阴血虚极，圣愈汤：生地、熟地、当归、人参、黄芪。又，经验方：牛膝一两，苡仁一两五钱，苍术七钱五分，杜仲、黄柏、当归、石斛、萆薢、木瓜、秦艽、木通各五钱。足心属肾，或热，或痒痛，是水虚。或麻，或肿胀，是火虚。皆肾虚，六味、八味消息之。又有足心如中箭，发歇不时，肾不虚而热盛也。此肾之风毒，泻肾则愈。余详臂痛、厥逆、挛、抽搐、颤振、脚气各门。

二阴：详泄泻、痢、二便不通、小便淋数、黄赤、遗尿不禁、交肠、关格、赤白浊、遗精、阴痿、阴缩阴纵、疝、脱肛、谷道痒痛各门。

厥 逆

仲景所谓厥逆，与《内经》所言不同。盖仲景单就伤寒言，以阴邪直中，寒入三阴而手足冷者为寒厥，阳邪传经，热入三阴而手足冷者热深入，阳内陷，不达于四肢，故冷也。为热厥。盖主外邪言，不论寒热证，皆手足冷者也。《内经》则指内伤言，以上盛下虚，气血逆冲而上，暴仆卒倒者为厥逆。厥者，尽也。逆者，上冲也。言正气虚竭，上冲而欲脱也。又，分热厥者手足热，寒厥者手足寒。其不同如此。仲景所谓寒厥、热厥及蛔厥、脏厥等，已详《伤寒论》，此篇止就《内经》所论言之。

《经》云：内夺而厥则为喑痱，此肾虚也。详中风门。又云：气血并走于上则为厥，暴死，气复反反于下也。则生，不反则死。又云：脉至如喘，急促之意。曰暴厥，不知与人言。即中风不识人证。又云：阳并于上则火独光，阴并于下则足寒。又云：阳气者，烦劳则张，气高喘也。精绝，热耗水虚。辟积于夏，使人煎厥。辟积，即襞积，衣褶也，有叠积意。迭积至夏令，则益热而如煎如熬矣。即中暑证。又云：大怒则血菀于上，血随气上壅也。使人薄厥。薄者，相迫之谓。言气血乱于胸中，相迫而厥。即中气证也。又云：偏枯痿厥，肥贵人则膏粱之疾也。即中食证。又云：冲脉者，脏腑之海。其上者出于颃颡，渗诸阳，灌诸精；其下者并于少阴之经，渗三阴，下循跗。故别络结则跗上不动，不动则厥，厥则寒。详《灵枢·逆顺肥瘦篇》。愚按：冲脉实通身经络之所会归，故又称血海，与任督二脉并起胞中。胞中即丹田，在女子谓之胞，在男子为精室，乃性命之根本也。根本一败，诸经皆败。然则卒厥暴仆，岂止一经一脏之所致哉？又云：邪客于手足少阴、太阴，足阳明之络，此五络皆会于耳中，上络左角。左额角也。五络俱竭，谓脉为邪阻不至也。令人身脉皆动而形无知也。所谓形如死人。其状若尸，曰尸厥。鬓即薙。其左角之发方一寸，燔治，即烧灰存性也。饮以美酒一杯，血余通血，酒通气，气血通则苏。不能饮者，口噤也。灌之立已。此即中恶证也。

以上经文与诸中篇中所言无异，是《经》所谓厥逆者，明以暴仆卒倒为言，初不系于手足之为寒为热也。此其与《伤寒论》所称固大异矣，然《经》亦有以手足寒热为言者，详下文。

《厥论》谓：阳气衰于下则为寒厥，以阴气起于五趾之里而聚于膝，阴气胜则从趾至膝上寒。由此人质壮，以秋冬夺于所用，于秋冬阳气收藏之时妄行耗散，其阳如被夺去也。阳气衰损，阴气独在，故手足寒也。阴气衰于下则为热厥，以阳气起于足五趾之表，阴脉者集于足下而聚于足心，故阳气胜则足下热。由其人数醉，若饱以入房，气聚于脾中不得散，酒食在胃，因房事伤其精气，不能运行也。酒气与谷食相搏，热盛于中，遍于身内，热则溺赤，肾气日衰，水受火耗。阳气独胜，故手足为之热也。

详此经文，热厥则手足热，寒厥则手足寒，亦与仲景不论寒热厥皆手足寒者异矣。

治法

煎厥，人参固本丸。薄厥，蒲黄汤。尸厥，二十四味流气饮、苏合香丸，见诸中。菖蒲末吹鼻。寒厥，四逆汤、六味附子汤，灸阳辅、绝骨，或酒水各半温渍至膝。热厥，六味地黄丸，见虚损。小便三升温渍手足。另有痰厥，即《中风篇》丹溪所云因于湿热生痰者也。若是寒痰迷闷，四肢逆冷而卒倒，姜附汤。见中寒。又，气厥分气虚气实。虚者，即中风篇东垣所谓因于气虚者也；实者，即中气篇所言者是也。又有血脱之厥，大吐大崩，多致卒倒。宜先掐人中，或烧炭沃醋熏鼻以收其气，急用人参一二两煎汤灌之，然后依血证门用药。有色脱之厥，淫欲过度立即脱死者，急掐人中，令阴人搂定，用口相对，嘘暖气通接之，切勿放脱，随灸气海数十壮，饮以独参汤。如迟至三两日乃脱者，精去于先，而气脱于后也。亦灸气海，饮参汤。酒厥，葛花解醒汤。见伤饮食。大醉则上盛下虚，故卒厥。食厥，过饱，适有感触，胃气不行，阳并于上，上半身热，下半身冷，即中食上部有脉下部无脉证。拥炉不暖，误行温补则死。此阳明气逆，故两手不冷，平胃、加减保和丸。并见伤食。

挛

挛者，久不伸，锢则难医，非如抽搐拘急暂病可比。其理不外寒则收引，热则干缩二端，而寒者易治，热者难治。何则？寒虽收引而筋脉不枯，但用温热之剂以去其寒，则阳回冻解而缩者以舒，不难治也。亦有日久寒气聚，沫结痰，包裹坚凝，药不能攻者，然熨、洗、烙、灸法皆可施也。惟热而干缩者，日久槁枯已定，虽极力滋润，终难复元耳。热者多虚，血液枯也；亦有实者，或为风寒所闭，或为痰涎所滞，血脉不得流通，火性不受遏郁，激而暴发，陡然挛曲，如蛇之动而挛曲，是其象也。观脚之转筋抽缩可见矣。寒者多实，血液痰湿为寒所凝滞。亦有虚者，阳气不足也。丹溪治一村夫，背偻足挛，已成废人，脉沉弦而涩，用张子和煨肾散治之，吐泻两月余而愈。

抽 搐

《证治准绳》谓即瘛疭。瘛，拘急也；疭，弛纵也。抽搐属瘛，然亦微异。盖拘急者，筋脉拘束紧急不得伸舒，观脚趾受寒筋急可见。抽搐，则频伸频缩也。

抽搐者，手足频频伸缩也。或言搐搦者，搦谓十指频频开合，两拳紧捏也。证属风火，风火为阳邪，主动而不宁。其不为躁扰而为搐搦者，血枯筋急也。若妄加灼艾，或发其表，则死不旋踵。小儿急惊风多此证。宜泻木火，凉惊丸主之。血虚，续断丸。肝邪盛，宜救脾者，小建中汤见劳倦。加减。热伤元气，人参益气汤。见痹。血气虚弱，内火盛，兼中外风，风火相煽，则不得不加发散之品，续命煮散。兼心神昏愦者，独活汤。产后血虚发热，热盛生风得此，八珍汤见虚损。加丹皮、钩藤，以生阴血；不应，兼补脾胃以生血。小儿吐泻后，脾胃之阴气亏损，成慢惊风者，亦多见此，为虚风虚热。若更阳气虚陷，其风火尤为无根之虚焰。虚者，十全大补见虚损。加桂、附；陷者，补中益气汤见气。加桂、附。此等阳虚之证，肢体恶寒，脉微细，为真状。若脉浮大，发热烦渴，为假象，不可泥于证属风火一语，以为实邪也。若戴眼反折，汗出如珠，不治。按：血枯筋急，恐未尽然。观御痛者恒握拳咬牙，与小儿惊搐咬牙捏拳形状相同，可知此证必因风火内攻，有难于禁当者，故有此抵御情状。风火忽动忽息，故搐搦有作有止，若果由血枯筋急，则应缩多伸少，两拳常捏，且不必有咬牙情状矣。抽搐，风木曲直之象也；握搦咬牙，病人禁当之情也。

颤　振

颤，摇也。振，战动也，亦风火摇撼之象，由水虚而然。水主静，虚则风火内生而动摇矣。风木盛则脾土虚，脾为四肢之本，四肢乃脾之末，故曰风淫末疾。有头摇动而手足不动者，木气上冲也。风火盛而脾虚，则不能行其津液，而痰湿亦停聚，当兼去痰。子和治马叟，风搐三年，掉颤抖搜之甚，如线引傀儡，以防风通圣散见中风。汗之，继服涌剂，吐痰一二升，又下行五七次，数日又再涌，去痰三四升，又下数行乃愈。但觉极寒，盖卫气未复也，以散风导气药调之。不用温热，恐又动火故也。风火交盛者，摧肝丸。气虚者，参术汤。气虚不能周，四肢为虚风所鼓，故动。心血虚者，补心丸。挟痰，导痰汤见痰。加竹沥。老人战振，定振丸。

脚 气

酒风脚、脚腕疮、脚跟注孔。

脚气之名，始于晋苏敬，上古所无。然其肿痛顽麻，即《经》所谓痹也；纵缓不收，即《经》所谓痿也；甚而气上冲心腹，即《经》所谓厥逆也。病由湿致，或水湿外侵，或水饮内注。其初多寒，止见顽麻，其后湿郁成热，遂为肿痛。湿热蒸发则肿，血气壅滞则痛也。若加以风寒外袭，则热愈不得泄，而痛益甚矣。两脚之气血既壅滞不行，则周身之气血亦不宣通，郁而发热；气不宣通则不周于表，故洒洒恶寒，而证类伤寒矣。纵缓不收者，筋得湿热则软而无力也。凡物之湿热者必软。甚而上冲者，下不通则反干乎上也。

治法

须分湿热多寡。湿多热少，则肿甚而痛微；湿少热多，则肿微而痛甚。亦有单湿而无热者，但肿胀而不痛，俗名湿脚气；单热而无湿者，但热痛而不肿，甚者枯细。俗名干脚气。虽曰无湿，亦必有老痰恶涎凝聚不散。初起止觉冷冻顽麻而肿，灸患处二三十壮以引湿气外出，更饮驱湿药酒以通经散邪，用药宜麻黄、川乌、姜、附之属。

麻黄发散，使湿从外泄；川乌辛热，走而不守，以通行经络；姜、附以散其寒；羌、防、升麻、葛根辈以升散之，风胜湿也；二术以燥之，土克水也；兼用二苓、泽泻辈以利之。此治寒湿之大法也。薏仁酒、独活寄生汤可用。若初起止觉热痛，不肿，乃三阴血虚，阳邪下陷，成热不散，血脉不通而痛也无湿故不肿，治宜清热养血，四物、见血。六味、见虚损。并加牛膝、黄柏、知母。又，用补中益气汤见气。以升提阳气之下陷。此治虚热之大法也。实热则兼湿痰，肿而痛也。便结者，羌活导滞汤微利之，后服当归拈痛汤。见身痛。身有寒热者，加味败毒散，后服当归拈痛汤。见身痛。疼如火燎，热至腰胯，加味二妙丸。痛不可忍者，五积散见中寒。加全蝎三个，酒煎。大抵湿热壅塞，治宜宣通，活络丹见中风。最妙。邪深伏者，非此不能透达。若壅塞既成，须砭恶血以杀其势，而后药之。此证须分经用药。前廉为阳明，白芷、升麻、葛根为引；后廉为太阳，羌活、防风为引；外廉为少阳，柴胡为引；内廉为厥阴，青皮、川芎、吴茱萸为引；内前廉为太阴，苍术、白芍为引；内后廉为少阴，独活为引。又，须察其有无外感，感风则自汗，感寒则无汗，并加发散之品。风加羌活、防风，寒加麻黄、细辛。若病甚而上攻，少腹不仁，或见食呕吐，腰脊身体俱痛，胸胁痛，则为重证。但见少腹不仁，不过二三日即上攻心，心烦气喘，呕逆头痛，眩冒不得眠，谵妄，目额黑，汗大出，脉短促而数，左寸乍大乍小乍无，尺绝者，皆不治，所谓冲心即死也。今列数方于下。丹溪用四物汤见血。加炒黄柏，另以附子末，津调敷涌泉穴，安艾灸之，以引热下行。血虚热上冲者宜之。金匮八味丸见虚损。治脚气上入少腹不仁。肾寒湿气上冲者宜。或茱萸丸、茱萸木瓜汤，槟榔为末，童便调服，大腹子散，三脘散、桑白皮散，以上实者宜之。犀角散，热者宜之。沉香散。无热者宜之。紫苏叶三两，桑白皮、炒、二两，前胡、去芦、一两，每服八钱。

槟榔二枚，杏仁去皮、尖。二十粒，生姜五片，水煎汤服。苏子降气汤，佐以养正丹或四磨饮。并见气。以上气喘急者宜之。八味平胃散、见呕吐。畏食者生料平胃散、见伤饮食。并加木瓜一钱。半夏散，橘皮汤。以上呕逆恶心者宜。岭南人嗜酒者，每多病此，名酒风脚。由酒之湿热伤脾，不能运化，因而下坠，结为痰涎，不得解散所致。其痛不可忍，虽蚊蝇着脚，重若石压。治此鲜有效者，盖利湿清热易，而去结痰难也。《准绳》载治廉平章患此，初用当归拈痛汤、见身痛。二服效；后食湿面复发，以羌活辛温透关节、去湿为君；当归辛温散壅，枳壳苦寒消食，为臣；大黄苦寒，导湿面下行，并利留结老血，为使。全愈。又云：控涎丹见痰。加胭脂一钱，槟榔、木瓜各一两，卷柏半两，先以盐水煮半日，又用白水煮半日。同为丸，每服三十丸，加至五十丸，利下恶物，立效。又云：威灵仙为末，蜜丸桐子大，酒下八十丸，利出恶物如青脓、桃胶。当仿其意用之，先去其湿热，使气血得通，次以升、柴等轻清之药提拔痰涎上行，以控涎丹及诸软坚消结之品取之，更砭去恶血可也。《活人书》云：脚气忌服补药，禁用汤淋洗。按：此为邪气壅实者言，故忌补。又为湿气太盛，将欲上冲者言，恐淋洗蒸动其湿，助之升腾也。若湿正沉坠在脚，不能外达，正宜淋洗以导之外出，用防风、荆芥、威灵仙、草乌、川椒、白芷、乌药、苍术、紫苏之属，煎汤热洗可也。两脚须常护，令暖有微汗，仍不时令人按揉。饭后常自行动，以散泄其湿热为佳。夜饭宜少，不食更好，盖夜食难消，最能壅滞气血也。脚气有腿腕生疮者，肿痛用漏芦、白蔹、五加皮、槐白皮、甘草各七钱半，蒺藜子二两，水煎去渣，于无风处洗之。心烦乱者，犀角散。脚跟注一孔，深半寸许，每下半日痛异常，以人中白火上煅，中有水出，滴入疮口。

赤白浊

有精浊，有便浊。精浊出自精窍，与便浊之出于溺窍者大异。其出不因小便，窍端时常牵丝带腻，如脓如眵，频拭频出，茎中或痒或痛，甚如刀刮火炙，大抵初起火盛则痛，日久火微则痒。而小便自清，不相混也。多由房事时精已离位，或强忍不泄，或被阻中止，离位之精化成败浊，流出窍端，故如脓如眵，其气臭腐。又，不泄则肾火郁而不散，败精挟郁火以出，故茎肿窍涩而痛也，日久败精尽出，则止矣。而不止者，虽火势已衰，但病久滑脱，已败之精与未败之精相引而出，故源源不绝也。若火势不衰，或反盛者，则并其未败之精亦鼓之使出。甚者精已枯竭，并其未及化精之血亦出，故有赤浊也。精为血化，观天癸初至之子，强力好色，所泄半精半血可见矣。其后火势亦衰，证转虚寒者有矣。旧分赤浊为热，白浊为寒，非也。若寡欲之人患此，多因湿热流注精房，精为所逼，不得静藏所致，与湿热遗精同理。热者，清心莲子饮。寒者，萆薢分清饮。虚劳者，滋其阴。胃弱者，参术加升麻、柴胡。湿热流注，二陈见痰。加白术、升、柴。感暑热者，四苓见伤湿。加香薷、麦冬、人参、石莲肉。白浊初起势甚，败精结塞窍道，涩痛异常，五苓、见伤湿。妙香散合清心莲子饮。白浊清火为主，补次之；赤浊补为主，清火次之。清心、健脾、滋肾、固脱，缺一不可，清浊饮主之。

便浊多是胃中湿热下流。伤气分则白，即膏淋也，便浊饮主之。伤血分则赤，即血淋也，多者为尿血，治详淋证及血门溲血条。

遗 精

精者，一身之至宝，原于先天而成于后天者也。精者水也，天一生水，原于有生之初而成于水谷之滋长。五脏俱有而属于肾，静则藏，动则泄。静者水之德，动者火之用，火不胜水，故在平人虽动而非与内接，则亦不至于泄也。若水极虚，火极炎，则心有所感，虽不交亦泄矣。夫必交乃泄者，亦必寐且梦交乃遗可知也；不必交亦泄者，亦不必梦交与寐乃遗可知也。故有不寐之遗与寐而不梦之遗、寐而梦交之遗，宜分别论之。梦交何也？曰：相火客于阴器也，阴器为客火所动，动则举，举则欲交，故梦接内也。使火不客于阴器，则但为他梦矣。然有有欲无欲之分焉。无欲念而梦交者，气壹则动志也；有欲念而梦交者，志壹则动气也。气动志者，梦不必遗；志动气者，梦无不遗。相火独肝肾乎？曰：足三阴、阳明之筋，与冲任督三脉之所会，诸筋皆结聚于阴器，则诸经之火皆得客之矣，岂特肝肾为然哉？以肾主精、肝主泄，故归重此二者耳，治者当审其所由致可也。有肾水虚而火炎者，滋阴降火为主；有肝气郁滞而火盛者，散郁升阳为主；有脾胃湿热下流者，除湿清热升清为主；有用心过度而火炽者，清心养血为主；有肺感外邪或悲哀所伤而动火者，散邪清肺为主。此皆易治。有久旷之人，盛满而溢者，更不用治。惟思慕色欲者为难，非斩断情根，涤除妄念，虽药亦无济也。若乃不寐亦遗，欲念一萌即泄。与才寐不待梦交即遗，则精滑之至也。或房事过多而滑，或梦遗日久而滑，或虚寒不固而滑，气不摄精。比之梦遗为甚矣。然其治法亦无异也，锁精丸、固本丸、金樱丸、凤髓丹、固真散。用心过度，心不摄肾者，远志丸，用交感汤加莲肉、五味子吞下，仍佐以灵砂丹。见呕吐。思色不遂，精以离位，客于阴器，至卧而梦泄者，四七汤见气。吞白丸子、见中风。甚者耳闻目见，闻见其所思者之声容也。其精即出，名曰白淫，妙香散见赤白浊。吞玉华白丹。色欲过度，下元虚惫，泄滑不禁，鹿茸丸、见血。山药丸、见腰痛。大菟丝子丸、见咳嗽。固阳丸之类。按：此等皆热剂，非虚寒勿轻用。五倍涩精，敏于龙骨、牡蛎。交通心肾，菖蒲、远志、莲子等不可少。古方多治郁滞，庸医误用涩剂。一少年遗浊，少腹有气冲上，肝气逆也。每日腰热，肾火郁也。知其有郁，先用滚痰丸见痰。大下之，次用加减八物汤吞滋肾丸见小便不通。百粒。若稍用蛤粉等涩剂，则遗浊更甚，遂改用导赤散，见发热。大剂煎服，遗浊皆止。又，一男子梦遗，与涩药更甚，因与神芎丸见肿胀。大下之，却制猪苓丸，与服而愈。脾胃湿热下流者，苍白二陈汤见湿。加黄柏、升、柴。欲火大炽者，清心，使火不妄起，远志丸、茯神汤。一人劳心读书致此，卧时阴器但着被与腿即梦交而遗，悬空则不梦。盖用心太过，血虚火炎，肾水亦竭，火客下焦，鼓其阴房，精不得藏，阴器着物如得接然，故作淫梦而遗。上则补心安神，中则调其脾胃，升举阳气，下则益阴固精，病随安。此等当以六味、归脾、补中之属主之。一人年六十，患疟嗽，误治致湿热下盛，脉数而有力，与补中益气见气。加凉剂，续与黄柏丸，尺脉顿减。问之曰：夜来梦交否？曰：然，幸不泄。曰：年老精衰，固无可泄，然火之结于精房者，得药已散走于阴器之窍，病可减矣。再服二日，又梦，其疟嗽全愈。亦有鬼魅相感者，其状不欲见人，如有晤对，时独言笑，或时悲泣，如痴如呆是也。脉乍大乍小，乍有乍无，左右互异，治以朱砂、雄黄、麝香、鬼箭、虎头骨之属。喻嘉言治祟方亦佳。方见中恶门论末。以涩治脱不止，不如泻心，泻心不止，不如升阳，升阳最妙。肾气独沉者宜升，脾湿下流者宜升，肝郁者宜升，不止一途也。思想气结成痰，迷于心窍，猪苓丸之类利其痰。经络热而得者，作虚寒治则愈甚，清心丸。一人至夜脊心热，梦遗，用珍珠粉丸、猪苓丸，遗止；终服紫雪，见篇末。脊热始除。又有腰热遗精者，用滚痰丸下之，又用导赤散见发热。治其火，乃愈。知身有热而遗者，多为热遗也。心神浮越，水火不交而滑泄者，镇固之，秘真丸、八仙丹之属。命门火衰，精脱，玉关不闭者，急用八味丸或金锁正元丹。遗证初起，未有不由火盛者，久则火衰气虚而精滑矣。若因过服凉剂而致寒者，脉多紧涩，寒郁火于下焦也，当先升提。若脉沉迟，是下元虚冷，惟亟与温补，仍升提以挽其下趋。有一种肝经湿热，甚者茎中作痛，或挺纵不收，白物如精，随溺而下，此筋疝也，龙胆泻肝汤主之。此为白浊之类。

紫雪方：黄金百两、石膏、寒水石、磁石、滑石，各三斤，碎。共用水一斛，煎至四升，去滓，入犀角屑、羚羊角屑、青木香、沉香、各五两，玄参、升麻各一斤。甘草、炒，八两，丁香，一两，煮取一斗五升，去滓，入朴硝精者，十斤。消石，四升。如无，芒硝亦可。每升重七两七钱半。微火煎，柳木搅不住手。候煎至七升，投水盆中半日，欲凝，入麝香、当门子一两二钱半。飞朱砂三两。搅匀，候冷成霜雪，紫色。冷水调服一二钱，小儿量减。能治烦热狂躁，兼解诸热药毒及小儿惊痫等证。按：咽喉门有紫雪散，与此大同小异，当参之。

阴　痿

阳动则举，阴静则痿，虽无欲亦然，观小儿子夜峻作可知。况有心者乎？然而不举者，则气不从心也。其故有六：一则天禀使然，而不可强者也。一则有所恐惧，而气馁也。一则神摇火飞，气上不下也。此皆无病之人也。一则湿热太盛，下注宗筋，弛纵不收也。一则耗散过度，命门火虚也。一则肾水虚衰，热盛，壮火食气也。薛立斋所谓如木得露则森立，遇酷暑则痿瘁也。盖水火和平则举，有水无火，有火无水，及水火淫盛为湿热者，亦不举也。参瘘门自明。此有病之人也。火虚者，附桂八味丸；水虚者，知柏八味丸；并见虚损。湿热，固真汤、柴胡胜湿汤。其证多有阴汗臊臭，两股热者。或反冷，阴头两丸如冰者，不可误认为寒。盖湿热在脏腑，热亲上而湿流下，故证如此也。火上炎不下交者降之，恐惧者镇之。

阴缩阴纵

阴受寒则缩，受热则纵。伤寒囊缩，阴证固有之，热证亦有，以热灼筋燥，故缩也。但以平人论，则缩必因寒，观夏月囊软纵，冬月囊硬缩可知矣。丹溪治鲍姓，茎挺长肿痿，皮拓湿润，磨股不能行，两胁气上，手足倦弱，以小柴胡见寒热。加黄连，大剂行其湿热，略加黄柏，以降其逆上之气，挺肿收减；但有坚块未消，又以青皮为君，佐以散风之药末服，外以丝瓜汁调五倍末敷之，愈。湿热肿挺，朴硝、荆芥煎汤浸洗，甚者三一承气汤见大便不通。下之。

疝

睾丸连小腹急痛，曰疝。或无形无声，或有形如瓜，有声如蛙。小腹、阴囊、睾丸皆肝经部分，盖肝经筋脉环阴器而上抵小腹也，故张子和谓：此为肝经之病。肝主筋，睾丸非肝筋环引，与玉茎无由伸缩。《经》谓：足厥阴之经筋聚于阴器，伤于寒则阴缩入，伤于热则纵挺不收。又言：足厥阴之别曰蠡沟，循胫上睾，结于茎，其病气逆，睾肿卒疝可见矣。俗称膀胱冷，或曰肾冷，肾气通于外肾，膀胱系与睾丸系会也。或曰小肠气，皆非也。膀胱为水府，小肠为水道，专主渗泄通流，肾统二水，皆与筋无涉。虽《经》有言：邪在小肠，连睾系，属于脊，贯肝肺，络心系，气盛厥逆，上冲肠胃，熏肝，散于肓，结于脐，取之肓原以散之，刺太阴以平之，取厥阴以下之，取巨虚下廉以去之。此其初，虽言邪在小肠，至其治法，必曰取厥阴以下之，乃知疝必关于厥阴无疑。又谓：三阳膀胱经。为病发寒热，其传为癫疝。此亦言膀胱非受病之处，必传于厥阴部分乃为疝也。又言：脾风传肾，病名曰疝瘕，小腹冤热而痛，出白，精浊也。风者热也，精得湿热为败浊。一名曰蛊。强中入房，女所惑也。曰风，则属之肝木可知矣。以上言疝非膀胱、肾、小肠之病。又云：厥阴滑为狐风疝，滑为阳邪，热则生风也。少阴滑为肺风疝，心火乘肺。太阴滑为脾风疝，阳明滑为心风疝，金燥则热，热属心也。太阳滑为肾风疝，膀胱与肾为表里也。少阳滑为肝风疝。皆言风者，厥阴木气之所主也。又云：心脉滑为心疝，肝脉、肾脉滑甚为癃癀，亦以滑为疝也。意谓上条言滑乃风疝之脉，则此条之滑亦为风脉可知也。又云：脉大急则为疝，心脉滑搏为心疝，肺脉沉搏为肺疝。搏急非肝邪而何？又云：督脉生病，从少腹上冲心而痛，为冲疝。盖足厥阴与冲任督俱会于前阴也。然则疝为肝病，岂不明哉？以上言诸经之疝，皆归于肝也。按：子和以疝病属肝部分，甚是。然各脏腑经脉相通，有由肝经自病者，则亦有由诸经之病传注者，其论中所举已自可见。况《经》又有云：足阳明之筋病癀疝，腹筋急；足太阴之筋病阴器纽痛；小肠病者，小腹痛，腰脊控睾而痛；肾下则腰尻病，不可以俯仰，为狐疝；寸口脉沉而弱曰寒热及疝瘕、少腹痛；黄脉之至也大而虚，有积气在腹中，有厥气，曰厥疝。其词不一而足，此当细察。盖肝经为朝宗之地，少阴、太阴、阳明、少阳、太阳诸经，亦会于小腹前阴。各经为发源之区，源流并究可耳。再按：张子和以疝属之肝，赵以德则又属之任脉，谓冲任二脉起于胞中，诸经皆受气于此，因以海名之。二脉通则阳气下降，阴气上行；塞则阳壅于上，阴结于下。其所以闭塞者，或任脉之自病偏寒偏热，或各经病邪相犯，致任脉结滞，阴气不化使然。引《经》任脉为病，男子内结七疝，女子带下瘕聚为据，其说甚有理。然冲任督同体，何不并举乎？窃谓诸经之邪皆得传注冲任督三脉，而结于肝经部分为疝，则诸说皆会通矣。再按：赵以德谓疝有二，不必小腹痛引睾囊乃名疝，但心腹痛即名为疝。引巢氏七疝为据：一曰厥疝，厥逆心痛，饮食吐，不下也。二曰症疝，腹中气乍满痛，气积如臂也。三曰寒疝，饮食寒冷，即胁下腹中痛也。四曰气疝，腹中乍满乍减而痛也。五曰盘疝，腹中痛在脐旁也。六曰胕疝，腹中脐下有积聚也。七曰狼疝，小腹与阴相引而痛也。赵氏盖以上六疝止言腹胁痛而不及睾囊，故谓心腹痛即名为疝。庸讵知其非省文乎？今定以小腹痛引阴丸为疝，庶免岐惑。又，子和谓：遗癃滑浊，阴痿胞痹，皆男子之疝；血涸不月，经后腰膝上热，足躄嗌干，癃闭，小腹有块或定或移，前阴突出，后阴痔核者，皆女子之疝。但女子不曰疝而曰瘕，盖皆肝经任脉之病，故云尔。疝病之由，人皆以为经络得寒，收引不行而作痛；丹溪谓是始于湿热郁遏，又感外寒，湿热被郁作痛。其初致湿热之故，固太劳而火起于筋，醉饱而火起于胃，房劳而火起于肾，大怒而火起于肝。火郁之久，蒸为盛湿，浊液凝聚，并入血隧，流于厥阴。肝火性最急暴，为外寒所束，宜其痛暴而甚也。痛者，热气之冲击；肿而重坠，则湿之为耳。虚亦肿，但不甚坠耳。左丸属血，诸寒收引则血泣，故左丸痛多而肿少；右丸属气，诸气郁蒸则湿聚，故右丸痛少而肿多。张子和分七疝：一曰寒疝，囊冷结硬如石，阴茎不举，或控引睾丸而痛。得于坐卧湿地，或寒月涉水，久而无子，宜以温剂下之。二曰水疝，肾囊肿痛，阴汗时出，或囊肿如水晶，或囊痒，搔出黄水，或小腹按之作水声。得之饮水醉酒，使内过劳，汗出遇风，寒湿之气结于囊中，宜以逐水之剂下之。三曰筋疝，阴茎肿胀，或溃或脓，或痛而里急筋缩，或茎中痛，痛极则痒，或挺纵不收，或白物如精，随溲而下。得于房劳，及邪术淫方所致，宜以降心火之剂下之。四曰血疝，状如黄瓜，在小腹两旁、横骨两端约文中，俗云便痈。得于重感春夏大燠，热则血流溢。劳动使内，气血流溢，渗入胕囊，结成痈肿，脓多血少，宜以和血之剂下之。五曰气疝，上连肾区，下及阴囊。或因号哭忿怒，则气郁而胀，过后气散则消者是也，宜以散气之药下之。小儿亦有此疾，得于父已年老，或年虽少而多病，阴痿精怯，勉强入房有子。此胎中病，不可治也，筑宾穴言之。六曰狐疝，状如瓦，卧则入小腹，行立则下入囊中。狐昼出穴，夜入穴，与相似，故名。今人带钩钤者是也。宜以逐气流经之药下之。七曰癫疝，阴囊肿坠，如升如斗，不痒不痛者是也。得之地气卑湿所生，潮湿之乡多感此疾，宜以去湿之药下之。女子阴户突出虽亦此类，乃热则不禁固也，不可便谓虚寒而涩之、燥之。本名曰瘕，宜以苦下之、坚之。按：子和于七疝皆言下之者，以内有湿热，结聚不通也。然必有此实证乃可下耳，不可泥。赵以德云：予尝病脾肺湿热，流入右丸肿大，寒热交作。虽张子和言疝病在下，当下不当吐，然脾气下陷必升举之。因先服调胃之剂一二帖，次早注神，使气至下焦，呕逆而上，觉肋下积动，到中焦，则吐而出之，肿减半。次早复吐，吐后和胃气，疏通经络而愈。凡用此法治伤酒水注右丸肿者，辄效。

治法

内寒者，当归温疝汤。外寒入腹者，乌桂汤。外寒内热者，川乌头（炮）、栀子仁（炒）各三钱，煎服。湿热受外寒，十味苍柏散。水疝尿不利，茴楝五苓散。瘕硬血疝，大黄皂刺汤。冲疝、厥疝，夺命汤。气疝、诸疝，走注痛者，青木香丸神效。狐疝及一切疝，茴香楝实丸。妇人产后血分受寒疝者，羊肉汤。诸疝，灸大敦穴即安。《尊生书》谓：治法断不宜补，姜、橘同煎补肝，细辛闭肝气，必禁。虚亦须补，此太泥。疝脉必弦急，忌微弱，亦有挟虚者。脉虽沉紧，必豁大无力，其痛亦轻，但重坠牵引耳，人参、牛膝可用。余皆作实治，破疝汤主之：木香、玄胡、橘核、荔枝核、茴香、川楝子、没药、地肤子、青皮，马鞭草根煮汁煎。寒疝，加吴萸、附、桂，亦有睾丸升上入腹者，加飞盐、沉香；或用鸡鹅蛋壳烧灰，空心酒下三钱，二服压至故所。亦有胁旁动气，横入阴处，响声如蛙坠下，照前方去盐、沉。水疝，有一丸渐小，竟消尽成独丸者，沉沉牵小腹作痛，水疝汤：白茯苓、萆薢、泽泻、石斛、车前各二钱，临卧及五更各一服；外用带须葱一大把，煎汤洗睾丸，频添热汤，以手挪之，即在汤内撒尿，其病易去。若囊破水流，灶心土糁之。狐疝昼病夜安，气病血不病也，不宜辛香流气之剂，补中益气汤见气。加知、柏、虎骨治之。血疝，睾丸偏大，宜和血，四物见血。加桃仁、玄胡、橘核；于夜分时，一手托下，一手按上，由轻至重，丸弄百回，弥月瘀血尽散。筋疝，茎筋挈痛，得之房术者，宜解毒缓急，甘草梢、黑豆、五倍同煎服。癞疝，五苓散见伤湿。加葱白、茴香、盐。若丸肿如斗，不痒不痛者，得之有生之初，无治法。又有木肾，顽痹硬大，或痛或不痛者是也，由寒冷凝滞，当温散，破疝汤加海藻、昆布、川椒、附子；外用艾炒热裹丸，冷则频换。疝由小肠经得者，旧名小肠气，又名横弦、竖弦，绕脐走注，小腹刺痛，喝起汤、救痛散。由膀胱经得者，旧名膀胱气，毛际上小腹作痛，五苓散见伤湿。加川楝子。形如瓜，声如蛙，木香神效散。偏坠，不拘左右，川楝、木香、茴香、苍术、石菖蒲为丸，每服三钱，空心盐汤下，安卧片时，微汗既止。左边痛不可忍，茹神散。外肾胀大，麻木痛硬，七治金铃丸。偏坠，药不愈，用蓖麻子每岁一个，研烂贴顶门，以绳缚两足中指合缝处，艾如麦粒大，灸七壮，即时上去，随去蓖麻。肛门、阴囊、肾茎痒甚，抓破，好了又痒，人言熬醋洗立愈。外有发热，忽生痄腮，痄腮愈，睾丸胀者，耳后属胆，胆受风热生痄腮，移热于肝，故睾丸肿，加味逍遥见郁。入防风、荆芥、青皮。

脱　肛

气虚不能收者，宜补气以升提之。血虚加血药。寒者，以香附、荆芥等分煎汤洗。若大肠受热而突出者，朴硝煎汤洗之。肠风者，凉血清肠散。虚寒者不痛，其脱而出、托而入，必滑；实热者必痛而肿，突而出、托而入，必涩。虚而挟热者，槐花散、薄荷散。日久不愈，常宜服收肠养血和气汤。更须涩之，龙骨散、涩肠散。外用五倍末糁蕉叶上托之，数次即不复脱。生铁三斤，水一斗，煮取五升洗；内服磁石散。一法，鳖头烧灰涂。

谷道痒痛

多因湿热生虫，欲作痔瘘。以雄黄入艾棉，烧烟熏之，并纳蜣螂丸；蜣螂七枚，五月五日收，去翅足，炙为末，新牛粪五钱，肥羊肉一两炒香，共为丸，如枣肉大，炙令热，新棉裹，纳谷道中。半日莫吃饭，虫即出，三五度瘥。杏仁捣膏敷。杵桃叶一斛，蒸极热，纳小口器内，坐熏之，虫即死。木鳖子肉四五枚，研如泥，沸汤冲洗，另用少许涂患处。

怒

阳为阴闭，不得伸则怒，如雷之奋于地也。震为雷，阳在阴下，阴雨则雷动。阴雨，以气言之则寒也，以象言之则水也。水者，有形之物也。故人身阳气，或为无形之寒气所闭，或为有形之痰血所遏，皆不得伸而郁为怒。《经》谓血并于上，气并于下，则善怒是也。东垣以食填太阴为木郁，用吐以达之，亦此理也。阳气主升，属肝胆，故雷发于春。阳主舒，遇怫逆之事则不得舒而怒，亦郁遏之义也。怒而不得发者，发之。怒而屡得发者，平之。《经》曰：悲胜怒。

太 息

《经》曰：忧思则心系急，急则气道约，约，结而不行也。忧思郁结则气不行。志为气帅，自然而然，何必推说到心系急乎？此真形骸之论，后人之伪说耳。故太息以出之。舒之也。气盛而郁则为怒，气不盛而郁则为太息。观《经》谓胆病者，气不得升，故为胆病。善太息，口苦呕汁可知。太息之与怒，同属于郁矣。

喜笑不休

笑由于喜，喜属心，则笑亦属心。《经》曰：心藏神，神有余则笑不休。神即心火也，观于火燔铄，甚则鸣笑，可知也。烛笑而光摇，人笑而气浮。子和以烧盐沧盐二两，火烧通赤，放冷研细，河水煎服。探吐热痰，及黄连解毒汤而愈，水克火，寒胜热也。

悲

悲属肺，悲则气降，肺主降，故属肺也。仲景云：妇人脏躁则悲伤欲哭，象如神灵所作，无故而哭，即本人亦不自知，故如鬼神所凭也。小麦一升，大枣十枚，水煮服。子和诊一妇人，问曰：娘子常欲痛哭为快否？妇人曰：然。子和曰：火灼肺金，金受屈制，无所投告，肺主悲，故欲痛哭也。投黄连解毒汤见喜。而愈。

喻嘉言诊姜宜人大肠血枯燥，曰：病中多哭泣否？曰：然。盖大肠与肺为表里，大肠燥则火热干肺也。

惊

遇事而惊者，由于外也；因病而惊者，动于中也。心为热所乘，则动而惊。而属之肝胆者，以肝主动，而胆虚则善惊也。胆小及胆大而虚者，皆善惊，由血液不足也。血液者水也，水主静，水足则静而不易动，故不惊。心肝赖血以养，血虚则心之神无所依，肝之魂亦不藏。五脏之热，皆得乘心而致惊。《经》谓：阳明病者，恶人与火，胃热则恶人之扰与火之热，不得安静清凉也。闻木音则惕然而惊。木生火而主动故也。举阳明可概其余矣。内火之惊，脉多浮数；外事之惊，脉多浮动。动脉如豆，摇摇不定是也，黄连安神丸。惊则气上，以重坠之药镇其浮越。丹砂、龙骨之类。由于火盛血虚者，甘寒滋润之剂以泻心补血。惊则心神出而舍空，液入成痰，拒其神不得归，而惊不能已，十味温胆汤、养心汤、寿星丸、见狂癫。控涎丹、见痰。加辰砂、远志。惊由于火，而致火多端。有五饮停蓄郁成火者，五饮汤丸。见痰饮。由湿郁成热者，羌活胜湿汤。见伤湿。因寒而郁成热者，散寒火自退。热郁有痰，寒水石散。气郁有痰，加味四七汤。睡卧不安，时时惊觉者，温胆汤加枣仁、莲肉，以金银同煎，吞十四友丸，或镇心丹、远志丸。惊者平之，子和谓平乃平常之义。如闻响而惊者，常击物作响，使习闻如平常，则不惊矣。

悸

即怔忡。

悸者，心筑筑惕惕然，动而不安也。俗名心跳。一由血虚。血虚则不能养心，心气常动，幸无火热相乘，故不至于惊而但悸也。若血不虚而动者，则为心火盛。亦有肾火上冲者。火主动也，幸血不虚，故但动而不惊。此惊与悸之别也。一由于停饮。水停心下，心火为水所逼，不能下达而上浮，故动而不安也。必有气喘之证。肾水上泛凌心，义亦如之，而治有异。饮食所停之水宜疏导，肾阴上泛之水宜益火。但思虑即动者，属血虚。时作时止者，痰因火动。有失志之人，由所求不遂，或过误自咎，恨叹不已，独语书空，则心不息不安，时常劳动而怔忡作矣。温胆汤见惊。去竹茹，加人参、柏子仁各一钱，下定志丸，仍佐以酒调辰砂妙香散。见心痛。有痞塞不思饮食，心中常有所歉，爱处暗地，或倚门后，见人则惊避，似失志状，心常跳动，此为卑慄之病，以气血两不足也，人参养荣汤。见虚损。饮食少者，嘉禾散见痞。加当归、黄芪各一钱。

恐

　　恐者，心有所怯也，盖心气虚使然。而属之肾者，恐则气下，故属肾也。《经》曰精气并于肾气本亲上，今因虚而下，与精血并居肾部。则恐是也。又，属之肝胆者，以肝胆之气旺则上升，虚则下降，今恐而气下，是肝胆之气不足也。故勇者谓之胆壮，怯者谓之胆小。张子和曰：惊者不自知，因外有所触而卒动；恐者自知，不能独坐安卧，必须人为伴侣。惊由血虚，恐因气怯，此大概也。恐亦有由血虚者，热伤肾阴，水涸血虚，复为火所扰，则志昏惑而不定，肾藏志，志者心之定向也。肾属水，水清故鉴物分明，明则不惑，慧生定也。火扰之则浊，浊则昏暗。又，火为荧惑，故昏惑也。不定则不静，故恐。恐亦心之动也，故孟子言不动心，以无惧为训。惊恐常相因，恐则惊矣，惊则恐矣。惊则安其神，恐则定其志。心之神下交，则肾有所主而志定，即坎中之一阳也。肾之精上奉，则心有所滋而神安，即离中之一阴也。丹溪治周本心病恐，如人将捕之，夜卧不安，口干，饮食不知味，以参、术、当归为君，陈皮为佐，盐炒黄柏、炙玄参各少许，煎服，月余而安。经云恐伤肾，恐则精却而走失，盖肾精方欲化气而上，因恐则退却而下，则精伤矣。精伤则肾气亦虚，而阴痿、骨酸等证皆作矣。故用柏、玄引之入肾以补之。人参散、茯神散、补胆防风汤，皆治胆虚。

健 忘

　　水清明而火昏浊，此智愚之别。水静而神藏，火躁而消亡，此存亡之殊。故性静则心如止水，情动则心如亡猿，烦扰外驰，存乎中者几希矣。存乎中者几希，则语后便忘，不俟终日，纵复追忆，邈若山河。惟当夜半鸡鸣，牿亡之余，灵明覆蘖，日间所作所言所诵，皆历历能记。由是言之，药虽有安心养血之功，固不若自为存养之为得耳。七情五志，动即为火，皆足扰我安静之神，而痰闭血郁，又无论矣。若乃精神衰短，心惝然不能须臾，苟非老而遗忘，何以天夺其魄？牿之反覆，夜气不足以存，此孟氏所为致叹于牛山之木也。思虑过度，心血耗散，不任思索，每一追忆，心火即动，如油竭之灯，倏然焰大，即涤虑凝神，收敛久之，乃略宁息，归脾汤，_{见血}。有痰加竹沥。痰迷心窍者，导痰汤_{见痰}。吞寿星丸。_{见狂癫}。精神短少者，人参养荣汤。_{见虚损}。读书勤政劳心者，安神定志丸。心肾不交者，朱雀丸、孔圣枕中丹，菖蒲一，茯苓、茯神、人参各五，远志七，为末，服如上法；商陆花阴干百日，为末，暮服方寸匕。汪轫菴曰：金正希先生尝言，人之记性皆在脑中。凡人外见一物，必有一形影留在脑中。小儿脑未满，老人脑渐空，故皆渐忘。愚思凡人追忆往事，必闭目上瞪而思索之，此即凝神于脑之意也。按：此说甚善。脑者髓之海，肾之精也。在下为肾，在上为脑，虚则皆虚，此证之为肾虚，信矣。《易》曰：智以藏往。智于五行配水、属肾，肾虚故不能藏也。

烦　躁

烦者，心烦乱不安；躁者，手足扰动不宁也。大概皆火之为病。五脏之火皆令烦躁，故或言心热，或言脾热、肺热、肾热、肝热也。而有分烦为阳、躁为阴者，以阳火内生，心为热所乘，恶其扰乱，故烦闷。非甚而狂越，则不必手足之扰动，盖火在内而不在外也。若阴寒内生，逼阳于外，中寒而外则热，热在外而不在内，故但手足躁扰而心不必烦也。此阴阳以寒热分也。又，心火为阳火，盛则烦；肾火为阴火，炎则躁。此阴阳以心肾分也。又，人将死，则手足扰乱急遽，毫无和缓之象，此与真脏脉弦强挺劲、毫无胃气同理。是名鬼躁，亦阴象也。烦有实有虚。虚烦者，或气虚，或血虚也。血虚则无以养心，而怔忡不宁，不得寐则烦矣；气虚则火旺，东垣所谓邪火与元气不两立，此衰则彼旺是也。故乘心而烦也。

治法

热在心肺，起卧不安，宜栀子豉汤、竹叶石膏汤、竹茹汤、朱砂安神丸。下利后更烦，栀子豉汤。身热，汗出烦不解，名风厥。太阳伤风则发烦热，曰风；少阴之热亦上冲，故汗出不解，曰厥。《经》谓：表里刺之，太阳为表，少阴为里。饮以汤。止其上逆之气也。仲景麦门冬汤之烦。不烦而心手极热，喜居阴处，脉沉口渴，妙香丸下其热痰。不得眠，温胆汤、见惊。酸枣汤。见不得卧。津耗者生其津，血耗者补其血，肾水竭者滋肾。产、痘、滞下后，血液耗散，心烦不安，危矣，猛进独参汤。心中蕴热，清心莲子饮。见赤白浊。虚烦有身热，与伤寒相似，但头身不痛、不恶寒、脉不紧为异。阴躁，欲裸衣坐井中，以热药治之，四逆、见厥。理中见中寒。之类。

嘈 杂

俗名心嘈。其证似饥，急欲得食，心中扰扰不宁，如酸如辣，似慌张。由肝火乘于脾胃，土虚不禁木摇，故烦扰不安。火盛则谷易消，食已则饥，得食则安，少顷又饥，又复嘈矣。此为火嘈，宜清火。若有痰饮停聚，似饥非饥，欲食而不能多食，脉滑，为痰嘈，宜化痰。若兼吞吐酸水，乃痰饮与火所为，清火去饮兼治。总以补土为主，六君子汤见气。加减。久不愈者，养血，以火盛则血亏也。故思虑血虚五更嘈者，及妇人嘈杂，恒用四物见血。加减。

不得卧

卧属阴属静，阴虚有火则动扰，故心烦而不得卧也。《经》谓：卫气日行于阳则寤，夜行于阴则寐，因厥气逆气也。诸逆冲上皆属于火，即阴火也。客于脏腑，则卫气不得入于阴，不得入息。故目不瞑。又曰：胃不和或热或痰。则卧不安。皆此义也。虚劳虚烦不得卧，酸枣仁汤。骨蒸烦心不得眠，酸枣仁一两，水一大盏半，研，绞取汁，下米二合煮粥，候熟，下地黄汁一合，更煮过，不拘时服。以上补血。温胆汤见惊。治大病后虚烦不得眠。流水千里外者八升，扬之万遍，取其清者五升，煮以苇薪火。沸，入秫米一升，北人谓之黄米，可以酿酒。制半夏五合，炊熟去滓，饮一小杯，日三。以上去痰。不寐有二：有大病虚烦及高年人阴虚阳孤不寐，有痰舍心经，神不归舍不寐。虚者，六君子汤见气。加炒酸枣仁、炙黄芪各一钱。痰者，温胆汤减竹茹一半，加南星、酸枣仁各一钱，下清灵丹，或导痰汤见痰。加石菖蒲五分。喘不得卧，治其喘。厥不得卧，治其厥。咳嗽不得卧，左属肝胀，宜清肝；右属肺胀，宜清肺。

多　卧

《经》谓：其人肠胃大，则卫气之入于阴者留久；皮肤湿，分肉不解，肤腠因湿而密致也。则卫气之行于阴者迟。则其还于表者亦迟可知。留久而行迟，其气不精，气钝而不精灵也。视出阳入阴爽利而不滞者异矣。故多卧。大抵精明之人卧少，昏浊之人卧多。饱食终日，无所用心，静而不扰则多卧。若因湿盛而然者，则必怠惰，四肢不收，或大便溏泄，脉缓，去湿为主。亦有属热者。火主动，本应不得卧，然火盛弥漫壅闭，闭则不通，不通反不扰，精神为热所耗而昏，故沉困嗜卧也，然必卧不能安，除热为主。热病愈后，阴气得复，必恬睡，醒则清爽，与热证昏睡、醒亦沉迷者不同。食入则困倦欲睡者，脾弱，得食不能即运，不运则静矣，静故欲睡也，六君见气。加麦芽、山楂、神曲之类。

狂、癫、痫

狂者，猖狂刚暴，裸体詈骂，不避亲疏，甚则持刀杀人，逾垣上屋，飞奔疾走，不问水陆，多怒不卧，目直叫呼，时或高歌大笑，妄自尊贵，妄自贤智者是也。癫者，如醉如吃，或悲或泣，或笑或歌，言语有头无尾，秽洁不知，左顾右盼，如见鬼神，有时正性复明，深自愧沮，少顷状态覆露者是也。痫者，发则昏不知人，卒倒无知，口噤牙紧，将醒时吐痰涎，甚则手足抽搐，口眼相引，目睛上视，口作六畜之声，醒后起居饮食皆若平人，心地明白，亦有久而神呆者，然终不似癫狂者常时迷惑也。诸中卒仆似之，而仆时无声，醒时无涎沫。《内经》论狂为阳证，其词不一而足，病为火邪无疑。观伤寒热入胃府，往往发狂可见。然伤寒乃暴病，不过一时火热乘心，心神狂越，热除则已。若经年累月病狂不省者，则岂徒火之为哉？必有痰涎迷留心窍，乃成固疾也。盖火气乘心则心血必虚，兼之心神浮越，不守其舍，以故痰涎得乘虚入踞耳。癫亦同此，而痰火不甚，不似狂之火盛而暴也。痫病亦属痰热，而有发有止，则痰未入心，不过伏于心下，气动则发而上乘，气平则止而下退，与癫狂之痰常迷心窍者异矣。三证各别，皆属于热。而《难经》以痫为癫，有重阳者狂、重阴者癫之说，于是后人以痫为阴寒之证。亦有分痫为阴阳二证，以阴痫为寒者。夫痫证，或因误治而转为虚寒者有之，未有初起即属阴寒者。刘宗厚谓：阴阳痫，如小儿急慢惊。阳痫不因吐下，由痰热客心胃间，因惊而作。旧有胎痫之说，谓儿在母胎，母受惊恐，惊气传子，生后尚未即发，因遇大惊，与所受于母之惊气相搏而作，作则神越舍空，痰得入心而成此疾。刘氏说本此。若热盛，虽不惊亦作，治宜寒药。阴痫亦本痰热，因寒凉攻下太过，变而成阴，宜温平补胃燥痰之药。若谓不因坏证而有阴阳之分，则是指痰热所客脏腑表里浅深而言，痫病岂本有阴寒者哉？按：《难经》谓：脉居阴部，尺也。沉分亦是。而反见阳脉者，常见浮滑长大数脉。为阳乘阴也。阴虚阳入乘之，主发热。脉虽时浮滑而长，此为阴中伏阳也。阳脉虽暂时一见，不如乘阴之常见，然此为阴中伏阳，至夏必病矣。脉居阳部而反见阴脉者，为阴乘阳也。主恶寒。脉虽时沉涩而短，此为阳中伏阴也。至冬必病。原文错简，今订正。重阳者狂，重阴者癫。不论阴阳部，皆见阳脉为重阳；皆见阴脉为重阴。其说如此。然《难经》又云：癫病始发，意不乐，直视僵仆，癫只痴呆，无直视僵仆。直视僵仆，乃痫证也。《难经》以痫为癫，故其词如此。其脉三部阴阳俱盛是也。既云三部阴阳俱盛，则重阴者癫一言，固未可泥定矣。

治狂:《内经》谓: 宜夺食，以食入于阴，长气于阳也。生铁落饮、抱胆丸。阳明实则下之，当归承气汤，见大便不通。后用黄连解毒汤。见喜。吐痰，瓜蒂散；下痰，清心滚痰丸。并见痰。病久而虚者，宁志膏、一醉膏、灵苑辰砂散。盖此病少卧，卫气不行于阴，故阳盛阴虚。今昏其神，使得睡，则卫气得入于阴。阳不偏盛，阴不偏虚，阴阳均平矣。《经》谓: 悲哀动中则伤魂，魂属阳，主动主升。悲哀则敛抑违其性，故为伤。故狂当以喜胜之。又谓: 喜乐无节则伤魄，魄主静主降，喜则气浮越，故伤。故狂当以恐胜之。按: 此系举七情之致狂者言耳，夫致狂亦多端矣。

治癫: 星香散见中风。加石菖蒲，人参，和竹沥、姜汁，下寿星丸；或涌去痰涎后服宁神之剂。因惊而得者，抱胆丸。思虑所致者，酒调天门冬地黄膏，多服取效。郁金七两、明矾三两，为末，薄荷汁，丸，桐子大，每服五六十丸，汤水任下，最能去心窍郁痰。孙兆治一僧，令食咸物，使渴，与药，调酒饮之，愈。问其治法，曰: 医能安神矣，而不能使神昏得睡。此乃灵苑辰砂散也，人不能用耳。若脉乍大乍小，乍有乍无，忽而如平人，忽而如雀啄、屋漏、虾游、鱼翔，此鬼祟也。秦承祖灸鬼法，及针鬼宫等十三穴。见针灸。

治痫: 赵以德曰: 痫疾浅者，止在经脉，气不通，眩晕仆倒。深者入肾，邪留于阴不行，不行则阴气蓄满，郁极乃发。发则相火自下逆上，填塞其声音，惟迫其羊鸣者一二声而出，遍身之涎沫皆迫而上胸臆，流于口。诸经脉筋骨皆不胜其冲逆，故卒倒无知。少顷火气退散，乃醒。不治则邪不散，遂成常证。《经》谓: 癫者《内经》亦以痫为癫，宜当痫字看。气下泄及发如狂者死。盖邪入于阴者，阴气满，闭塞于下而逆上，令气下泄，则肾气下脱，故死；又，心之阳不胜其阴气之冲逆，阳气暴绝，故如狂，亦死也。然不可一概论。盖阴脱者尺脉不应，如狂者寸脉不应。若尺寸俱盛，则是阴阳俱实，不可断为必死也。先身热，瘛瘲，惊啼叫呼乃发，脉浮，病在腑也，为阳痫，易治；先身冷，不惊掣，不啼呼，忽然而发，脉沉，病在脏，为阴痫，难治。久则有六畜之声。反折上窜，声如犬吠，属肝；目瞪口呆，声如羊叫，属心；直视腹满，声如牛叫，属脾；惊跳反折，声如鸡鸣，属肺；如尸吐沫，声如猪叫，属肾。然治法则一，总以行痰为主。逐痰饮：南星、半夏、竹沥、姜汁、栝蒌、僵蚕、天麻、龙齿、石菖蒲、远志，加附子少许。犬加柴胡，羊加黄连，牛加白芍，鸡加黄芩，猪加知母。痰盛必用吐，先一夕勿食，次早捣茶子煎汤，束小腹饮之，即吐。虚者先补后攻，妙功丸、久而有虫亦用此丸。妙香散、见心痛。牛黄丸、杨氏五痫丸选用。昼发灸阳跷，夜发灸阴跷，为二跷能行下焦之气也。二跷为病主癫痫，见奇经八脉。各二七壮。凡灸痫，必须先下之乃可灸，否则气不通，能杀人。平旦发者足少阳，晨朝发者足厥阴，日中发者足太阳，黄昏发者足太阴，人定发者足阳明，半夜发者足少阴，加引经药。愈后，痰热药中加养血宁神之品。脉虚弦属惊，沉数属实热。虚者脉宜虚缓，若急实沉小，或虚而弦急，皆难治。

卷之五　四诊

望　色

察面

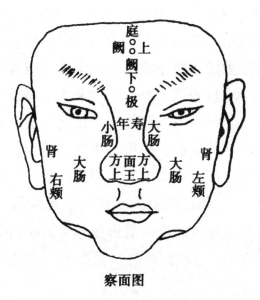

察面图

庭即天庭。以候首面，阙即眉心。以候肺，阙以上候咽喉，下极即山根。以候心，年寿即鼻柱。以候肝，其左右以候胆，面王即准头。以候脾，方上即鼻隧。以候胃，人中以候膀胱、子宫，面中央颧骨之下，迎香之外。以候大肠，大肠之旁颊之上也。以候肾，面王以上两颧内，鼻准旁。以候小肠。上本《内经》。后人又以天庭候心，左颊候肝，右颊候肺，鼻候脾，颏候肾，参而查之可也。

面有青黄赤白黑，以应五脏。岐伯曰：生于心，如以缟素帛也。裹朱；生于肺，如以缟裹红；红谓淡红。生于肝，如以缟裹绀；青含赤色。生于脾，如以缟裹栝蒌实；黄含赤色。生于肾，如以缟裹紫。黑含赤色。按：五色俱带赤，乃血之本色。然色为精神所发现，欲藏不欲露，故如缟裹。若露则为脏气失守，精气外浮，中脏告竭矣。此为无病之色。若病而色见，则以相生者吉，相克者凶；如脾病泄泻，而见赤色为相生，见青色为相克。又，秋见黄色为相生，见赤色为相克也。滋润而明亮者吉，枯槁而晦滞者凶。即《内经》所谓赤欲如白裹朱，不欲如赭之意。面不润责之水，无光责之火。晦滞之色，上行者病益甚，审其色之尖锐，向上知为上行，向下知为下行。下文内走外走等仿此。下行如云散者，病渐已。女子色见右为逆，左为从；男子反此。色散未聚，病亦未聚。凡色明显者为新病，浊晦者为久病。色从面内走面外，病亦自内走外。左右上下，以此推之。

青色属肝，主风，主惊，主寒，主痛。面唇青者，寒极也。青而脱色，脱色，谓面无血色，神采脱也。惊恐也。青而黑者多寒痛，青而白者多虚风，以上皆寒证。盖肝阳不足，阴寒内凝，脾失其运行之权，故多腹中冷痛、吐泄之疾。青而赤者为肝火。青赤而晦滞者为郁火。以上热证。

赤色属心，主热。心热者庭先赤，脾热者鼻先赤，肺热者右颊先赤，肾热者颐颏先赤，肝热者左颊先赤。面色缘缘正赤者，阳气怫郁在表，汗不彻故也。此伤寒太阳经表热证。面赤而潮热谵语者，胃实也。此伤寒阳明腑实热证。面赤如微酣，或两颧浅红娇嫩，游移不定，不尽面通红。乃阴证戴阳，必下利清谷，或小便清白，或淡黄。脉沉细，或浮数无力，按之欲散；虽或烦躁发热，欲坐卧泥水中，外热甚也。渴欲饮水，或咽喉痛，证似实热，而索水置前却不能饮；肌表虽大热，而重按之则不热，或反觉冷，且两足必冷，须审。此伤寒直中寒证。又有面赤烦躁，遍舌生疮生刺，舌敛缩如荔枝状，或痰涎涌盛喘急，小便频数，口干引饮，两唇焦裂，喉间如烟火上攻，两足心如烙，脉洪数无论，按之有力，扪其身烙手，此肾虚火不归元所致，证最难辨。但病由内伤，其来以渐，是乃干柴烈火，不戢自焚，与上所列三证，固自不同也。又有久病虚人，两颧至午后带赤者，此则阴虚火动之常证，虽未至如上证之烈，亦内伤也。以上二证皆虚热。赤色出于两颧，状若装朱。大如拇指者，病虽愈，必死。又，热病无汗，颧赤，死。盖颧以骨为主，骨属肾，水恶反克也。

黄色属脾，主湿热，食积。黄而明如橘子者，湿少热多也，黄如烟熏，暗浊不明，湿多热少也。湿土瘀浊。黄而黯淡者，则为寒湿。黄而枯瘟者，胃中有火。黄而色淡，胃气虚。黄而青黑者，为木克土，肝阳不升，脾为寒滞。水无制。脾不运则水停。

白色属肺，主气血虚寒。纵有虚火，断无实热。白而无神者，为肝泄、脱血。白而青者，气寒血凝。白而淖泽，肺胃之充也。白而肥，有痰。白而瘦，爪甲鲜赤，气虚有火也。

黑色属肾，主寒，主痛。青黑为阴寒，焦黑齿槁为肾热。黑而枯夭，见于耳目口鼻，不论何处，俱不吉。若见于天庭，大如拇指，必不病而卒死。阴晦之色，加于阳之高位，故死。

面惨不光者，阴寒也；面光不惨者，阳热也。面如锦纹者，阳毒也。面垢如油，喘促者，暑病也。

凡暴感客邪之色，不妨昏浊壅滞。病久气虚，只宜瘦削清癯。若病邪方锐而青白少神，气羸久困而妩媚鲜泽，咸非正色。五色之中，青黑黯惨，无论病之新久，总属阳气不振。惟黄色见于面目而明润者，向愈之候也。此《经》所以谓面黄目青，或赤或白或黑，皆不死；以黄色在也。面青目赤或黑，面赤目白或青，面黑目白，皆死。以无黄色也。按：面目色同为顺，色异为逆，说本华佗。则此所谓不死者，但不死耳，非顺也。

察目

凡目明能识见者，可治；昏不识人，或反目上视，或瞪目直视，或目睛正圆，或戴眼反折，或眼胞陷下者，皆不治也。凡开目而欲向明，欲见人，多言好动者，阳证也；阳盛，欲以动而散其热也。又有病热而恶日与火者，恶其助热也。目闭恶明，不欲见人，懒言恶动者，阴证也。阴盛则阳衰，故恶动散。又有阳虚而喜见日光者，乐其助正也。目痛为阳明表证，目赤为经络热盛。

目黄头汗，欲发黄；白睛黄，欲发疸。目睛不了了，不了了，犹不瞭瞭，火熏而朦胧也。为胃腑实。睛不和，黑白不分明也，似即俗所谓半胧眼。为内热甚。目眩，为痰火。眼胞微肿，为有水。目下灰色，为寒饮。眼胞上下如烟煤者，寒痰。眼黑颊赤，为热痰。眼黑而行走艰难呻吟者，痰饮入骨也。眼黑而面赤土色，四肢痿痹，屈伸不便者，风痰也。

目眦黄者，为病欲愈。

目痛，赤脉从上而下者，太阳病；足太阳经为目之上纲。从下而上者，阳明病；足阳明经为目之下纲。从外眦走内者，少阳病。足少阳经行锐眦之后。

瘰疬发寒热，赤脉上下至瞳子，见一脉，一岁死；邪锐而专也。见一脉半，一岁半死；见二脉，二岁死；二脉半，二岁半死；三脉，三岁死。邪散而缓也。

察耳

耳轮红润者生，干枯尘垢而青黑者为肾败，死。

耳中策策痛而耳轮黄者，病名黄耳，类伤寒也。风入于肾，卒然发热恶寒，脊强背直，如痉状。

察鼻

鼻头色青，腹痛苦冷者死。中寒暴证。微黑而泽者水气，黑而枯燥者房劳，黑黄而亮者瘀血，黄色者小便难，湿热不泄，故瘀而黄。鲜明者有留饮，津液不行，湿生热，故色黄而明润。赤为肺热。鼻孔干燥，目瞑，漱水不咽者，欲衄也。鼻孔黑如烟煤而燥者，阳毒也。黄黑枯槁，为脾火。津涸，大便燥结。鼻塞涕浊者，风热也。白为气虚，为亡血。鼻孔冷滑而黑者，阴毒也。鼻孔煽张者，肺绝，不治。鼻上汗出如珠，为心脾痛极。男子色见于准头，为小腹痛，为卵痛。其圜直，其色直垂而绕于面王之下。为茎痛、狐疝、癀阴之属也，女子为膀胱、子处之病。散为痛，色散但为气痛，无积聚。抟色若结滞。为聚。血凝气滞。方圆左右，以积之形位为言。各如其色形。

察唇齿

唇焦干燥裂，为脾热。《经》谓：脾胃之华在唇四白，四白者，唇之四际白肉也。唇赤肿，为胃湿热，鲜红为火盛，淡白为气虚，淡而四绕起白晕为亡血，青黑为寒。唇青舌卷，或还口黧黑，唇口动颤不止者，皆死证也。唇下有疮名狐。上有疮名惑。

齿槁者肾热，前板齿燥者中暑。

察舌

舌青或青紫而冷滑者，为寒证；青紫而焦燥，或胀大，或卷缩者，为热证。寒甚亦卷缩，筋脉得寒而收引也，然必不焦燥。

凡舌强硬短缩，而神气昏乱，语言不清者，死。亦有痰证而舌本硬及缩者，不在此论。热病，舌本烂，热不止者，死。阴阳易病，舌出数寸者，死。伤寒热止在表者，舌无胎；热邪传里，则胎渐生，由白而黄而黑，由润而燥而拆裂，由滑而涩而芒刺，皆以热之浅深微甚为层次。胎因内热，致脾气闭滞不行，饮食津液停积于内，故胎见于外。若脾气不滞，则饮食运化，津液流通，虽热甚，不必有胎也。此理宜知。略具如下。

纯白舌：伤寒白滑胎舌，为热初入内，犹带表证，表剂中加清凉之品。又有胃中虚冷，寒饮结聚膈上，成白滑胎者。又，脾闭甚，则白如积雪。又有脏结证，详《伤寒论近言》。而胎白滑者，须辨。温热病，一发便壮热烦渴，舌正赤而有白胎者，虽滑，即当用白虎，治其内热而表自解，切不可用表药。时疫初起，胎白如积粉。

白杂色舌：伤寒热入胃，则白胎中黄。白多黄少而滑，尚带表证，仍宜于解表药中加清凉之品；黄多白少，干涩，无表证者，或清或下。有夹食痰血而滑，须下者，参下黄杂色舌条。若燥裂生芒刺，则必下无疑。温热时疫，则虽润滑，亦宜凉膈、白虎、承气之属，以清热攻里，万不可发表也。

纯黄舌：润滑者须审。若热尚未结聚，不可便攻。若在夏月，便宜攻下，不必待胎燥乃攻也。

黄杂色舌：根黄硬，尖白，中不甚干，亦不滑，短缩不能伸出，谵妄烦乱者，此挟痰食，大承气加生姜、半夏治之。舌色青紫，而胎却黄厚，甚则纹裂，但觉口燥，舌仍不干者，此阴证挟食也。脉或沉细而伏，或虚大而涩，按其心下或脐旁硬痛，而时失气者，急宜大承气，另煎生附子，佐大黄下之。脉虚大者，黄龙汤下之。热极烦躁者，更加生地、麦冬，夏月尤宜。此证若胎黄不燥，在冬月宜附子理中汤合小承气汤下之。大抵舌有积胎，虽见阴象，亦是虚中有实，急当攻下，但与常法不同耳。又，中宫有痰饮水血者，舌多不燥，不可因其不燥而延缓至误也。中暑证夹血，多有中心黑润者，勿误作阴证治之。

纯黑舌：遍舌黑胎，夏月或可救，以炎令邪火内外燔灼，黑胎易生也，犹可攻治。冬月得此舌，必死。

黑杂色舌：中黑边黄，承气下之；边白，大柴胡下之。若生芒刺裂瓣，不论边系何色，但看瓣底色红活者，急下之。如俱黑者，不治。若腐烂卷缩，亦不治。发疱生虫，虽为湿，亦属肝伤，俱为危候。大抵尖黑尚轻，根黑则重。夏月中暑多黑舌，边红中黑干者，宜白虎汤。以上皆邪热实热，然亦有虚热者。舌心虽黑或灰黑而无积胎，舌形枯瘦而不甚赤，其证烦渴耳聋，身热不止，大便五六日或十余日不行，腹不硬满，按之不痛，神不昏，不得睡，稍睡或呢喃一二句，或带笑，或叹息，此为津枯血燥之虚热，宜大料六味丸合生脉散、炙甘草汤。误与承气必死。若直中寒证，始病不发热，舌心便黑色，非由自黄变化。虽黑而滑，舌亦瘦小，当急温之。

赤色舌：温热时疫，热毒内盛，润滑者未可便下，黄连解毒、白虎等汤。干而有黄白黑等胎，及芒刺纹裂、坑烂起疱者，皆下证也。一种柔嫩如新生，望之似润，而燥涸殆甚者，为妄行汗下，津液竭所致，多不治，宜生脉散等。又，红痿舌，痿软不能动也。及红细枯长舌，并难治。

紫色舌者，兼酒毒所致，其色必深紫而赤，且干涸。若淡紫而带青滑，则又为直中寒证矣。须辨。

灰色、有寒有热。酱色、焦黄为酱色，夹食热证也。蓝色、木克土败之色。及妊娠各舌，面赤舌青，子死母活；俱青则俱死。宜润泽，忌枯败。并当详审。

总之，舌胎不论何色，但干燥者必属热，惟润滑者须审。

察身

身轻自能转侧者可治，沉重不能转侧者难治。足冷恶寒，蜷卧向壁，为阴证。阳病者不能俯，阴病者不能仰。身目齿爪俱黄者，疸病也。脾病者，色黄而肉蠕动。肺病者，色白而毛败。头重视身，此天柱骨倒也，死。摇头，以手扪腮者，齿痛也。坐而伏者，短气也。身汗如油，形体不仁，乍静乍乱，喘而不休者，死。肉形脱者，脉虽调，亦死。皮肤润泽者生，枯燥者死。皮肤着者<small>皮肤枯燥着骨也</small>。死。

察手足

手足冷，名厥。在伤寒，则有寒有热。初病即手足冷者，直中寒证也，爪甲青冷，或过肘膝，且常冷。若先发热，以渐入内而手足乃冷者，传经热证也。爪甲红，乍冷乍温，不过肘膝。此仲景之说也。在杂证，则手足冷者名寒厥，手足热者名热厥。此《内经》之说也。详厥逆门。但足冷，手不冷，身发热者，为外感夹阴，宜五积散，不可汗下及小柴胡，以有黄芩苦寒也。又，夏暑病湿温，人必足冷手温，多汗妄语，宜苍术白虎合五苓，不可用五积助热。有两手逆冷而两足热如火烙者，此阴气衰于下，<small>则阳下乘之而足热。</small>阳气衰于上<small>则阴上干而手冷。</small>阴阳否隔之兆也。若初起而脚膝瘈弱，或足胫赤热肿痛，当从脚气治之。手足冷至节而心痛甚者，名真心痛，且发夕死。循衣摸床，撮空理线，扬手掷足，此神去而魂乱也，死。坐而下一脚者，腰痛也。<small>坐久腰痛，故下一脚以伸之。</small>行迟者，表强也。<small>风邪束其筋络，故步履不随。</small>肝热者，色苍而爪枯。搐搦者，肝邪也。搐，抽搐，手足频频伸缩也；搦，十指频频开合，拳紧握也。

《经》曰：肝病变动为握。瘛瘲者，虚而有风也。瘛，筋脉收引；瘲，筋脉弛纵。脉急者，尺之皮肤亦急；急，紧急也。脉缓者，尺之皮肤亦缓；缓，纵缓也。脉小者，尺之皮肤亦减而少气；脉大者，尺之皮肤亦贲音愤，大而沸起也。而起；脉滑者，尺之皮肤亦滑；脉涩者，尺之皮肤亦涩。尺肤滑而泽脂者，风也；热风鼓其血液外见，故滑泽。尺肤涩者，风痹也；血少则内热，热则生风。尺肤粗如枯鱼之鳞者，水泆同溢。饮也；脾土衰而肌肉消，水反乘之也。尺肤热甚，脉盛燥者，温病也；尺肤寒甚，脉小者，泄，少气。掌中热者胸中热，寒者胸中寒。掌中为三阴脉所聚，其脏皆在胸中。臂多青脉，曰脱血。张景岳云：血脱则气去寒凝，故色见青黑。言臂，则他可知，即诊尺之义。愚按，此说乃血脱后方见青脉也，然有先见青脉而后脱血者，则气虚寒凝，不能摄血耳。

闻　声

肝声呼；怒则叫呼，或惊而呼也。心声言，《洪范》言属火。笑；狂笑为实热，微笑为虚热。脾胃声歌，轻颤如歌。又为哕；哕，干呕，详呕吐。肺声哭，又为咳；肾声呻，又为欠，为嚏。阳未静而阴引之，故欠；阳欲达而阴发之，故嚏。声清朗如平日者，吉。声浊鼻塞者，伤风也。声如瓮中出者，混浊不清之意。必中湿也。攒眉呻吟者，痛也。暴哑者，风痰伏火，或怒喊哀号所致也。声哑如破而咳者，客寒裹热也。伤寒坏病，声哑而唇口有疮者，狐惑也。声哑形羸者，劳瘵，肺有疮也。骤然声暗，咽痛如刺而不肿不赤、不发热，二便清利，阴寒也。骤然音暗而喉颈亦肿胀闭，或发热便秘，龙火也。鼻息鼾睡者，风温也。诊时吁气者，郁结也。噫气，以手抚心者，中脘痛也。摇头言者，里痛也。少气不足以息者，气虚也。平人无寒热，而短气不足以息者，痰火也。言而微，终日乃复言者，正气夺也。语言謇涩者，风痰也。言骤及多言者，火也。言语善恶，不避亲疏，衣被不敛者，神明乱也。谵语者，邪气实也。郑声者，正气虚也。

问 证

问寒热

凡平素无病而突然恶寒发热，多属外感，必有头痛体痛，拘急无汗或有汗等表证，浮紧、浮大等表脉可据。若无表证表脉，病由渐致者，属内伤。外感则寒热齐作而无间，内伤则寒热间作而不齐。外感恶寒，虽近烈火不除；必表解乃已。内伤恶寒，得就温暖即解。外感恶风，乃不禁，禁当也。一切风寒；内伤恶风，惟恶夫些小贼风。又，外感证显在鼻，故鼻息气促而鸣，壅盛有力，不若内伤之息短而气乏；内伤证显在口，故口中不和，饮食无味，不若外感初则知味，传里则不能食也。又，外感热传里，渴，其饮甚多，不若内伤液亏之渴，略饮即止。又，外感则邪气有余，故发言壮厉，先轻而后重；内伤元气不足，故出言懒怯，先重而后轻。又，外感头痛，常常而痛；内伤头痛，时作时止也。外感手背热，手心不热；亦有背热于腹。内伤手心热，手背不热。亦腹热于背。背微恶寒者，阳微不能胜阴也，阳明中暍亦有此；宜白虎加人参汤。劳役内伤亦有此，必乍寒乍止，为阳虚内热；升阳散火汤。湿痰证亦有此，必身重体痛。导痰汤。凡脾胃素虚之人，暑月饮食生冷冰水，寒气蓄聚，阴上乘阳，多见背寒冷如掌大。宜温。恶寒蜷卧，不发热者，阴证也。壮热而渴，不恶寒，反恶热者，温热证也。来往寒热，有定期者，疟也；无定期者，伤寒少阳经证及内伤虚证也。潮热在日晡所者，伤寒阳明证也；在子午者，内伤证。

问头身

伤寒太阳经头痛，自脑后上至巅顶，项强，腰脊痛。阳明头痛在额前，连目珠，鼻孔干，不眠。少阳头痛在两角，及耳聋，胁痛。厥阴头痛在巅顶，收引头角，脉沉弦，手足厥冷，此为在经。<small>当归四逆汤。</small>若在里，则干呕，吐涎沫。<small>吴茱萸汤。</small>太阴、少阴脉不上头，无头痛证。然太阴中湿亦头痛，鼻塞，吐痰，腹满自利。<small>要知是湿浊之气上干清阳之分使然耳。</small>少阴中寒亦有头痛，连脑齿，爪甲青，此真头痛，不治。<small>亦寒邪上攻使然。</small>温热病，时疫病，凡一切内火上炎之证，皆头痛。内伤火升，新产血虚，皆有头痛，但时痛时止，而无脑后痛者。盖火炎则痛在两角，血虚则痛连鱼尾，以其自内达外，必由少阳。是以痛见两角者，则有少阳风热与虚火之别。若痛在额前者，亦有阳明与食积之殊。其见脑后者，必太阳无疑也。头痛如破者，风火相煽也。眩晕者，痰火上升也。头倾视深，<small>目陷。</small>精神夺矣。耳聋耳疼，胸胁痛，寒热口苦者，少阳经证。耳聋，舌卷唇青，为直中厥阴。耳鸣及痛，火上冲也。耳聋，叉手冒心者，汗多而阳虚也。耳聋者，耳内无声，窍常闭而不闻也。耳鸣者，耳内有声，窍不闭，时闻时不闻也。<small>火动而上冲，则鸣而不闻外声；火静气下，则不鸣而闻。</small>面热者，足阳明病。邪在肺则皮肤痛，喘咳动肩背。邪在肝则胁痛，恶血在内；抽掣，舌卷卵缩为肝绝。邪在脾胃则肉痛，善饥。<small>热也。</small>邪在肾则骨痛、腰痛。<small>腰者肾之府也，转摇不能，肾将惫矣。</small>伤寒太阳身痛，但拘急耳。若阴毒身痛，则体势沉重如被杖。中湿身痛，不可转侧。<small>骨节掣痛，屈伸不利，身重或肿，汗出恶风，不欲去衣。</small>中暑亦身痛。汗后身仍疼，邪未尽也。然血虚者身亦疼。头痛，身热，自汗与伤寒同，而默默但欲眠，鼻鼾，语言难出，四肢不收者，风温也，不可发汗。霍乱亦头痛身痛，恶寒发热如伤寒，而有吐利为异。身热恶寒。头项强急如伤寒，而头热，目脉赤，面赤，独头摇，口禁齿龂，背反张者，痉也。无汗为刚痉，有汗为柔痉。头疼发热与伤寒同，而身不痛者，伤食也。必中脘痞闷，噫气作酸，或恶闻食臭，或欲吐不吐。烦热似伤寒而脉不浮紧，头身不疼，不恶寒，或烦时头亦痛，烦止而痛止者，虚烦也。身热恶风自汗似伤寒，但头不痛，项不强，或亦头痛而作止无常者，痰也，或胸满气上冲，或目下如灰烟黑者，是其候也。发热恶寒头痛，肢节痛，呕恶，似伤寒而病自脚，脚膝痛，或肿满，或枯细者，脚气也。身热恶寒，若有痛处者，痈疽也。发热如伤寒，小便自利，口不渴，按其心下或胁下，或脐腹间有痛处，或至手不可近者，蓄血也。凡劳逸、七情、房劳，皆能瘀血，不止一途。劳损病剧，忽身痛甚者，此阴虚之极，不能滋养筋骨也，难治。胸腹间胀闷而痛，邪在中上二焦，不可补。若气虚不运，但痞满者，不可攻，勿因其胃口不开妄行消导。虚证须补，而胀满不受补者难治。卒然仆倒，昏不知人，痰涎壅盛，口眼㖞斜，手足瘫软，或半身不遂者，中风也。若见口开手撒，眼合遗尿，痰声如锯，不治。卒倒而身体强直，口噤不语，或四肢战掉，发热无汗者，中寒也。卒然闷倒，昏不知人，汗出面垢，手足微冷，或吐或泻者，中暑也。中气大类中风，卒倒痰塞，牙关紧急。然中风口有痰涎，身温，中气口无痰沫，身冷也。中食亦似中风，难辨，须审其曾着怒气否，曾饮食否。若在醉饱后着恼，或感风寒，食填胸中，胃气不行，便致厥倒，昏迷不醒，其脉气口急盛，或沉伏，宜盐汤探吐之，吐不出者死。中痰者，卒然麻眩，舌本强直，痰涎有声，四肢不举。重者不醒，为痰中；轻者自醒，为痰厥。心火暴甚，热气怫郁而卒倒无知，轻者发过自醒，重者阴气暴绝，阳气后竭而死。中恶者，忽然手足逆冷，肌肤粟起，头面青黑，精神不守，或错言妄语，牙紧口噤，卒然晕倒，昏不知人，此是卒厥客忤，飞尸鬼击。凡吊死问丧，入庙登冢，多有此证。腹痛，气自下冲上者，火也；从上转下趋少腹者，寒也。气从少腹上冲者，阴火也；从两胁上冲者，肝火也。少腹痛引腰背睾丸者，疝病也。肉瞤筋惕者，血虚也。身如虫行者，表虚也。不能仰卧，仰卧则咳者，水气也，水气上乘于肺则气喘促。身重难行。胃主肉，其脉下行于足。水犯胃，故肉重而足不能行。口苦为胆热，口甘为脾热，口淡为胃中虚热，胃为一身之主，淡为五味之本。口酸为肝热，口咸为肾热，口中常觉血腥为肺伤，口燥咽干赤烂为内热，口辣为肺热。所谓内伤则口中不和，饮食无味也。

问饮食

外感邪未入里，则知味而食如常，入里则不思食矣。喜冷者，内热也；喜热者，里寒也。得食稍安者，虚也；得食更甚者，实也。虚人过食亦不安。病由饮食而致者，须问所伤何物。热者必渴喜冷饮，饮必多。若喜热饮或冷饮而不多，乃虚热，非实热也。火虚者，必不能饮冷。水虚者，虽火燥津干，然少得清润即止，以本虚，不能胜水之冷气，故不能多饮也。

问二便

大小便不禁为肾败。肾开窍于二阴，肾败则失其闭脏之职。小便清白而长者，必非热证。亦有火在上焦者，导之使下则反黄矣。黄赤而短者，热也。然劳倦生火，或思虑动火，或泻利亡阴，或阴虚内热等证，小便多黄，虽亦为热，然是虚热，非实热也。津液由于气化，气病则小便不利。气上脱者必无小便，气闭者亦无小便。小腹硬痛，小便不利为溺涩，利而大便黑为蓄血。泻而腹满者死。大便闭结，腹坚满，痛不可按者，热结也。大便泻利为寒，然亦有热者，《经》所谓暴注属热也。火性急速，不及传化即出也。其势急迫，辟辟有声，如蟹沫然。若热随泻去，痛随利减，可不治。又有纯泻清水者，谓之热结旁流，内有燥矢，结成弹丸，挡住糟粕，止于其旁漏下清水也，必极臭。皆热证也。又，大便鸭溏者为寒；色如霉酱，黏腻不见糟粕颗粒也，为热所铄化之故。极臭者，又为热。

问汗液及血

外感身热，有汗为伤风，无汗为伤寒。盗汗为邪初传阳明，又为阳入扰阴。自汗为阳明邪实，手足心、腋下皆汗。又为表虚不固。自汗，身重鼾睡，为风温。服药后得汗，表应解不解，是汗未彻也。必汗出至足乃为彻。头有汗，身无汗，若小便不利，热渴，则发黄，小便利而大便黑，则为瘀血，若胸满咳喘，则为水气。大抵阳明实热，不得发越者多，头汗多可下之证。关格证，小便不通，头汗出者死。额上及手足冷汗者，阴毒也。汗多则津脱而亡阳。凡热汗必涩，肌肉热而涩也。冷汗必滑。肌肉冷而滑也。汗味淡而不咸，缀而不流者，为绝汗，即死。心为汗，肝为泪，肺为涕，脾为涎，肾为唾。妇人病须问经候，若经水适来或适断，而病热者，热入之，名曰热入血室，其证胸胁下满，昼日明了，夜则谵语，如见鬼状。呕吐血皆由胃出，若倾盆成块而来，或紫黑，为瘀血。或鲜红，为新血。此太冲、肾、二经合行。肝经之血由胃并出者也；雷火势暴，故大出。若止数口，或一二钟，或红或紫或黑，此胃经血自出者也。胃虽多血，然其热不若雷火之暴，故所出比之略少。咳血者，因咳嗽而出，痰中见血丝血点，此乃热伤肺络。肺少血，虽少亦出，恐致肺枯，难治。又，肺病久及肾，肾与冲脉并经出入，血从肾冲咳出者，其血必多，肾虽血少，合冲则多，须知。其来喉必痒，或有声响，或有硬气自下冲上。咯唾血者，或随气逆火炎而唾，不用力。或随痰而咯，用力，痰中有血散漫者是。此肺肾之血也。上焦血浮，中焦血不沉不浮，下焦血沉，以水试之可见。衄血详血门。太阳经血，有从鼻嚏出者，其经从背上脑，注鼻，不衄则嚏出也。肠风血鲜，脏毒血黯。溲血，痛为血淋，不痛为尿血，皆与尿同出。若不与尿同出者，乃从精窍出也。漱水不咽，小便利，大便黑，多是蓄血。蓄于上，善忘，时鼻血。蓄于中下，心腹肿痛，如狂，谵语，发黄。好酒者，阳明多蓄血。

问昼夜轻重

阳虚则畏寒而恶阴，故旦安而暮乱；至夜则寒也。阴虚则畏热而恶阳，故夜宁而朝争。昼则热也。此正虚之候也。阳邪实者，遇阳而愈旺，故朝热而暮轻；阴邪实者，逢阴而更强，故夜寒而昼减。此邪实之候也。阳虚而阴邪乘于阳分，则气行阳二十五度而病发，故日寒而夜息；阴虚而阳邪陷于阴分，此证颇多。则气行阴二十五度而病发，故夜热而昼凉。观疟疾或日发或夜发可见矣。此正虚挟邪之候也。其有昼夜俱热甚者，为重阳无阴；昼夜俱寒甚者，为重阴无阳；昼寒夜热者，乃阴阳交错也。其有久病虚弱，无分昼夜，作止不时者，以正气不能主持，而阴阳相乘，胜复无常也。若壮实人初病见此，又为邪正相攻，不时扰动之故。观伤寒少阳证，往来寒热，初无定期，可见矣。

问证见先后

先泻后痢为脾传肾，先痢后泻为肾传脾之类。

问七情

肝气虚则恐，实则怒。怒伤肝，以悲胜之。肝火乘心，则动而惊。心气虚则悲，实则喜笑不休。喜伤心，以恐胜之。脾为思，思伤脾，以怒胜之。肺为忧，忧伤肺，以喜胜之。肾为恐，恐伤肾，以思胜之。怒则气上，又云气逆。喜则气缓，悲则气消，恐则气下，惊则气乱，思则气结。

切 脉

脉之部位

脉者，血气经隧合而成名者也。非血则不充，非气则不行，非经隧则散漫而不就轨。以经隧乃脉之道路，犹水之有渠。人身无处非血，无处非气，如地无处非水而必注于江河，乃有其流动可见，故诊脉必于经隧也。人身血脉流行之路，大者为经，小者为络，经如正河，络如支河，但有其外见之处，即皆可诊。

《内经》诊分三部九候：出《素问·三部九候论》。

上部天，两额之动脉，当颔厌之分，足少阳胆经脉气所行。以候头角之气。

上部人，耳前之动脉，即和窌之分，手少阳三焦经脉所行。以候耳目之气。

上部地，两颊之动脉，即地仓、大迎之分，足阳明胃经脉气所行。以候口齿之气。

中部天，手太阴也，即寸口，肺经脉气所行。以候肺。

中部人，手少阴也，即神门，心经脉气所行。以候心。

中部地，手阳明也，即合谷，大肠经脉气所行。以候胸中之气。

下部天，足厥阴也，气冲下三寸，五里之动脉，肝经脉气所行，卧而取之。女子取大冲，在足大指本节后二寸陷中。以候肝。

下部人，足太阴也，鱼腹上越筋间，箕门之动脉，沉取乃得之，脾经脉气所行也。若候胃气者，当取足跗上之冲阳。以候脾胃之气。

下部地，足少阴也，即太溪，肾经脉气所行。以候肾。

按：上部以候头，则下部以候足可知。以本脏之经脉候本脏，则亦以本腑之经脉候本腑可知。古人多以互文见意，当善会之。再按：脏腑经脉共十二，以止九候，故遗手太阳小肠、手厥阴心包、足太阳膀胱三经，不知当诊何处。又，胃经之人迎与寸口并诊，而不列九候之中，皆不可晓，此后人之所弃而不讲也。

《内经》诊寸口：寸口即气口，内分寸、关、尺三部，解见下文。

《素问·脉要精微论》曰：尺内即尺部。两旁则季胁也。季胁，小肋也。尺部所主脏腑，其于身之两旁，则当季胁。盖肝候于关而主胁，则肾候于尺，当主季胁也。尺外以候肾，外谓浮也。里以候腹。里谓沉也。下文内外仿此。中附上，言附尺之上而居中，即关部也。左左关。外以候肝，内以候膈；胸之下、腹之上为膈。右右关。外以候胃，内以候脾。上附上，言附中部之上而居上，即寸部也。右右寸。外以候肺，内以候胸中；左左寸。外以候心，内以候膻中。即心包，在两乳间，谓之气海。按：心、肺、肝、肾，脏也，反候于外，胸中、膻中、膈、腹，包里，此藏者也，反候于内，恐传写之误，当以胃外脾内例之，易其位为是。前寸也。以候前，前，身面。后尺也。以候后，后，身背。此分候身之面背。下文分候身之上下，皆就躯体言，与上文分候脏腑对讲。上竟上者，竟，尽也。胸喉中事也；头面可推。下竟下者，少腹腰股胫足中事也。言寸不独候胸，尺不独候腹也。

按：《内经》谓：脉皆伏行于分肉之间，深不可见，所常见者皆络脉，惟手太阴肺经脉外见于寸口，此其独诊寸口之故也。后人宗此，皆惟寸口是求，而古之诊分三部九候者，不复讲矣。

所谓寸口者，合寸关尺而为名者也。何谓寸关尺？曰：自手肘中横纹至鱼际横纹，得一尺一寸。所取诊者，止长一寸九分，前不及鱼际横纹一分，后不及肘中横纹九寸，古人于此一寸九分，分为三部。下部在一尺之内，故名为尺；上部在一寸之内，故名为寸；中部为上下交界之处，阴阳出入之所，故名之曰关也。寸口又名气口，何也？以此为肺经肺，肺为气主，故曰气口，又曰脉口。问：人身有脏有腑，此独候五脏，而六腑止候胃，何也？曰：《内经》原以人迎候阳，以气口候阴，腑阳脏阴，此五脏所以候于气口也。而兼候胃者，则以五脏皆禀气于胃，五脏之气不能自致于手太阴，必因胃气乃至，故胃气当并察也。

问：胆、膀胱、大小肠、命门、三焦诸腑，当候何处？曰《内经》无明文，故后人之论不一。有谓小肠与心为表里，从心候于左寸，大肠与肺为表里，从肺候于右寸者；此《难经》之说，非出高阳生也。有谓小肠候于左尺，大肠候于右尺者；又有谓小肠为丙火，当从命门之火候于右尺，大肠属庚金，母隐子胎，当从左肾之水候于左尺。三说不同，今人多从后二说。以大小肠在腹中，位居至下。《经》言尺内以候腹，应候之于尺，不应与位处至高之心肺同候于寸也。愚谓：脏腑相移，如心移热于小肠则小便赤，大便不通则肺气壅之类。上下相关，诊之于寸，亦无不可。况二肠位虽居下，而其经脉皆上行，则候经于寸，候腑于尺，前说未可废也。如膀胱府居腹下，而寒伤太阳，六脉皆浮，岂徒左尺；胃腑居中，而邪在阳明，六脉俱大，岂独右关，可泥定哉？后二说当以左小肠，右大肠为是。盖脏腑相配，本因经络相联，相联乃相配，相配乃有庚金丙火之称。名实相衡，当从其实，从其所联所配为左右可也。胆同肝候于左关，膀胱同左肾候于左尺，从无岐议。惟右尺所候，其说不一。有谓三焦、命门、右肾三者各别，均于右尺候之，有谓右肾即命门，与三焦同候，说者纷纷。《难经》谓肾有二枚，左名肾属水，右名命门属火。后人非之，谓左肾为形水，右肾为气水，总皆属水。两肾之中，乃为命门。按：二说虽异，然皆谓肾有水，又有火，所用补火之药无殊，则亦无庸分别矣。愚谓：右尺所候，只一命门尽之，不用更举三焦、右肾名色。何则？三焦若以位言，则即《经》之所谓胸中、膈中、腹中也。若以三焦之元气言，则即命门之真火耳。盖此火宅于命门，布乎三焦，随藏发而异名，岂有二火哉？则言胸、膈、腹即言三焦之部位，言命门即言三焦之元阳，而三焦之名可不立矣。两肾既皆属水，则当统于左肾，而右肾之名固可不立矣。命门为火气，居中而亲右，阳能生阴，气能化水，诊命门之火气，即是诊右肾之水源，右肾之名益可不立矣。盖左尺以候先天之真阴，右尺以候先天之真阳，百川总归一海，千炬无非一灯，何必多立名色，以滋惑乱哉？

问：脏腑之部位何如？曰：腑阳脏阴，阳浮阴沉，不易之理也。《难经》谓三菽之重为肺脉，则候胸中当轻于三菽可知；六菽之重为心脉，则候膻中当轻于六菽可知；九菽之重为脾脉，则候胃当轻于九菽可知矣。又，胸中、膻中均即上焦，候于两寸，腹中即下焦，候于两尺，则膈中即中焦，亦当两关并候可知矣。然此但言其理耳，实则何可泥哉！何则？部位虽分，气脉实贯，寸口三部，仅长寸许，除浮沉大小不能无异外，其余迟数等脉，大概无殊。从未见有寸迟而关数，寸滑而尺涩者。假令诊得六脉俱数，而断为五脏六腑皆热可乎哉？则必从心肺俱浮，肝肾俱沉，脾胃在中之说以察之，始可以知为何脏何腑之热。详脉配四时五脏条。而手法之轻重一差，则以腑为脏，以脏为腑，固有之矣。即不谬，而浮主表病，亦主里虚，沉主内邪，亦主阳陷，其为虚热实热，内因外因，非参合四诊，安能细辨？而但从区区之部位为断，何异胶柱以鼓瑟也。如胃停冷食，而六脉皆迟，肺被火刑而六脉皆数，不独见之右关右寸。必分疆画界以求之，则固矣。问：子言六脉数则俱数，迟则俱迟，则经言七诊，谓独小、独大、独疾、即数。独迟、独热、独寒、谓手扪之而觉有一处独热独寒也。独陷下者谓沉伏不起。皆病，其说非欤？曰：此以三部九候言，非言寸口也。按：即以寸口言亦得，如诊得数脉兼浮，浮在寸部，即谓之寸数可也。观下心肺俱浮何以别之条自明。

脉之形体

脉之形体长而圆，如以水贯葱叶中，有长有短，有大有小，有虚有实，有缓有紧。长短以纵言，大小以广言，虚实以蕴积言，缓紧以张弛言。

长　溢出三指之外为长。

短　歉于三指之中为短。

按：寸口之脉，由胸中行至大指端，非有断截，本无长短可言。然脉体有现有不现，不现者按之止见其动于三指之内，现者见其长出于三指之外，则长短宜分矣。高鼓峰云：有形体之长，有往来之长。往来之长，谓来有余韵也。按：高说甚善。长短虽本言形体，而凡脉之以神气悠长为贵者，固可因此说而想见其状矣。

大　大而盛于浮分，名洪；大而散漫渗开，脉与肉无界限，名散。

小　与大相反，一名细。细甚无力名微。

虚　虚，不实也。虚甚则中空，名芤。

实　实，结实之谓。实如按猪筋，虚如按灯心，芤如按葱。旧谓浮中沉皆有力为实，皆无力为虚，浮沉皆有力，惟中无力为芤，虽未尝不是，然尚非正解。实如葱中水充实，虚则不充，芤者尤其不充者也。

缓　柔软之意，甚则失之软弱，而名软名弱。旧以缓属迟，盖缓兼两义也。

紧　即搏急，与缓相反。如张弦，如引绳，两头牵紧，必挺劲抗指紧不甚，名弦。弦紧而大者，名革牢。

长短有得于禀赋者，筋现者脉恒长，筋不现者脉怕短也。有随时令变异者，则春脉长，而秋脉短也。有因病而变异者，则邪气长而脉长，正气短而脉短也。

大小有得于禀赋者，世所谓六阳六阴也。生成脉大者名六阳脉，小者名六阴脉。有随时令变异者，时当生长则脉大，当收敛则脉小也。有因病而变异者，邪有余则脉大，邪气壅满。正不足则脉小也。血气衰少。

虚实亦有得于生成者，肉坚实者脉多实，虚软者脉多虚也。亦有变于时令者，春夏发泄，虽大而有虚象；秋冬敛藏，虽小而有实形也。若因病而异，则大而实，不特壅满，而且积实。小而虚者，不特衰小，而且空虚。可验正邪之主病；俱盛邪盛，俱衰正衰。大而虚，气有余，血不足，如葱中少水，但吹之使胀也。小而实者，血能充，而气衰不鼓。可验阴阳之偏枯。

紧缓有得于生成者，皮肤绷急者脉多紧，宽松者脉多缓也。其变于时令，则天气严凝而筋脉收引，天气暄热而筋脉弛纵也。其因病而变者，则或外感风寒，或内伤生冷。寒胜故脉收引而紧急有力；或热或湿，筋脉纵弛而软弱无力也。

附：洪、散、微、芤、弦、革、牢、软、旧作愞，又作濡。弱各脉。

洪　洪即大耳。旧以洪为来盛去衰，是大之盛于浮分者也。

散　脉形本圆敛，今散漫不收，似大而实非大，盖虚甚而四散者也。

微　古以微属浮，细属沉，分微为阳衰，细为血少。本集各脉皆直指本义，故以细甚无力为微。

芤　脉虚而且中空者。芤，慈葱名。如卧葱管于指下，轻取重取皆有，而中取则无，此为失血之脉。

弦　似紧而略逊，但稍见抗指即是，不若紧之搏手。凡弦紧之脉，由外邪而致者犹易为治，由正虚而致者则难为功。盖脾胃虚败，中和之气化为劲急，土败木贼，不可救矣。古人有时以长为弦，如谓春脉弦，而言其软弱直长，是弦即长也。今分为二，则弦自有急劲之意，不仅长而已。

革、牢　弦大迟而浮虚者为革，如按鼓皮，内虚空而外绷急也。弦大迟而沉实者为牢，寒气深痼，如牢狱也。

软、弱　皆柔缓之甚而无力者。旧以软属浮，弱属沉。

脉之行动

脉之行动，如以气鼓葱叶中之水，使之流动也。有浮有沉，有迟有数，有涩有滑。

浮　古人于一身中分三部九候，后人亦于寸口中分三部九候。寸、关、尺三部也，部各有浮、中、沉三候，三而三之，九候也。是故候之于皮毛间而即得之者，谓之浮；候之于筋骨间乃得之者，谓之沉；候之于皮毛之下，筋骨之上，适当肌肉之中而得之者，谓之中。

沉　沉之极名伏。

数　疾也，躁也，一息六至。数而跳突名动。

迟　与数相反，一息三至。

《内经》谓：人一呼出气也。脉再动，动即至也。一吸入气也。脉再动，呼吸定息一呼一吸为一息。定息者，前息已尽，后息未起之时也。脉五动，闰以太息，数息必有一息略长者，名太息，如月之有闰也。一呼一吸本止四动，有五动者，则以其为太息也。诊时当别令一无病人，调定呼吸，默数得十息，诊者亦默数，得四十五至为平脉。命曰平人。一呼脉一动，一吸脉一动，曰少气。即一息二至也，此迟之甚。一呼脉三动，一吸脉三动，即一息六至，此为数。而躁，即数疾意。尺热，尺即手臂。曰温病。温病，热证。一呼脉四动即一息八至。以上曰死，脉绝不至，不特迟，且不至。曰死。乍疏疏即迟。乍数曰死。

滑　滑即滑溜之谓，言其行动往来之流利也。在平脉则为血充，在病脉则为血热鼓动，痰气流注。

涩　糙涩也，与滑相反，往来黏滞者是。

浮沉有得于禀赋者，趾高气扬之辈脉多浮，镇静沉潜之士脉多沉也。又，肥人多沉，瘦人多浮。有变于时令者，春夏气升而脉浮，秋冬气降而脉沉也。其因病而致者，则病在上、人身之上部也。在表、在腑者，其脉浮，上、表、腑皆属阳，浮脉亦属阳，阳病见阳脉也。在下、在里、在脏者，其脉沉也。

问：浮则外有脉而内无脉，谓之里虚；沉则内有脉而外无脉，谓之表虚，可乎？曰：不由禀赋时令与外感内伤，无故而浮沉，谓之虚，可也。以浮为阴失守，沉为阳内陷也。有故则不可。如以为可，则四季之月，无病之人，脉本和平，常居中候，亦可断为表里兼虚乎？然则古人谓浮为里虚，又谓浮脉举之有余，按之不足，其说非欤？曰：谓浮为虚者，必浮而兼虚者乃名之，非浮即可名虚也。谓浮为虚于里者，必有里虚之实乃名之，非浮则必虚其里也。至脉体之为虚为实，本不因浮沉而变，实则浮沉皆有余，虚则浮沉皆不足。而轻取之与重按，势有不同。则夫脉之实者，愈按愈实，虚者愈按愈虚。盖重按则脉被遏抑，实者鼓击有力，故愈形其实；虚者无力鼓击，故愈形其虚。是则举之有余，按之不足，止可言浮而虚者，不可言浮而实者也。或曰：如子言，浮而实者愈按愈实，是三候皆有，又何以名之为浮乎？曰：浮脉本浮，按抑之而后沉，不按之则仍浮，故曰浮也。又问：亦有脉浮而言表虚，何也？曰：外感发汗太过，或内伤自汗太多，皆令表阳虚，气外越，故浮也。

迟数得于禀赋，则性急躁者脉多数，性宽缓者脉多迟。变于时令，则晴燠而脉躁，阴寒而脉静也。至其应病，则亦如之矣。仲景以迟为脏寒，数为腑热，可不泥。以腑亦有寒，脏亦有热也。

滑涩亦有得之禀赋者乎？曰：富贵之子，神气通畅，则脉亦流畅；贫贱之子，神气沮抑，则脉亦蹇滞。此即《太素》以脉之滑涩论穷通之意也。若夫时令，则肝脉属春而微滑，肺脉属秋而微涩矣。至其应病，则本乎气血之通塞耳。

附：伏动脉

伏　沉极为伏，按至骨乃见，或竟有不见者。

动　跳动之意，大惊多见此脉。盖惊则心胸跳突，故脉亦应之而跳突也。必带数，故上文系之数脉条下。

张仲景曰：若数脉见于关，观若字，则关是偶举可知，非动脉止见于关也。上下无头尾，状其圆而突耳，非真上不至寸，下不至尺也。如豆大，厥厥动摇者，名曰动。

脉之歇止

脉之歇止者有三：

结　脉来迟，时一止而复来者，曰结，如人之徐行而歇也。

促　脉来数，时一止而复来者，曰促，如人之疾行而蹶也。数亦名促，此之促指歇至言，须分别观之。

代　结促之止无常数，代之止有常数。常数，即下文四十动、三十动之数。代，又为更代之称，别见胃气条，义与此异，须分别观之。

《内经》曰：脉一日一夜五十营。营，运也。《经》谓：人周身上下，左右前后，凡二十八脉，共长一十六丈二尺，五十运计长八百一十丈。呼吸定息，脉行六寸，一日夜行八百一十丈，计一万三千五百息。按：此伪说也，人一日夜岂止一万三千五百息哉。五十动而不一代者，代，歇至也。五脏皆受气。四十动一代者，一脏无气。肾气先尽也。其吸不能至肾，止至肝而还。景岳曰：观此，则下文所谓二脏三脏云云者，当自远而近，以次而短，由肾而肝而脾而心而肺。故凡病将死者，必气促，仅呼吸于胸中数寸之间而已。三十动一代者，二脏无气。二十动一代者，三脏无气。十动一代者，四脏无气。不满十动一代者，五脏无气，予之短期。此皆死在旦夕。而王氏《脉经》谓一脏无气后四岁死，二脏无气后三岁死，云云，恐非。

脉配四时五脏

《内经》曰：春脉如弦。如弦则非过弦可知。通指六脉言，非单指左关。下仿此。春脉者肝也，东方木也，万物之所以始生也，故其气来耎同软。弱和柔之意。轻虚向浮之意。而滑，端正也。直以长，曰弦。其气来实而强，坚劲也。此谓太过，病在外；外感也，邪盛，故脉强。不实而微，此谓不及，病在中。内伤也，正虚故脉弱。按：长弦紧三脉相似而不同，盖弦而软者为长，强者为紧也。此所言如弦者，实即长；所言太过，乃弦而且紧。观虚软实强字可见，勿以此弦字与他处弦紧弦字同论。

夏脉如钩。钩，曲也。脉来洪盛，如涌起而曲也，言其大而有力。夏脉者心也，南方火也，万物之所以盛长也，故其气来盛来盛，浮大也。凡脉自骨肉之分出于皮肤之际，曰来。去衰，曰钩。凡脉自皮肤之际还于骨肉之分，曰去。衰，减也。浮取有余，沉取不足，时当发泄，大而有虚象也。其气来盛去盛，大且实也。此谓太过，病在外；其气来不盛，去反盛，浮取不足，沉取有余，是沉意反多于浮。此谓不及，病在中。不言来不盛去不盛，而言来不盛去反盛者，以来不盛去反盛，似为有余于内，不知此乃反浮为沉，火失其职，即为不足也。

秋脉如浮。如浮，则非过浮可知。秋脉者肺也，西方金也，万物之所以收成也，故其气轻虚以浮，来急收引之意。去散，散漫之意。浮取则收敛，重按则散漫。盖秋令收而未藏，故脉体如此。故曰浮。其气来毛，又取毛之轻浮，浮之太过者也。而中央坚，两旁虚，虚犹散也。惟两旁散，而中央不散，与上所谓去散者异矣。而中央曰坚，则亦非但收敛而已，亦与来急异也。此谓太过，病在外；其气来毛而微，此谓不及，病在中。

冬脉如营。如营垒之固也，内守意。冬脉者肾也，北方水也，万物之所以合藏也，故其气来沉以搏，坚实击指。故曰营。其气来如弹石者，弹，击也。如击手以石，坚实之甚也。此谓太过，病在外；其去如数者，沉取似数也。数本属实热，而真阴亏损之脉亦多数，愈虚则愈数。原非实热之数，故云如数。此谓不及，病在中。

脾脉者土也，善者不可得见，蔡西山所谓不长不短，不疏不数，不大不小，应手中和，意思欣欣，难以名状者也。恶者可见。其来如水之流，滑而动也。此谓太过，病在外；如鸟之喙，锐而短也。此谓不及，病在中。

按：四时之升降动静，发敛伸缩，相为对待者也。极于二至，平于二分，故脉子月极沉，午月极浮，至卯酉而平。观《经》又谓秋脉中衡，如衡之平。又谓夏脉在肤，皮也。秋脉下肤，冬脉在骨，则秋之不当以浮言可知也。特以肺位至高，其脉浮，秋金配肺，故亦言浮耳。夫秋初之脉仍带夏象，言浮犹可。若于酉戌之月，仍求浮脉，不亦惑乎？夫于春言长滑，则于秋言短涩可知；于冬言沉实，则于夏言浮虚可知。书不尽言，言不尽意，是在读者之领会耳。

《难经》曰：初持脉，如三菽大豆也。之重，与皮毛相得者，肺部也。如六菽之重，与血脉相得者，心部也。如九菽之重，与肌肉相得者，脾部也。如十二菽之重，与筋平者，肝部也。按之至骨，举指来疾者，肾部也。

又曰：心肺俱浮，何以别之？然：浮而大散者心也，心主血脉，位在肺下。按至血脉而得者为浮，稍加力脉道粗大为大，又稍加力脉道散开为散。浮而短涩者肺也。肺主皮毛，位居最上。按至皮毛得者为浮，稍加力脉道不利为涩，不见长出指外为短。肾肝俱沉，何以别之？然：牢即沉弦。而长者肝也。肝主筋，位在脾下。按至筋上为沉，脉道如弦为长。按之濡，举指来实者肾也。肾主骨，在肝下。按至骨上得之为沉。又，重按之脉道无力为软，举指来疾滑利而充实曰实。脾者中州，故其脉在中。脾主肌肉，位在心下。按至肌肉，脉道和柔而缓，又稍加力，脉道敦实而大。王宗正谓：诊法当从心肺俱浮、肝肾俱沉、脾胃在中之说，王叔和但守寸关尺分脏腑位部者，非。其说甚是，然二说亦不相悖。盖寸关骨高肉薄，尺骨低肉厚，故寸关恒浮，尺恒沉。假如诊得三部俱浮之脉，亦必两寸较尺更浮，故可从其大概通言，亦可从其甚者独举，不相悖也。若弦缓迟数各脉，则三部金同，有不可分指者矣。

问：脉气当随时令变更，则夏月脉浮，不特心肺浮，即肝肾亦浮矣；最浮为肺，次心，次脾，次肝，次肾。冬月脉沉，不特肾沉，即心肺亦沉矣。最沉为肾，次肝，次脾，次心，次肺。何必泥定肺脉常在皮毛，肾脉常在骨上乎？曰：夏浮冬沉，特微浮微沉耳，其变更固不远也。

按：肺较心更浮，肝较脾略沉，是右寸关比左寸关差浮也。以例两尺，亦应右浮于左。盖右肾为水中之火，左肾为水中之水，自应少异耳。合而言之，右三部皆浮于左。古人谓右属气，左属血，气浮血沉，不亦宜乎？

脉无胃气则死

《经》曰：人无胃气则死。此言脉以有胃气为主也。胃属土，其德中和，其气之达于脉也，不刚不柔，不疾不徐，不大不小，不浮不沉，有雍容和平之状，无过不及之伤者也。春胃微弦曰平，雍容和缓中略带弦意也。弦多胃少曰肝病，肝邪胜，胃气衰也。但弦无胃曰死。胃气已绝故也。胃而有毛犹云得秋脉。曰秋病，金克木也。春木旺尚无伤，至秋则必疾矣。毛甚曰今病。目下即病也。

夏胃微钩曰平，钩多胃少曰心病，但钩无胃曰死。胃而有石曰冬病，石甚曰今病。石者，沉实之意，冬脉也。

长夏胃微耎弱曰平，长夏，未月也。土湿则软，故微软弱，即缓脉也。弱多胃少曰脾病，犹言脾胃自病也。但代无胃曰死。代，更代也。春弦、夏钩秋毛、冬石，脉体随时而更，但见其所更者，而不见胃气则死矣。不言但弱无胃曰死，以弱但正气不足，非有邪气相乘，且弱止可言胃气衰，不可言胃气绝也。何则？胃脉虽曰中和，而长夏土湿，则略近柔软一边，可云柔软之甚为弱，不可云但弱无柔软也。耎弱有石曰冬病，土气衰而水反乘之，故至冬必病矣。弱当作石。甚曰今病。春夏以克我者言，此下皆以我克者言，互文以见例也。又，春言胃有毛，夏言胃有石。此及下文变胃言软弱毛石，亦互文也。

秋胃微毛曰平，毛多胃少曰肺病，但毛无胃曰死。毛而有弦曰春病，弦甚曰今病。

冬胃微石曰平，石多胃少曰肾病，但石无胃曰死。石而有钩曰夏病，钩甚曰今病。

真肝脉至，此下皆言真脏脉。真，犹言纯。真肝脉者，言此为纯乎肝脉，毫无胃气者也。盖肝弦，肺涩，心浮，肾沉，各得一偏，惟胃气六脉，不弦不涩，不浮不沉，中和合德，有以化四者之偏。故肝虽乘春令，以呈其弦象，而中和柔软之胃气即与之偕行，而胃之和缓意多，肝之弦意少，是为平脉。若弦多胃少，即为病脉矣，况毫无胃气，而纯乎弦劲耶？此盖胃绝使然。故凡病真脏脉现者，必死也。余脏仿此论之。如循刀刃，如按琴瑟弦。皆挺劲之意。真心脉至，坚而搏，如循薏苡子。坚实之状，累累然见手指下也。真肺脉至，大而虚，如以毛羽中人。虚浮无力之意。真肾脉至，搏而绝，绝，陡绝，无余韵也。如指弹石。坚实。真脾脉至，弱而乍数乍疏。

各脉主病

病非表则里，非热则寒，非虚则实耳。故序浮沉迟数虚实六脉于先，余脉于后。长大实滑等有余之脉主证多同，短细虚涩等不足之脉为病相类，当会通观之，非入于此者即不入于彼也。如头痛身热，隶之浮数，岂他脉便无此二证哉？览者但取其意，勿泥其文，便触类旁通，引伸不尽矣。

浮　阳脉也。阳外阴内，故浮主表，沉主里。又，阳上阴下，故浮主上部，沉主下部。以外感言之，凡六淫之邪中于表，清邪中于上，脉必浮也。以内伤言之，里气失守而虚邪外越，肾阴失守而浮阳上冲，脉亦必浮也。

浮迟　为表冷，浮主表，迟主寒也。伤湿，表中湿邪滞其经络。中风。虚风内发故浮，内虚寒故迟。若兼风邪中表，滞其经络，则亦浮迟也。

浮数　为头痛，晕眩，吐衄，皆风热上攻所致。表热，疮，阳结，能食，不大便。胸满，肩背痛。

浮虚　为表阳虚，伤暑，大热伤气，汗出过多故虚。劳倦，喘，咳血。

浮实　为表邪实，六淫之邪，或痰凝血滞之在表者皆是也。胀满，胃热。气逆痛，肺热。肤痛，疮。

浮大　为风热隐疹，风热嘘血，沸腾于外也。身痒，名泄风，热蒸汗出，为风所闭，故痒也。表邪盛，痂癞，即疬风。风热久不散，郁而为湿，相蒸生虫，肌肉溃烂也。气高，气实血虚，失血，燥结，阳厥，关格，浮为正虚，大为邪实。邪实正虚，不能运化，故关而不得小便，格而不纳食也。为癫疾。

浮小　为表阳衰。

浮缓　为伤风，伤风有汗，内热得泄，故脉不紧。伤湿。湿伤肌表、肌肉血脉缓弱，如土湿则软也。

浮紧　为伤寒，身痛。

浮弦　为头痛，吐食，风饮。

浮滑　为风痰，衄血，吐逆。

浮涩　为麻木，身热无汗，肺燥，汗多津伤，血虚气浮。

浮长　为头痛，风痫。

浮短　为喘乏。

沉　主里，主下部。七情郁结，痰血停滞，凡属内邪，脉必见沉。若不因内邪而见沉，则为阳气内陷，为里虚不能外达，分别观之。

沉迟　为里寒，泄泻，气血滞，蓄水。

沉数　为内热外寒，内热反觉外寒，热聚于内，不达于外也。便难，消谷，食多而便少也，盖为热所消化。热厥。厥，手足冷也。热聚于内，不达于四肢，故冷。又有手足热者，详《医碥》厥门。

沉虚　为里虚，泻血，下利。

沉实　为积聚，血瘀，烦心，热乘心。咳唾。热乘肺。

沉缓　为里湿，蓄水。

沉紧　为冷痛，奔豚，<small>肾中阴寒之气从小腹上冲心，若豚奔突。</small>瘕疝，<small>瘕，积块也。疝，为小腹有形之病，皆寒邪之凝聚而成者。</small>腰脊痛。<small>肾附脊，肾寒则气滞而脊痛。</small>

沉弦　为胁下有积，<small>弦为肝脉，肝主胁腹。</small>少腹痛，内饮，疝。

沉滑　为食痰，便脓血。

沉涩　为血滞，精伤，不月，不孕，内疽。

沉大　为内邪盛。

沉细　为血少，洞泄亡阴。

迟　主寒，以寒则气少而行慢也，属水。

迟大　为寒邪，顽痹。

迟细　为寒泻。

迟虚　为虚寒。

迟实　为寒积。

迟缓　为寒湿。

迟紧　为寒痛，<small>寒滞气不通，故痛。</small>为筋急，<small>筋寒则收引，故急。</small>

迟涩　血寒而滞。

数　主热，以热则气盛而行速也，属火。

数大　为烦躁，渴，斑疹，胀满。

数虚　为虚热，怔忡，虚损。

按：虚热者，脉必虚数无力，固矣。然有过服寒剂，寒热搏击，或肝邪克土，脉反弦大有力者，投以温补之药则数者静，弦者缓，大者敛矣。此最当知。又有虚寒而逼火浮越者，真阳欲脱者，脉皆数，甚者亦弦大有力，皆当以证参之，勿误也。

数实　为实热，痈疽，烦躁，谵妄。

数滑　为热痰，血热，渴。

数涩　为热灼血干。

虚　为正气不足。

虚滑　为正虚挟痰。

虚涩　为血液不足，气滞。

虚弦　为虚损，少食，虚痛。

虚缓　为虚弱，泄泻。

虚细　为气血不足。

虚大　为血虚。

实　为邪气有余，不作正气充实论。以正气止有不足，无太过，太过即为邪气也。参长脉条。坎中满，离中虚，水脉多实，火脉多虚。

实滑　为痰结，为宿食。

实大　为邪盛而实。

实大浮数　为肿，胸胁壅满，不小便。_{气有升无降。}气有升无降。

紧　为寒邪，为木邪。微者不过抑遏正气，甚则戕贼中州，为真脏见。

紧迟　为肝气寒滞。

紧数　为寒郁热，咳嗽，_{外寒束热攻肺。}外寒束热攻肺。痛。_{寒热相搏故痛。}寒热相搏故痛。

紧大　为寒邪盛，下利。_{土败木贼，难治。}土败木贼，难治。

紧实　为有形之邪。_{痃疝瘀血之类。}痃疝瘀血之类。

缓　主湿邪，土湿则泥泞而软也。问：缓本和柔之名，乃脾胃之正气，何以谓之病脉？曰：脾胃脉本中和，不紧不缓，原无紧缓可名。今曰缓，即非不紧不缓之中和矣。盖凡有可名者，即非中和，即为病脉也。旧谓四至为缓，三至为迟，湿滞故脉迟缓，亦通。盖缓有两义：一对数言，一对紧言。以主湿则亦有两义：一为湿滞之而迟，一为湿浸之而软也。

缓大　为湿盛。

缓细　为正虚挟湿。

缓数　为湿热，肉痿。不能行动曰痿，肌肉、四肢并见软弱也。脾主肌肉、四肢，湿热盛则困倦。《经》谓脉缓多热，盖对脉急多寒言。寒则筋脉收引，故紧；热则筋脉弛纵，故缓也。然必兼见热证乃为热，不可不知。

缓浮数　为多汗。

缓数大　为狂笑，心热则笑。湿热壅胀。

缓长数　为喜呕，湿热挟肝火上逆。水瘕，水积也土受木克，不能制水，水郁成热也。痹。麻木不知痛痒也。土受木克，不能行痰，聚于肌肤，故痹。痹而不行，郁滞成热，故数。

缓滑　为湿痰。

缓涩　为解㑊。困倦意，气血衰弱使然。

长　为邪气长。问：《经》曰长为气治，是长本佳脉，何以云病？曰：长大实滑皆有余之脉，短小虚涩皆不足之脉，不及、太过皆为失中，故长大不作正气有余，实滑不作血气充足也。然衰弱之病，脉由短而渐长，则为佳兆。诸脉之变异，皆当以此推之，吉凶自见也。

长数　为热炽。

寸长　为足胫痛，阳盛阴伤也。格，寸脉长九分，过此为太过，遂上鱼名溢。格，不纳食也。阳盛于上，胃中血枯，故食不得入。逆气喘息。

尺长　为关。尺脉长一寸，过此为太过，名覆。关，不得小便也。热结在下，故不得小便。

尺寸俱长大　为阳明病。伤寒热在阳明，则脉大而长。

短　短为正气短。

短涩　为肺燥。

寸短　为头痛。阳不足，则阴气得而上干之。

大　为邪气盛。《经》谓大为病进，乃指大而有力者，其病为实邪，邪加盛则脉加大也。仲景谓大为虚，又谓大为劳，乃指大而无力者，其病为虚邪。虚则气散，劳则气张，故脉亦应之而虚大也。当分别观之。<small>阴静而敛，阳动而张，故火旺者脉必大而浮数虚豁，水足者脉不必大，即大亦沉静而有力也。</small>

小 为正衰，血气皆少，形体消瘦。<small>阳不张则小，水不足亦小，兼迟则火尤衰，兼数则水更损。</small>

细数 为血虚发热。<small>虚劳得此难治。</small>

芤 为失血。

芤数 为亡血发热，身体瘦，肌肉甲错。<small>甲错，枯燥也。</small>

芤迟 为气虚脱血。

芤动微紧 为男子失精，女子梦交。

弦 为肝邪伤脾，为痛，为饮，<small>皆脾气被伤而停滞之故。</small>甚则与紧同论。

弦迟 为寒疟，慢惊风。

弦数 为热痛，急惊风，正气大虚。

弦实 为肝实，善怒不乐，<small>肝郁不畅。</small>眩冒，<small>肝火上冲故眩，乘心故冒。</small>巅病。<small>肝脉会于巅，火上冲故痛。</small>

弦大 为肝邪盛。

弦小 为虚损。

弦滑 为痰饮。

滑 流动属阳，主风热，<small>热气如风，吹血流动。</small>主痰饮，<small>凡物干涸则涩，湿润则滑，故滑为血盛痰多。</small>主胎孕。

滑大 为多痰，多血。

滑缓 为痰湿。

滑紧 为寒痰，冷食。

涩 血少而滞，属阴。

涩大　为火盛血枯。此《经》所谓阳有余也。

涩小　为血气俱少，少食，心痛，血少不养心。痹，气滞血涩。瘈瘲，血不养筋。噎膈反胃，肠结。

微濡弱　皆血气衰微之脉。

微浮　为阳气微。

微紧　为虚损多汗，阴寒逼阳于外。短气。阴寒逼阳浮上。

微涩　为体痹，气滞血涩。寒栗，咳逆唾腥。

濡弱　为亡血发热，烦心，厥逆。阳气不能四达，故手足冷。

弱涩　为精冷无子。

散　为脱，为眴仆。

牢　为癥寒，癫疝，阴病，睾丸连少腹急痛。瘕癥。

革　为寒盛，男亡血失精，女半产漏下。并寒不摄血。

动　阴阳相搏，虚者则动。阳动见于寸，阴动见于尺，阴动为发热血崩，阳动为汗出惊痛。阴阳相搏，气不顺，故痛。

伏　不过一时偶伏，乃暴病，久之气调即通。为霍乱，痛剧，阴阳痞隔，气闭，血滞，忿怒气逆，战汗。伤寒服药后，烦躁冒瞀，脉忽伏不见，寒战，此正邪相争，欲作汗，宜静待，勿仓皇误治。

伏涩　为吐逆，血枯不能纳食。水谷不化。气滞不运。

结　为寒滞，七情郁结，气血滞，疝，癖。

促　为热壅，痈毒，便脓血。痈毒不成则下泄也。若非热壅，则为气脱。

代　为脏绝，霍乱，跌打闷绝，暴绝，疮痛极，胎气阻。

按：以上所列脉病，略举大概，难以执泥。如浮主表，沉主里，而内伤发热，大类外感，脉亦浮数；寒邪初感，遏郁表气，脉不能外达，反见沉紧。不细辨，则以表为里，以里为表，而误治矣。脉数为热，然阴虚发热，阳虚发热者，脉皆数，愈虚愈数。一当滋阴，一当补阳，而概以实热治之，可乎？尝见实热之脉，多缓软不数，故

《经》以缓为热，宜知。脉迟为寒，然热滞于内者，脉亦壅滞，似迟，以为寒，误矣。有邪盛而正未衰者，有邪盛而正已衰者，脉见实则不见虚，既无虚脉可参，则正之已衰者，又何由而见乎？按：此当以兼紧兼缓辨之，又以形气之盛衰参之。凡此皆当参伍求之，而不可刻舟求剑者，况一脉而数病，亦一病而数脉，即欲胶执言之，又乌可得哉？

人迎气口

按：《内经》谓：寸口主中，寸口为太阴肺经脉，肺为脏，故以此通候五脏之气。人迎主外。阳明胃经脉也，胃为腑，故以此通候六腑之气。腑阳脏阴，阳外阴内，故寸口以候内，人迎以候外。人迎本在颈下，夹结喉旁一寸五分，后世既废古人三部分诊之法，遂改候人迎于左手关脉，而名右手关脉为气口，与之相衡。谓气口大于人迎为内伤饮食，以右关属胃也。此有理。人迎大于气口为外感风寒，以左关属肝，肝主风也。然内风与外风无涉，于理未的。分主表里。虽与《经》意无异，而部位不同矣。犹之足少阴肾气，本于太溪诊之，在足内踝后五分，筋骨上动脉陷中。今则诊于两尺。足阳明胃气，本于趺阳即冲阳，在足跗上，去陷谷二寸，高骨间动脉中。诊之，今则诊于右关也。张仲景每以寸口、趺阳、肾少阴并言，喻嘉言谓即寸关尺。

再按：结喉旁人迎脉，恒大于两手寸口脉数倍，从无寸口反大于人迎者。《经》谓平人春夏人迎微大，秋冬气口微大，恐非。此后人所以改候人迎于左关，以与右关较大小也。

男女脉同异

古谓男脉左大于右，女脉右大于左，验之不然。盖人之右手，比左手略大，脉亦应之而右大于左，不论男女皆然也。惟男两尺恒虚，女两尺恒实，差不同耳。

胎孕脉

《经》曰：妇人手少阴动甚者，任子也。少阴脉指神门言，今则诊于左寸矣。动甚，流利滑动也。旧说谓心生血，血旺故能胎。按：手少阴，全元起作足少阴，谓太溪脉，《准绳》从之。阴搏阳别，旧注谓阴尺阳寸，尺脉搏手与寸殊别，《准绳》从之。谓之有子。子，男女通称。按：叔和王氏曰：左疾为男，右疾为女。疾者，滑利之意。又曰：左尺偏大为男，右尺偏大为女。又曰：左沉实为男，右浮大为女。盖左属阳，右属阴。阳道实，故脉实而沉；阴道虚，故脉浮而虚也。观坎离二象可见。大字含有虚意。而滑伯仁则云：左尺洪大为男，右尺沉实为女，与叔和相反，滑说恐非。再按：胎孕之脉，六部皆滑疾，而两尺尤甚。不求于尺而求于寸，亦误信《经》语矣。《经》言心生血，谓血色之赤自心火来耳，岂真血生于心哉？《准绳》曰：妊娠初时，寸微小，呼吸五至，三月而数。尺滑疾，重按之散者，胎已三月也；不散，但疾不滑者，五月也。胎至五月，则乳头乳根必黑，乳房亦升发，更为实据。《脉经》云：尺脉按之不绝，妊娠也。羸弱之妇，不必脉皆滑实，但按尺中应指，源源不绝便是。滑伯仁谓：三部浮沉正等，无他病而不月，为胎妊。亦此意。其脉离经，经，常也，与常日脉异者是。一说，离经谓歇至及大小不匀，如雀啄者是。而腹痛引腰背，为欲生也。腹不痛，痛不引腰脊，俱未产，当静待之。张路玉云：胎形如抱瓮，按之冰冷，而脉乍大乍小，乍有乍无，浮沉动止，早暮不同，为鬼胎。又有如风雨乱点，忽去忽来，或指下见两岐者，为夜叉胎。又云：孕脉沉细弦急，憎寒壮热，唇青黑，是胎气损也。胎若不动，反觉上抢心，闷绝，按之冰冷者，是胎已死。

脉有顺逆

脉得四时之顺，曰病无他；脉反四时，曰病难已。春夏而脉瘦小也。秋冬而脉浮大，曰逆四时。春得秋脉，夏得冬脉，长夏得春脉，秋得夏脉，冬得长夏脉，命死不治。春不沉，春脉宜弦，然春初尤带冬沉。今但弦不沉也。余仿此。夏不弦，秋不数，冬不涩，是谓四塞。为病脉。沉甚、弦甚、数甚、涩甚曰病，参见曰病，复见曰病，未去而去曰病，去而不去曰病，反者死。

按：脉与时违，须问有病无病。无病而得此，诚为可虞。无病，何因脉变？非无病也，不见其病耳。如受蠹之木，如磨刀之石，不见其损，日有所亏，不无枝叶未坏，本实先拨之忧耳。若因病而致，不过难治，非必死也。如秋月病热，脉得浮洪，为脉证相合，宁可断为必死乎？

形盛脉细，少气不足以息者，危。形瘦脉大，胸中多气者，死。《经》又云：形气有余，脉气不足，死；脉气有余，形气不足，生。当参看。形气相得者生，参伍不调者病，三部九候皆相失者失常。死。上下左右，相应如参舂，此来彼去，如参舂者之彼起此落也。不可数者死。中部独调，中部在手，即寸口。众脏相失者死。上部在头，下部在足，所候各脏若失常，中虽调亦死。中部独减者死。上下部虽调，而中部独衰减，亦死。

脉从阴阳，谓阳病见阳脉，阴病见阴脉也。病易已；逆阴阳，病难已。脉从而病反者何如？曰：脉至而从，按之不鼓，诸阳皆然。阳证见阳脉，为脉至而从矣。然使按之无力，不能鼓指，便非真阳证，不可作热治。凡诸脉之似阳非阳者皆然也。诸阴之反何如？曰：脉至而从，按之鼓甚而盛也。阴证虽见阴脉，然鼓指有力，则亦非阴。热病，汗出而脉尚躁盛者，死。温病时疫，皆以数盛有力为顺，细小无力为逆，汗后脉静身凉为顺，脉仍躁、身仍热为逆。风热而脉静，泄、脱血而脉实，病在中，邪内结也。脉虚，病在外，外感也。脉涩坚，皆难治。以上皆《经》语。诸卒仆暴厥证，旧名中风，张景岳易名非风。皆元气素亏，故而卒倒，不省人事，脉宜小弱，不宜数盛。中毒宜浮大数实，浮则毒尚活动，可行散。不宜微细虚涩。正被毒伤矣。劳倦伤，脉以虚大弱缓为顺，紧数大，汗出热不止者死。饮食伤，以滑大为顺，若胃停生冷则兼紧。霍乱吐利后，搏大者逆，太微迟者逆。未吐利前，脉伏或歇至，不妨，以气滞不行也。吐利后，脉歇亦不妨，以气暴虚，不能接续也。噎膈，脉浮滑而大，便润者顺，不过痰气阻逆。数弦涩，大便燥结者死。气血枯结也。肿胀，宜浮大有力，忌短涩虚细。肺痿，虚数为顺。肺痈，过于洪数者逆，已溃宜缓滑。失血证，脉宜虚弱，弦实数者逆，加以身热不得卧，必死。蓄血，脉实大可攻，为顺。痢疾为里证，宜沉，恶浮与发热，久痢，虚阳外越也。若初病兼表邪者，不在此论。宜缓细有神，恶强弦。头目痛，脉浮滑为风痰上攻，可治；短涩为血虚火逆，难治；卒视无所见者，死。清阳失守，邪火僭逆于上也。癥瘕积聚之类，沉实有力可治，虚弱者死。癫狂宜滑大，忌涩小。痈疽未溃，浮滑数大为顺，沉细迟涩者逆。痓病，浮弦为阳，沉紧为阴，然过于坚强者不治。胎脉宜和滑流利，忌虚涩。新产及崩漏宜缓弱，忌弦数。大抵新病、阳病，凡属邪气有余之证，法当攻伐者，须见盛大有余之脉，乃可受攻。若见细微不足之脉，则邪盛正衰，攻邪恐伤乎正。仲景谓阳病见阴脉者死。虽未尽然，然亦难为力矣。久病、阴病，凡属正气不足之证，法当培补者，须见虚弱不足之脉，乃可受补。补之而脉之弱者渐大，虚者渐充，是阴脉转为阳脉，此仲景所谓阴病见阳脉者生也。若见强实有余之脉，则土败木贼，任补不应，或反以助邪，不可救矣。凡败证脉脱,治后脉气以渐生复为佳。若陡然而出,如复元者,必复脱,不可救矣。此灯将灭而复明之义也。再按:阳病而得盛大之脉,须察其胃气之虚实。必盛大而和缓,方任攻伐。若弦多胃少,或形气不足,俱不可攻。若癥瘕积聚,脉本带弦,亦须看弦中胃气仍在,且形气未损,又处不得不攻之势,方可议攻。病去六七即已,所谓大积大聚,衰其大半而止也。

脉证从舍

凡脉证不相合,必有一真一假,须细辨之。如外虽烦热,而脉见微弱者,必虚火也;腹虽胀满,而脉见微弱者,必胃虚也。虚火虚胀,其堪攻乎?此宜从脉之真虚,不从证之假实也。其有本无烦热,而脉见洪数者,非火邪也;本无胀滞,而脉见弦强者,非内实也。无热无胀,其堪泻乎?此宜从证之真虚,不从脉之假实也。如寒邪内伤,或食停气滞,而心腹急痛,以致脉道沉伏,或促或结,此以邪闭经络而然。既有痛胀等实证可据,则脉之虚乃假虚,当从证不从脉。又若伤寒,四肢厥逆,寒战,而脉见数滑,此由内热格阴。何以知之?以病由传经渐致,并非直中阴经,从无热证转寒之理。既有数滑之脉可据,则外证之虚为假虚,亦从脉不从证也。

南北政辨

《内经》谓:少阴所在,其脉不应。谓沉细不应指也。历验不然。此伪说也,不必为其所惑。

附：奇经八脉诊法

岐伯曰：前部，寸也。外者，外谓浮候。足太阳也，膀胱经脉。内者，沉候。足厥阴也。肝经脉。中部，关也。外者足阳明也，胃经脉。内者足太阴也。脾经脉。后部，尺也。外者足少阳也，胆经脉。内者足少阴也。肾经脉。前部中央不浮不沉为中候。直者，直对斜言，观下文自明。手少阴、心经脉。太阳也，小肠经脉。中部中央直者，手厥阴也。心包络经脉。后部中央直者，手太阴、肺经脉。阳明也。大肠经脉。

按：此与《素问·脉要精微论》不同，殊无理。盖《内经》乃后人所撰，非出一手，故互异。但此为下文奇经八脉章本，存之。

前部横于寸口丸丸者，横如连横之横，浮中沉一体，无异也，说详下文。丸丸，犹动脉，所谓如豆也，详动脉。横于寸口丸丸者，谓寸口脉团结滑动如丸，浮中沉皆然也。任脉也。《脉经》则云：寸口紧细实长，下至关，为任脉。此与岐伯异，参察可也。三部俱浮，督脉属阳，故浮。直上直下者，直谓不斜，观下文自明。督脉也。三部俱牢，沉实也。冲为血海，阴盛故沉实。直上直下者，冲脉也。前部阳跷属阳，故候于寸。左右两手也。弹者，弦紧弹指。阳跷也。后部阴跷属阴，故候于尺。左右弹者，阴跷也。中部带脉居中，故候于关。左右弹者，带脉也。从足少阴犹言尺沉分，即上文所谓后部内为足少阴也。斜至足太阳者，足太阳，上文属前部外，乃寸浮分也。从尺沉分上至寸浮分，与督脉三部俱浮，冲脉三部俱沉实，皆直上直下者不同，故曰斜也。阳维也。属阳，故始沉终浮。从足少阳上文言后部外者足少阳，乃尺浮分也。斜至足厥阴者，上文言前部内者足厥阴，乃寸沉分也。阴维也。属阴，故始浮终沉。

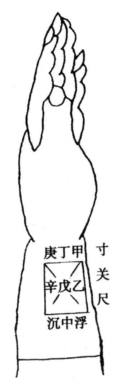

甲（寸浮候）　乙（关浮候）　丙（尺浮候）

丁（寸中候）　戊（关中候）　己（尺中候）

庚（寸沉候）　辛（关沉候）　壬（尺沉候）

横于寸部丸丸者，任脉也。横于寸部甲丁庚也。借算书勾股法譬之，甲乙丙直线为股，甲丁庚横线为勾，庚戊丙斜线为弦。任脉见寸口三部，如勾之横。寸关尺俱浮者，督脉也。甲乙丙也，如股之直。寸关尺俱沉者，冲脉也。庚辛壬也，亦如股之直。从足少阴斜至足太阳者，阳维也。即从尺沉斜至寸浮，乃壬戊甲也，如弦之斜。从足少阳斜至足厥阴者，阴维也。即从尺浮斜至寸沉，乃丙戊庚也，亦如弦之斜。

按：李濒湖则以脉常行之道为中，而有时偏于外而近臂廉，有时偏于内而近臂中筋间。

为图明之：

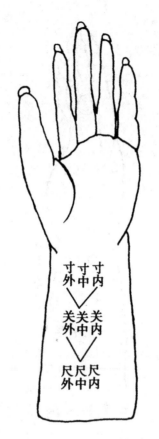

寸寸寸
外中内

关关关
外中内

尺尺尺
外中内

　　所谓从足少阴斜至足太阳者，乃从尺内斜至寸外也。所谓从足少阳至足厥阴者，乃从尺外至寸内也。所谓左右弹者，即内外弹也。与愚说不同，未知孰是，请质高明。

　　再按：奇经之病，当以证诊，勿专恃脉。其病证详针灸奇经病篇。

卷之六　诸方上

气

四君子汤

人参　白术　茯苓各二钱　炙甘草一钱　水煎服，加姜枣。

异功散即四君子汤加陈皮。

六君子汤即异功加半夏。

黄芪四君子汤即四君以黄芪易炙甘草。

正气天香散

乌药二两　香附米八两　陈皮　紫苏叶　干姜各一两　上为细末，每服一钱匕，盐汤调服。

四七汤

半夏汤泡五次，一钱五分　茯苓去皮，一钱二分　紫苏叶六分　厚朴姜制，九分　水一盏，生姜七片，红枣二枚，煎至八分，不拘时服。

苏子降气汤

紫苏子炒　半夏汤泡。各二钱半　前胡去芦　甘草炙　厚朴去皮，姜制　陈皮去白。各一钱　川当归去芦，一钱半　沉香七分　水二钟，生姜三片，煎至一钟，不拘时服。虚冷人加桂五分、黄芪一钱。

木香流气饮

半夏汤洗七次，焙，二两　青皮去白　厚朴姜制，去粗皮　紫苏去梗　香附去毛，炒　甘草炙。各一斤　陈皮去白，二斤　肉桂去粗皮，不见火　莪术煨　丁香皮不见火　大腹皮制　麦门冬去心　槟榔　木香不见火　草果仁各六两　木通去节，八两　白芷　藿香叶　赤茯苓去皮　白

345

术　干木瓜　人参去芦　石菖蒲各四两　上咬咀　每服四钱，水一盏半，姜三片，枣二枚，煎七分，热服。

分心气饮

紫苏茎叶三两　半夏制　枳壳制各一两半　青皮去白　陈橘红　大腹皮　桑白皮炒　木通去节　赤茯苓　南木香　槟榔　蓬莪术煨　麦门冬去心　桔梗　辣桂　香附　藿香各一两　甘草炙，一两二钱半　上到散，每服三钱，水一大盏，生姜三片，枣二枚，灯心十茎，煎七分，不拘时服。

补中益气汤

黄芪一钱　当归　人参　炙甘草　陈皮　升麻　柴胡　白术此方东垣所制，止有黄芪一钱，其余各三分。薛立斋常用参、芪各钱半，白术一钱，当归一钱，陈皮七分，升麻、柴胡各五分，东垣取清轻上升，故分数少。立斋每用以济危急，故随证加多，然亦相所主以为轻重。进退加减，神应无穷。如病甚者，参、芪或三钱、五钱，随证加用。凡脾胃此方本主脾肺，脾运则阳明之气上达而胃开，然不得肺药之力，则不能亲上也。喜甘而恶苦，喜补而恶攻，喜温而恶寒，喜通而恶滞，喜升而恶降，喜燥而恶湿，此方得之。东垣此方，原为感证中有内伤一种，故立此方，以补伤寒书之所未及，非补虚方也。今感证家多不敢用，而以为调理补虚服食之药，则谬矣。调理补虚，乃通其义而转用者耳。

木香调气散

白豆蔻仁　丁香　檀香　木香各二两　藿香叶　炙甘草各八两缩砂仁四两　上为细末，每服二钱，入盐少许，沸汤不拘时点服。

四磨汤

人参　槟榔　沉香　天台乌药　上四味，各浓磨，水煎三五沸，放温，空心服，或下养正丹尤佳。本方去人参，加木香、枳实，名五磨饮子，白酒磨服。

养正丹

水银　黑锡去滓，净秤，与水银结砂子　硫黄研　朱砂研细，各一两
上用黑盏一只，火上溶黑铅成汁，次下水银，以柳条搅，次下朱
砂，搅，令不见星子，放下少时，方入硫黄末，急搅成汁，和匀。
如有焰，以醋洒之。候冷取出，研极细，煮糯米糊丸，绿豆大，每
三十丸，盐汤、枣汤下。

沉香降气散

沉香二钱八分　缩砂仁七钱半　甘草炙，五钱五分　香附子盐水炒，去
毛，六两二钱五分　上为极细末，每服二钱，入盐少许，沸汤调服，不
拘时。淡姜汤下亦得。

青木香丸

黑牵牛二百四十两，炒香取末，一百二十两　补骨脂炒香　华澄茄各
四十两　木香二十两　槟榔用酸粟米饭裹，湿纸包，火中煨，令纸焦，去饭，
四十两　上为细末，清水滴为丸，如桐子大，每服三十丸，菜汤、熟
水任下。

七气汤

人参去芦　肉桂去皮　甘草炙，各一两　半夏汤泡七次，焙干，五两
上㕮咀，每服三钱，水一盏，姜三片，煎至八分，食远服。

人参黄芪散

人参　桔梗各一两　秦艽　鳖甲炙　茯苓各二两　知母三钱五分
半夏汤洗　桑白皮各一两五钱　紫菀　柴胡各二两五钱　黄芪三两　上为
粗末，每服五钱，水煎服。

血

茅花汤

茅花　每服三钱，水一盏半，煎七分，不拘时温服。

止衄散

黄芪_{六钱}　赤茯苓　白芍药　川当归　生地黄　阿胶_{各三钱}　上为细末，食后，黄芪汤调服二钱。

犀角地黄汤

犀角　丹皮_{各二钱半}　白芍_{一两}　生地黄_{二两五钱}　每服五钱，水煎。

柴胡清肝散

柴胡　黄芩_炒　人参_{各三分}　山栀_炒　川芎_{各五分}　连翘　桔梗_{各四分}　甘草_{三分}　水煎服。

四物汤

地黄_{或生或熟，三钱}　芍药_{或白或赤，二钱}　川芎_{一钱半}　当归_{三钱}　水煎服。

加味四物汤

即四物加栀子、丹皮、柴胡。

知柏四物汤

即四物加知母、黄柏。

六物汤

即知柏四物汤。

四神汤

当归　川芎　赤芍药_{各一两}　干姜_{五钱，炮}　上为细末，酒调服三钱。

槐花汤

槐花炒　侧柏叶杵　荆芥穗　枳壳麸炒黄色,各二钱五分　水二钟,煎八分,空心温服。

芍药黄连汤

芍药　黄连　当归各半两　大黄一钱　淡桂五分　甘草炙,二钱　每服五钱,水煎。痛甚者,调木香、槟榔末一钱。

黄连汤

黄连　当归各五钱　甘草炙,二钱半　每服五钱,水煎。

平胃地榆汤

苍术　升麻　黑附子炮,各一钱　地榆七分　白术　陈皮　茯苓　厚朴　干姜　葛根各五分　甘草炙　当归　炒曲　白芍药　益智仁　人参各三分　水二盏,生姜三片,枣二枚,煎至一盏,去渣,食前温服。

升阳除湿和血汤

生地黄　牡丹皮　炙甘草　生甘草各五分　黄芪一钱　白芍药一钱半　升麻七分　熟地黄　当归身　苍术　秦艽　肉桂各三分　陈皮二分　水四大盏,煎至一盏,稍热,空心服。

牛膝四物汤

即四物汤倍加牛膝。

珀珠散

琥珀末,一钱　珍珠末,五分　朱砂末,五分　滑石飞,六钱　甘草末,一钱　每服三钱,引用整木通,去粗皮,黄色者,煎汤调服。若有热,尿涩,导赤散加牛膝、郁金清之;大便不通,八正散加牛膝、郁金下之。利后仍服此方自效。

抵当丸

水蛭二十个　虻虫二十五个　桃仁二十个,去皮尖　大黄三两　上四味杵，分为四丸，以水一升煮一丸，取七合服之，晬时当下血，若不下者，连服。

代抵当丸

大黄川产如锦纹者，去皮及黑心，四两　芒硝一两，如欲稳，以玄明粉代　当归尾　桃仁麸炒黄，去皮尖，另研如泥，六十枚　生地黄　穿山甲蛤粉炒，各一两　桂三钱或五钱　上为极细末，炼蜜丸，如桐子大。蓄血在上焦，丸如芥子大，临卧去枕，仰卧，以津咽之，令停留喉下，搜逐膈上。中焦食远，下焦空心，俱桐子大，以百劳水煎汤下之。

用归、地者，欲下血而不损血耳，且引诸药至血分也。诸药皆犷悍，而欲以和剂缓之也。如血老成积，此药攻之不动，宜去归、地，加广术、醋浸透，焙干，一两。肉桂。七钱。

桃仁承气汤

桃仁五十个，去皮尖　桂枝二两，去皮　大黄四两　芒硝二两　甘草二两，炙　上五味，以水七升，煮取二升半，去滓，内芒硝，更上火微沸，下火。先食，温服五合，日三服，当微利。

黄芪六一汤

黄芪六钱　甘草一钱

鸡苏丸

鸡苏叶八两　黄芪　防风去芦　荆芥各一两　菊花三钱　片脑五分　川芎　生地黄　桔梗　甘草各半两　上为细末，炼蜜和丸如弹子大，每服一丸，细嚼，麦门冬去心煎汤下，不拘时服。

五阴煎

熟地　山药炒　扁豆炒　炙草　白茯苓　芍药炒黄　五味子　人参　白术炒　加莲肉煎。

五福饮

人参心　熟地肾　当归肝　白术炒，肺　炙草脾　水煎服。

归脾汤

人参　白术土炒　茯神　枣仁炒　龙眼肉各二钱　黄芪炙，一钱半　木香　甘草炙，各五分　姜、枣煎。此严用和原方也。薛立斋加远志、当归各一钱，以治血虚。从肝补心，从心补脾，乃隔二之治也。脾气虚寒，不能运血归经，故用参、芪、术、草以补脾，又用木香行之。气虚则易散，故用枣仁以敛肝。血不归经则心失所养而不宁，故用圆眼肉、茯神以补心。

高鼓峰谓：木香本以嘘血归经，然香燥反动肝火而干津液，故每去之，而加白芍以追已散之真阴。且白术燥烈，肺中有火者，恐助咳嗽，得芍佐之，则术止为养荣之用而不上僭。惟脾虚泄泻者，方留木香以醒脾，甚有理。

加味归脾汤

即上方即加远志、当归，又加丹皮、栀子。

天门冬汤

天门冬去心　远志去心，甘草煮　黄芪去芦　白芍药　麦门冬去心　藕节　阿胶蛤粉炒　生地黄　当归去芦　人参　没药　甘草炙，各一钱　水二钟，生姜五片，煎至一钟，不拘时服。

黑神散

黑豆炒，去皮，半斤　干熟地黄酒浸　当归去芦，酒制　肉桂去粗皮　干姜炮　甘草炙　芍药　蒲黄各四两　上为细末，每服二钱，酒半盏，童便半盏，不拘时，煎调服。

小乌沉汤

乌药去心，十两　甘草炒，一两　香附子炒，盆内渐去毛皮，焙干，二十两　上为细末，每服一钱，不拘时，沸汤点服。

补肺汤

钟乳碎如米粒　桑白皮　麦门冬去心，各三两　白石英碎如米粒　人参去芦　五味子拣　款冬花去梗　肉桂去粗皮　紫菀洗去土，各二两　上为粗末，每服四钱，水二盏，姜五片，大枣一枚，粳米三十余粒，煎一盏，食后温服。

三炒丹

吴茱萸去枝梗，洗净，以破故纸一两同炒　草果仁一两，以舶上茴香一两炒　葫芦巴以山茱萸一两同炒，俱候香熟，除去同炒之药。以上各一两　上为末，酒煮面糊丸，如梧桐子大，每服六十丸，不拘时，盐汤下。

百花膏

款冬花　百合蒸，焙，各等分　上为末，炼蜜丸，如龙眼大，每服一丸，临卧嚼，姜汤下。

七伤散

黄药子　白药子各一两半　赤芍药七钱半　知母　玄胡索各半两　郁金二钱半　当归半两　山药　乳香　没药　血竭各二钱　上为末，每服二钱，茶汤下，或红花、当归煎汤下。

大阿胶丸

一方无卷柏、生地、大蓟、鸡苏，有丹参、贝母、茯神、杜仲。

阿胶微炒　卷柏　生地黄　熟地黄　大蓟独根者，晒干　鸡苏叶五味子各一两　柏子仁另研　茯苓　百部　远志　人参　麦门冬　防风各半两　干山药一两　上为细末，炼蜜丸，如弹子大，煎小麦、麦冬汤嚼下一丸，食后。

七珍散

人参　白术　黄芪蜜炙　山药　白茯苓　粟米微炒　甘草各等分　为细末，每服三钱，姜、枣煎。服如故，不思饮食，加扁豆一两，名八珍散。

滋阴保肺汤

黄柏盐水炒　知母各七分　麦门冬去心，三钱　天门冬去心，一钱二分枇杷叶去毛尖，炙，一钱五分　当归　芍药煨　生地黄　阿胶蛤粉炒，各一钱　五味子十五粒　橘红　紫菀各七分　桑白皮一钱半　甘草五分　水煎服。

白芨枇杷丸

白芨一两　枇杷叶去毛，蜜炙　藕节各五钱　上为细末，另以阿胶五钱，剉如豆大，蛤粉炒成珠，生地黄自然汁调之，火上顿化，入前件为丸，如龙眼大，每服一丸，嚼化。

白芨莲须散

白芨一两　莲花须金色者佳　侧柏叶　沙参各五钱　为细末，入藕节汁、地黄汁，磨京墨令黑，调药二钱，如稀糊啜服。

芎附饮

川芎二两　香附四两　上为细末，每服二钱，不拘时，茶汤调服。

胶艾汤

阿胶碎，炒燥　芎劳　甘草炙，各一两　当归　艾叶微炒，各三两　白芍药　熟地黄各四两每服三钱，水一盏，酒六分，煎八分，空心稍热服。

鹿茸丸

川牛膝去芦，酒浸　鹿茸去毛，酒蒸　五味子各二两　石斛去根　棘刺　杜仲去皮，炒　阳起石煅　川巴戟去心　山药炒　菟丝子淘净，酒蒸　附子炮，去皮尖　川楝子取肉炒，各一两　沉香半两，另研　磁石煅　官桂不见火　泽泻各一两　上为末，酒糊丸，梧桐子大，每服七十丸，空心温酒下。

鹿角胶丸

鹿角胶半两　没药另研　油头发灰各三钱　上为末，用茅根汁打面糊为丸，如桐子大，每服五十丸，盐汤下。

枳壳散

枳壳去瓤，炒，二十四两　甘草爁，六两　上为末，每服一钱，空心沸汤点服。

断红丸

侧柏叶炒黄　川续断酒浸　鹿茸火去毛，醋煮　附子炮，去皮脐　阿胶蛤粉炒成珠子　黄芪去芦　当归去芦，酒浸。以上各一两　白矾枯，半两　上为末，醋煮，米糊丸，如梧桐子大，每服七十丸，空心米饮送下。

生地黄汤

生地黄自然汁一升，如无生地黄，只用生干地黄末一两　生藕自然汁半升。如无藕，用蓟刺汁半升；如无蓟刺汁，用蓟刺末一两　蓝叶一握，切碎，干者，末一两　虻虫三十个，去足翅，炒黄　大黄一两，剉如骰子大　桃仁半两，麸炒水蛭十个　上同一处，水三升半，慢火熬及二升以来，放冷，分三服。投一服至半日许，血未下，再投之。此汤比抵当汤、丸为轻。

花蕊石散

花蕊石煅存性，童便、酒各半，女用童便、醋各半。煎调二、三钱服，能化瘀血成黄水。

当归补血汤

黄芪一两　当归二钱，酒洗　上㕮咀，作一服，水三盏，煎至一盏，去滓温服，食前。

升阳除湿防风汤

苍术酒浸，去皮，净炒，四钱　白术　茯苓　白芍各一钱　防风二钱水煎，空心服，湿去泄止。不止，加风药升阳，苍术去湿。

白通汤

葱白四茎　干姜一两　附子一枚，生，去皮　上三味，以水三升，煮取一升，去滓，分温再服。

一字散

雄黄　细辛各半两　川乌尖生，五个　上为细末，每服一字，姜汁、茶芽煎汤，不拘时调服。

发灰散

用乱发灰，入麝香少许，每服一钱，用米醋温汤调下。

乌荆丸

川乌炮，去皮脐，一两　荆芥穗二两　上为末，醋糊丸，如梧桐子大，每服二十丸，酒、汤任下。有疾，食空时日进三四服；无疾，早晨一服。

小蓟饮子

生地黄四两　小蓟根　滑石　通草　蒲黄炒　藕节　淡竹叶　当归去芦，酒浸　山栀仁　甘草炙，各半两　上咬咀，每服四钱，水一盏，煎八分，空心温服。

发　热

凉膈散

连翘四两　大黄酒浸　芒硝　甘草各二两　栀子炒黑　黄芩酒炒　薄荷各一两　为末，每服三钱，加竹叶、生蜜煎。

白虎汤

石膏一斤　知母六两　甘草二两　粳米六合水煎服。

地骨皮散

地骨皮　茯苓　甘草　柴胡　半夏　人参　知母各等分　上为末，每服一二钱，水煎。

泻白散

桑白皮炒黄　地骨皮各一两　甘草炒，半两　上为细末，每服二钱，水一盏，入粳米百粒煎，食后服。

黄连泻心汤

黄连一两，去须　为极细末，每服一字至半钱、一钱，临卧温水调下。

导赤散

生地黄　木通　竹叶　甘草稍各等分　水煎。

左金丸

黄连姜汁炒，六两　吴茱萸盐水炮，一两　上为末，粥丸，每服五十丸。

泻黄散

防风四两　藿香七钱　山栀炒黑、一两　石膏五钱　甘草二两　上末，微炒香，蜜、酒调服。

火郁汤

升麻　葛根　白芍药　柴胡根各一两　炙甘草　防风各五钱　上㕮咀，每服三四钱，水二大盏，入连须葱白三寸煎，去滓，稍热服。

三黄丸

黄连　黄芩　大黄　各等分，蜜丸，如梧子大，每服三十丸，食后熟水下。一方用脑、麝为衣，丸如豆大，夜间嚼化一、二丸。

参苏饮

人参　紫苏　前胡　半夏姜制　干葛　茯苓各七钱半　陈皮　枳壳麸炒　木香　甘草各二钱　桔梗二钱　每服五钱，加姜、枣煎。

白虎加人参汤

即白虎汤加人参三两。

苍术白虎汤

即白虎汤加苍术。

人参黄芪散

人参 桔梗各一两 秦艽 鳖甲去裙，酥炙 茯苓各二两 知母二钱半 半夏汤洗 桑白皮各一两半 紫菀 柴胡各二两半 黄芪三两半 上为粗末，每服五钱，水煎服。

柴胡升麻汤

柴胡 升麻 葛根 独活 羌活各半两 防风二钱半 甘草生二钱，炙二钱 人参 白芍药各半两 上㕮咀，每服半两，水二大盏，煎至一盏，去滓，稍热服。忌冷物冰水月余。

潮 热

茯苓补心汤

木香五分 紫苏叶 干葛 熟半夏 前胡去苗 茯苓去皮，各七分 枳壳去穰，麸炒 桔梗去芦 甘草炙 陈皮去白，各五分 生地黄 白芍药 川芎 当归各一钱 姜五片，枣一枚，水二钟，煎一钟，食远温服。

八珍散

人参 茯苓 白术 黄芪 山药 粟米炒 扁豆 甘草

五饮汤

旋覆花 人参 陈皮 枳实 白术 茯苓 厚朴 半夏 泽泻 朱苓 前胡 桂心 白芍 炙草 姜煎服。

四物二连汤

当归 生地 白芍炒，各一两 川芎七钱 黄连炒，五钱 胡连三钱每服五钱，水煎服。

恶 寒

升阳益胃汤

黄芪二两　半夏汤洗，脉涩者可用　人参去芦　甘草炙，各一两　独活　防风以秋旺，故以辛温泻之　白芍药何故秋旺用人参、白术、芍药之类，反补旺肺？为脾胃虚，则肺最受邪，故因时而补，易为力也　羌活各五钱　橘皮四钱，不去白　茯苓小便利、不渴者勿用　柴胡　泽泻不淋勿用　白术各三钱　黄连二钱　上㕮咀，每服三钱，水三盏，姜五片，枣二枚，煎至一盏，去滓温服。早饭后、午饭前服之，渐加至五钱止。服药后，如小便利而病增剧，是不宜利小便，当少去茯苓、泽泻。若喜食，初一二日不可饱食，恐胃再伤，以药力尚浅，胃气不得转运升发也。须薄滋味，或美食助其药力，益升浮之气而滋其胃气，慎不可淡食以损药力，而助邪气之降沉也。可以小役形体，使胃与药得转运升发。慎勿大劳，使气复伤。若脾胃得安静尤佳。若胃气稍强，少食果，以助谷、药之力。《经》云：五谷为养，五果为助者也。服药讫，忌语话一二时辰，及酒湿面大料物，及冷热寒凉淡渗之物。

寒 热

抑阴地黄丸

赤芍一两　生地三两　柴胡　黄芩　秦艽各五钱　蜜丸，乌梅汤空心下三十丸。

小柴胡汤

柴胡半斤　黄芩　人参　甘草　生姜各三两　半夏半升,洗　大枣
二十枚　上七味,水一斗,煮取六升,去滓再煎,取三升,温服一
升,日三服。

加味小柴胡汤

即前方加山栀、牡丹皮。

桂枝麻黄各半汤

桂枝去粗皮,一两六钱六分美　芍药　生姜切　甘草炙　麻黄去节,
各一两　大枣四枚　杏仁二十四枚,汤浸,去皮尖及双仁者　上七味,以水
五升,先煮麻黄一二沸,去上沫,内诸药,煮取一升八合,去滓,
温服六合。

既济解毒汤

大黄酒煨,大便利勿用　黄连酒炒　黄芩酒炒　甘草炙　桔梗各二钱
柴胡　升麻　连翘　当归身各一钱　上咬咀,作一服,水二钟,煎至
一钟,去滓,食后温服。忌酒、湿面、大料物及生冷硬物。

黄芪丸

黄芪　鳖甲　当归炒,各一两　桂心　白芍　续断　川芎　牛膝
苁蓉　沉香　柏子仁　枳壳各六钱半　五味子　熟地各半两　上为末,
蜜丸,桐子大,每服四五十丸,米饮下,食后。

诸　中

苏和香丸

白术　青木香　乌犀角屑　香附子炒,去毛　朱砂研,水飞　诃黎
勒煨,取皮　白檀香　安息香另末,无灰酒一升熬膏　沉香　麝香研　丁

香　荜茇各二两　龙脑研　苏合香油入安息香膏内。各一两　薰陆香别研，一两　上为细末，入研药匀，用安息香膏并炼白蜜，和剂，每服旋丸如梧桐子大。早朝取井华水，温冷任意，化服四丸，老人、小儿化服一丸，温酒化服亦得，并空心服之。

三生饮

南星一两　川乌去皮　生附子各半两　木香二钱半　上㕮咀，每服半两，水二盏，姜十片，煎至六分，去滓温服。

稀涎散

江子仁六粒，去皮膜，每粒分作两半　牙皂三钱，切片　明矾一两　上先将矾化开，却入二味搅匀，待矾枯为末。每用三分吹入，甚者灯心汤下五分。痰在喉者即吐，在膈者即下。

碧霞丹

石绿研九度，飞，十两　附子尖　乌头尖　蝎梢各七十个　上三味为末，入石绿，令匀，面糊为丸，如鸡头实大，每服急用薄荷汁化一丸，更入酒半合，温暖服之。须臾吐出痰涎，然后随证治之。如牙关紧急，斡开灌之验。

三圣散

防风　藜芦　瓜蒂　上各为粗末，每服一二钱，以齑汁三茶盏，煎三五沸，去齑澄清，放温，调末徐徐服之。不必尽剂，以吐为度。

巴矾丸

巴豆二粒，去皮膜　白矾如拇指大一块，为末　同放新瓦上，煅至巴豆焦赤为度，蜜丸，次实大棉包，放口中近喉处，良久吐痰愈。

中 风

小续命汤

麻黄去节　人参去芦　黄芩去腐　芍药　甘草炙　川芎　杏仁去皮尖,炒　防己　官桂各一两　防风一两半　附子炮,去皮脐,半两　上除附子、杏仁外,为粗末,后入二味和匀,每服五钱,水一盏半,生姜五片,煎至一盏,去滓,稍热服,食前。

乌药顺气散

麻黄　枳壳　桔梗各一钱　乌药二钱　僵蚕去丝、嘴,五分　白芷一钱　陈皮二钱　干姜炮　甘草炙。各五分　川芎一钱　生姜、大枣煎。

大秦艽汤

秦艽　石膏各二两　甘草　川芎　当归　芍药　羌活　独活　防风　黄芩　白术　白芷　茯苓　生地黄　熟地黄各一两　细辛半两　上十六味,㕮咀,每服一两,水二盏,煎至一盏,去滓温服。

黄芪五物汤

黄芪补卫,为君　桂枝　白芍二味益营,为臣　生姜　大枣二味和营卫,为佐　半身不遂者,右宜倍加黄芪,左宜加当归。两腿两膝软者,加牛膝。骨软不能久立者,加虎骨。筋软难于屈伸者,加木瓜。周身或左或右,经络不宣通者,加炮附子,有寒者亦加之。此方屡试屡效者,其功力专于补外,所以不用人参补内,甘草补中也。

三化汤

厚朴姜制　大黄　枳实　羌活各等分　每服三两,水三升,煎至一升半,终日服,以微利则止。

搜风顺气丸

车前子二两半　白槟榔　火麻子微炒,去壳,另研　郁李仁汤泡,去

皮研　菟丝子酒浸，焙炮，晒干　牛膝酒浸二宿　干山药各三两　枳壳去穰，麸炒　防风去叉　独活各一两　锦纹大黄五钱，半生半熟　上为末，炼蜜丸，桐子大，每服二十丸，酒茶米饮任下，百无所忌，早晨、临卧各一服。服经一月消食，二月去肠内宿滞，三月无倦少睡，四月精神强胜，五月耳目聪明，六月腰脚轻健，一年百病皆除，老者返少。如服药觉脏腑微动，以羊肚肺羹补之。久患肠风便血，服之除根。如颤语謇涩及瘫痪，服之随即平复。酒后一服，宿醒消尽，百病不生。孕妇勿服。

愈风汤即羌活愈风汤。

羌活　甘草炙　防风　防己　黄芪　蔓荆子　川芎　独活　细辛　枳壳　麻黄去根　地骨皮　人参　知母　甘菊花　薄荷叶　白芷　枸杞子　当归　杜仲炒　秦艽　柴胡　半夏　厚朴姜制　前胡　熟地黄各二两　白茯苓　黄芩各三两　苍术　生地黄　石膏　芍药各四两　官桂一两　上三十三味，重七十五两，㕮咀，每服一两，水二钟，煎至一钟，温服。天阴加生姜三片煎，空心一服，临再煎滓服。假令一气之微汗，用愈风汤三两，加麻黄一两，匀作四服，每服加生姜五七片，空心服，以粥投之，得微汗则佳。如一旬之通利，用愈风汤三两，加大黄一两，亦匀作四服，每服加生姜五七片，临卧煎服，得利为度。

至宝丹

人参　天竺黄　生乌犀屑研　朱砂研，飞　雄黄研，飞　生玳瑁屑研　琥珀研。各一两　麝香研　龙脑研。各二钱半　金箔半入药，半入衣　银箔研。各五十片　牛黄研　天南星水煮软切片。各半两　安息香一两半，为末，以无灰酒搅，澄飞过滤，去沙土，大约得净数一两，火熬成膏　上将生犀、玳瑁为细末，入余药研匀，将安息香膏重汤煮烊，入诸药中，和搜成剂，盛不津器中，并旋丸如梧桐子大，用人参汤化下三丸至五丸。又，疗小儿诸痫，急惊心热，卒中客忤，不得眠睡，烦躁，风涎搐搦。每二岁儿服二丸，人参汤化下。

活命金丹

贯众　甘草　板蓝根　干葛　甜硝各一两　川大黄一两半　牛黄研　珠子粉　生犀角　薄荷各五钱　辰砂四钱，研，一半为衣　麝香研桂　青黛各三钱　龙脑研，二钱　上为末，与研药和匀，蜜水浸，蒸饼为丸，每丸重一钱，朱砂为衣，就湿用真金箔为衣。腊月修合，瓷器收贮，多年不坏。如疗风毒，茶清化下。解毒药，新汲水化下。汗后余热，劳病及小儿惊热，并用薄荷汤化下。以上并量人之大小加减服之。

牛黄清心丸

白芍药　麦门冬去心　黄芩　当归去苗　防风去苗　白术各一两半柴胡　桔梗　芎䓖　白茯苓去皮　杏仁去皮尖、双仁，麸炒黄，别研。各一两二钱半　神曲研　蒲黄炒　人参去芦，各二两半　羚羊角屑　麝香研龙脑研。各一两　肉桂去粗皮　大黄豆卷碎，炒　阿胶碎，炒。各一两七钱半　白蔹　干姜炮，各七钱半　牛黄研，一两二钱　犀角屑二两　雄黄研，飞，八钱　干山药七两　甘草剉，炒，五两　金箔一千二百片，内四百片为衣大枣一百枚，蒸熟，去皮核，研成膏

上除枣、杏仁、金箔、二角屑及牛黄、雄黄、脑、麝四味外，为细末，入余药和匀，用炼蜜与枣膏为丸，每两作十丸，金箔为衣，每服一丸，温水化下，食后服。

小儿惊痫，酌度多少，以竹叶汤温化。

参附汤

人参　附子制　水煎服

犀角散

犀角屑　石膏各一两　羌活去芦　羚羊角屑各七钱半　人参去芦

甘菊花　独活去芦　黄芪　芎䓖　白术　黄芩　天麻　枳壳去穰, 麸炒　当归　酸枣仁　防风　白芷各半两　甘草炙, 二钱半　上咬咀, 每服五钱, 水一盏, 生姜五片, 煎至六分, 去滓温服, 无时。

牛黄散

牛黄另研　麝香另研　犀角屑　羚羊角屑　龙齿另研　防风　天麻　独活　人参去芦　沙参　茯神去木　川升麻　甘草炙　白鲜皮　远志去心　天竹黄另研, 各二钱半　龙脑另研, 一钱　朱砂水飞　铁粉另研　麦门冬去心, 各半两　上为细末, 研令匀, 每服二钱, 煎麦门冬汤调下, 不拘时。

防风散

防风去芦　麻黄去节　人参去芦　芎䓖　附子炮, 去皮脐　桂心　黄芪去芦　赤茯苓去皮　酸枣仁　白术　独活去芦　桑白皮剉　羚羊角屑各七钱半　甘草炙, 半两　上咬咀, 每服四钱, 水一中盏, 姜五片, 煎至六分, 去滓温服, 不拘时。

五味子汤

五味子　杏仁炒, 去皮尖　桂心各半两　防风　炙甘草　赤芍药　川芎各一两　川椒二钱半　上咬咀, 每服五钱, 水二盏, 煎至一盏半, 去滓温服, 不拘时。

独活散

独活去芦　附子炮, 去皮脐　当归去芦　防风　天麻　桂心各一两　川芎　甘菊花　枳壳去穰, 麸炒　山茱萸去核　黄芪　丹参去芦　牛膝酒浸　萆薢酒浸　甘草炙　细辛去苗　菖蒲　白术各半两　上咬咀, 每服四钱, 水一盏半, 生姜五片, 煎至一盏, 去滓温服, 无时。

地黄饮子

熟地黄　巴戟去心　山茱萸去核　苁蓉酒浸, 焙　石斛　附子炮　五味子　白茯苓　菖蒲　远志去心　官桂　麦门冬去心, 各等分　上为末，每服三钱，生姜五片，枣一枚，薄荷七叶，水一盏半，煎八分服，无时。

清心汤

连翘_{四两} 大黄_{酒浸} 芒硝 甘草_{各二两} 栀子_{炒黑} 黄芩_{酒炒} 薄荷_{各一两} 黄连_{八钱} 麦冬_{去心，五钱} 每服四钱，竹叶、灯心煎。

泻心汤

黄连 大黄 黄芩_{各一钱} 水煎服。

防风通圣散_{此方加人参、地黄、羌活、独活、天麻、细辛、全蝎、黄柏、黄连，亦名至宝丹，乃中风之专方也。}

防风 荆芥 连翘 麻黄 薄荷 川芎 当归 白芍_炒 白术 山栀_{炮黑}大黄_{酒蒸} 芒硝_{各五钱} 黄芩 石膏 桔梗_{各一两} 甘草_{二两} 滑石_{三两} 加生姜、葱白煎。自利去硝、黄，自汗去麻黄加桂枝，涎嗽加姜制半夏。

秦艽升麻汤

升麻 葛根 甘草_炙 芍药 人参_{各半两} 秦艽 白芷 防风 桂枝_{各三钱} 每服一两，水二盏，连须葱根白三茎，煎至一盏，去滓稍热服，食后。服药毕，避风寒卧，得微汗出则止。

顺风匀气散

白术_{四钱} 人参 天麻_{各一钱} 沉香 白芷 紫苏 木瓜 青皮 甘草_{炙，各半钱} 乌药_{三钱} 分作二帖，每贴水二盏，生姜二片，煎八分，温服，二滓并煎。风气腰痛亦宜服之。

虎骨散

当归_{二两} 赤芍药 续断 白术 藁本 虎骨_{各一两} 乌蛇肉_{半两} 为细末，每服二钱，食后温酒调下。骨中烦疼，加生地黄一两。脏寒自利，加天雄半两。

虎胫骨酒

石斛_{去根}　石楠叶　防风　虎胫骨_{酥炙}　当归　茵芋叶　杜仲_炒　川牛膝　芎䓖　狗脊_{燎去毛}　川续断　巴戟_{去心，各一两}　上剉如豆，囊药，以酒一斗，渍十日，每热服一盏，无时。

正舌散

雄黄_研　荆芥穗_{各等分}　上为末，每服二钱，豆淋酒调下。

茯神散

茯神心_{一两}　薄荷_{焙，二两}　蝎梢_{去毒，五钱}　上为末，每服一二钱，温酒调下。

藿香正气散

大腹皮　白芷　茯苓　紫苏茎叶　藿香_{各三两}　厚朴　白术　陈皮_{去白}　桔梗_{苦者}　半夏_{各二两}　炙甘草_{一两}　上咬咀，每服三钱，姜三片，枣一枚，煎热服。

星香汤

南星_{八钱}　木香_{一钱}　每服四钱，水一盏，姜十片，煎七分，不拘时温服。

铁弹丸

乳香_{另研}　没药_{另研，各一两}　川乌头_{炮，去皮脐，为末，一两半}　五灵脂_{酒浸，淘去砂石，晒干，四两，为末}　麝香_{细研，一钱}　上先将乳香、没药于阴凉处细研，次入麝，次入药末，再研匀，滴水和丸，如弹子大，每服一丸，食后、临卧薄荷酒磨化服。

十味锉散

附子_{炮，二两}　当归_洗　黄芪_炙　白芍药_{各二两}　川芎　防风　白术_{各一两半}　肉桂_{一两}　茯苓　熟地黄_{各七钱半}　每服四钱，水一盏，姜八片，枣三枚，煎，食后、临卧服。

至圣保命金丹

贯众一两　生地黄七钱　大黄半两　青黛　板蓝根各三钱　朱砂研　牛黄研　蒲黄　薄荷各二钱半　珠子研　龙脑研，各一钱半　麝香研，一钱　上十二味为末，入研，药和匀，蜜丸，芡实大，金箔为衣，每用一丸，细嚼，茶清送下，新汲水亦得。如病人嚼不得，用薄荷汤化下，无时。此药镇坠痰涎，大有神功。

三因白散子

大附子去皮脐，生　滑石桂府者，各半两　制半夏七钱半　上为末，每服二钱，水二盏，姜七片，蜜半匙，煎七分，空心冷服。

天麻丸

附子一两，炮　天麻酒浸三宿，晒干　牛膝酒浸一宿，焙干　萆薢另研　玄参各六两　杜仲七两，炒去丝　当归十两，全用　羌活十两或十五两　生地黄十六两　独活五两　上为末，炼蜜丸，桐子大，每服五七十丸，病大者加至百丸，空心，食前温酒或白汤下。平明服药，日高饥则食，不饥且止。大忌壅塞，失于通利，故服药半月，稍觉壅塞，以七宣丸见大便不通。疏之。

白薇汤

白薇　当归各六钱　人参三钱　甘草一钱半　分二帖，水煎服。治产后汗多郁冒，亡血发厥等证。

仓公散

瓜蒂　藜芦　白矾　雄黄　各等分，为末，每用少许吹鼻取嚏。内服白薇汤，治产后血厥而冒。血厥，去血太多而晕倒也。

排风汤

白藓皮　当归酒浸一宿　肉桂去粗皮　芍药白者　甘草炒　杏仁去皮尖，麸炒　防风　芎䓖　白术各二两　独活　麻黄去根节　茯苓去皮，各三两　上为粗末，每服三钱，水一盏半，姜四片，煎八分，去滓温服，不拘时。

四生散

黄芪　川羌活　蒺藜_{沙苑者}　白附子_{各等分，生用}　上为细末，每服二钱，薄荷酒调下。

换骨丹

槐荚子_{生，即槐角}　人参　桑白皮　苍术　白芷　何首乌　蔓荆子　威灵仙　防风_{各二两}　五味子　苦参　香附　川芎_{各一两}　麝香_{二钱}　龙脑_{二钱，另研，一本无}

上十四味为细末，入麝、脑、令匀，又用麻黄十斤去根节，天河水三石三斗，熬至六斗，滤去滓，再煎至二升半，入银石器内熬成膏，入前药，和匀，杵三五千下，每一两作十丸，朱砂为衣。每服一丸，先捣碎，酒一盏，自晨浸至晚，食后临卧搅匀服之。神清无睡是药之验。再服，须更隔五日服之。如中风无汗宜服；若体虚自汗服之，是重亡津液也。若风盛之人，当于密室温卧取汗。

清阳汤

黄芪　当归身　升麻_{各二钱}　葛根_{一钱半}　炙甘草　红花　黄柏_{酒炒}　桂枝_{各一钱}　苏木　生甘草_{各五分}　㕮咀，作一服，酒三盏，煎至一盏三分，去滓稍热，食前服讫，以火熨摩紧急处即愈。夫口㖞筋急者，是经脉血络中大寒，此药少代燔针劫刺，破恶血以去凝结，内泄冲脉之火炽。

涤痰汤

南星_{姜制}　半夏_{汤洗七次，各二钱半}　枳实_{麸炒}　茯苓_{去皮，各二钱}　橘红_{一钱半}　石菖蒲　人参_{各一钱}　竹茹_{七分}　甘草_{五分}　上作一服，水二钟，生姜五片，煎一钟，食后服。

转舌膏

连翘　远志　薄荷　柿霜_{各一两}　石菖蒲_{六钱}　栀子_炒　防风

桔梗　黄芩酒炒　玄明粉　甘草　酒大黄各五钱　犀角　川芎各三钱　为末，炼蜜丸，弹子大，朱砂五钱为衣，食后临卧薄荷汤嚼下一丸。

木瓜丸

熟地黄洗，焙　陈皮去白　乌药各四两　黑牵牛三两，炒　石楠藤　杏仁去皮尖　当归　苁蓉酒浸，焙干　干木瓜　续断　牛膝酒浸，各二两　赤芍药一两　上为细末，酒糊为丸，如桐子大，空心，木瓜汤吞三五十丸，温酒亦得。

青州白丸子

半夏生，七两，水浸洗　南星生，三两　白附子生，二两　川乌生，半两，去皮脐　上为末，以生绢袋盛，于井花水内摆出。如未出者，更以手揉出。如有滓，更研，再入绢袋，摆尽为度。置瓷盆中，日晒夜露，至晓撇去旧水，则用井水搅，又晒至来日，再换新水搅。如此法，春五日，夏三，秋七，冬十日，去水晒干后如玉片，研细，以糯米粉煎粥清，丸绿豆大，姜汤下二十丸，无时。如瘫痪风，温酒下。小儿惊风，薄荷汤下三五丸。

活络丹

川乌炮，去皮脐　草乌炮，去皮脐　地龙去土　天南星炮，各六两　乳香研　没药研。各二两二钱　上为末，酒面糊丸如桐子，每服二十丸，空心，日午，冷酒送下，荆芥汤下亦可。

中　寒

五积散

白芷　茯苓　半夏汤洗七次　当归　川芎　甘草炙　肉桂　芍

药各三两　枳壳去穰，麸炒　麻黄去节根　陈皮去白，各六两　桔梗去芦，十二两　厚朴去粗皮，姜制　干姜各四两　苍术泔浸，去皮，二十四两　上咬咀，每服四钱，水一盏，姜三片，葱白三根，煎七分，热服。冒寒用煨姜，挟气则加茱萸，妇人调经催产则加艾、醋。

姜附汤

干姜　熟附子各等分　上咬咀，每服四钱，水一盏半，煎至七分，去滓温服。

理中汤为丸，名理中丸。

白术陈壁土炒　人参　干姜炮　甘草炙，等分　每服四钱。

附子理中汤

即前方三两加附子一枚，亦作丸。

连理汤

即理中汤加黄连、白茯苓。

不换金正气散

苍术制　橘皮去白　半夏曲炒　厚朴姜制　藿香各二钱　甘草炙，一钱　上作一服，水二钟，生姜五片，红枣二枚，煎至一钟，去渣，食前稍热服。忌生冷油腻毒物。若出远方，不服水土，尤宜服之。

中　暑

来复丹

硝石一两，同硫黄为末，入瓷碟内，以微火炒，用柳棍搅，不可火太过，恐伤药力，再研极细，名二气末　太阴玄精石研，飞　舶上硫黄透明者，各一两　五灵脂水澄去砂，晒干　青皮去白　陈皮去白，各二两　上用五灵脂、二橘皮为末，次入玄精石末及前二气末拌匀，好醋打糊为丸，豌豆大，每服三十丸，空心米饮下。

却暑散

赤茯苓_{去皮} 甘草_{生。各四两} 寒食面 姜_{各一斤} 上为细末，每服二钱，不拘时，新汲水或白汤调服。

大顺散

甘草_{剉寸长，三十斤} 干姜 杏仁_{去皮尖，炒} 肉桂_{去粗皮。各四斤} 上先将甘草用白砂炒及八分黄熟，次入干姜同炒，令姜裂，次入杏仁同炒，令杏仁不作生为度。用筛筛净，后入桂，一处捣罗。每服二钱，水一钟，煎七分温服。如烦躁，井花水调服，不拘时。以沸汤点服亦得。

枇杷叶散

枇杷叶_{去毛，炙} 陈皮_{汤浸，去穰，焙} 丁香 厚朴_{去皮，涂姜汁炙，} _{各半两} 白茅根 麦门冬_{去心} 干木瓜 甘草_{炙，各一两} 香薷_{七钱半} 上捣，罗为末，每服二钱，水一盏，生姜三片，煎七分，温服。温汤调服亦得。如烦躁，用井花水调下。小儿三岁以下可服半钱，更量大小加减。

二气丹

硝石 硫黄_{各等分} 上为末，于银石器内火炒，令黄色，再研，用糯米糊丸，如桐子大，每服四十丸，不拘时，新井水送下。

香薷饮

香薷_{一两} 厚朴_{姜汁炒} 扁豆_{炒，五钱} 冷服。热盛加黄连。

六味香薷饮

即前方加茯苓、甘草、木瓜。

十味香薷饮

即六味香薷饮加陈皮、白术、人参、黄芪。

缩脾饮

缩砂仁　乌梅肉净　草果煨，去皮　炙甘草各四两　干葛剉　白扁豆去皮炒，各二两每服四钱，水一碗，煎八分，水沉冷服以解烦。或欲热欲温任意服，代熟水饮之极妙。

香薷汤

白扁豆炒　茯神　厚朴去粗皮，剉，姜汁炒。各一两　香薷二两　甘草炙，半两

上为细末，每服二钱，不拘时，沸汤点服，盐汤亦可。

生脉散

人参五钱　五味子　麦门冬各三钱　上水煎服。

中　湿

除湿汤

半夏曲炒　厚朴姜制　苍术米泔制，各二两　藿香叶　陈皮去白白茯苓去皮，各一两　甘草炙，七钱　白术生用，一两　上咬咀，每服四钱，水一盏，姜七片，枣一枚，煎七分，食前温服。

白术酒

白术一两　酒煎服，不能饮者，水煎。

中　气

八味顺气散

白术　白茯苓　青皮去白　香白芷　陈皮去白　天台乌药　人参

各一两　炙甘草半两

上为细末，每服三钱，水一盏，煎七分，温服。

木香调气散

白豆蔻仁　丁香　檀香　木香各二两　藿香叶　炙甘草各八两
缩砂仁四两　上为细末，每服二钱，入盐少许，沸汤，不拘时点服。

三和丹

即养正丹、气。黑锡丹、呃逆。来复丹、中暑。

中　恶

调气平胃散

木香　乌药　白豆蔻仁　檀香　砂仁各一钱　藿香二钱一分　苍
术一钱半　厚朴姜汁炒　陈皮各一钱　甘草五分　水二钟，生姜三片，
煎八分，食前服。

太乙神精丹

雄黄油煎七日　雌黄　朱砂光莹者　磁石　曾青各一两　金牙石六
钱　上各研细，将二黄、朱砂醋浸三日，曾青用好酒于铜器中浸，
纸封曝百日，急用七日亦得，如天阴用火焙干。六味同研匀，用沙
合盛，令药满，得三分许。以此集合子大小，先以赤石脂末固缝，
外用六一泥固济讫，须候透干。以晴明六合吉日合，别用泥作三个
柱子，高五寸，令平稳如鼎足状，安合子。下置炭火三斤，逐旋
添炭，常令及五斤，只在合底，不得过口，煅五日为度。放冷水中
浸合子，候泥透，剥去泥，将合子轻手取开。其药精英五色，尽在
盖上，亦有三色者，纯白为上。研细，枣肉丸，如粟米大，每服一
丸，米饮服之。如口噤牙紧，斡前两齿灌下即苏。六一泥法：矾石

黄泥裹，火烧一伏时，研细 **黄矾**远看如金丝色，精明其色本绿，以黄泥裹，火烧通赤如血，取出研细 **蚯蚓粪 咸土盐**各一两 **黄泥**一斤 同为末，以纸一处，捣和成泥。

伤 风

川芎茶调散加僵蚕、菊花，名菊花茶调散，治头风。

川芎四钱 白芷二钱 薄荷八钱 甘草炙 羌活各二钱 细辛一钱荆芥四钱 防风一钱半为末，浓茶调服。

苍耳散

苍耳子炒，去刺，研破，一两 辛夷三钱 白芷 薄荷各一钱 葱三茎煎。原方白芷一两，薄、辛各五钱，苍耳炒，二钱半，为末，葱、细茶煎汤调，食前服二钱。

破伤风

羌活防风汤

羌活 防风 川芎 藁本 当归 芍药 甘草各四两 地榆 细辛各二钱 上㕮咀，每服五钱，水二盏，煎八分，热服。

九味羌活汤

羌活 防风 苍术各一两半 细辛五钱 川芎 白芷 生地黄黄芩 甘草各一两以上九味，㕮咀，每服一两，水煎，姜、葱引。

白术防风汤

白术 黄芪各一两 防风二两 上㕮咀，每服七钱，水二盏，煎一盏，去滓温服。

羌活汤

羌活_{去芦}　独活_{去芦}　防风_{去芦}　地榆_{各一两}　上㕮咀，每服一两，水二钟半，煎至一钟，去渣温服。

地榆防风散

地榆　防风　地丁香　马齿苋_{各一两}　上为细末，每服三钱，温米饮调下。

大芎黄汤

川芎_{五钱}　大黄_生　黄芩　羌活_{去芦，各一两}　上㕮咀，每服五七钱，水煎，以利为度。

江鳔丸

江鳔_{半两，炒}　野鸽粪_{半两，炒}　雄黄_{一钱，水飞}　蜈蚣_{一对}　天麻_{一两}　白僵蚕_{半两，炒}　上为细末，分作三分，先用二分烧饭为丸，如桐子大，朱砂为衣，又用一分入巴豆霜二钱五分，亦以烧饭为丸，不用朱砂为衣。每服朱砂为衣丸药二十丸，入巴豆霜丸药一丸，次服二丸，渐加至利为度，再服朱砂为衣丸药，病愈止。

白术黄芪汤

白术_{二钱}　黄芪_{三钱}　防风_{一钱半}　水煎，食前服。

蠲痉汤

羌活　独活　防风　地榆_{各一钱}　杏仁_{七枚，去皮捣碎，蒸令熟，研成膏}　上前四味，以水一盏，煎七分，入杏仁，和匀服之，兼以搽疮上，瘥。

朱砂指甲散

人手足指甲_{炒烟起，六钱}　独活　朱砂_{另研}　天南星_{姜制。各二钱}　上制度为细末，分作三服，酒调下。

玉真散

南星　防风各等分　上为细末，生姜汁调服。伤处以此贴之。

伤　暑

益元散

桂府滑石腻白者，六两　粉草一两，研烂　辰砂三钱　上为极细末，每服三钱，白汤调下，新水亦得。

六一散 即益元散去朱砂。

六和汤

香薷二钱　缩砂仁　半夏汤洗七次　杏仁去皮尖　人参去芦　甘草炙，各五分　赤茯苓去皮　藿香去土　白扁豆姜汁略炒　厚朴姜制　木瓜各一钱　水二钟，姜五片，红枣一枚，煎一钟，不拘时服。

三黄石膏汤

黄连二钱　黄柏　山栀　玄参各一钱　黄芩　知母各一钱五分　石膏三钱　甘草七分　上水煎。

消暑丸

半夏一斤，用醋五煮干　甘草生用　茯苓去皮，各半斤　上为末，姜汁煮糊丸，无见生水，如桐子大，每服五十丸，不拘时，热汤送下。中暑为患，药下即苏。伤暑发热头痛，服之尤妙。夏月常服，止渴，利小便，虽饮水多，亦不为害。凡是暑药，皆不及此。

黄芪人参汤

黄芪一钱，如自汗过多者加一钱　人参去芦　白术各五分　苍术半钱，无汗一钱　橘皮不去白　甘草炙　当归身酒洗　麦门冬去心，各二分　黄柏酒洗　神曲炒，各三分　升麻六分　五味子九粒　水二盏，煎至一盏，去渣，稍热，食远或空心服之。忌酒、食、面、大料之物及冷食。

酒煮黄连丸

黄连去须，十二两　好酒五斤　上将黄连以酒煮干，研为末，滴水丸，如桐子大，每服三五十丸，空心熟水送下。

清暑益气汤

黄芪一钱半，汗少减五分　苍术一钱半　升麻一钱　人参去芦　白术　陈皮　神曲　泽泻各五分　甘草炙　黄柏酒浸　葛根　青皮去穰　当归身　麦门冬去心，各三分　五味子九粒　加姜、枣，水二盏，煎至一盏，食远稍热服。剂之多少，临时斟酌。

清燥汤

黄芪一钱半　黄连去须　苍术　白术各一钱　陈皮五分　五味子九粒　人参　白茯苓　升麻各三分　当归一钱二分　泽泻五分　柴胡　麦门冬　生地黄　神曲炒　猪苓　黄柏酒制　甘草炙，各二分　每服半两，水二盏，煎一盏，去滓，稍热，空心服。

伤　湿

肾着汤

干姜炮　茯苓各四两　甘草炙　白术各二两　每服四钱，水一盏，煎七分，空心温服。

渗湿汤

苍术　白术　甘草炙，各一两　茯苓去皮　干姜炮，各二两　橘红　丁香各二钱半　每服四钱，水一盏，枣一枚，姜三片，煎七分，食前去滓温服。

五苓散

猪苓　茯苓　白术炒,各七钱半　泽泻一两二钱　肉桂半两　每服三钱。

桂枝汤

桂枝　芍药　生姜各三两　甘草二两,炙　大枣十二枚,擘　上㕮咀,以水七升,微火煮取三升,去滓,适寒温,服一升。服已须臾,啜热稀粥一升余,以助药力,温覆令一时许,遍身漐漐,微似有汗者益佳,不可令如水淋漓,病必不除。若一服汗出病瘥,停后服,不必尽剂。

败毒散

羌活　独活　前胡　柴胡　芎藭　枳壳　白茯苓　桔梗各一两　薄荷四钱　甘草半两　上为细末,每服五钱,水一盏,入生姜二片,煎至七分,温服,或沸汤点亦得。

人参败毒散

即上方加人参。

防己黄芪汤

防己一两　黄芪一两二钱半　白术七钱半　甘草炙,半两　剉,每服五钱匕,生姜四片,枣一枚,水一盏半,煎八分,去滓温服,良久再服。腹痛加芍药。

清热渗湿汤

黄柏盐水炒,二钱　黄连　茯苓　泽泻各一钱　苍术　白术各一钱半　甘草五分　水二钟,煎八分服。如单用渗湿,去黄连、黄柏,加橘皮、干姜。

苍白二陈汤

陈皮去白,一钱　半夏姜制,二钱　茯苓一钱　甘草五分　苍术一钱,泔浸　白术一钱,土炒　姜三片,水煎。

羌活胜湿汤

羌活　独活一钱　川芎　藁本　防风　甘草炙,各五分　蔓荆子三

分　如身重，腰痛沉沉然，中有寒湿也，加酒洗汉防己、附子。

辰砂五苓散

即五苓散加辰砂等分，减桂三之一。

春泽汤

即五苓散加人参。

四苓散

即五苓散去肉桂。

伤　燥

滋燥养荣汤

当归酒洗,二钱　生地黄　熟地黄　白芍药　秦艽　黄芩各一钱五

分　防风一钱　甘草五分　上水煎服。

大补地黄丸

黄柏盐、酒炒　熟地黄酒蒸,各四两　当归酒洗　山药　枸杞子甘州

者佳, 各三两　知母盐、酒炒　山茱萸肉　白芍药各二两　生地黄二两五

钱　肉苁蓉酒浸　玄参各二两五钱

上为细末，炼蜜丸，如桐子大，每服七八十丸，空心淡盐汤

送下。

清凉饮子

黄芩　黄连各二钱　薄荷　玄参　当归　芍药各一钱五分　甘草一

钱　水二钟，煎八分，不拘时服。大便秘结，加大黄二钱。

清燥救肺汤

桑叶三钱，经霜者　石膏二钱五分，煨　甘草一钱　胡麻仁一钱，炒，研　真阿胶八分　人参七分　麦冬一钱二分　杏仁七分，去皮尖，炒黄　枇杷叶一片，去毛蜜炙　上九味，以水一碗，煎六分，频频二三次滚，热服。

春　温

双解散

即防风通圣散、见中风。六一散见伤暑。各半，每服一两，生姜、葱头、淡豆豉煎汤调服，汗下兼行。或分两次服，先服五钱，少顷探吐之则汗出，再服余半取下。

瘟　疫

二圣救苦丹

大黄四两　皂角二两　为末，水为丸，每服三钱，无根水下。弱者、老者、幼者，量减服之。

普济消毒饮

黄芩酒炒　黄连酒炒。各五钱　薄荷一钱　连翘一钱　柴胡二钱　升麻七分　桔梗二钱　僵蚕七分　甘草二钱　陈皮二钱　马勃一钱　牛蒡子一钱　板蓝根一钱　玄参二钱　为末，汤调服。

疟 疾

小柴胡加桂枝汤

桂枝去皮　黄芩　人参各一两半　甘草一两，炙　半夏二合半　芍药一两半　大枣六枚　生姜一两，切　柴胡四两　上九味，以水七升，煮取三升，去滓温服。

小柴胡加半夏汤

即小柴胡汤见寒热。加半夏。

四物柴胡苦楝附子汤

即四物汤见血。加此三味。

桂枝加芍药汤

桂枝三钱　黄芪　知母　石膏　芍药各半两　上为粗末，每服五七钱，水煎。

桂枝黄芩汤三阳合病者宜之。

柴胡　黄芩　人参　甘草　半夏　石膏　知母　桂枝　水煎服。此小柴胡合白虎加桂枝也。合白虎以治阳明之热，加桂枝以解太阳。

芍药甘草汤

芍药二两　甘草一两　每服五钱，水煎服。

桂枝加当归芍药汤

即桂枝汤见伤湿。加此二味。

大柴胡汤

柴胡半斤　黄芩　芍药各三两　半夏半升，洗　生姜五两，切　枳壳四枚，炙　大枣十二枚，擘　大黄二两　上七味，以水一斗二升，煮取六升，去滓再煎，温服一升，日三服。

蜀漆散

蜀漆烧去腥　云母烧三日夜　龙骨各等分　上杵为散末，发前以浆水服半钱匕。如温疟，加蜀漆一钱，临发时服一钱匕。

牡蛎汤

牡蛎四两，熬　麻黄去节　蜀漆各三两　甘草二两　以水八升，先煮蜀漆、麻黄，去上沫，得六升，内诸药，煮取二升，温服一升。若吐，则勿再服。

柴胡姜桂汤 治寒多热少。

柴胡　黄芩　炙甘草　栝蒌根　桂枝　干姜　牡蛎　姜、枣煎。初服微烦，再服汗出愈。喻嘉言曰：小柴胡本阴阳两停之方，可从寒热而进退，寒多者加姜、桂，则热多者加芩、连，可推矣。

观音丸

圆白半夏生　乌梅肉　母丁香　川巴豆不去油，每件各十枚　上为末，姜、面糊丸，麻子大，上下以厚纸盖贴，有油又再易纸。每服五丸，临卧冷水下。此方舟人于海角遇一白衣授之。

治瘴木香丸

牵牛一斤，淘去浮者，焙，捣取末四两，别顿　鸡心槟榔　陈橘红各二两　青木香　人参　熟附子　厚朴制　官桂去粗皮　京三棱　羌活　独活　干姜炮　甘草炙　川芎　川大黄剉，焙　芍药各半两　肉豆蔻六个　上为末，瓷器密收，临用秤牵牛末一两，诸药末共一两，研和，炼蜜丸桐子大，每服二十丸，橘皮煎汤下，以通利为度。

小柴胡去半夏加栝蒌根汤 渴者宜之，亦治劳疟。劳则气张火升，津液衰少。

柴胡　黄芩　人参　甘草　栝蒌根　姜、枣煎。

人参柴胡饮子 内热便结者宜之。

人参　柴胡　黄芩　甘草　大黄　当归　芍药　上为末，每服三钱，水一碗，生姜三片，煎七分，温服。

柴朴汤挟痰湿及食滞者宜之。

柴胡　独活　前胡　黄芩　苍术　厚朴　半夏曲　白茯　藿香　甘草　陈皮　姜三片，水煎。气弱加参、术，食不化加神曲、山楂、麦芽。

柴苓汤挟湿而小便不利者宜之。

猪苓　茯苓　白术　泽泻　桂枝此名五苓散。合小柴胡汤。

柴平汤有食积、湿痰者宜之。

苍术　厚朴　陈皮　甘草名平胃散。合小柴胡汤。

柴胡四物汤妇人及血虚者宜之。

当归　生地　白芍　川芎名四物汤。合小柴胡汤。

分理汤阴阳错杂者宜之。

柴胡　升麻　葛根　羌活　防风以此五味升阳达表，使离于阴则外不寒。知母　石膏　黄芩以此三味引阴下降，使离于阳则内不热。猪苓以分理阴阳，使不得交并。穿山甲以引经。甘草以和之。按：此方所指阴阳，俱以本身阴阳之气言，即《内经》阴气上入阳中则恶寒，阳气下入阴中则恶热之说也。与疟疾寒热之理颇异，而意可相通，故分理而效。又，猪苓利湿降浊也，浊降则清升，亦有分理阴阳之义。

举陷汤邪陷阴分者宜之。

用前方上五味升举下陷之阳，而用桃仁、红花、四物引此五者入血分，取阳以出，而以猪苓分隔之。

交加双解饮子治瘅疟。

肉豆蔻　草豆蔻各二枚，一枚用水和面裹煨，一枚生用　厚朴二寸，一半用姜汁浸炙，一半生用　大甘草二两，一半炙用，一半生用　生姜二块，如枣大，一块湿纸裹煨，一块生用分两服，水煎。按：治疟之药多冷热互用，生熟相参者，以病有寒热，故以此调和阴阳。此义宜知。

清中驱疟饮

柴胡　黄芩　半夏　生姜　山楂　枳实　厚朴　陈皮　草果　苍术

疟母丸

青皮　桃仁　红花　麦芽　神曲各五钱　三棱　蓬术　海粉各七钱　鳖甲醋炒，一两　香附醋炒，八钱　神曲糊丸，补药送下。

嘉禾散

白茯苓　砂仁　苡仁炒　枇杷叶去毛，姜炒　桑白皮炒　沉香磨汁　丁香　人参　五味子　白豆蔻　甘草炙　白术各五分　青皮　陈皮　大腹皮洗　杜仲姜汁炒　谷芽炒　藿香　半夏曲炒　随风子　石斛酒炒　神曲炒　槟榔　木香磨汁。各三分　每服三钱，姜、枣煎，食远服。脾胃不和，胸膈痞闷，气逆生痰，不进饮食，并皆治之。李待诏曰：岭南地卑土薄，土薄则阳气易泄，人居其地，腠疏汗出，气多上壅。地卑则潮湿特盛，晨夕昏雾，春夏淫雨，人多中湿，肢体重倦，病多上脘郁闷，胸中虚烦，腰膝疼痛，腿足寒厥。大抵上热下寒，每发寒热，身必多汗，不宜再发其表。下体既寒，又不宜下。余悉用温中固下，升降阴阳正气之药，十治十愈。或以生姜附子汤冷温服之，胸膈之痞闷烦躁者忽然清凉。盖附子得生姜，既能发散，又能导虚热入下焦也。有用术附汤而病愈甚者，盖附得术能锢热，气不能发散也。或有脉证俱实，面目黄赤者，不可用附子。若证可疑，宜服嘉禾散，能调中气，升降阴阳，虽阳证热多者，服之亦解。服之二三日，则寒热之证自判矣。

截疟七宝饮治实疟久不已，脉弦滑浮大者。

常山酒炒　草果煨　槟榔　青皮　厚朴　陈皮　甘草各等分　酒水煎，露一宿。取露气以清暑邪也，无暑气者不用露。未发前二时，面东温服。恶心，以糖拌乌梅肉压之。壮实人用蜜陀僧为细末，大人七分，小儿量减，冷烧酒调，面南服之，不愈再服，必止。戒鸡、鱼、豆、面、热粥、热物、羹汤。

常山饮

常山烧酒炒，二钱　草果煨，一钱　槟榔　知母　川贝母各一钱　乌梅二个　姜、枣煎。一方加穿山甲、甘草。赵以德曰：知母性寒清热，草果性温胜寒，常山吐痰结，槟榔破滞气，乌梅生津退热，甘草扶正和中，穿山甲贯穿经络以行结邪也。按：疟必三、四发后方可截，太早则邪未尽，而强止之，必变生他证。

柴常汤 新拟。寻常之疟，三、四发后用之甚效。

柴胡酒炒，一钱五分　黄芩炒，一钱　人参五分　甘草五分　草果煨，一钱　槟榔一钱　青皮　厚朴姜汁炒。各一钱　常山酒炒，二钱　何首乌二钱　枣二枚，姜三片，同煎。热痰加川贝母，湿痰加半夏，无汗加羌活、紫苏，汗多加黄芪、白术。夜发在阴分者，加白芍、鳖甲、红花以清热，加酒炒升麻以提出阳分。挟暑加川黄连、香薷，挟湿加苍术、茯苓，挟食加山楂、麦芽、神曲，胸满加枳壳，渴加花粉、乌梅、石膏。风热在胃，津液消耗，加梨汁、蔗浆，或生地、生葛、西瓜等汁。《经》所谓风淫于内，治以甘寒也。

加味香薷饮

香薷二钱　厚朴制　扁豆炒　白术炒　白芍药炒　陈皮　白茯苓　黄芩各一钱　黄连姜汁炒　甘草炙　猪苓　泽泻各五分　木瓜七分　上生姜煎服。

咳 嗽

消风宁嗽汤

桔梗　枳壳　半夏　陈皮　前胡　干葛　茯苓各一钱　苏叶一钱二分　杏仁　桑白各一钱　甘草四分　姜、葱煎。冬月加麻黄一钱取汗，后再用加味二陈汤一剂愈。二陈加枳壳、桔梗、栝蒌、黄芩、杏仁、前胡、山栀、南星、贝母。

射干麻黄汤

射干　细辛　紫菀　款冬花各三两　麻黄　生姜各四两　五味子半夏各半升　大枣七枚　水一斗二升，先煮麻黄两沸，去上沫，纳诸药，煮取三升，分温三服。

越婢加半夏汤

麻黄六两　石膏半斤　生姜三两　甘草一两　半夏半升　大枣十五枚，水六升，煎麻黄去沫，内诸药，煮取三升，分温三服。

厚朴麻黄汤

厚朴五两　麻黄四两　石膏如鸡子大　杏仁　半夏　五味子各半升干姜　细辛各二两　小麦一升　上以水一斗三升，先煮小麦熟，去渣，内诸药，煮取三升，温服一升，日三服。

泽漆汤

半夏半升　紫参五两。一作紫菀　泽漆三升，以东流水五斗，煮取一斗五升　生姜五两　白前五两　甘草　黄芩　人参　桂枝各三两　上同内泽漆汁中，煎取五升，温服五合，至夜尽。

麻黄桂枝汤

人参　麦冬各三分　桂枝　当归各五分　麻黄　甘草　黄芪　白芍各一钱　北味五枚　先煎麻黄，去沫，后入余药同煎，热服。

金沸草散

旋覆花去梗　麻黄去节　前胡去芦,各一两七分　荆芥穗一钱　甘草炙　半夏汤洗七次,姜汁浸　赤芍药各五分　水一钟半,姜三片,枣一枚,煎八分,不拘时温服。

款冬花散

知母　桑叶洗,焙　款冬花去梗,各十两　阿胶炒　麻黄去根节　贝母去心,炒　杏仁去皮尖,各四十两　甘草炙　半夏汤洗,姜制,各二十两　每服三钱,水一钟,姜三片,煎七分,食后温服。

清咽宁肺汤

桔梗二钱　山栀炒　黄芩　桑皮　甘草　前胡　知母　贝母各一钱　水二钟,煎八分,食后服。

杏仁煎

杏仁去皮尖,三两,研　生姜汁　白蜜　饴糖各一两　桑皮　贝母去心　木通各一两二钱半　紫菀去土　五味子各一两　上剉碎,用水三升,熬半升,去滓,入前杏仁等四味,再熬成膏。每服一匕,含化。一方加款冬花,知母各一两。

润肺丸

诃子　五味子　五倍子　甘草各等分　上为末,蜜丸噙化。久嗽加罂粟壳。

清音丸

桔梗　诃子各一两　甘草五钱　硼砂　青黛各三钱　冰片三分　上为细末,炼蜜丸,如龙眼大,每服一丸,噙化。

橄榄丸

百药煎　乌梅　甘草　石膏各等分　冰片三分　上为细末,炼蜜丸,如弹子大,临卧噙化一丸。

透罗丹《丹溪心法附余》。

巴豆去油，一钱，另研　杏仁去皮尖，麸炒　大黄湿纸包，煨　黑丑炒
皂角去皮弦，酥炙　半夏制。各一两　上为末，生姜自然汁丸，梧子大，
每服三十丸，姜汤下。

泻肺丸

栝蒌仁　半夏　浙贝母　郁金　苦葶苈　杏仁　黄连　黄芩
大黄

半夏温肺汤

旋覆花　人参　细辛　桂心　甘草　陈皮　桔梗　芍药　半夏
制，各半两　赤茯苓七钱半　上㕮咀，每服四钱，生姜三片，水煎，食
后服。

紫菀饮治咳中有血，虚劳肺痿。按：此方原名紫菀散。

人参一钱　紫菀五分　知母　贝母各一钱五分　桔梗一钱　甘草五分
五味十粒　茯苓一钱　阿胶五分　水二钟，煎八分，食后服。

安肾丸

肉桂　川乌头炮。各一斤　桃仁麸炒　白蒺藜炒，去刺　山药　茯
苓去皮　巴戟去心　肉苁蓉酒浸，炙　石斛　草薢　白术　破故纸各
四十八两　为末，炼蜜丸，桐子大，每服三十丸，温酒或盐汤下，空
心食前。小肠气，茴香汤下。

保和汤

知母　贝母　天冬　麦冬　款冬各一钱　花粉　苡仁　杏仁各五
分　五味二十粒　兜玲　紫菀　桔梗各六分　百合　阿胶　当归　百
部各六分　甘草炙　紫苏　薄荷各四分　饴糖一匙　姜三片煎。

滋阴清化丸

天冬一两六钱　麦冬　生地　熟地　知母各八钱　茯苓　山药
贝母　花粉各四两　甘草　五味子各三钱　蜜丸含化。

五汁膏

天冬　麦冬各二钱　生地二钱　贝母一钱　丹皮一钱　茯苓八分　阿胶一钱　薄荷二钱　犀角　羚角各五分　梨汁　藕汁　莱菔汁　人乳各二钟　甘蔗汁一钟　用水八钟，煎至三钟，去滓，入五汁再熬，以入水不散为度。又入蜜三两，重汤顿半日用。

一味百部膏

百部根二十斤，捣取汁，煎如饴，加蜜二斤，服方寸匕，日三，虽三十年久嗽可治。

桑枝煎 出《近效方》。

一味嫩桑枝，切细，熬香，煎饮。一法，用花桑枝切细，炒香，瓦器煮，减半，再入银器熬，减一半，或入少蜜亦可。

必效散

五味四钱　贝母五钱　杏仁一两　冬花八钱　天冬一两　栝蒌五钱　葱白七茎　苏梗一两　川椒每岁一粒　共为末，将猪肺一个，入末于内，荷叶包，蒸熟，五更作一次食，以薄烧酒蘸食尽，另饮陈甜酒少许，安卧至晓。

噙化丸

熟地　阿胶　五味子　贝母　杏仁　款冬　炙甘草　人参　蜜丸，噙化。

大菟丝子丸

菟丝子净洗，酒浸　泽泻　鹿茸去毛，酥炙　石龙芮去土　肉桂去粗皮　附子炮，去皮，各一两　石斛去根　熟干地黄　白茯苓去皮　牛膝酒浸一宿，焙干　续断　山茱萸　防风去芦　肉苁蓉酒洗，切，焙干　杜仲去粗皮，炒去丝　补骨脂去毛，酒炒　沉香　荜澄茄　巴戟去心　茴香炒。各三两　五味子　桑螵蛸酒浸，炒　覆盆子去枝、叶、萼　芎䓖各半两

上为细末，酒煮面糊丸，如桐子大，每服二十丸，空心，温酒、盐

汤任下。

哮　喘

五虎汤

麻黄一钱　杏仁四分　石膏一钱　甘草二分　桑白六分　细茶少许

三拗汤

麻黄不去节　杏仁不去尖　甘草不炙。各等分。一本甘草减半　每服五钱，水一钟，姜五片，煎服。有汗即愈。

定喘汤

麻黄三钱　杏仁一钱半　苏子二钱　甘草一钱　桑皮蜜炙，二钱　黄芩炒，一钱半　款冬花三钱　半夏法制，三钱　白果二十一枚，炒黄　每服五钱，水煎服。

华盖散

麻黄去根节　杏仁炒，去皮尖　苏子炒。各一钱　甘草五分　橘红　桑白皮炒　赤茯苓去皮。各一钱　姜、枣煎。

陈皮汤

陈皮　半夏　茯苓　甘草　紫苏　枳壳　桔梗　苍术　黄芩天寒加桂枝。

桔枳二陈汤

陈皮　半夏　茯苓　生草　桔梗　枳壳　黄芩　黄连　栀子

神仙住喘汤

黑丑头末，一钱　明矾三分　皂角四分　木香三分　人参一分　莱菔汁调下，十服愈。

黄连膏

黄连四两　金、银各一锭，水九碗，煎二碗。再用水六碗，煎一碗。再用水二碗，煎半碗，共成膏。加人乳、牛乳、童便各一碗，姜汁、韭汁、侧柏叶汁、田螺汁各一碗，再煎，入薄蜜收之，渐渐服。

葶苈大枣汤

葶苈不以多少，炒令黄　上件细研，丸如弹子大，水三盏，枣十枚，煎一盏，去枣入药，煎七分，食后。服法：令先投小青龙汤三服，乃进此药。

清金丹

萝卜子淘净，蒸，晒，一两　猪牙皂角存性，三钱　上以生姜汁浸，蒸饼，丸如小绿豆大，每服三五十丸，咽下。劫喘，以姜汁炼蜜丸，如桐子大，每服七八十丸，嚼下，止之。

木防己汤

木防己三两　石膏鸡子大一块　桂枝二两　人参四两　上四味，以水六升，煮取二升，分温再服。

呃　逆

黑锡丹

沉香　葫芦巴酒浸，炒　附子炮　阳起石研细，水飞。各一两　肉桂半两　破故纸　舶茴香炒　肉豆蔻面裹煨　木香　金铃子蒸，去皮核。各一两　硫黄　黑锡去滓秤。各二两　上用黑盏或新铁铫内，如常法结黑锡、硫黄，砂子地上出火毒，研令极细，余药并细末和匀。自朝至暮，以研至黑光色为度。酒糊丸，如梧子大，阴干，入布袋内，擦令光莹。每四十丸，空心盐姜汤或枣汤下，女人艾枣汤下。

丁香散

丁香　白豆蔻各半两　伏龙肝一两　上为末，煎桃仁、吴茱萸汤，调下一钱。

柿钱散

柿钱　丁香　人参各等分　上为细末，水煎，食后服。

丁香柿蒂散

丁香　柿蒂　青皮　陈皮各等分　上为粗末，每服三钱，水一盏半，煎七分，去滓温服，无时。

羌活附子汤

羌活　附子炮　木香　茴香炒，各五钱　干姜一两　上为细末，每服二钱，水一盏半，盐一撮，煎二十沸，和滓热服。

陈皮竹茹汤

陈皮二升　竹茹二升　大枣三十枚　生姜半斤　甘草五两　人参一两　以水一斗，煮取三升，温服一升，日五服。

参附汤

人参一两　附子炮，五钱　上姜、枣水煎，徐徐服。

大补阴丸

黄柏盐、酒拌，新瓦上炒褐色　知母去皮，酒拌湿炒，各四两　熟地黄怀庆肥大沉水者，酒洗，焙干用　败龟板酥炙黄，各六两　上为细末，以猪脊髓加炼蜜为丸，如桐子大，每服五十丸，空心姜、盐汤下。

伤饮食

葛花解酲汤

青皮去穰，三钱　木香五分　橘红　人参　猪苓去皮　白茯苓各一钱半　神曲炒　泽泻　干姜　白术各二钱　白豆蔻　葛花　砂仁各五钱
为极细末，每服三钱，白汤调服，但得微汗，则酒病去矣。

冲和汤

即发热门参苏饮加木香。

枳实半夏汤

枳实　半夏各等分　加麦蘖。每服七钱，水二盏，姜五片，煎八分，温服，无时。

瓜蒂散

瓜蒂炒　赤小豆煮，等分　上为细末，每服二钱，温浆水调下，取吐为度。

小七香丸

甘松八两　益智仁六两　香附子炒　丁香皮　甘草炙，各十二两　蓬术煨　缩砂各二两　上为末，蒸饼为丸，绿豆大，每服二十丸，温酒、姜汤、熟水任下。

感应丸

南木香　肉豆蔻　丁香各二两半　干姜炮，一两　巴豆七十粒，去皮心膜，研去油杏仁一百四十粒，汤泡，去皮尖，研　百草霜二两　上前四味为末，外入百草霜研，与巴豆、杏仁七味同和匀，用好黄蜡六两溶化成汁，以重绢滤去滓，更以好酒一升，于砂锅内煮蜡数沸，倾出，候酒冷，其蜡自浮于上，取蜡秤用。春夏修合，用清油一两，若秋冬，则用两半，铫内熬令香熟，次下蜡四两，同化成汁，就铫内乘热拌和前项药末，捏作锭子，油纸裹放，旋丸如豆大，每服

三十丸，空心姜汤下。新旧冷积并治。百草霜《医贯》作一两。

备急丸

川大黄末　干姜末　巴豆去皮心，研，去油用霜　上各等分，和合一处研匀，炼蜜丸，臼内杵千百下，如泥，丸如小豆大，夜卧温水下一丸。如下气实者，加一丸。如卒病，不计时候。妇人有胎不可服。

治中汤

即理中汤见中寒。加陈皮、青皮等分。

红丸子

京三棱浸软，切片　蓬莪术煨　青皮去白　陈皮去白。各五斤　干姜炮　胡椒各三斤　上为末，用醋、面糊丸，如梧桐子大，矾红为衣，每服三十丸，食后姜汤送下。小儿临时加减服。

枳术丸

枳实去穰，麸炒，一两　白术二两　上为末，荷叶裹，烧饭为丸，如桐子大，每服五十丸，白术汤下。

半夏枳术丸

即上方加半夏一两。

上二黄丸

黄芩二两　黄连酒洗，一两　升麻　柴胡各三钱　甘草二钱　枳实炒，半两　上为末，汤浸，蒸饼丸，每白汤下五七十丸。

平胃散

苍术泔浸，二钱　厚朴姜汁炒　陈皮去白　甘草炙，各一钱　姜、枣煎。

木香干姜枳术丸

枳术丸加木香、三钱。炮姜五钱。也。

丁香烂饭丸

丁香　木香　广术_炮　京三棱_炮　甘草_{炙。各一钱}　丁香皮　甘松净　缩砂仁　益智仁_{各三钱}　香附_{半两}　为末，汤浸，蒸饼为丸，绿豆大，每白汤下三十丸，或细嚼。

枳术导滞丸

黄芩　茯苓　白术　黄连_{各三钱}　泽泻三钱　枳实_{麸炒，去穰}　神曲_{炒，各五钱}　大黄_{煨，一两}　上为末，汤浸，蒸饼为丸，食远，白汤下五十丸。

保和丸

山楂肉_{二两}　半夏_{姜制}　橘红　神曲　麦芽　白茯苓_{各一两}　连翘　莱菔子_{炒，各半两}　上为末，滴水为丸。加白术二两，名大安丸。

曲蘖枳术丸

枳术加神曲、麦芽各一两也。

木香枳术丸

枳术丸加木香一两也。

槟榔丸

槟榔_{三钱}　木香　人参_{各二钱}　陈皮_{五钱}　甘草一钱　上为末，蒸饼丸，每服二三十丸，食前，白汤下。

三黄枳术丸

黄芩_{二两}　黄连_{酒炒}　大黄_煨　神曲_炒　白术　陈皮_{各一两}　上为末，汤浸，蒸饼为丸，如绿豆大，每服五十丸，白汤下。

除湿益气丸

枳实_炒　白术　黄芩_{生用}　神曲_{炒。各一两}　红花三钱　萝卜子_{炒，半两}　为末，荷叶烧饭丸，每服五十丸，白汤下。

白术丸

白术　半夏制　神曲炒　枳实炒。各一两　橘红七钱　黄芩半两
枯白矾三分　上为末，汤浸，蒸饼为丸，量所伤多少加减服之。

养胃汤

草果　茯苓　人参去芦。各半两　甘草炙，七钱　橘红七钱半　厚朴
去粗皮，姜制　苍术汤洗，炒　半夏汤洗。各一两　藿香先洗去土，五钱　上
㕮咀，每服四钱，水一盏半，姜七片，乌梅一枚，煎七分，去滓，
热服。

和解散

厚朴去粗皮，姜汁制　陈皮洗。各四两　藁本　桔梗　甘草各半斤
苍术去皮，一斤　上为粗末，每服三钱，水一盏半，姜三片，枣二
枚，煎七分，不拘时，热服。

独圣散

单用瓜蒂取吐。

茶调散

用瓜蒂散、细茶各一钱取吐。

神保丸

木香　胡椒各二钱半　巴豆十粒，去皮心膜，研　干蝎七枚　上为
末，汤浸，蒸饼丸，麻子大，朱砂三钱为衣，每服五丸。心膈痛，
柿蒂灯心汤下。腹痛，柿蒂煨姜汤下。血痛，炒姜醋汤下。肾气
胁下痛，茴香酒下。大便不通，蜜汤调槟榔一钱下。气噎，木香汤
下。宿食不消，茶、酒、浆任下。

不能食

二神丸

破故纸炒，四两　肉豆蔻生，二两　上为末，用肥枣四十九枚，生姜四两切片，同煮烂，去姜取枣，剥去皮核，肉研为膏，入药末和杵，丸如桐子大，每服三四十丸，盐汤下。

和中丸

干姜　甘草炙　陈皮各一钱　木瓜一枚　人参　白术各三钱　上为末，蒸饼为丸，食前，白汤下三五十丸。

劳　倦

小建中汤加黄芪名黄芪建中汤，加当归名当归建中汤。

桂枝　甘草炙　生姜切，各三两　芍药六两　大枣十二枚，擘　胶饴一升上六味，以水七升，煮取三升，去滓，内胶饴，更上微火消解，温服一升，日三服。呕家不可用，以甜故也。

大建中汤

黄芪　当归　桂心　芍药各二钱　人参　炙甘草各一钱　半夏炮，焙　黑附子炮，去皮。各二钱半　上八味，㕮咀，每服五钱，水二盏，姜三片，枣二枚，煎至一盏，去滓，食前温服。

十四味建中汤

即大建中汤加白术　白茯苓　熟地　川芎　麦冬　肉苁蓉各等分。

白术附子汤

白术　附子炮　陈皮　苍术制　厚朴制　半夏汤泡　茯苓去皮

泽泻各一两　猪苓去皮，半两　肉桂四钱　每服五钱，水一盏，生姜三片，煎半盏，食前温服，量虚实加减。

调中益气汤

黄芪一钱　人参　甘草炙　当归　白术各半钱　白芍药　柴胡升麻各三分　橘皮二分　五味子十五粒　水二钟，煎一钟，去滓温服，食前。

升阳散火汤

柴胡八钱　防风二钱五分　葛根　升麻　羌活　独活　人参　白芍各五钱　生甘草二钱　炙甘草三钱　每服五钱，加姜、枣煎。

虚　损

保元汤

人参二钱　黄芪三钱　炙甘草一钱　水煎服。

地骨皮饮

即四物汤加丹皮、地骨皮。

十全大补汤

肉桂　甘草　芍药　黄芪　当归　川芎　人参　白术　茯苓熟地黄各等分　为粗末，每服二大钱，水一盏、生姜三片，枣二枚，煎七分，不拘时温服。

人参养荣汤

白芍药一钱五分　人参　陈皮　黄芪蜜炙　桂心　白术　当归甘草炙。各一钱　熟地黄　五味子炒，杵　茯苓各七分半　远志五分，去心　姜、枣，水煎服。

桂附八味丸

即下方加附子、肉桂。

桂、附能补一切火，得六味引之，则专补命门之火。何则？附子通行诸经，走而不守，肉桂性亦窜发，逢阳药则为汗散，逢血药则为温行。二者皆难控制，必得六味为之浚导，乃能下行而无上僭之虞。今人不明此理，动称桂、附引火归元，离六味而用之，以致酷烈中上，铄涸三阴，为祸大矣。火欲少，不欲壮，故桂、附各止一两。火少则生气，故《金匮》名此为肾气丸。裁八味为六味，始自钱仲阳之治小儿，以小儿稚阳纯气，故去桂、附也。薛立斋因之悟大人阴虚火动，用丹溪补阴法不验者，用此立应。丹溪用四物汤补阴，乃补后天有形之血。此则补先天无形之水，故水虚者非此不可。自是以来，群推为滋阴之神方。《医贯》又推广其义，触处旁通，以应无穷之变。而要之，皆为根本亏败而设。若病不涉肾，固可不用也。今人未达《医贯》之旨，不论何病，辄令服此，延缓误事，故张介石谓《医贯》以六味治伤寒，其言如鸩，而医者病家反谓平稳，亦可哂也。

六味地黄丸

地黄砂仁、酒拌，九蒸九晒，八两　山茱萸酒润　山药各四两　茯苓　丹皮　泽泻各三两　蜜丸，空心盐汤下。冬，酒下。熟地滋肾君药，然遇气药则运用于上，遇血药则流行于经，不能制其一线入肾也，故以五者佐之。山药，阴金也，质重属阴，色白属金也。能助肺气之下降；山茱萸，阴木也，酸属木，润属阴。能敛肝气之迅升。水火升降，必由金木为道路，二者为左右降下之主，以制其旁轶，且补其母而水出高原，补其子茱萸补肝血也。而不盗母气。又用丹皮泻南以补北，降火以滋阴，茯苓之淡泄以降阴中之阳，肾中之邪，火也。水虚者，火必上炎。茯苓藏伏地中，为日最久，沉阴可知，故能降上炎之阴火，用茯苓正取其淡泄。昧者反以乳制之，可笑。泽泻之咸泄以降阴中之阴。膀胱中浑浊之水液也。肾热则水液浑浊，泻其腑，正所以安其脏也。补肾水乃滋其润泽之气，无形之癸水也。若有形之壬水，须流行不蓄，否则泛溢为灾。即不浑浊，亦须导之。或疑泽泻泄肾，昧矣。**五者色色皆降，共挽地黄下趋，所谓治下制以急也。**得力尤在苓、泻二味，常常下泄，则群药为其所导。昧者嫌其渗泄而去之，加入补肾群品，久服气积，下泄无路，势必上涌矣。故曰：六味之苓、泻，补中之升、柴、流湿就燥，分道扬镳，皆必不可去者也。补中升也。清升则浊降，故谓补中以升为降。六味，降也。火降则水上升，故谓六味以降为升。水何以升，水足则上润也。

七味丸

即六味丸加肉桂。

都气丸

即六味丸加五味子。

加减地黄丸

即六味丸加五味子、肉桂。

知柏地黄丸

即六味丸加知母、黄柏。

济生肾气丸

熟地四两　茯苓三两　山药　萸肉　丹皮　泽泻　肉桂　车前　牛膝各一两　附子五钱　蜜丸，桐子大，每服八十丸，空心米饮下。

补肝汤

当归　川芎　白芍　熟地　酸枣仁　炙甘草　木瓜

救肺饮

当归　白芍　麦冬　五味子　人参　黄芪　炙甘草　百合　款冬花　紫菀　马兜铃

天王补心丹

柏子仁炒，研，去油，一两　五味子炒，一两　茯苓五钱　当归酒洗，一两　生地酒洗，四两　桔梗　丹参炒　人参　元参炒，各五钱　天冬炒麦冬炒。各一两 远志炒，五钱 酸枣仁炒，一两 蜜丸，弹子大，朱砂为衣，临卧灯心汤下一丸，或噙化。

三才丸

天门冬 地黄 人参各等分 为末，炼蜜丸，空心服。

猪肚丸

牡蛎煅 白术各四两 苦参三两 上为细末，以猪肚一具，煮极烂，剉，研如膏，和丸，如桐子大。每服三十丸，米饮送下，日三四服。

大黄䗪虫丸

大黄二两半，蒸 黄芩二两 甘草三两 桃仁一升 杏仁一升 地黄十两 芍药四两 干漆一两 虻虫一升 水蛭百枚 蛴螬一升 䗪虫半升 上十二味，末之，蜜丸，小豆大，酒饮服五丸，日三服。

百劳丸

当归炒 乳香 没药各一钱 虻虫十四个，去翅足 人参二钱 大黄四钱 水蛭十四个，炒 桃仁十四个，浸，去皮尖 上为细末，炼蜜为丸，桐子大。都作一服，可百丸，五更用百劳水下，取恶物为度，服白粥十日。百劳水，匀扬百遍。乃仲景甘澜水也。

柴胡饮子

黄芩 甘草炙 大黄 芍药 柴胡 人参 当归各等分 剉散，每服四钱，水一盏，姜三片，煎至六分，去滓温服。

防风当归饮子

柴胡 人参 黄芩 甘草 防风 大黄 当归 芍药各半两 滑石二钱 上㕮咀，每服五钱，水一盏半，姜三片，煎七分，温服。

麦煎散

赤茯苓 当归 干漆 鳖甲醋炙 常山 大黄煨 柴胡 白术 生地黄 石膏各一两 甘草半两 上为末，每服三钱，小麦五十粒，水煎，食后临卧服。

传尸将军丸

锦纹大黄九蒸晒，焙　麝香一钱　管仲　牙皂去皮，醋炙　桃仁去皮，炒　槟榔　雷丸　鳖甲醋炙黄。各一两　芜荑五钱　上为末，先将藁叶二两，东边桃、柳、李、桑叶各七片，水一碗，煎熟去渣，入蜜一盏，再熬成膏，入前药及安息香，捣丸，梧子大，每服三十丸，食前枣汤下。

芎归血余散

室女顶门生发一小团，井水洗去油腻，法醋浸一宿，日中晒干，纸捻，火烧存性　真川芎半两　当归三钱　木香　桃仁水浸，去皮，焙。各二钱　安息香　雄黄各一钱　全蝎二枚　江上大鲤鱼头生截断，一枚，醋炙酥　上为末，分作四服。每服井水一大碗，净室中煎七分，入红硬降真香末半钱，烧北斗符入药。月初五更，空心向北目天咒曰：瘵神瘵神，害我生人，吾奉帝敕，服药保身。急急如律令。咒五遍，面北服药毕，南面吸生气入口腹中，烧降香置床底下。午时又如前服药。

北斗符

敕　吊念北斗咒，朱砂书符。

鳖甲生犀散

天灵盖一俱。男者色不赤可用，女者色赤勿用。以檀香煎汤，候冷洗。咒曰：电公灵，雷公圣，逢传尸，即须应。急急如律令。咒七遍讫，次用酥炙黄　生鳖甲一枚，去裙，酥炙黄　虎长牙二枚，醋炙酥。如无则用牙关骨半两　安息香　桃仁水浸，去皮尖，焙　槟榔　鸡心者。各半两　生犀角　木香　甘遂　降真香　干漆杵碎，炒烟，略尽存性　阿魏酒浸，研。各三钱　雷丸二钱　穿山甲取四趾，醋炙焦　全蝎三个　蚯蚓十条，生研和药　上件为末，每服半两。先用豉心四十九粒，东向桃、李、桑、梅小稍各二茎，长七寸，生蓝青七叶，青蒿一小握，葱白连根洗五茎，石臼内同杵，用井水一碗半，煎取一盏，入童子尿一盏，内药末，煎取七分，入麝一字。月初旬五更，空心温服，即以被覆汗。恐汗中有细虫，软帛拭之，即焚其帛。少时，必泻虫，以净桶盛，急钳取虫付烈火焚之，并收入瓷器中，瓦片传雄黄盖之，泥和灰扎，埋深山绝人行处。

八物汤

白术_炒 茯苓 人参 黄芪_炙 当归 芍药_炒 川芎 地黄 上为散，每服五钱，水二盏，煎至一盏，去滓，食后温服。

大黄青蒿煎

青蒿 大黄 猪胆汁 童便

麦门冬汤

麦门冬_{去心} 远志_{甘草煮，去心} 人参 黄芩 生地黄_洗 茯神 石膏_{煅，各一两} 甘草_{炙，半两}

郁

越鞠丸

香附 苍术_{米泔浸一宿，炒} 川芎_{各二两} 山栀_炒 神曲_{各一两五钱} 为末，滴水丸，绿豆大，每服一百丸，白汤下。亦可作汤。

逍遥散

柴胡 当归_{酒拌} 白芍_{酒炒} 白术_{土炒} 茯苓_{各一钱} 炙甘草_{五分} 加煨姜、薄调煎。

加味逍遥散

即上方加丹皮、栀子。

气郁汤

香附童便浸一宿，焙干，杵去毛，为粗末，三钱　苍术　橘红　制半夏各一钱半　贝母去心　白茯苓　抚芎　紫苏叶自汗则用子　山栀仁炒。各一钱　甘草　木香　槟榔各五分　生姜五片煎。

湿郁汤

苍术三钱　白术　香附　橘红　厚朴姜汁炒　白茯苓　抚芎　羌活　独活各一钱　甘草五分　半夏制，一钱　生姜五片，水煎。

血郁汤

香附童便制，二钱　牡丹皮　赤曲　川通草　穿山甲　真降香　苏木　山楂肉　大麦芽炒，研。各一钱　红花七分　水酒各一半，煎去滓，入桃仁去皮。泥七分，韭汁半盏，和匀，通口服。

热郁汤

此治非阴虚、非阳陷，亦不发热，而常自蒸蒸不解。

连翘四钱　薄荷叶　黄芩各一钱半　山栀仁二钱　麦门冬去心，三钱　甘草五分　郁金一钱　栝蒌皮穰二钱　竹叶七片煎。

痰

水煮金花丸

南星　半夏各一两，俱生用　天麻五钱　雄黄二钱　白面三两　上为细末，滴水为丸，每服五十丸至百丸。先煎浆水沸，下药煮，令浮为度，漉出，淡浆水浸，另用生姜汤下。

川芎丸

川芎　龙脑　薄荷焙干，各七十五两　桔梗一百两　甘草爁，三十五两　防风去苗，二十五两　细辛洗，五两　上为细末，炼蜜搜和，每丸重三分，每服一丸，腊茶清细嚼下，食后临卧服。

防风丸

防风洗　川芎　天麻去苗，酒浸一宿　甘草炙。各二两　朱砂半两，研，水飞　上为末，炼蜜为丸，每两作十丸，以朱砂为衣，每服一丸，荆芥汤化服，茶、酒嚼下亦得，无时。

祛风丸

半夏曲　荆芥各四两　槐角子炒　白矾生　橘红　朱砂各一两　上为末，姜汁糊丸，每服五六十丸，生姜、皂角子仁汤下，日三服。

导痰汤

半夏汤洗七次，四两　天南星炮，去皮　枳实去穰，麸炒　赤茯苓去皮　橘红各一两　甘草炙，半两　上㕮咀，每服四钱，水一盏，姜十片，煎八分，食后温服。

导痰丸《玄珠》。

大半夏六两，分作三分：一分用白矾一两为末浸水，一分用肥皂角一两为末浸水，一分用巴豆肉一百粒为末浸水　上件，余药在下，以半夏在上，浸至十日或半月，要常动水，令二药相透，次相合处，拣去巴豆并皂角，将余水以慢火煮，令水干，取出半夏切，捣碎，晒干，或阴干亦佳。后入甘遂制　百药煎各二两　全蝎　僵蚕各一两　上为细末，薄糊丸，如桐子大，每服十丸或十五丸，亦量人虚实，白汤下。

小黄丸

南星汤洗　半夏汤洗　黄芩各一两　上为细末，姜汁浸，蒸饼为丸，桐子大，每服五七十丸，生姜汤下，食后。

滚痰丸

大黄蒸少顷，翻过再蒸少顷即取出，不可过　黄芩各八两　青礞石硝煅，如金色，一两　沉香五钱　为末，水丸，梧子大，白汤，食后空心服。水泻、孕妇忌服。

清心滚痰丸

熟大黄四钱　黄芩四钱　礞石五分　沉香二分半　牙皂五分　犀角五分　麝香五厘　朱砂五分　水糊丸

控涎丹

甘遂去心　紫大戟去皮　白芥子真者，各等分　上为末，煮糊丸，如桐子大，晒干。临卧淡姜汤或熟水下五七丸至十丸。痰猛气实，加丸数不妨。

白术丸

南星　半夏各一两。俱汤洗　白术一两半　为细末，汤浸，蒸饼为丸，梧子大，每服五七十丸，食后姜汤下。

小胃丹

芫花好醋拌匀，过一宿，于瓦器内不住手搅炒，令黑，不可焦　甘遂湿面裹，长流水浸半日，煮，晒干。各半两　大黄湿纸裹煨，勿令焦，切，焙干，再以酒润炒熟，焙干，一两半　大戟长流水煮一时，再用水洗，晒干，半两　黄柏炒，三两　上为末，以白术膏丸，如萝卜子大，临卧津液吞下，或白汤送下。丹溪用粥丸。

玉粉丸

南星　半夏各一两，俱汤洗　橘皮去白，二两　上为细末，汤浸，蒸饼为丸，如桐子大，每服五七十丸，人参生姜汤下，食后。

局方桔梗汤

桔梗细剉，微炒　半夏汤洗七次，姜汁制　陈皮去白，各十两　枳实麸炒，赤黄色，五两　上为粗末，每服二钱，水一钟，姜五片，同煎至七分，去滓，不拘时温服。

二陈汤

半夏汤洗七次　橘红各五两　白茯苓三两　炙甘草一两半　上㕮咀，每服四钱，水一盏，姜七片，乌梅一枚，煎六分，不拘时热服。

姜桂丸

南星　半夏俱洗　官桂去粗皮，各一两　为细末，蒸饼为丸，桐子大，每服三五十丸，生姜汤下，食后。

胡椒理中丸

款冬花去梗　胡椒　炙草　荜茇　良姜　细辛去苗　陈皮去白　干姜各四两　白术五两　上为细末，炼蜜为丸，如桐子大，每服三十丸，加至五十丸。温汤、温酒、米饮任服，无时，日三服。

妙应丸

即控涎丹。

小半夏茯苓汤

半夏　茯苓各等分　每服五钱，水一盏半，姜五片，煎七分服，无时。

五套丸

南星每个切作十数块，同半夏先用水浸三日，每日易水，次用白矾二两研碎，调入水内，再浸三日，洗净，焙干　半夏切破。多二两　干姜炮　白术　良姜　茯苓各一两　丁香不见火　木香　青皮　陈皮去白。各半两　上为末，用神曲一两、大麦芽二两同研，取末，打糊丸，如梧桐子大，每服五十丸，加至七十丸，不拘时，温熟水送下。

小半夏汤若加白茯苓三两，名小半夏加茯苓汤。

半夏一升　生姜半斤　上二味，以水七升，煮取一升半，分温再服。

苓桂术甘汤

茯苓四两　桂枝　白术各三两　甘草二两　上四味，以水六升，煮取三升，分温三服，小便则利。

甘遂半夏汤

甘遂大者三枚　半夏十二枚，以水一升，煮取半升，去滓　芍药五枚甘草<small>如指大一枚，炙</small>　上四味，以水二升，煮取半升，去滓，以蜜半升和药汁煎，取八合，顿服之。

厚朴大黄汤

厚朴<small>一尺</small>　大黄<small>六两</small>　枳实<small>四枚</small>　上三味，以水五升，煮取二升，分温再服。

己椒苈黄丸

防己　椒目　葶苈<small>熬</small>　大黄<small>各一两</small>　上四味，末之，蜜丸，如梧子大，先食饮服十丸，日三服。

八神来复丹

硝石<small>一两，同硫黄为末，瓷器内以微火炒，用柳篦搅，不可火太过，恐伤药力，再研极细，名二气末。</small>　太阴玄精石<small>飞，研，一两</small>　五灵脂<small>水澄清，滤去砂石，晒干</small>　青皮<small>去白</small>　陈皮<small>去白。各二两</small>　舶上硫黄<small>透明者</small>　沉香　木香<small>坚实者</small>　天南星<small>粉白者。各一两</small>　上为末，飞面糊丸，如梧桐子大，每服三十丸，空心米饮送下。

大青龙汤

麻黄<small>六两，去节</small>　桂枝<small>二两</small>　甘草<small>二两，炙</small>　杏仁<small>四十个，去皮尖</small>　生姜<small>三两</small>　大枣<small>十二枚</small>　石膏<small>如鸡子大</small>　上七味，以水九升，先煮麻黄减二升，去上沫，内诸药，煮取三升，去滓，温服一升，取微似汗，汗多者，温粉扑之。

小青龙汤

麻黄<small>去节，三两</small>　芍药<small>三两</small>　五味子<small>半升</small>　干姜<small>三两</small>　甘草<small>三两，炙</small>　细辛<small>三两</small>　桂枝<small>三两</small>　半夏<small>半升，汤洗</small>　上八味，以水一斗，先煮麻黄减二升，去上沫，内诸药，煮取三升，去滓，温服。

茯苓丸

半夏<small>二两</small>　茯苓<small>一两</small>　枳壳<small>去穰，麸炒，半两</small>　风化朴硝<small>二钱五分</small>

<small>制法：以马牙硝及芒硝撒在木盘中，少时成水，置当风处即干如白粉，刮取用之可</small>

也。上为细末，生姜汁煮面糊为丸，如桐子大，每服三十丸，姜汤送下。

五饮汤

旋覆花　人参　陈皮去白　枳实　白术　茯苓　厚朴制　半夏制　泽泻　猪苓　前胡　桂心　白芍药　炙甘草以上各等分　上每一两分四服，姜十片，水二盏，煎七分，去滓，温服，无时。

痞 满

栝蒌薤白白酒汤

栝蒌实一枚，捣　薤白半斤　白酒七升　上三味，同煮，取二升，分温再服。

栝蒌薤白半夏汤

栝蒌实一枚，捣　薤白三两　半夏半升　白酒一斗　上四味同煮，取四升，温服一升，日三服。

乌头赤石脂丸

蜀椒一两。一法二分　乌头一分，炮　附子半两，炮。一法一分　赤石脂一两。一法二分　干姜一两。一法一分　上五味，末之，蜜丸，桐子大，先食服一丸，日三服。不知，稍加服。

薏苡附子散

薏苡仁十五两　大附子十枚，炮　上二味，杵为散，服方寸匕，日三服。

茯苓杏仁甘草汤

茯苓三两　杏仁五十枚　甘草一两　上三味，以水一斗，煮取五升，温服一升，日三服。

橘皮枳实生姜汤

橘皮一斤　枳实三两　生姜半斤　上三味，以水五升，煮取二升，分温服。

枳实薤白桂枝汤

枳实四枚　厚朴四两　薤白半斤　桂枝一两　栝蒌实一枚，搗　上五味，以水五升，先煮枳实、厚朴，取三升，去滓，内诸药，煮数沸，分温三服。

人参汤

人参　甘草　干姜　白术各三两　上四味，以水八升，煮取三升，温服一升，日三服。

桂枝生姜枳实汤

桂枝三两　生姜三两　枳实五枚　上三味，以水六升，煮取三升，分温三服。

黄芪补中汤

黄芪　人参各二钱　甘草　白术　苍术　陈皮各一钱　泽泻　猪苓　茯苓各五分　上水一钟，煎七分，温服，送下大消痞丸。

大消痞丸

白术　姜黄各一两　黄芩　黄连炒，各六钱　枳实麸炒，五钱　半夏汤洗七次　陈皮　人参各四钱　泽泻　厚朴　砂仁各三钱　猪苓二钱五分　干生姜　神曲炒　炙甘草各二钱　上为细末，汤浸，蒸饼为丸，如桐子大，每服五七十丸至百丸，食远白汤下。

黄芩利膈丸

黄芩生炒，一两　白术　枳壳　陈皮　南星各三钱　半夏　黄连　泽泻各五钱　白矾五分　为末，水浸，蒸饼丸，每服三五十丸，白汤下，食远服。或加薄荷叶、玄明粉二钱。

积 聚

秘方化滞丸《丹溪心法附余》。

巴豆　三棱　莪术　青皮　陈皮　黄连　半夏　木香　丁香

倒仓法

用肥嫩黄牡牛肉三十斤，切成小块，去筋膜，长流水煮烂，以布滤去滓，取净汁再入锅中，慢火熬至琥珀色则成矣。令病人预先断欲，食淡，前一日不食晚饭，设密室，令明快而不通风。至日，病人入室饮汁一钟，少时又饮一钟，积数十钟，寒月则重汤温而饮之，任其吐利。病在上者欲其吐多，病在下者欲其利多，上中下俱有者欲其吐利俱多，全在活法而为之缓急多寡也。连进之急则逆上而吐多，缓则顺下而利多矣。视其所出之物，必尽病根乃止。吐利后必渴，不得与汤，以所出之溺饮之，名轮回酒，非惟可以止渴，抑且可以浣濯余垢。行后倦睡、觉饥，先与稠米汤饮，次与淡稀粥，三日后方与少菜羹，次与厚粥软饭。调养半月或一月，觉精神焕发，形体轻健，沉疴悉安矣。其后忌牛肉数一作五。年。夫牛，坤土也。黄，土之色也，以顺为性，而效法乎干以为功者，牡之用也。肉者，胃之药也，熟而为液，无形之物也，横散入肉络，由肠胃而渗透肌肤、皮毛、爪甲，无不入也。积聚久而形质成，依附肠胃回薄曲折处，以为栖泊之窠臼，阻碍津液气血，熏蒸燔灼成病，自非刮肠剖骨之神妙，可以铢两丸散窥犯其藩墙户牖乎？肉液之散溢，肠胃受之，其回薄曲折处肉液充满流行，有如洪水泛涨，浮槎陈朽，皆推逐荡漾，顺流而下，不可停留，凡属滞碍，一洗而空。牛肉全重厚和顺之性，盎然涣然，润泽枯槁，补益虚损，宁无精神焕发之乐乎？

桃仁煎

桃仁 大黄各一两 虻虫炒，五钱 朴硝一两 共为末，先以醇醋一斤，用砂器慢火煎至多半钟，下末药，搅良久，为小丸。前一日不吃晚饭，五更初，酒送下一钱，取下恶物如豆汁、鸡肝。未下，次日再服。见鲜血止药。如无虻虫，以䗪虫代之。

大七气汤

京三棱 蓬莪术 青皮 陈皮各去白 藿香叶 桔梗去芦 肉桂不见火 益智仁各一两半 甘草炙，七钱半 香附炒，去毛，一两半 㕮咀，每服五钱，水二盏，煎一盏，食前温服。

伏梁丸

黄连去须，一两半 人参去芦 厚朴去粗皮，姜制。各半两 黄芩三钱 肉桂 茯神去皮 丹参炒。各一两 川乌炮，去皮脐 干姜炮 红豆 菖蒲 巴豆霜各五分 上除巴豆霜外，为末，另研巴豆霜，旋入和匀，炼蜜为丸，如桐子大。初服二丸，一日加一丸，二日加二丸，渐加至大便微溏，再从二丸加服。淡黄连汤下，食远。周而复始，积减大半，勿服。秋冬加厚朴半两，通前共一两，减黄连半两，只用一两，黄芩全不用。

三因伏梁丸

茯苓去皮 人参去芦 厚朴去粗皮，姜制，炒 枳壳去穰，麸炒 三棱煨 半夏汤泡七次 白术各等分 为细末，面糊丸，如梧子大，每服五十丸，食远，米汤下。

肥气丸

柴胡二两 黄连七钱 厚朴半两 椒炒去汗，去目及闭口者，四钱 甘草炙，三钱 广术炮 昆布 人参各二钱半 皂角去皮弦子，煨 白茯苓去皮，各一钱半 川乌炮，去皮脐，一钱二分 干姜 巴豆霜各五分 上除茯苓、皂角、巴豆外，为极细末，再另研茯苓、皂角为细末，和匀，方旋入巴豆霜，和匀，炼蜜丸，如桐子大。初服二丸，一日加一丸，二日加二丸，渐加至大便微溏，再从两丸加服。周而复始，积减大半，勿服。在后积药，依此法服之，春夏秋冬另有加减法，在各条下，秋冬加厚朴一半，通前重一两，减黄连一钱半。若治风痫，于一料中加人参、茯苓、菖蒲各三钱，黄连只依春夏用七钱，虽秋冬不减。淡醋汤送下，空心服。

加减肥气丸

柴胡 厚朴 人参 干姜各半两 川乌 巴豆霜各三钱 肉桂二钱 黄连一两 川椒 甘草各五分 上除巴豆霜外，同为细末，旋入巴豆研匀，炼蜜丸，如桐子大。初服二丸，一日加一丸，二日加二丸，渐加至大便微溏，再从二丸加服。淡醋汤下，空心服。秋冬去生姜半钱，加厚朴一倍，减黄连一半。

三因肥气丸

当归头 苍术各一两半 青皮一两，炒 蛇含石火煅醋淬，七钱半 三棱 蓬术 铁孕粉各三两，与三棱、蓬术同入醋煮一伏时 为末，醋煮米糊丸，如绿豆大，每服四十丸，用当归浸酒下，食远服。

息贲丸

厚朴姜制，八钱 黄连炒，一两三钱 人参去芦，二钱 干姜炮 白茯苓去皮，另末 川椒炒，去汗 紫菀去苗。各一钱半 桂枝去粗皮 桔梗 京三棱炮 天门冬 陈皮 川乌炮，去皮脐 白豆蔻各一钱 青皮五分 巴豆霜四分 上除茯苓、巴豆霜旋入外，余药共为细末，炼蜜丸，如桐子大。每服二丸，一日加一丸，二日加二丸，加至大便微溏，再从二丸加服。煎淡姜汤送下，食远。周而复始，积减大半，勿服。秋冬加厚朴五钱，通前一两三钱，黄连减七钱，用六钱。

加减息贲丸

川乌 干姜 白豆蔻 桔梗各一钱 紫菀 厚朴 川椒炒，去

汗 天门冬去心 京三棱 茯苓各一钱半 人参 桂枝各二钱 陈皮八钱 黄连一两三钱 巴豆霜四分 红花少许青皮七分 上为末，汤泡，蒸饼为丸，如桐子大。初服二丸、一日加一丸，二日加二丸，加至大便微溏为度，再从二丸加服。煎生姜汤送下，食前忌酒、湿面、腥辣、冷物。

三因息贲汤

半夏汤泡 桂心 人参去芦 吴茱萸汤泡 桑白皮炙 葶苈 炙甘草各二钱半 上作一服，水二钟，生姜五片，红枣二枚，煎一钟，食前服。

痞气丸

厚朴制，半两 黄连去须，八钱 吴茱萸洗，三钱 黄芩 白术各二钱 茵陈酒制，炒 缩砂仁 干姜炮。各一钱半 白茯苓另为末 人参 泽泻各一钱 川乌炮，去皮脐 川椒各五钱 巴豆霜另研 桂各四分 上除茯苓、巴豆霜另研为末旋入外，余药同为细末，炼蜜丸，桐子大。初服二丸，一日加一丸，二日加二丸，加至大便微溏，再从二丸加服。淡甘草汤下，食远。周而复始，积减大半，勿服。

加减痞气丸

厚朴一钱 黄芩酒制 黄连酒制 益智仁 当归尾 橘皮去白 附子各三分 半夏五分吴茱萸 青皮 泽泻 茯苓 神曲炒 广术 昆布 熟地黄 人参 甘草 巴豆霜 葛根各二分 红花半分 上为细末，蒸饼为丸，如桐子大，依前服法。

三因痞气丸

赤石脂火煅醋淬 川椒炒，去汗 干姜炮。各二两 桂心 附子各半两，炮 大乌头炮，去皮脐，二钱半 上为细末，炼蜜和丸，如梧子大，以朱砂为衣，每服五十丸，食远，米汤下。

奔豚丸

厚朴姜制，七钱　黄连炒，五钱　苦楝子酒煮，三钱　白茯苓另末　泽泻　菖蒲各二钱　玄胡索一钱半　附子去皮脐　全蝎　独活各一钱　川乌头炮　丁香各五分　巴豆霜四分　肉桂二分　上除巴豆霜、茯苓另为末旋入外，余药为细末，炼蜜丸，如桐子大。初服二丸，一日加一丸，二日加二丸，渐加至大便微溏，再从二丸加服。淡盐汤下，食远。周而复始，积减大半，勿服。秋冬加厚朴半两，通前一两二钱。如积势坚大，先服前药，不减，于一料中加存性牡蛎三钱，疝、带下勿加。如积满腹或半腹，先治其所起是何积，当先服本脏积药，诸病自愈，是治其本也。余积皆然。如服药人觉热，加黄连。如服药人气短，加厚朴。如服药人气闷乱，减桂。

三因奔豚汤

甘李根皮焙　干葛　川芎　当归　白芍药　黄芩　甘草炙，各一钱半　半夏汤泡七次，二钱　上作一服，水二钟，姜五片，煎至一钟，食前服。

二肾散

橘红一斤，净　甘草四两　盐半两　上用水二四碗，从早煮至夜，以烂为度，水干则添水。晒干为末，淡姜汤调下。有块者加姜黄半两，同前药煮。气滞加香附二两，同前药煮。气虚者加沉香半两，另入。噤口痢加莲肉二两，去心，另入。

通经散

陈皮去白　当归各一两　甘遂以面包，不令透水，煮百余沸，取出用冷水浸过，去面，焙干　上为细末，每服三钱，温汤调下，临卧服。

霞天膏

即倒仓法方熬如稀饧，滴水不散，色如琥珀，其膏成矣。此节火候最要小心，不然坏矣。大段每肉十二斤，可炼膏一斤，瓷器盛之，用调煎剂，初少渐多，沸热自然溶化。用和丸剂，则每三分搀白面一分，同煎为糊，或同炼蜜。寒天久收，若生霉，用重汤煮过。热天，冷水窨之，可留三日。

虫

乌梅丸

乌梅三百个。酸以静虫　　细辛六两，辛热　　干姜十两，辛热　　蜀椒四两，去子，辛热。三味以伏虫　　黄柏六两，寒苦　　黄连一斤，苦寒。二味以下虫　　附子六两，炮，辛热　　桂枝六两，辛热。二味以济连、柏之寒　　当归四两，辛温　　人参六两，甘温。二味以补血气　　上十味，异捣筛，合治之。以苦酒渍乌梅一宿，去核，蒸之五升米下，饭熟捣成泥，和药令相得，内臼中，与蜜杵二千下，丸如梧桐子大。先食，饮服十丸，日三服，稍加至二十丸。禁生冷、滑物、臭食等。

化虫丸

鹤虱　　槟榔　　苦楝根东引者。各一两　　胡粉炒，一两　　使君子　　芜荑各五钱　　枯矾二钱半面糊丸，末服亦可。

万应丸

黑牵牛取头末　　大黄　　槟榔各八两　　雷丸醋煮　　南木香各一两　　沉香五钱　　上将黑牵牛、大黄、槟榔和一处为末，以大皂角、苦楝皮各四两煎汁，法水为丸，如绿豆大，后以雷丸、木香、沉香和一处，研末为衣。每服三四十丸，五更用砂糖水送下，或作末服亦可。

取虫积方

槟榔　　牵牛各半斤　　雷丸一两半　　苦楝皮一两　　大黄四两　　皂角半

斤　三棱　蓬术各二两，另研，同醋煮　木香随意加入　上为细末，煮皂角膏子，煮糊和丸，如黍米大，每服二钱，四更时分冷茶送下。小儿一钱，下虫后白粥补之。

蚕蛹汁方

上取缲丝蚕蛹两合研烂，生布绞取汁，空心顿饮之。非缲丝时，预收取蚕蛹，晒，研细末，用时以意斟酌多少，和粥饮服之。

肿　胀

疏凿饮子

泽泻　商陆　赤小豆炒　羌活　大腹皮　椒目　木通　秦艽　茯苓皮　槟榔各等分上㕮咀，每服四钱，水一盏，姜五片，煎七分，不拘时温服。

实脾饮

厚朴去皮，姜制　白术　木瓜去瓤　大腹皮　附子炮　木香不见火　草果仁　白茯苓去皮　干姜炮，各一两　甘草炙，半两　每服四钱，姜五片，枣一枚煎，无时温服。

复元丹

附子炮，二两　南木香煨　茴香炒　川椒炒，出汗　厚朴去粗皮，姜制　独活　白术炒　陈皮去白　吴茱萸炒　桂心各一两　泽泻一两半　肉豆蔻煨　槟榔各半两　糊丸，梧子大，每服五十丸，紫苏汤下。

防己黄芪汤

防己一两　黄芪一两二钱半　白术七钱半　甘草炙，半两　每服五钱匕，生姜四片，枣一枚煎，去滓，温服，良久再服。

越婢汤

麻黄六两 石膏半斤 生姜三两 枣十五枚 甘草二两 以水六升，先煮麻黄，去上沫，内诸药，煮取三升，分温二服。

防己茯苓汤

防己 黄芪 桂枝各三两 茯苓六两 甘草二两 水六升，煮取二升，分温服。

越婢加术汤

即越婢汤加白术四两。

甘草麻黄汤

甘草二两 麻黄四两 水五升，先煮麻黄，去上沫，内甘草，煮取三升，温服一升，重复汗出，不汗再服，慎风寒。

五皮饮

一方去陈皮、桑白，入五加皮、地骨皮。脚肿加五加皮、木瓜、防己，名加味五皮饮。

陈皮 茯苓皮 姜皮 桑白皮炒 大腹皮各等分 水煎服。

十枣汤

芫花熬 甘遂 大戟各等分 上三味，捣筛，以水一升五合，先煮肥大枣十枚，取八合，去滓，内药末，强人服一钱匕，羸人服半钱，平旦温服之。不下者，明日更服半钱。得快利后，糜粥自养。

浚川散

大黄煨 牵牛取头末 郁李仁各一两 木香三钱 芒硝三钱 甘遂半钱

神祐丸

甘遂以面包，不令透水，煮百余沸取出，用冷水浸过，去面焙干 大戟醋浸煮，焙干用 芫花醋浸煮，各半两 黑牵牛二两 大黄一两 上为细末，滴水为丸，小豆大，每服五七十丸，临卧温水下。

三花神祐丸

即神佑丸加轻粉五分。

禹功散

黑牵牛_{四两} 茴香_{炒,一两} 或加木香_{一两} 上为末,姜汁调一二钱服。

舟车丸

即三花神祐丸加青皮_{五钱} 陈皮_{五钱} 木香_{二钱半} 槟榔_{二钱半}

枳实白术汤

枳实_{七枚} 白术_{二两} 上㕮咀,以水五升,煮取二升,分温三服。腹中软,即当散也。

茯苓导水汤

泽泻 赤茯苓_{各三两} 桑皮_{一两} 木香_{七钱半} 木瓜_{一两} 砂仁_{七钱半} 陈皮_{七钱半} 白术_{三两} 苏叶_{一两} 大腹皮_{七钱半} 麦冬_{去心,三两} 槟榔_{一两} 每服五钱,灯心水煎。

寒胀中满分消汤

人参 川乌 当归 青皮 黄连 泽泻 干姜 柴胡 麻黄_{留节} 生姜 荜澄茄_{各二分} 益智仁 半夏 茯苓 木香 升麻_{各三分} 黄芪 吴茱萸 草豆蔻 厚朴 黄柏_{各五分} 水煎服。

热胀中满分消丸

姜黄 人参 白术 猪苓_{去黑皮} 炙甘草_{各一钱} 广皮 泽泻_{各三钱} 知母_{炒,四钱} 黄连_炒 半夏_制 枳实_{炒,各五钱} 厚朴_{姜制,一两} 黄芩_{炒,夏用一两二钱} 砂仁 干姜 白茯苓_{各二钱} 汤浸,蒸饼丸,梧子大,每服百丸,白汤下,食远。

分心气饮

紫苏梗_{二钱半} 青皮 芍药 大腹皮 陈皮_{各一钱} 木通 半夏_{各八分} 官桂_{六分} 赤茯苓 桑皮_{炒,各五分} 水二钟,姜三片,灯心十茎，煎八分，食前服。

紫苏子汤

真紫苏子炒，捶碎，一钱　半夏制　大腹皮　草果仁　厚朴制　木香　陈皮去白　木通　白术　枳实麸炒，各一钱　人参五分　甘草炙，三分　水一钟，姜五片，煎八分，食远服。

分气香苏饮

桑白皮炒　陈皮　茯苓　大腹皮　香附炒，各一钱　紫苏一钱半　桔梗　枳壳各八分　草果仁七分　五味子十二粒　水二钟，姜三片，煎八分，入盐少许，食前服。

消导宽中汤

白术一钱五分　枳壳麸炒　厚朴姜制　陈皮　半夏　茯苓　山楂肉　神曲炒　麦芽炒　萝卜子炒。各一钱　水二钟，姜三片，煎八分服。

大异香散

三棱　蓬术　青皮　半夏曲　陈皮　藿香　桔梗　枳壳炒　香附炒　益智各一钱半　甘草炙，半钱　分作二帖，每帖用水二钟，生姜三片，枣一枚，煎一钟，去渣，食远服。

当归活血散

赤芍药　生地黄　当归须酒洗。各一钱半　桃仁去皮尖，炒　红花酒洗　香附童便浸。各一钱　川芎　牡丹皮　玄胡索　蓬术各八分。炮　三棱炮　青皮各七分　水二钟，煎七分，空心服。

人参归芎汤

人参　辣桂去粗皮　五灵脂炒。各二钱五分　乌药　蓬术　木香　砂仁　炙甘草各半两　川芎　当归　半夏汤泡。各七钱五分　上咬咀，每服一两五钱，姜五片，红枣二枚，紫苏四叶煎，空心服。

加味枳术汤

枳壳麸炒　辣桂　紫苏茎叶　陈皮　槟榔　桔梗　白术　五灵

脂炒　木香各二钱半　半夏　茯苓　甘草各五钱　咬咀，每服五钱，水二盏，姜三片，煎一盏，温服。

椒仁丸

椒仁　甘遂　续随子去皮，研　附子炮　郁李仁　黑丑炒　五灵脂研　当归　吴萸　玄胡索各五钱　芫花醋浸　胆矾　信砒各一钱　石膏二钱　蚖青　斑蝥各十个，去头足翅，俱用糯米炒至米黄，去米　面糊丸，豌豆大，每服一丸，陈皮汤下。勿畏，常治虚弱人亦无害也。

人参大黄汤蜜丸，名人参丸。

人参　当归　大黄炒。各一钱　桂心　瞿麦穗　赤芍　茯苓各一钱草葶二分治经脉不利，化水肿胀，皮肉赤纹。

七气消聚散

香附米一钱半　青皮　蓬术　三棱俱醋炒　枳壳麸炒　木香　砂仁各一钱　厚朴姜制　陈皮各二钱二分　甘草炙，四分　水二钟，姜三片，煎八分，食前服。

参术健脾汤

人参　白茯苓　陈皮　半夏　缩砂仁　厚朴姜制。各一钱　白术二钱　炙甘草三分水二钟，姜三片，煎八分服。加曲蘖、山楂肉尤佳。

厚朴散

厚朴　槟榔　木香　枳壳　青皮　陈皮　甘遂　大戟

调中健脾丸

黄连　吴萸炒，各二钱　苏子　莱菔　泽泻　草蔻各一钱半　沉香六分　黄芪　人参　茯苓　苍术各二钱　五加皮二钱　白术六钱　陈皮　半夏　香附　山楂　薏苡仁各三钱　白芍二钱　再用栝蒌挖一孔，入川椒三钱，碱二钱，外用纸糊，再用盐泥封固，晒干，炭火煅通红，去泥，取一钱，并入诸药，共为末，荷叶腹皮汤打黄米糊丸，梧子大，每服数十丸，日三服。

黄芪芍药桂枝苦酒汤

黄芪五两　芍药三两　桂枝三两　上三味，以苦酒一升，水七升，相和煮取三升，温服一升。当心烦，服至六七日乃解。苦酒即醋。敛汗不得出，故心烦。

大橘皮汤

橘皮　厚朴姜制。各一钱半　猪苓　泽泻　白米各一钱二分　槟榔　赤茯苓　陈皮　半夏　山楂肉　苍术　藿香　白茯苓各一钱　木香五分　滑石三钱　水二钟，姜三片，煎八分，食前服。

升麻和气散

干姜半钱　干葛一两　大黄蒸，半两　熟枳壳五分　桔梗　熟苍术　升麻各一两　芍药七钱半　陈皮　甘草各一两半　当归　熟半夏　白芷　茯苓各二钱　每服四钱，水一钟，姜三片，灯心十茎，煎七分，食前温服。

导水丸

大黄二两　黄芩二两　滑石四两　黑牵牛四两，另取头末　去湿热腰痛，泄水湿肿满，久病加甘遂一两。去遍身走注疼痛，加白芥子一两。退热，散肿毒，止痛，加朴硝一两。散结滞，通关节，润肠胃，行滞气，通血脉，加郁李仁一两。去腰腿沉重，加樟柳根一两。上为细末，滴水为丸，桐子大，每服五十丸，或加至百丸，临卧温水下。

神芎丸

即导水丸一料，内加黄连、薄荷、川芎半两，水丸，桐子大，水下。

黄　疸

茵陈蒿汤

茵陈蒿六两　栀子十四枚　大黄二两　上三味，以水一斗，先煮茵陈，减六升，内二味，煮取三升，去滓，分温三服。小便尚利，尿如皂角汁状，色正赤，一宿腹减，黄从小便去也。

栀子大黄汤

栀子十四枚　大黄一两　枳实五枚　豆豉一升　上四味，以水六升，煮取三升，分温二服。

硝石矾石散

硝石　矾石烧，等分　上二味为散，以大麦粥汁和服方寸匕，日三服，病随大小便去。小便正黄，大便正黑，是其候也。

茵陈五苓散

茵陈蒿末十分　五苓散五分　先食，饮服方寸匕，日二服。

桂枝加黄芪汤

桂枝　白芍　生姜各一钱五分　黄芪　甘草各一钱　枣二个　热服，须臾饮热汤即汗。若不汗，更服。

大黄硝石汤

大黄　黄柏　硝石各四两　栀子十五枚　上四味，以水六升，煮取二升，去滓，内硝，更煮取一升，顿服。

小温中丸

针砂一斤　以醋炒为末，入糯米炒极黄，为末，亦用一斤，醋糊丸，如桐子大，每米饮下四五十丸。忌口。轻者服五两，重者七两愈。

大温中丸

香附一斤，童便浸　甘草二两　针砂一斤，炒红色，醋淬三次　苦参

423

春夏二两，秋冬一两　厚朴姜炒黑，五两　白芍五两　陈皮三两　山楂五两　苍术五两　青皮六两　白术三两　茯苓三两　醋糊丸，米饮下，弱者白术汤下。忌一切生冷油腻，荤发糙硬之物。服过七日，手心即凉，口唇内有红晕起，调理半月愈。虚人佐以四君子汤。

枣矾丸

皂矾不拘多少，置砂锅内炒通赤，用米醋点之，烧用木炭　上为末，枣肉丸，每服二三十丸，食后，姜汤下。

暖中丸

陈皮　苍术　厚朴制　三棱　白术　青皮各五钱　香附一斤　甘草二两　针砂十两，炒红，醋淬　上为末，醋糊丸，空心盐汤下五十丸，晚食前酒下亦可。忌狗肉。

青龙散

地黄　仙灵脾　防风各二钱半　荆芥穗一两　何首乌二钱半　食后服，日三服，沸汤下一钱。

宝鉴茵陈栀子汤

茵陈叶一钱　茯苓去皮，五分　栀子仁　苍术去皮，炒　白术各三钱　黄芩生，六分　黄连去须　枳壳麸炒　猪苓去皮　泽泻　陈皮　汉防己各二分　青皮去白，一分　上用长流水煎，食前温服。

谷疸丸

苦参三两　龙胆草一两　牛胆一枚，取汁　上为末，用牛胆汁入少炼蜜和丸，如桐子大。每服五十丸，空心，热水或生姜、甘草煎汤送，兼红丸子服亦可。方见伤饮食。

霍脾饮

干葛　枇杷叶去毛　桑白皮　藿香叶　陈皮　白茯苓　枳椇子各等分　水煎，送酒煮黄连丸。丸方见伤暑。

加味四君子汤

人参 白术 茯苓 白芍 黄芪 扁豆各二钱 炙草一钱 姜、枣煎。

滑石散

滑石一钱半 枯矾一钱 为末，大麦汤下。

肾疸汤

升麻二钱半 苍术五分 防风二分半 独活 白术 柴胡 羌活 干葛各二分半 茯苓 猪苓 泽泻各一分半 甘草一分半 黄柏一分 人参 神曲各三分

又方，四苓散合四物汤，去川芎，加茵陈、麦冬、滑石、甘草。

消 渴

黄芪六一汤

黄芪六钱，半生半炙 甘草一钱，半生半炙为末，白汤点服二钱，亦可煎服。

玄兔丹

菟丝子酒浸通软，乘湿研，焙干，别取末，十两 五味子酒浸，别为末，七两 白茯苓 干莲肉各三两 上为末，别碾干山药末六两，将所浸酒余者，添酒煮糊，搜和所得，捣数千杵，丸如梧子大，每服五十丸，空心，食前米饮下。

灵砂丸 制法详《丹溪心法附余》。

水银一斤 硫黄四两 上二味，用新铫内炒成砂子，入水火鼎煅炼为末，糯米糊丸，如麻子大，每服三丸，空心，枣汤、米饮、井花水、人参汤任下。量病轻重，增至五七丸。忌猪羊血、绿豆粉、冷滑之物。

黄连猪肚丸

黄连去须 粟米 栝蒌根 茯神各四两 知母 麦冬去心。各二两 上为细末，将大猪肚一个洗净，入药于内，以线缝口，置甑中，炊极烂，取出药，别研。以猪肚为膏，再入炼蜜搜和前药，杵丸，如梧子大。每服五十丸，参汤下。又方加人参、熟地、干葛。又方除知母、粟米，用小麦。

忍冬丸

忍冬草不以多少，根茎花叶皆可用之，勿犯铁器，生者效速 上以米曲酒于瓶内浸，以糠火煨一宿，取出晒干，入甘草少许，为末，即以所浸酒煮糊为丸，如梧桐子大。每服五十丸至百丸，酒饮任下。

参术饮

人参 干山药 莲肉去心 白扁豆去皮，姜汁浸，炒，各一斤半 白术于潜者，二斤 桔梗炒令黄色 砂仁 白茯苓去皮 薏苡仁 炙甘草各一斤 上为细末，每服二钱，米汤调下。或加姜、枣煎服。或枣肉和药丸，如桐子大，每服七十丸，空心，用米汤送下。或炼蜜丸，如弹子大，汤化下。

黄芪饮一方无栝蒌，有天冬、人参、乌梅。

黄芪蜜炙 茯苓去皮木 栝蒌根 麦门冬去心 生地黄 五味子 炙甘草各一钱半水二钟，煎一钟，食远服。

七珍散

人参 白术 黄芪蜜炙 山药 白茯苓 粟米微炒 甘草各等分 上为细末，每服三钱，姜、枣煎服。如故，不思饮食，加扁豆一两，名八珍汤。

干葛饮

干葛二两　枳实去白，麸炒　栀子仁　豆豉各一两　甘草炙，半两

每服四钱，水煎，不拘时温服。

痿

补阴丸

黄柏　知母俱盐、酒拌炒　熟地黄　败龟板酥炙。各四两　白芍药煨

陈皮　牛膝酒浸。各二两　虎胫骨酥炙　锁阳酒浸，酥炙　当归酒洗。各一

两半　冬月加干姜五钱半　上为末，酒煮羯羊肉为丸，盐汤下。

健步丸

羌活　柴胡各五钱　防风三钱　川乌一钱　滑石炒，半两　泽泻三钱

防己酒洗，一两　苦参酒洗，一钱　肉桂　甘草炙　栝蒌根酒制。各半两

上为细末，酒糊丸，如桐子大，每服十丸，煎愈风汤送下，空心。

愈风汤见中风。

神龟滋阴丸

龟板四两，酒炙　黄柏炒　知母酒炒，各二两　枸杞子　五味子

锁阳各一两　干姜炮，半两　末之，猪脊髓为丸，如桐子大，每服

七十丸，空心，盐汤下。或滴水丸。

左经丸

草乌白大者，去皮脐　木鳖去壳　白胶香　五灵脂各三两半　斑蝥五

个，去头足翅，醋炙　为末，用黑豆去皮生杵，取粉一升，醋糊共搜，

杵为丸，如鸡头大，每服一丸，温酒磨下。

续骨丹

天麻明净者，酒浸　白附子　牛膝　木鳖子各半两　乌头一钱，炮

川羌活半两　地龙去土,一分　乳香　没药各二钱　朱砂一钱　上以生南星末一两,无灰酒煮糊为丸,如鸡头大,朱砂为衣,薄荷汤磨一丸,食前服。

肺　痈

桔梗汤

桔梗一两　甘草二两　上二味,以水三升,煮取一升,分温再服,则吐脓血也。

葶苈大枣泻肺汤

葶苈熬令黄色,捣,一丸如弹子大　大枣十二枚　上先以水三升煮枣,取二升,去枣,内葶苈,煮取一升,顿服。

甘草干姜汤

甘草四两,炙　干姜二两,炮　水三升,煮取一升五合,分温再服。

补　遗

泻青丸

当归　胆草　羌活　川芎　栀子　大黄煨　防风各等分　为末,蜜丸,如芡实大,每服一丸,煎竹叶汤,入砂糖,化下。

清上散

酒黄芩二钱　白芷一钱半　羌活　防风　柴胡各一钱　川芎一钱二分　荆芥八分　甘草五分　水煎,食后服。

卷之七 诸方下

痹

行气开痹饮

羌活 川芎 防风 苍术 秦艽 红花 肉桂 细辛 续断 在上加片姜黄、桂枝、威灵仙，在下加牛膝、防己、萆薢、木通，筋痹加木瓜、柴胡，脉痹加菖蒲、茯神、当归，肉痹加白茯、陈皮、木香、砂仁，皮痹加紫菀、杏仁、麻黄，骨痹加独活、泽泻。

增味五痹饮

麻黄 桂枝 红花 白芷 葛根 附子 虎骨 羚羊角 黄芪 甘草 防风 防己 羌活 水煎服。

加味五痹汤

人参 茯苓 当归酒洗 白芍煨 川芎各一钱。肝、心、肾痹倍之 五味子十五粒 白术一钱。脾痹倍之 细辛七分 甘草五分 水二钟，姜一片，煎八分，食远服。肝痹加枣仁、柴胡，心痹加远志、茯神、麦冬、犀角，脾痹加厚朴、枳实、砂仁、神曲，肺痹加半夏、紫菀、杏仁、麻黄，肾痹加独活、官桂、杜仲、牛膝、黄芪、萆薢。

三痹汤

肉桂 甘草 芍药 黄芪 当归 川芎 人参 茯苓 熟地黄 牛膝 秦艽 续断 杜仲 细辛 独活 防风

独活寄生汤

即上方加桑寄生，去黄芪、续断。

黄芪益气汤

即补中益气汤加红花、黄柏。秋加五味，夏加黄芩，冬加桂枝。补中益气汤见气。

人参益气汤

黄芪八钱　人参　生甘草各五钱　炙甘草　升麻各二钱　五味子一百二十粒　柴胡二钱　芍药三钱　上㕮咀，每服半两，水二钟，煎一钟，空心服。服后少卧，于麻痹处按摩，屈伸少时。午饭前又一服，日二服。

蠲痹汤

当归酒洗　赤芍药煨　黄芪　姜黄　羌活各一钱半　甘草五分　上水二钟，姜三片，枣二枚，不拘时服。

又方

冷痹者用此

附子　当归　黄芪　炙甘草　官桂　羌活　防风

如意通圣散

当归去芦　陈皮去白　麻黄去节　甘草炙　川芎　御米谷去蒂、筋膜　丁香各等分　上用慢火炒，令黄色，每服五钱，水二盏，煎至一盏，去滓，温服。

虎骨散

虎胫骨醋炙　败龟醋炙，各二两　麒麟竭另研　没药另研　自然铜醋淬　赤芍药　当归去芦　苍耳子炒　骨碎补去毛　防风去芦，各七钱半牛膝酒浸　天麻　槟榔　五加皮　羌活去芦，各一两　白附子炮　桂心白芷各半两　上为细末，每服二钱，温酒调下，不拘时。

桂心散

桂心　漏芦　威灵仙　芎䓖　白芷　当归去芦　木香　白僵蚕炒地龙去土，炒，各半两　上为细末，每服二钱，温酒调下，无时。

仙灵脾散

仙灵脾　威灵仙　芎蒡　苍耳子炒　桂心各一两　为末，每服一钱，温酒调下，无时。

没药散

没药二两，另研　虎骨四两，醋炙　为末，每服五钱，温酒调下，无时，日进二服。

小乌犀丸

乌犀角屑　干蝎炒　白僵蚕炒　地龙去土　朱砂水飞　天麻　羌活　芎蒡　防风　甘菊花　蔓荆子各一两　干姜炮　麝香另研　牛黄各半两，研　虎胫骨醋炙　败龟醋炙　白花蛇酒浸　天南星姜制　肉桂去粗皮　附子炮，去皮脐　海桐皮　木香　人参　当归各七钱半　上为细末，入研令匀，以炼蜜和丸，如弹子大，每服一丸，用温酒或薄荷汤嚼下。

没药丸

没药另研　五加皮　山药　桂心　防风去芦　羌活　白附子　白芷　骨碎补　苍耳炒　自然铜醋淬，各五钱　血竭另研，二钱半　虎胫骨醋炙　龟板醋炙，各一两　酒煮面糊丸，桐子大，每服二十丸，空心，温酒下，日二服。

虎骨丸

虎骨四两，醋炙　五灵脂炒　白僵蚕炒　地龙去土，炒　白胶香另研　威灵仙各一两　川乌头二两，炮，去皮脐　胡桃肉二两半，去内皮，捣研如泥　为细末，同研令匀，以酒煮面糊和丸，如梧桐子大，每服十丸至十五丸，空心，温酒送下，日进二服。妇人当归酒下，打扑损伤豆淋酒下。

十生丹

天麻　防风去芦　羌活　独活去芦　川乌　草乌头去芦　何首乌

当归去芦　川芎　海桐皮各等分，并生用　上为细末，炼蜜为丸，每丸重一钱，每服一丸，细嚼，冷茶送下。病在上，食后服，病在下，空心服。忌食热物一日。

骨碎补丸

骨碎补一两半　威灵仙　草乌头各一两，炒　天南星姜制　木鳖子去壳　枫香脂另研　自然铜煅，醋淬　地龙各一两。去土，炒　没药另研　乳香另研。各半两　上为细末，同研令匀，醋煮面糊为丸，如梧子大，每服五丸，用温酒下，不拘时，日进二服。

定痛丸

威灵仙　木鳖子去壳　川乌炮，去皮脐　防风去芦　香白芷　五灵脂　地龙各半两，去土，炒　水蛭糯米炒熟　朱砂各三钱，水飞　上捣研为末，酒煮面糊丸，如梧子大，以朱砂为衣，每服十丸，空心，温酒送，妇人红花酒下。

八神丹

地龙去土，炒　五灵脂炒　威灵仙　防风去芦　木鳖子去壳　草乌头各一两，炒　白胶香另研　乳香另研，各三钱　为末，酒煮，面糊丸，桐子大，每服五七丸至十丸，温酒下，不拘时。

一粒金丹

草乌头剉，炒　五灵脂各一两　地龙去土，炒　木鳖子去壳，各半两　白胶香一两，另研　细墨煅　乳香各半两，另研　没药另研　当归各一两，去芦　麝香一钱，另研　为细末，以糯米糊为丸，如桐子大，每服二三丸，温酒下。服药罢，身微汗为效。

乳香应痛丸

乳香半两，另研　五灵脂　赤石脂各一两，研　草乌头一两半，炒　没药五钱，另研上为细末，醋煮糊丸，如小豆大，每服十五丸，空心，温酒送下，日进二服。

乌药顺气散

麻黄去根节　陈皮　乌药各二钱　白僵蚕去丝、嘴，炒　干姜炮，各五分　川芎　枳壳　桔梗　白芷　甘草炒，各一钱　水二钟，姜三片，枣一枚，煎八分，食远服。

缓筋汤

羌活　独活各二钱　蒿本　麻黄　柴胡　升麻　草豆蔻　生地黄　当归身　黄芩　黄柏各三分　炙甘草三分　生甘草根　熟地黄各一分　苍术五分　苏木一分　上粗末，水二盏，煎一盏，去渣，食远热服。

立效散

当归五钱　生地三钱　茯苓三钱　木通三钱　故纸盐炒，二钱　枸杞四钱　鹿茸炙，五钱　为末，作四服，酒调下。

甘草附子汤

甘草　白术各二钱　桂枝五钱　炮附二钱　秦艽二钱　水煎服。

犀角汤

犀角二两　羚羊角一两　前胡　黄芩　栀子仁　射干　大黄　升麻各四两　豉一升　上咬咀，每服五钱，水二盏，煎服。

茵芋丸

茵芋　朱砂　薏苡仁各一两　牵牛一两半　郁李仁半两　为末，炼蜜杵丸，桐子大，轻粉滚为衣，每服十丸至十五丸，五更温水下。到晚未利，可二三服，快利为度。白粥将息。

大羌活汤

羌活　升麻各一钱　独活七分　苍术　防风去芦　甘草　威灵仙去芦　茯苓去皮　当归　泽泻各半钱　剉，作一服，水二盏，煎一盏，温服。食前一服，食后一服，忌酒面、生冷、硬物。

黄芪酒

黄芪　独活　防风　细辛去苗　牛膝　川芎　附子炮，去皮脐

433

甘草炙 蜀椒去目并合口者，炒出汗。以上各三两 川乌炮，去皮脐 山茱萸去核 秦艽去苗、土 葛根各一两 官桂去皮 当归切，焙。各二两半 大黄生，剉，一两 白术 干姜炮。各一两半 上剉如麻豆大，用夹绢囊盛贮，以清酒一斗浸之，春夏五日，秋冬七日。初服一合，日二夜一，渐增之，以知为度。虚弱者加苁蓉二两，下利者加女萎三两，多忘加石斛、菖蒲、紫石英各二两，心下多水加茯苓、人参各二两，山药三两。酒尽可更以酒二斗重渍服之。不尔，可曝滓，捣下筛，酒服方寸匕。不知，稍增之。服一剂得力，令人耐寒冷，补虚、治诸风冷神妙。少壮人服，勿熬炼，老弱人，微熬之。

痉

葛根汤

葛根四两 麻黄三两，去节 桂枝二两，去皮 芍药 炙甘草各三两 生姜三两 大枣十二枚 上七味咬咀。以水一斗，先煮麻黄、葛根，减二升，去沫，内诸药，煮取三升，去滓，温服一升，覆取微汗，不须啜粥，余如桂枝汤法将息及禁忌。

栝蒌桂枝汤

栝蒌根二两 桂枝三两 芍药三两 甘草二两 生姜三两 大枣十二枚 上六味，以水九升，煮取三升，分温三服，取微汗。汗不出，食顷啜粥发之。

桂枝加葛根汤

芍药二两 桂枝三两 甘草二两，炙 生姜三两，切 大枣十二枚，擘 葛根四两 用水一斗，先煮葛根，减二升，去上沫，内诸药，煮取三升，去滓，温服一升，覆取微汗，不须啜粥。

桂枝加芍药防风防己汤

桂枝一两半 防风 防己各一两 芍药二两 生姜一两半 大枣六枚 每服一两，水三盏，煎一盏半，去滓，温服。亦宜小续命汤。见中风。

附子散

桂心三钱 附子一两，炮 白术一两 川芎三钱 独活半两 每服三钱，水一盏，枣一枚，煎五分，去渣，温服。

桂心白术汤

白术 防风 甘草 桂心 川芎 附子各等分 每服五钱，水二钟，姜五片，枣二枚，同煎七分，去渣，温服。

汗

当归六黄汤

当归 黄连 黄芩 黄柏 黄芪此味倍用 生地 熟地各一钱 水煎服。

防风汤

防风 荆芥 羌活 桂枝 薄荷 甘草 水煎服。

益胃散

黄连 五味 乌梅 生甘草各五钱 炙草三分 升麻二分 忌湿面、酒、五辛。

漏风汤

黄芪六钱 甘草一钱 防风 麻黄根 桂枝各五分 水煎服。

芪附汤

黄芪去芦，蜜炙 附子炮，去皮脐。各等分 上㕮咀，每服四钱，水一盏，生姜十片，煎八分，食前温服。未应，更加之。

白术散

牡蛎煅，三钱　白术一两二钱半　防风二两半　上为末，每服一钱，温水调下，不拘时候。如恶风，倍防风、白术。如多汗、面肿，倍牡蛎。

酸枣仁汤

酸枣仁　当归　白芍　生地　知母　黄柏　茯苓　黄芪　五味子　人参

青蒿散

天仙藤　鳖甲醋炙　香附子　桔梗　柴胡　秦艽　青蒿各一钱乌药五分　炙甘草一钱半　川芎二钱半　姜煎。

呕　吐

人参汤

人参　黄芩　知母　萎蕤　茯苓各三钱　芦根　竹茹　白术　栀子仁　陈皮各半两　石膏煅，一两　上剉，每服四钱，水一钟半，煎七分，去滓，温服。

麦门冬汤

麦门冬去心　生芦根　竹茹　白术各五两　甘草炙　茯苓各二两人参　陈皮　萎蕤各三两　上剉散，每服四钱，水一盏半，姜五片，陈米一撮，煎七分，温服。

平木汤

竹茹　腹皮　苍术　香附　抚芎　神曲八分　半夏　陈皮　生姜　少用吴萸为向导，水煎服，作丸亦可。

黄连汤

黄连　黄芩各一钱，陈壁土炒　苍术炒，七分　吴萸炮，炒　陈皮各五分　神曲　山楂　水煎。

吴茱萸汤

吴茱萸一升，洗，辛热　人参三两，甘温　生姜六两，切，辛温　大枣十二枚，擘，甘温　上四味，以水七升，煮取二升，去滓，温服七合，日三服。

红豆丸

丁香　胡椒　砂仁　红豆各二十一粒　上为细末，姜汁糊丸，皂角子大，每服一丸，以大枣一枚，去核，填药，面裹，煨熟去面，细嚼，白汤下，空心，日三服。

灵砂丹

水银一斤　硫黄四两　上二味，用新铫内炒成砂子，入水火鼎煅炼为末，糯米糊丸，如麻子大，每三丸，空心，枣汤、米饮、井花水、人参汤任下。量病轻重，增至五七丸。忌猪羊血、绿豆粉、冷滑物。

大半夏汤

半夏二升，洗完用　人参三两　白蜜一升　以水一斗三升，和蜜扬之二百四十遍，煮药，取三升，温服一升，余分再服。

大黄甘草汤

大黄四两　甘草一两　水三升，煮一升，分温再服。

八味平胃散

厚朴去皮，姜炒　升麻　射干米泔浸　茯苓各一两半　大黄蒸　枳壳去穰，麸炒　甘草炙，各一两　芍药半两　每服四钱，水一盏，煎七分，空心热服。

反胃噎膈

滋阴清隔饮

当归　芍药煨　黄柏盐水炒　黄连各一钱半　黄芩　山栀　生地黄各一钱　甘草三分水二钟，煎七分，入童便、竹沥各半酒盏，食前服。

秦川剪红丸

雄黄别研　木香各五钱　槟榔　三棱煨　蓬术煨　贯众去毛　干漆炒，烟尽　陈皮各一两　大黄一两半　为细末，面糊为丸，如梧桐子大，每服五十丸，食前米饮下。

麦昆煎

昆布二两，洗，去咸　小麦二合　水煎，俟麦熟去渣，不拘时服一小盏。再，口中长含昆布两三片，咽津极效。

四生丸

北大黄去皮，酒洗，纸包煨香，不可过，存性，一两　黑牵牛三两，取头末一两　皂角去皮，生用，一两　芒硝生用，半两　上为末，滴水为丸，梧桐子大，每服二三十丸，白汤送下。

五膈宽中散

白豆蔻去皮，二两　甘草炙，五两　木香三两　厚朴去皮，姜汁炙熟，一斤　缩砂仁　丁香　青皮去白　陈皮去白，各四两　香附子炒，去净毛，十六两　为细末，每服二钱，姜三片，盐少许，不拘时，沸汤点服。

霍　乱

桂苓白术散

桂枝　人参　白术　白茯苓各半两　泽泻　甘草　石膏　寒水石

各一两　滑石二两上为细末，每服三钱，白汤调下，或新汲水、姜汤下亦可。一方有木香、藿香、葛根各半两。

诃子散

诃子炮，去核　甘草炙　厚朴姜制　干姜炮　神曲炒　草果去壳良姜炒　茯苓　麦芽炒　陈皮各等分　上为细末，每服二钱，候发不可忍时，用水煎，入盐少许服之。

二香散

藿香　白术　厚朴　陈皮　茯苓　半夏　紫苏　桔梗　白芷香薷　黄连　扁豆各一钱　大腹皮　甘草各半钱　水二钟，姜五片，葱白三根，煎至一钟，不拘时服。

止渴汤

人参　麦门冬去心　茯苓去皮　桔梗　栝蒌根　葛根　泽泻　甘草各五钱，炙　上为细末，每服三钱，不拘时，蜜汤调下。

增损缩脾饮

草果　乌梅　甘草　砂仁各四两　干葛二两　每服五钱，姜五片同煎，以水浸极冷，旋旋服之，无时。

茯苓泽泻汤

茯苓八两　泽泻四两　甘草炙　桂心各二两　白术三两　每服四钱，姜三片同煎，食前服。一方有小麦五两。

小麦门冬汤

麦门冬去心　白茯苓去皮　半夏汤泡七次　橘皮　白术各一钱半人参　小麦　甘草炙，各一钱　水二钟，姜五片，乌梅少许，同煎至一钟，不拘时服。

黄连丸

黄连去须，微炒　黄柏微炒　厚朴去皮，生姜汁涂，炙令香。以上各七钱半　当归微炒　干姜炮　木香不见火　地榆各半两　阿胶捣碎，炒黄燥，一

两　上为末，炼蜜和，捣二三百杵，如桐子大，每服二十丸，不拘时，粥饮下。

止血汤

当归　桂心　续断各三两　生地　炮姜各四两　蒲黄　阿胶炒炙草各二两　共为末，每服三钱，水煎，温服三服。

赤石脂汤

赤石脂四两　升麻　白术各一两半　乌梅去核，炒干　干姜炮制，各一两　陈廪米微炒　栀子仁各半两　上捣筛，每服五钱，水一盏半，煎八分，去滓，空心温服。

七气汤

半夏汤泡　厚朴　白芍药　茯苓各二钱　桂心　紫苏　橘红　人参各一钱　上作一服，水二钟，姜七片，红枣一枚，煎一钟服。

建中加柴胡木瓜汤

桂枝二两半　芍药二两　甘草一两　胶饴半升　生姜一两半　大枣六枚　木瓜　柴胡各五钱　每服一两，水三盏，煎一盏半，去渣，下胶饴，两匙服。

吴茱萸汤

吴茱萸　木瓜　食盐各半两　上同炒，令焦，先用瓷瓶盛水三升，煮令百沸，入药，煎至二升以下，倾一盏，冷热随病人服之。

桂苓甘露散此张子和方。刘河间则合五苓、六一而加石膏、寒水石，内滑石四两，二石各二两，白术、茯苓、泽泻各一两，余各五钱。

肉桂　藿香　人参各半两　木香二钱半　白茯苓去皮　白术　甘草炙　泽泻　葛根　石膏　寒水石各一两　滑石二两　上为末，每服二钱，白汤、冷水任调下。

甘露饮

一方加犀角。

生地黄　熟地黄　天冬　麦冬　石斛　茵陈　黄芩　枳壳　枇杷叶　甘草　等分，每服五钱。

参术调中汤

黄芪炙，四分　桑白皮五分　人参　炙甘草　白茯各二分　五味子二十粒　白术三分　地骨皮　麦冬　陈皮各二分　青皮一分　水煎，大温服，早饭后。忌多言语、劳役。

厚朴汤

厚朴去皮，生姜汁涂，炙令香　枳壳去穰，麸炒　高良姜　槟榔　朴硝各七钱半　大黄炒，二两　上捣筛，每服三钱，水一盏半，煎一盏，温服。

活命散

丁香七粒　菖蒲根半两　甘草炙，一两　生姜半两　盐一合　上剉碎，用童便一盏半，煎一盏，分二次温服。

冬葵子汤

冬葵子　滑石　香薷　木瓜各二钱　日四五服。

阴阳水

沸汤　井水　各半钟，和服。

泄　泻

浆水散

半夏二两　良姜二钱半　干姜　肉桂　甘草　附子炮，各五钱　为细末，每服三五钱，水二盏，煎一盏，热服，甚者三四服。

止泻汤

白术　茯苓　炙甘草　白芍　陈皮　车前　木通　水煎服。

玉龙丸

硫黄　硝石　滑石　明矾各一两　用无根水滴为丸。

胃苓汤

平胃散见伤饮食　五苓散见伤湿。各等分　上剉，水煎服，极效。

升阳除湿汤

苍术一钱　柴胡　羌活　防风　神曲　泽泻　猪苓各半钱　陈皮
大麦蘖　炙甘草各三分　升麻五分　水二盏，煎一盏，空心服。

戊己丸

黄连去须　吴茱萸去梗，炒　白芍药各五两　为末，面糊丸，如梧
桐子大，每服三十丸，空心，米饮下。

白术调中汤

白术　茯苓　橘皮去白　泽泻各半两　甘草一两　干姜炒　官桂
缩砂仁　藿香各二钱半　为末，白汤化蜜少许，调下二钱，无时。炼
蜜每两十丸，名白术调中丸。

快脾丸

生姜六两，净洗，切片，以飞面四两和匀，就日中晒干　橘皮一两　甘草
炙　丁香不见火，各二两　缩砂仁三两　上为末，炼蜜丸，如弹子大，
每服二丸，食前姜汤送下。

四神丸

肉豆蔻二两　补骨脂四两　五味子二两　吴茱萸浸炒，一两　上为
末，生姜八两，红枣一百枚煮熟，取枣肉和末，丸如桐子大，每服
五七十丸，空心，食前白汤送下。

泻心导赤散

生地　木通　黄连　甘草梢　等分煎。

参苓白术散

人参　干山药　莲肉去心　白扁豆去皮，姜汁浸，炒，各一斤半　白

术于潜者，二斤　桔梗炒，令黄色　砂仁　白茯苓去皮　陈皮　薏苡仁　炙甘草各一斤　上为细末，每服二钱，米汤调下。或姜、枣煎，或枣肉和丸，或炼蜜丸亦可。

八柱散

即附子理中汤见中寒。加罂粟壳、乌梅、诃子、肉蔻。

赤石脂禹余粮汤

赤石脂　禹余粮各一两　上分三服，水一盏半，煎八分，去滓服。

附：赤石脂丸

赤石脂　干姜各一两　黄连　当归各二两　上为细末，炼蜜丸，梧子大，每服三十丸，米饮下。

厚朴枳实汤

厚朴　枳实　诃子半生半熟，各一两　木香半两　黄连　炙甘草各二钱　大黄三钱　为末，每服三钱或五钱，水一盏半，煎一盏，去滓温服。

固肠丸

樗皮四两　滑石二两　为末，粥丸。此丸性燥，若滞气未尽者，不可遽用。

诃子散

诃子一两，半生半熟　木香半两　甘草二钱　黄连三钱　为末，每服二钱，以白术芍药汤调下。

扶脾丸

白术　茯苓　橘皮　半夏　甘草炙　诃黎勒皮　乌梅肉各二钱　红豆　干姜　藿香各一钱　肉桂半钱　麦蘗　神曲炒，各四钱　为末，荷叶裹，烧饭为丸，桐子大，每服五十丸，温水食前下。

桃花丸

赤石脂　干姜炮，各等分为末，面糊丸，桐子大，每服二十丸，空心，食前米饮送下，日三服。

诃子丸

诃子皮　川姜　肉豆蔻　龙骨　木香　赤石脂　附子各等分　为末，米糊丸，桐子大，每服四十丸，米饮下。

肠　鸣

河间葶苈丸

葶苈隔纸炒　泽泻　椒目　杏仁　桑白皮　猪苓去黑皮，各五钱为末，蜜丸，桐子大，每服二十丸，葱白汤下，以利为度。

痢

木香槟榔丸

木香　槟榔　青皮醋炒　陈皮　枳壳炒　黄柏酒炒　黄连吴萸汤炒　三棱醋炒　蓬莪醋炒，各五钱　大黄酒浸，一两　香附　牵牛各二两　芒硝水丸。

香连丸

黄连去芦，二十两，用吴茱萸十两同炒，令赤，拣去茱萸不用　木香四两八钱八分，不见火为细末，醋糊丸，如桐子大，每服三十丸，空心，饭饮下。

白头翁汤

白头翁二两　黄连　黄柏　秦皮各三两　上四味，以水七升，煮取二升，去滓，温服一升，不愈，更服。

芍药汤

芍药一两　当归　黄连　黄芩各半两　大黄三钱　桂枝二钱半　甘草炙　槟榔各二钱　木香一钱　上九味㕮咀，每服五钱，水二盏，煎一盏，去滓，温服。如痢不减，渐加大黄。食后。如便后藏毒加黄柏半两。

利积丸

黄连四两　六一散八两　当归二两　萝卜子炒　巴豆去油，同黄连炒　乳香各一两　为末，醋糊丸，如桐子大，弱者服十五丸，实者二十五丸。

导气汤

木香　槟榔　黄连各六分　大黄　黄芩各一钱半　枳壳一钱，麸炒芍药六钱　当归三钱　㕮咀，作二服，水二钟，煎一钟，食前温服。

黄连阿胶丸

黄连去须，三两　阿胶碎炒，一两　茯苓去皮，二两　以连、苓为末，水熬阿胶膏，搜和丸，桐子大，每服三十丸，空心米饮下。

紫参汤

紫参半斤　甘草二两　上二味，以水五升，先煮紫参，取三升，内甘草，煮取一升半，分温三服。

茯苓汤

茯苓六分　泽泻一钱　当归身四分　芍药一钱半　苍术二分　生姜二分　肉桂五分　生芩三分　猪苓六分　升麻一钱　炙草五分　柴胡一钱作二服，水煎，稍热服。

升消散

甚者加川芎、羌活、柴胡、黄芩各一钱。

苍术三钱　防风一钱半　黄连　木香各五分　厚朴　陈皮　枳壳各一钱　甘草四分

桃花汤

赤石脂一升，一半剉，一半筛末　干姜一两　粳米一升　上三味，以水七升，煮至米熟，去滓，每服七合，内赤石脂末方寸匕，日三服。

断下汤

白术　茯苓各一钱　甘草五分　草果连皮，一枚　上㕮咀，用罂粟壳十四枚，去筋膜并萼蒂，剪碎，用醋淹，为粗末用，作一服。水一大碗，姜七片，枣子、乌梅各七枚，煎一大盏，分二服服之。

养脏汤

人参　白术　当归各六钱　白芍药　木香各一两六钱　甘草　肉桂各八钱　肉豆蔻面裹煨，半两　御米壳蜜炙，三两　诃子肉一两二钱　上㕮咀，每服四钱，水一盏半，煎八分，去滓，食前温服。忌酒面、生冷、鱼腥、油腻之物。

白术安胃散

御米壳三两，去顶蒂，醋煮一宿　茯苓　车前　白术　乌梅肉各一两　五味子半两为末，每服五钱，水二盏，煎一盏，空心温服。

鸦胆丸

鸦胆去壳，槌去皮，一钱　文蛤醋炒　枯矾　川连炒，各三分　糊丸，朱砂为衣。或鸦胆霜、黄丹各一钱，加木香二分。亦可乌梅肉丸，朱砂为衣。二方俱丸绿豆大，粥皮、或盐梅皮、或圆眼干肉、或芭蕉子肉包吞十一、二丸，立止。

诃子皮散

御米壳五分，去花萼，蜜炒　干姜炮，六分　陈皮五分　诃子皮七分，煨，去核　水煎服，或为末，白汤调服亦可。

葛根汤

葛根　枳壳　半夏　生地　杏仁去皮尖　茯苓各二钱四分　黄芩一钱二分　炙甘草五分分二帖，水二盏，黑豆百粒，生姜五片，白梅一个，煎，食前温服。

驻车丸

阿胶捣碎，蛤粉炒成珠，为末，以醋四升熬成膏。十五两　当归去芦，十五两　黄连去须，二十两　干姜炮，十两　上为末，醋煮阿胶膏，丸如桐子大，每服三十丸，食前米饮下，日三服。小儿，丸麻子大，更量岁数加减服之。

神效参香散

白扁豆炒　木香　人参去芦。各二两　茯苓去皮　肉豆蔻煨。各四两　罂粟壳去蒂　陈皮去白。各十两　上为细末，每服三钱，用温米饮调下，无时。

六柱散去下二味，名四柱散，治寒泻。

白茯苓　附子炮　人参　木香各一两　肉蔻　诃子　每服三钱，姜五片，盐少许煎。一方有白术，无诃子。

大防风汤

治鹤膝风。

川芎一钱五分　辣桂　黄芪各五分　白芍药　附子　牛膝各一钱　白术　羌活　人参　防风各二钱　杜仲　熟地黄　甘草炙，各五分　水煎服。

潜行散

治痛风，腰以下湿热流注。

黄柏　不拘多少，酒浸，焙干，为末。生姜汁和酒调服，必兼四物等汤相间服乃妙。

青六丸

六一散_{三两}　红曲_{炒，半两，活血}　上饭为丸。一方酒糊丸。

泽漆汤

泽漆叶_{微炒，五两}　桑根白皮_{炙黄}　郁李仁_{汤浸，去皮尖，炒熟。各三两}　陈皮_{去白}　白术_{炒。各一两}　人参_{一两半}　杏仁_{汤浸，去皮尖、双仁，炒，一两}　上㕮咀，每服五钱，水二盏，姜三片，煎八分，温服。候半时辰再服，取下黄水数升，或小便利为度。

仓廪汤

人参　茯苓　甘草_炙　前胡　川芎　羌活　独活　桔梗　柴胡　枳壳　陈苍米_{各等分}　每服五钱，水一盏半，姜三片，煎七分，去滓热服，无时。

大便不通

麻仁丸

麻仁_{另研，五两}　大黄_{一斤，蒸，焙}　厚朴_{去粗皮，姜制，炒}　枳实_{麸炒}　芍药_{各八两}　杏仁_{去皮尖，炒，五两半}　蜜丸，桐子大，每服二十丸，临睡温白汤下。

四顺饮子

大黄_蒸　甘草_炙　当归_{酒洗}　芍药_{各等分}　上㕮咀，每服五钱，水盏半，薄荷十叶，同煎七分，温服。

润肠丸

归尾　羌活　大黄_{煨。各五钱}　麻仁　桃仁_{去皮尖，各一两}　蜜丸，梧子大，每服三五十丸，空心白汤下。风秘加皂角仁、防风、秦艽。脉涩、身痒、气涩，加郁李仁。若欲益血，宜熟地、杏仁、麻仁、枳壳、橘红、阿胶、苏蓉、苏子、荆芥、当归。

大承气汤

大黄四两，苦寒，酒洗　厚朴半斤，苦温，炙去皮　枳实五枚，炙，苦寒　芒硝二合，咸寒　上四味，以水一斗，先煮二物，取五升，去滓，内大黄，煮取二升，去滓，内芒硝，更上火微煮一二沸，分温再服，得下勿服。

小承气汤

大黄四两　厚朴二两，炙，去皮　枳实三枚　上三味，以水四升，煮取一升二合，去滓，分温三服。初服汤，当更衣，不尔者，尽饮之，若更衣者，勿服之。

调胃承气汤

大黄三两，清酒浸，去皮　甘草二两，炙　芒硝半斤，咸苦大寒　上三味，㕮咀，以水三升，煮取一升，去滓，内芒硝，更上火微煮令沸，少少温服。

三一承气汤

即大承气四味各五钱，加甘草一两，姜三片。

当归承气汤

即调胃承气大黄用一两，芒硝用七钱，甘草用五钱，加当归一两也。引用姜五片，枣十枚。

温脾汤

人参　附子　甘草　芒硝各一两　大黄五两　当归　干姜各三两　水煎服。

半硫丸

半夏汤洗七次，焙干，为细末　硫黄明净好者，研用柳木槌子　上以生

449

姜自然汁同熬，入干蒸饼末，搅和匀，入臼内，杵数百下，丸如梧子大，每服十五丸至二十丸，无灰酒或生姜汤任下，妇人醋汤下，俱空心服。

握药法此即《儒门事亲》之握宣丸去桂附也。

巴豆仁　干姜　韭子　良姜　硫黄　甘遂　白槟榔各五分　为末，合均，饮和，分二粒，先花椒汤洗手，麻油涂手心，握药，移时便泻。欲止，则以冷水洗手。

人参利膈丸

枳壳　厚朴　大黄　人参　甘草　木香　藿香　当归　槟榔桃仁　火麻仁　蜜为丸。

苁蓉润肠丸

肉苁蓉酒浸，焙，二两　沉香另研，一两　为末，麻子仁汁打糊丸，梧子大，每服七十丸，空心米饮下。

滋燥养荣汤

生地　熟地　大黄　白芍　秦艽各一钱　当归二钱　防风五分甘草五分　水煎服。

穿结药

蟾酥　轻粉　麝香等分　巴豆少许，另研　上研极细，乳汁为丸，如黍米大，每服二三丸，姜汤下。治大满大实，心胸高起，气塞不通，结实之证。

七宣丸

桃仁去皮尖，六两　柴胡　诃子皮　枳实麸炒　木香各五两　炙甘草四两　大黄面裹煨，十五两　蜜丸，桐子大，每服二十丸。

更衣丸

生芦荟　朱砂各等分　饭丸，酒服。

导滞通幽汤

当归身　升麻梢　桃仁泥　甘草炙,各一钱　熟地黄　生地黄
红花各五分　水二大盏,煎一盏,调槟榔细末五分,稍热服。一方加
麻仁、大黄各等分,唯红花少许,名润燥汤。

大小便不通

导气清利汤

猪苓　泽泻　白术　人参　藿香　柏子仁　半夏姜制　陈皮
白茯苓　甘草　木通　栀子　黑牵牛　槟榔　枳壳　大黄　厚朴姜
制　麝香少许　上生姜煎服,兼服木香和中丸。吐不止,灸气海、天
枢。如又不通,用蜜导。

小便不通

滋肾丸

黄柏酒洗,焙　知母酒洗,焙。各二两　肉桂二钱　为细末,熟水为
丸,芡实大,每服百丸,加至二百丸,沸汤空心下。

木通汤

木通　滑石各半两　牵牛取头末,二钱半　作一服,灯心、葱白
煎,食前服。

红秫散

萹蓄一两半　灯心一百根　红秫黍根二两　上河水煎,空心食前
热服。

桃仁煎

桃仁　大黄　朴硝各一两　虻虫半两，炒黑　上为末，以醇醋二升半，银石器内慢火煎一升五合，下大黄、虻虫、桃仁等，不住手搅，良久出之，丸如梧子大。前一日不晚食，五更初温酒吞五丸，日午取下如赤豆汁，或如鸡肝、虾蟆衣状，未下再服。如见鲜血即止，续以调血气药补之。此方出《千金》，药峻，不可轻用。

栝蒌瞿麦丸

栝蒌根二两　茯苓　薯蓣各三两　附子炮，一枚　瞿麦一两　为末，蜜丸，如桐子大，每服三丸，日三服。不知，增至七八丸。小便利，腹中温，为之知。

滑石散

治水气迫胞。

寒水石二两　葵子一合　白滑石　乱发灰　车前子　木通去皮节。各一两　上剉散，水一斗，煮取五升，时时服，一升即利。

淋

火府丹

黄芩一两　生干地黄二两　木通三两　为末，蜜丸，桐子大，每服五十丸，木通煎汤下。

石韦散

芍药　白术　滑石　葵子　瞿麦　石韦去毛　木通各二两　当归去芦　甘草炙　王不留行各一两　为末，每服二钱，煎小麦汤调下，日三服，空心。

八正散

瞿麦　蓄蓄　车前子　滑石　甘草炙　山栀子仁　木通　大黄面裹煨，去面切、焙，各一斤　为末，每服二钱，水一盏，入灯心，煎七分，去滓，食后临卧温服。

加味八正散

即上方加石韦、木香、冬葵子、沉香。

鹿角霜丸

鹿角霜　白茯　秋石各等分　为末，糊丸如桐子大，每服五十丸，米饮下。

海金沙散

海金沙　滑石各一两，为末　甘草二钱半，为末　上研匀，每服二钱，食前，煎麦门冬汤调服，灯心汤亦可。

菟丝子丸

菟丝子去尘土，水淘净，酒浸，控干，蒸，捣，焙　桑螵蛸炙。各半两　泽泻二钱半　为末，蜜丸，桐子大，每服二十丸，空心，清米饮送下。

神效琥珀散

琥珀　桂心　滑石　川大黄微炒　葵子　腻粉　木通　木香磁石火煅，酒淬七次，细研，水飞。各半两　上为细末，每服二钱，用灯心、葱白汤调下。

如圣散

马兰花　麦门冬去心　白茅根　车前子　甜葶苈炒　苦葶苈炒檀香　连翘各等分　为末，每服四钱，水煎。渴加黄芩，入烧盐少许。

石燕丸

石燕火烧令通赤，水中淬三次，研极细，水飞，焙干　石韦去毛　瞿麦穗滑石各一两　上为细末，面糊丸，梧桐子大，每服十丸，用瞿麦、灯心煎汤送下，日三服。

独圣散

黄蜀葵花、子俱用，炒，一两　为末，每服一钱，米饮下，食前服。

牛膝膏

桃仁去皮，炒　归尾酒洗。各一两　牛膝四两，去芦，酒浸一宿　赤芍药　生地黄酒洗。各一两五钱　川芎五钱　俱剉片，用甜水十钟，炭火慢慢煎至二钟，入麝香少许，分作四次，空心服。如夏月，用凉水换此膏，不坏。

立效散

瞿麦穗　山栀子炒　甘草各三钱　上作一服，水二钟，煎一钟，食前服。

瞿麦散

瞿麦一钱四分　冬瓜子　茅根　黄芩各一钱二分　木通五分　竹叶一把　滑石四钱　葵子二钱

五淋散

山茵陈　淡竹叶各一钱　木通　滑石　甘草炙。各钱半　山栀仁炒　赤芍药　赤茯苓各一钱　上作一服，水二钟，煎一钟，食前服。

榆白皮散

榆白皮　赤茯苓　甘遂煨　瞿麦　犀角屑　山栀子　木通　子苓　滑石各半两　川芒硝一两为散，每服三钱，水一盏，煎至五分，去滓，温服，食前。

地髓汤

牛膝一合洗净，以水五盏，煎耗其四，留其一，去滓，加麝香少许，研调服，无时。

肉苁蓉丸

肉苁蓉酒浸，切，焙　熟地黄　山药　石斛去根　牛膝酒浸，切，焙官桂_{去粗皮} 槟榔_{各半两} 附子_{去皮脐，炮} 黄芪_{各一两} 黄连_{去须，七钱半} 细辛_{去苗叶} 甘草_{炙。各二钱半} 上为末，蜜丸，桐子大，每服二十丸，盐酒下。

泽泻散

泽泻 鸡苏 石韦_{去毛，炙} 赤茯苓_{去皮} 蒲黄 当归 琥珀_{另研} 槟榔_{各一两} 枳壳_{麸炒} 桑螵蛸_{炒，各半两} 官桂_{七钱半} 上为末，每服二钱，冬葵煎汤调服，或木通汤亦可。

沉香散

沉香 石韦_{去毛} 滑石 当归 王不留行 瞿麦_{各半两} 葵子 赤芍药 白术_{各七钱半} 甘草_{炙，二钱半} 为末，每服二钱，用大麦汤调服，以利为度。

巴戟丸

巴戟_{去心，一两半} 桑螵蛸_{切破，麸炒} 杜仲_{去粗皮，酥炙} 生地黄 附子_{炮，去皮脐} 肉苁蓉_{酒浸，去皮，切，焙} 续断 山药_{各一两} 远志_{去心，三钱} 山茱萸_{去核} 石斛_{去根} 鹿茸_{酥炙} 菟丝子_{酒浸一宿，别捣} 五味子 龙骨 官桂_{各七钱半} 上为细末，入别捣药，研和令匀，炼蜜为丸，如桐子大，每服三十丸，空心，用温酒下。

小便数

茯苓琥珀汤

茯苓_{去皮} 白术 琥珀_{各两半} 炙甘草 桂心_{各三钱} 泽泻_{一两} 滑石_{七钱} 木猪苓_{半两} 为细末，每服五钱，煎长流甘澜水一盏调下，空心食前，待少时，以美膳压之。

菟丝子丸

菟丝子酒蒸，二两　牡蛎煅，取粉　附子炮　五味子　鹿茸酒炙。各一两　肉苁蓉酒浸，二两　鸡胜胵炙　桑螵蛸酒炙。各半两　为细末，酒糊丸，如桐子大，每服七十丸，空心，盐酒、盐汤任下。

苁蓉丸

肉苁蓉八两　熟地黄六两　五味子四两　菟丝子捣研，二两　为细末，酒煮山药糊和丸，如桐子大，每服七十丸，空心，盐酒下。

遗尿不禁

韭子丸

家韭子炒，六两　鹿茸四两，酥炙　肉苁蓉酒浸　牛膝酒浸　熟地黄　当归各二两　菟丝子酒浸　巴戟去心，各一两半　杜仲炒　石斛去苗　桂心　干姜各一两　为末，酒糊丸，如桐子大，每服五十丸，加至百丸，空心，食前盐汤、温酒任下。小儿遗尿者，多因胞寒，亦禀受阳气不足也，别作小丸服。

茯苓丸

赤茯苓　白茯苓　等分，为细末，以新汲水挼洗，澄去筋脉，控干，复研为末，别取地黄汁与好酒，同于银石器内熬成膏，搜和，丸如桐子大，每服一丸，细嚼，空心，用盐酒送下。

关 格

柏子仁汤

人参　半夏　白茯苓　陈皮　柏子仁　甘草炙　麝香少许，另研
生姜煎，入麝香，调匀和服，加郁李仁更妙。

人参散

人参　麝香　片脑各少许　上末，甘草汤调服。

既济丸

熟附子童便浸　人参各一钱　麝香少许　上末之，糊丸，如桐子
大，麝香为衣，每服七丸，灯心汤下。

头 痛

顺气和中汤

黄芪一钱半　人参一钱　白术　陈皮　当归　芍药各五分　甘草炙
升麻　柴胡各三分　蔓荆子　川芎　细辛各二分　水煎服。

清空膏

羌活　防风各一两　柴胡七钱　川芎五钱　甘草炙，一两半　黄连
炒，一两　黄芩三两，一半酒制，一半炒　为细末，每服二钱，热盏内入
茶少许，汤调如膏，抹在口内，少用白汤，临卧送下。

清上泻火汤

羌活三钱　酒知母　酒黄芩各一钱半　黄芪　酒黄柏各一钱　防风
升麻各七分　柴胡　藁本　酒黄连　生地黄　甘草各五分　川芎　荆
芥　蔓荆子各二分　苍术　当归各三分　细辛　红花各少许　分作二
服，每服水二盏，煎一盏，去渣，稍热服，食远。

补气汤

黄芪八分　甘草炙　当归身各二钱　柴胡　升麻各二分　细辛少许　麻黄炒　苦丁香各半钱　上水煎服。

川芎散

川芎　细辛　羌活　槐花　甘草炙　香附子　石膏各半两　荆芥　薄荷　菊花　防风去叉　茵陈各一两　为末，每服二钱，食后茶清调下，日三服。忌动风物。

又方

青黛二钱半　蔓荆子　川芎各一钱二分　郁金　芒硝　细辛根各一钱　石膏一钱三分　薄荷叶二钱　红豆一粒　上为末，搐鼻。

又方

川芎　柴胡各二钱　细辛　半夏曲　人参　前胡　防风　甘菊花　甘草炙。各一钱　薄荷少许　作一服，水二钟，姜三片，煎一钟，食后服。

又方

甘菊花　石膏　川芎　白僵蚕生。各六钱　上为极细末，每服三钱，茶清调下。

细辛散

细辛二分　川芎七分　柴胡二钱　黄芩酒炒，一钱　生黄芩五分　瓦粉二分　甘草炙，一钱半　黄连酒炒，七分　芍药五分　每服三钱，水煎，食后温服。

清震汤

升麻汤　苍术泔浸一宿，各一两　荷叶一个，全者　为末，每服五钱，用水二钟，煎八分，食后温服。升麻汤，河间云是《局方》。

愈风饼子

川乌炮，半两　川芎　甘菊　白芷　防风　细辛　天麻　羌活

荆芥　薄荷　甘草炙。各一两　上为细末，水浸蒸饼为剂，捏作饼子，每服三五饼，细嚼，茶、酒送下，不计时候。

人参消风散

芎䓖　羌活　防风　人参　茯苓去皮　白僵蚕炒　藿香叶　荆芥穗　甘草炙　蝉壳去土。各二两　厚朴去皮，姜制　陈皮去白。各半两　为细末，每服二钱，茶清调下。

选奇汤

防风　羌活各三钱　酒黄芩一钱。冬不用，如能食，热痛者加之。　甘草三钱。夏生冬炙用　每服三钱，水煎，稍热服，食后时时。

生熟地黄丸

生地　熟地　玄参　石斛　蜜

羌乌散

川乌　草乌各一钱。此二味俱用童便浸二宿　细辛　羌活　片芩酒拌炒　甘草炙。各五分　为末，分二服，清茶调下。

小芎辛汤

川芎三钱　细辛洗去土　白术各二钱　甘草一钱　水二钟，姜二片，煎八分，食远服。

透顶散

细辛表白者，三茎　瓜蒂一个　丁香三粒　糯米七粒　脑子　麝香各一黑豆大　上将麝、脑乳钵内研极细，却将前四味研匀，另自治为末，然后入乳钵内荡起脑、麝，令匀，用瓦罐子盛之，谨闭罐口。患人随左右搐之一大豆许，良久出涎一升许则安。

红豆搐鼻散

麻黄根炒，半钱　苦丁香半钱　红豆十粒　羌活烧　连翘各二钱　上五味为末，鼻内搐之。

眩 晕

补肝养荣汤

当归　川芎各二钱　芍药　熟地黄　陈皮各一钱半　甘菊花一钱
甘草五分水二钟，煎八分，食前服。

旋覆花汤

旋覆花　半夏　橘红　干姜各一两　槟榔　人参　甘草　白术各
半两　剉，每服一两，姜水煎。

青黛散

猪牙皂角一个　延胡索一分　青黛少许　上为末，水调豆许，鼻
内灌之，其涎自出。先仰卧灌鼻，俟喉中酸味，即起身，涎出口，
咬铜钱一文任流下。

三五七散

天雄炮，去皮　细辛洗去土，各三钱　山茱萸去核　干姜炮。各五两
防风　山药炒。各七两　为末，每服二钱，食前温酒下。

正元饮

红豆炒　干姜炮　陈皮去白。各三钱　人参　白术　甘草炙　茯苓
去皮。各二两　肉桂去粗皮　川乌炮，去皮。各两半　附子炮，去皮尖　山
药姜汁浸炒　川芎　乌药去木　干葛各一两　黄芪炙，一两半　上为末，
每服三钱，水煎，加生姜三片，枣一枚，盐少许，食前温服。

茸珠丸

好辰砂　草乌　瞿麦　黄药子各一两　上为粗末，瓷碗一个，以
姜汁涂，炙数次，入砂在内，上铺诸药，复以盏盖了，掘一小坑，
安碗在内，用熟炭五斤，煅令火尽。吹去草药灰，取辰砂研细，或
只独用辰砂末。每服一钱半，淡姜汤下。或加用鹿茸，燎去毛，切
片酒浸，为末三两，和黄枣肉，丸如桐子大，每服三四十丸，人参

汤调下，空心服。熟砂有毒，更宜斟酌。

半夏白术天麻汤

天麻五分　半夏汤洗，一钱半　白术一钱　人参　苍术　橘皮　黄芪　泽泻　白茯苓各五分　神曲一钱，炒　大麦蘖一钱半　干姜三分　黄柏二分　上㕮咀，每服半两，水二钟，煎一钟，去渣，热服，食前。

项强痛

驱邪汤

麻黄　桂枝　杏仁　甘草　防风　羌活　独活　川芎　藁本　柴胡　家葛　白芷　升麻　上生姜、薄荷水煎服。又方：多加紫金藤。

消风豁痰汤

黄芩酒炒　羌活　红花　半夏姜制　陈皮　白茯苓　甘草　独活　防风　白芷　家葛　柴胡　升麻　上生姜煎服。又方：多加紫金藤。

加味胜湿汤

羌活　独活　藁本　防风　蔓荆子　川芎　苍术油浸，炒　黄柏酒炒　荆芥　甘草炙　上生姜煎服。又方：多加紫金藤。

疏风滋血汤

当归　川芎　白芍药　熟地黄　羌活　独活　红花　牛膝　防风　白芷　家葛　升麻　甘草　柴胡　桃仁　上生姜煎服。又方：多加紫金藤。

胸 痛

小陷胸汤

黄连一两　半夏半升，洗　栝蒌实大者一枚　以水六升，先煮蒌取三升，去滓，内诸药，取二升，去滓，分温三服。

大陷胸丸

大黄半斤，苦寒　葶苈半升，熬，苦寒　芒硝半斤，咸寒　杏仁半斤，去皮尖，熬黑，苦甘温　上四味，扬筛二味，内杏仁、芒硝，合研如脂和散，取如弹丸一枚，别捣甘遂末一钱匕，白蜜二合，水二升，煮取一升，温顿服之，一宿乃下，更服取下为效。

心 痛

九痛丸

附子炮，二两　生狼牙炙香　巴豆去皮心，炒，研如脂。各半两　人参干姜　吴茱萸各一两　为末，蜜丸，如桐子大，酒下，初服三丸，日三服，弱者二丸。

煮黄丸

雄黄研，一两　巴豆五钱，去皮心，研如泥　上入白面二两，同研匀，滴水丸，如桐子大，滚浆水煮十二丸，滤，入冷浆水内，令沉冷，每用时用浸药冷浆水下一丸，一日十二时尽十二丸，以微利为度，不必尽剂。

扶阳助胃汤

附子炮，去皮脐，二钱　干姜炮，一钱半　草豆蔻　益智仁　楝参甘草炙　官桂　白芍药各一钱　吴茱萸　陈皮　白术各五分　姜枣煎。

草豆蔻丸

草豆蔻一钱四分，面裹煨熟，去皮　吴茱萸汤泡去苦味　益智仁　僵蚕炒。各八分　当归身　青皮各六分　神曲　姜黄各四分　生甘草三分　桃仁去皮，七个　半夏汤泡七次，一钱　泽泻一钱。小便利减半　甘草六分　柴胡四分。详胁下痛，多少与之　人参　黄芪　陈皮各八分　麦穗炒黄，一钱半　上除桃仁另研如泥外，为极细末，同碾匀，汤浸，炊饼为丸，桐子大，每服三十丸，熟白汤送下，食远。旋斟酌多少用之。

清中汤

黄连　山栀子炒。各二钱　陈皮　茯苓各一钱半　半夏一钱，姜汤泡七次　草豆蔻仁捶碎　甘草炙。各七分　水二钟，姜三片，煎八分，食前服。

星半安中汤

南星　半夏各一钱半，俱姜汤泡　滑石　香附　枳壳麸炒　青皮醋炒　木香　苍术米泔浸一宿，炒　砂仁　山栀炒黑　茯苓　橘红各一钱　甘草炙，五分　水二钟，姜三片，煎八分服。

海蛤丸

海蛤烧为灰，研极细，过数日，火毒散用之　栝蒌仁带穰同研　上以海蛤入栝蒌内，干湿得所，为丸，每服五十丸。

加味七气汤

蓬术　青皮　香附俱米醋炒，各一钱半　延胡索二钱　姜黄一钱　草豆蔻仁八分　三棱泡，七分　桂心五分　益智仁七分　陈皮八分　藿香七分　炙甘草四分　水二钟，煎八分服。

失笑散

五灵脂净好者　蒲黄等分　为末，每二钱用黄醋一勺熬成膏，再入水一盏，煎七分，热服。

妙香散

山药姜汁炙　茯苓去皮　茯神去皮　远志去心，炒　黄芪各一两　人参　桔梗去芦　甘草炙。各半两　木香煨，二钱　辰砂三钱，另研　麝香一钱，另研　为细末，每服二钱，温酒调下。

煨肾散

甘遂面包，不令透水，煮百余沸取出，用冷水浸过，去面焙干　为末，三钱，獖猪腰子细批破，以盐椒淹透，掺药末在内，荷叶包裹烧熟，温酒嚼服。治腰胯痛欲泻，止则饮新汲水，寒痰所滞者宜之。

腹　痛

木香顺气散

木香　附子　槟榔　青皮醋炒　陈皮　厚朴姜汁炒　苍术米泔浸一宿炒　枳壳麸炒　砂仁各一钱　甘草五分　水二钟，姜三片，煎八分，食前服。

真武汤

茯苓　芍药　生姜各三两　白术二两　附子一枚，炮，去皮，破八片上五味，以水八升，煮取三升，去滓，温服七合，日三服。

正阳散

麝香一钱，细研　干姜炮　甘草炙。各二钱半　附子一两，炮，去皮脐皂荚一两，酥炙，去皮弦　上为细末，每服二钱，白汤调，温服。

回阳丹

硫黄　附子炮　木香　全蝎　荜澄茄　吴茱萸洗，炒。各半两　干姜炮，二钱半　上为末，酒糊为丸，如桐子大，生姜汤下三五十丸，并二三服，热投之，衣被取汗。

威灵散

灵仙　当归　没药　木香　肉桂　为末，热酒下。

当归散

当归　赤芍　刘寄奴　没药　玄胡　枳实　为末，热酒下。

神圣复气汤

柴胡　羌活各一钱　藁本　甘草各八分　半夏汤泡　升麻各七分　白葵花五朵，去心　归身酒洗浸，六分　人参　防风　桃仁汤浸，去皮，研　郁李仁汤浸，去皮。各五分　干姜炮　黑附子炮，去皮脐。各三分　上作一服，水五盏，煎至二盏，入黄芪　草豆蔻面煨，去皮秤。各一钱　陈皮五分　上伴入在内，再煎至一盏，再入下项药：黄柏五分，酒浸　黄连三分，酒浸　枳壳三分　生地黄三分，酒浸　以上四味，预一日另用新水浸。又，次入细辛二分　川芎　蔓荆子各三分　预一日用水半大盏，分作二处浸。此三味并黄柏等药，前正药作一大盏，不去渣，入此浸药，再上火煎至一大盏，去渣，稍热空心服。忌肉食。

芍药甘草汤

芍药二两　甘草一两　㕮咀，每服五钱，水煎。

腰　痛

橘香丸

橘核炒　茴香炒　葫芦巴炒　菴䕡子炒　破故纸炒　附子炮。各等分　为末，酒煮，面糊和丸，梧子大，每服三四十丸，食前盐汤送下。

摩腰膏

附子尖　乌头尖　南星各二钱半　朱砂　雄黄　樟脑　丁香各一

钱半　干姜一钱　麝香大者五粒，小者加之　为末，蜜丸，龙眼大，每一丸用姜汁化开，如厚粥，火上烘热，放掌上摩腰中，候药尽，贴腰上，即烘绵衣缚定，腰热如火，间二日用一丸。

独活寄生汤

独活　桑寄生如无，以川续断代之　杜仲去皮，切，炒，去丝　牛膝　细辛　秦艽　茯苓　桂心　防风　芎䓖　人参各一钱半　甘草　当归　芍药　干地黄各一钱　水二盏，姜五片，同煎七分，食前服。

苍术汤

苍术五钱　柴胡三钱　防风一钱半　黄柏一钱半　水煎，空心，食前服。

独活汤

羌活一钱　防风　独活　肉桂各三钱　甘草炙，二钱　当归尾五钱　桃仁五十粒　连翘五钱　汉防己　黄柏酒浸。各一两　泽泻　大黄煨。各三钱　每服五钱，酒半盏，水一盏，同煎，热服。

羌活汤

羌活二钱　防风一钱半　甘草生、熟各半钱　草豆蔻　黄柏　葛根各五分　砂仁一钱　陈皮六分　知母二钱半　黄芪二钱　苍术　升麻　独活　柴胡各一钱　为粗末，作二服，水煎。

乳香趁痛散

虎胫骨酒炙黄　败龟酒炙。各二两　麒麟竭　赤芍药　当归　没药　防风　自然铜煅，醋淬，细研　白附子炮　辣桂去粗皮　白芷　苍耳子微炒　骨碎补炒，去毛。各三两　牛膝　天麻　槟榔　五加皮　羌活各一两　为末，每服一钱，温酒调下，加全蝎妙。

普贤正气散

陈皮　半夏　苍术　厚朴　藿香　甘草　生姜各等分　每服五钱，水二钱，葱二段，黑豆百粒，煎服。

人参顺气散

人参 川芎 桔梗 白术 白芷 陈皮 枳壳 麻黄去节 乌药 白姜炮 甘草炙,一钱 水二钟,煎一钟,或为细末,以甘草汤调服。一方有五加皮一钱。

调肝散

半夏制,三分 辣桂 宣木瓜 当归 川芎 牛膝 细辛各二分 石菖蒲 酸枣仁荡去皮,微炒 甘草炙。各一分 每服三钱,姜五片,枣二枚,煎服。

无比山药丸

赤石脂煅 茯神 山茱萸去核 熟地黄酒浸 巴戟去心 牛膝去苗,酒浸 泽泻以上各一两 杜仲去皮,切,姜汁炒 菟丝子酒浸 山药以上各三两 五味子拣,六两 肉苁蓉酒浸,四两 为末,蜜丸,桐子大,每服三十丸,空心,温酒或盐汤送下。

胁肋痛

当归龙荟丸

当归酒洗 草龙胆酒浸 山栀炒黑 黄连酒炒 黄柏酒炒 黄芩酒炒。各一两 大黄酒浸 芦荟 青黛水飞。各半两 木香二钱半 麝香半钱,别研 为细末,炼蜜丸,如小豆大,小儿如麻子大,姜汤下二三十丸。忌发热诸物,兼服防风通圣散。见中风。

枳壳煮散

枳壳麸炒,四两,先煎 细辛 川芎 桔梗 防风各二两 葛根一两半 甘草二两 为粗末,每服四钱,水一盏半,姜、枣同煎七分,去滓,温服。

补肝汤

山茱萸　当归　五味子炒，杵　山药　黄芪炒　川芎　木瓜各半两　熟地　白术炒。各一钱　独活　酸枣仁炒。各四钱　每服五钱，枣引。

臂　痛

琥珀散

赤芍药　蓬莪术　京三棱　牡丹皮去木　刘寄奴去梗　延胡索炒，去皮　乌药　当归去芦，酒浸　熟地黄酒浸　官桂不见火。各一两　上前五味，用乌豆一升，生姜半斤切片，米醋四升同煮，豆烂为度，焙干，入后五味，同为细末，每服二钱，温酒调服。

劫劳散

人参　甘草　黄芪　当归　芍药　熟地黄　阿胶　紫菀各等分　每服五钱，水二盏，姜三片，枣二枚，煎八分，温服。又方有五味子。

舒筋汤

片姜黄二钱。如无，则以嫩莪术代之　赤芍药　当归　海桐皮去粗皮　白术以上各一钱半　羌活　甘草炙。各一钱　作一服，水一钟，姜三片，煎一钟，去滓，磨沉香汁少许，食前服。

身体痛

甘草附子汤

甘草　白术各一两　桂枝二两　附子炮，一枚　上咬咀，作四剂，水煎，温服。

当归拈痛汤

羌活　甘草炙　黄芩酒炒　茵陈酒炒。各半两　人参　苦参酒洗　升麻　葛根　苍术　当归身各二钱　白术一钱半　泽泻　猪苓　防风　知母酒洗。各三钱　水煎，不拘时服。

麻黄复煎汤

麻黄去节，用水五盏先煮，令沸，去沫、渣，再煎至三盏，方入下药　黄芪各二钱半　白术　人参　柴胡根　防风　生地黄各五分　甘草三分　羌活　黄柏各一钱　杏仁三个，去皮尖　上入麻黄汤内，煎至一盏，临卧勿饱服。

活血丹

熟地黄三两　当归　白术　白芍药　续断　人参各一两　末之，酒糊丸，如桐子大，每服百丸。

四物苍术各半汤

即四物汤与苍术各半两煎服，下活血丹。

面

升麻加黄连汤

升麻　葛根各一钱　白芷七分　甘草炙，五分　白芍药五分　酒黄连四分　生犀末　川芎　荆芥穗　薄荷各三分　上剉如麻豆大，用水半盏，先浸川芎、荆芥穗、薄荷外，都作一服，水二盏，煎一盏，入先浸三味，煎七分，去渣，食后温服。忌酒、湿面、五辛。

升麻加附子汤

升麻　葛根　白芷　黄芪各七分　甘草炙五分　黑附子炮，七分人参　草豆蔻各五分　益智仁三分　上剉如麻豆大，都作一服，水三盏，连须白葱头二茎，同煎一盏，去渣温服，食前。

清肺饮

连翘　川芎　白芷　黄连　黄芩　荆芥　桑皮　苦参　山栀贝母　甘草

耳

犀角饮子

犀鱼镑　木通　石菖蒲　甘菊花去根枝　玄参　赤芍药　赤小豆炒。各二钱　甘草炙，一钱　水二钟，姜五片，煎一钟，无时服。

犀角散

犀角屑　甘菊花　前胡　枳壳麸炒黄　石菖蒲　羌活　泽泻　木通　生地黄各半两　麦门冬去心，二两　甘草炙，二钱半　为末，每服三钱，水煎，去滓，温服。

本事地黄汤

生地黄一两半　枳壳　羌活　桑白皮各一两　磁石捣碎，水淘三二十次，去尽赤汁为度。二两　甘草　防风　黄芩　木通各半两　为粗末，每服四钱，水煎，去滓，日二三服。

益肾散

磁石制　巴戟　川椒开口者。各一两　石菖蒲　沉香各半两　上为细末，每服二钱，用猪肾一只细切，和以葱白、少盐并药，湿纸十重裹煨，令香熟，空心细嚼，温酒送下。

桂星散

辣桂　川芎　当归　石菖蒲　细辛　木通　木香　白蒺藜炒，去刺　麻黄去节　甘草炙，一钱　白芷梢　天南星煨制。各一钱半　水二钟，葱白二根，紫苏五叶，姜五片，煎一钟，食后服。一方加全蝎去毒，一钱。

磁石丸

磁石火煅，醋淬七次　防风　羌活　黄芪盐水浸，焙　木通去皮　白芍药　桂心不见火。各一两　人参半两　为细末，用羊肾一对，去脂膜捣烂，打酒糊为丸，桐子大，每服五十丸，空心，温酒、盐汤下。

清神散

甘菊花　白僵蚕炒。各半两　羌活　荆芥穗　木通　川芎　防风各四钱　木香一钱　石菖蒲　甘草各一钱半　为末，每服二钱，食后茶清调服。

通气散

茴香　木香　全蝎　延胡索　陈皮　菖蒲各一钱　羌活　僵蚕川芎　蝉蜕各半钱　穿山甲二钱　甘草一钱半　为末，每服三钱，温酒调下。

通神散

全蝎一枚　地龙　土狗各二个　明矾半生半煅　雄黄各半两　麝香一字　上为末，每用少许，葱白蘸入耳中，闭气，面壁坐一时。三日一次。

通耳法

磁石用紧者，如豆大一块　穿山甲烧存性，为末，一字　上二味，用新棉花裹了，塞所患耳内，口中衔少生铁，觉耳内如风雨声即愈。

追风散

藜芦　雄黄　川芎　石菖蒲　全蝎　白芷　藿香　鹅不食草　薄荷　苦丁香各等分　麝香少许　上为细末，每用些少吹鼻中。如无鹅不食草，加片脑少许。

蓖麻子丸

蓖麻子三十一个，去油用　皂角煨，取肉，半锭　生地龙中者一条　全蝎二个，焙　远志去心　磁石火煅，醋淬七次，研细，水飞　乳香各二钱　上为细末，以黄蜡熔和为丸，塞耳中。

胜金透关散

川乌头一个，炮　细辛各二钱　胆矾半钱　鼠胆一具　上为细末，用鼠胆调和匀，再焙令干，研细，却入麝香半字，用鹅毛管吹入耳中。吹时口含茶清，待少时。

龙齿散

龙齿　人参　白茯苓　麦门冬去心　远志去心。各半两　丹砂　铁粉　龙脑　牛黄　麝香各二钱半，俱另研　为细末，研匀，每服半钱匕，食后，用沸汤调服，日三服。

芎归饮

川芎　当归　细辛各半两　石菖蒲　官桂　白芷各三钱　每服三钱，水二盏，入紫苏、姜、枣，煎至一盏服。

黄芪丸

黄芪一两　沙苑蒺藜炒　羌活各半两　黑附子大者一个　羖羊肾一对，焙干　为末，酒糊丸，桐子大，每服四十丸，煨葱、盐汤下。

黍粘子汤

桔梗半两　桃仁一钱　柴胡　黄芪各三分　连翘　黄芩　黍粘子　当归梢　生地黄　黄连各二分　蒲黄　炙甘草　草龙胆　昆布　苏木　生甘草各一分　红花少许　水煎，稍热服，食后。忌寒药。

柴胡清肝饮

川芎　当归　白芍　生地　柴胡　黄芩　山栀　花粉　防风
牛蒡　连翘　甘草　作痒亦可服。

柴胡聪耳汤

柴胡三钱　连翘四钱　水蛭半钱，炒，另研　虻虫三个，去翅足，研
麝香少许，研　当归身　人参　炙甘草各一钱　上除另研外，以水
二盏，姜三片，煎至一盏，下水蛭等末，再煎一二沸，食远，稍
热服。

蔓荆子散

蔓荆子　赤芍药　生地黄　桑白皮　甘菊花　赤茯苓　川升麻
麦门冬去心　木通　前胡　炙甘草各一钱　水二盏，姜三片，枣二
枚，煎一盏服。

红绵散

白矾二钱　胭脂二字　研匀，先用绵杖子撮去脓及黄水尽，用别
绵杖子引药入耳中，令到底，掺之即干。

透冰丹治一切风疾。

川大黄去粗皮　山栀　蔓荆子去白皮　白茯苓去皮　益智仁去皮
威灵仙去芦头，洗，焙干　白芷各半两　香墨烧，醋淬，干，研细　麝香
研，各一钱　茯神去木，半两　川乌二两，用河水浸半月，切作片，焙干，用盐
炒　天麻去苗　仙灵脾叶洗，焙　为细末，炼蜜和如麦饭相似，以真
酥涂杵臼，捣万杵。如干，旋入蜜，令得所和成剂。每服旋丸如桐
子大，用薄荷自然汁同温酒化下两丸。中风涎潮，皂荚、白矾汤化
四丸；小儿惊风，薄荷汁化下一丸。

益气聪明汤

黄芪　人参各五钱　升麻一钱半　葛根二钱　蔓荆子三钱　芍药
黄柏酒炒，各二钱　炙甘草一钱　每服四钱，水二盏，煎一盏，临睡热

服，五更再煎服。

鼻

防风汤

防风半两　栀子七枚　升麻一两　石膏研，三两　桂去皮，半两　麻黄去节，七钱半　木通一两二钱半　上咬咀，每服三钱，水煎，空心温服，日再。

清肺饮

辛夷六分　黄芩　山栀　麦冬　百合　石膏　知母各一钱　甘草五分　枇杷叶三片　升麻三分

辛夷膏

辛夷叶二两　细辛　木通　木香　白芷　杏仁汤浸，去皮尖，研，各半两　上用羊髓、猪脂二两和药，于石器内慢火熬成膏，取赤黄色，放冷，入龙脑、麝香各一钱，为丸，绵裹塞鼻中，数日内脱落即愈。

乌犀丸

乌犀镑　羚羊角镑　牛黄研　柴胡净，各一两　丹砂研　天门冬去心　贝母去心，炒　胡黄连　人参各半两　麦门冬去心，焙　知母各七钱　黄芩　炙甘草各二钱半　为细末，研匀，炼蜜丸，如梧子大，每服二十丸，空心，温酒送下。

犀角散

犀角屑　木通　升麻　赤茯苓　黄芪　马牙硝　杏仁去皮尖、双仁，炒黄。各半两　麦门冬去心，一两　朱砂研　龙脑研　炙甘草各二钱半为末，每服一钱，食后，竹叶汤调下。

桑根白皮散

桑根白皮　木通　大黄剉，炒。各二两　升麻一两半　石膏　葛根各三两　甘草炙赤，一两　每服三钱，水一盏，煎六分，食后温服。

宣脑散

川郁金　川芎　青黛　薄荷　小黄米各二分　上为细末，每用少许，口噙冷水，搐鼻中。

口

生津方

兜铃　水芹　旋覆花　酱瓣草俱鲜者，取汁　薄荷叶　五倍子各四两　捣作饼，盒七日，出白毛，又采前四种取汁拌捣，待干，又拌汁捣，不拘通数。每用五厘，入口津液涌溢。

金花丸

黄连　黄柏　黄芩　栀子　大黄便秘加之　等分末之，水丸，每服三十丸，白汤下。

升麻饮

升麻　玄参　黄连　羚羊角镑　黄芩　葛根　大黄　麦门冬去心羌活　防风　甘菊花各半两　人参　知母　炙甘草各二钱半　上㕮咀，每服三钱，水一盏，煎七分，去滓温服，食后。一方无人参，有牛蒡子。

黄连散

黄连　朴硝　白矾各半两　薄荷一两　上为粗末，用腊月黄牛胆，将药入胆内，风头挂两月，取下。如有口疮，旋将药研细，入于口疮上，去其热涎即愈。

赴筵散

黄连　黄芩　黄柏　栀子　干姜　细辛　等分为末，搽之。

滋阴四物汤

即四物汤加黄柏、知母、丹皮、肉桂。

柳花散

黄柏一钱　青黛二钱　肉桂一钱　冰片二分　为末，敷之。

玄参散

玄参　升麻　独活　麦冬　黄芩　黄柏　大黄　栀仁　前胡　犀角　炙草

冰硼散

冰片五分　朱砂六分　玄明粉　硼砂各五钱　为末，搽之。

口疳药

薄荷末三分　儿茶一分半　黄柏一厘　龙骨醋煅，二厘　白芷二厘半。肿痛倍用　生甘草五厘　珍珠五厘　冰片三厘　研细末，口疳吹之即愈。初起热甚，倍薄荷。久病，多加儿茶、龙骨、珍珠即长肉。痧痘后，去黄柏、龙骨，加牛黄。疳重，加滴乳石、朱砂各少许。

清热补气汤

人参　白术　茯苓　当归　白芍各一钱　升麻　五味　麦冬　玄参　炙甘草各五分　如不应，加姜、附。

加减甘露饮

熟地黄　生地黄　天门冬去心　黄芩　枇杷叶去毛　山茵陈　枳壳　金钗石斛各一两　甘草　犀角各五钱　为末，每服二钱，水一盏，煎七分，临卧温服。小儿量减。

唇

济阴地黄丸

五味子　熟地黄杵膏　麦门冬　当归　肉苁蓉　山茱萸去核　干山药　枸杞子　甘州菊花　巴戟肉各等分　为末，蜜丸，桐子大，每服七八十丸，空心，食前，白汤送下。

柴胡清肝散

柴胡　黄芩炒。各一钱　黄连炒　山栀炒。各七分　当归二钱　川芎六分　生地黄一钱　升麻八分　牡丹皮一钱　甘草三分　上水煎服。

泻黄饮子

白芷　升麻　枳壳麸炒　黄芩　防风各一钱半　半夏姜汤泡七次，一钱　石斛一钱二分　甘草七分　水二钟、姜三片，煎八分，饭后服。

栀子金花汤

黄连　黄芩　黄柏　栀子　大黄

齿

羌活附子汤

麻黄去节　黑附子炮。各三分　羌活　苍术各五分　黄芪一分　防风　甘草　升麻　白僵蚕炒，去丝　黄柏　白芷各三分　佛耳草有寒嗽者用之，如无，不用　上水煎服。

白芷散

麻黄去节　草豆蔻各一钱半　黄芪　桂枝各二钱　吴茱萸　白芷各四分　藁本三分　羌活八分　当归身　熟地黄各五分　升麻一钱　上为细末，先用水漱洗，以药擦之。

立效散

防风一钱　升麻七分　炙甘草三分　细辛二分　草龙胆酒洗，四分

上水一盏，煎五分，去滓，以匙抄在口中滞痛处，少时立止。

清胃散

生地黄酒洗，三分　升麻　牡丹皮半钱　当归身三分　拣黄连三分，

如连不好，更加二分。夏倍之　上五味，同为细末，水煎至一半，候冷

呷之。

独活散

羌活　防风　川芎　独活　石膏　荆芥　升麻　干葛　生地黄

细辛　白芷　赤芍药　黄芩　甘草　上加薄荷，煎服。

茵陈散

茵陈　连翘　半夏　荆芥穗　麻黄　升麻　黄芩　牡丹皮　射

干　羌活　独活　大黄炮　薄荷　僵蚕各二钱半　细辛半两　牵牛一两

为细末，每服三钱，水一盏，先煎汤熟，下药末搅一搅，急泻出，

食后，连滓热服。

当归龙胆散

升麻一钱　麻黄　生地黄　当归梢　白芷　草豆蔻　羊胫骨灰

草龙胆　黄连各等分　上为末，擦之。

益智木律散

草豆蔻二钱二分　益智仁　当归身　熟地黄　羊胫骨灰各五分

木律二分　升麻一钱半　黄连四分　上为细末，擦之。如寒牙痛，去

木律。

草豆蔻散

草豆蔻一钱二分　黄连　升麻各二钱半　细辛叶　防风各二分　熟

地黄　羊胫骨灰各五分　当归身六分　为细末，痛处擦之。

麝香散

麝香少许　升麻一钱　黄连　草豆蔻各一钱半　熟地黄　麻黄各一分　益智仁二分半　羊胫骨灰二钱　人参　生地黄　当归　汉防己酒制。各三分　为细末，每用少许擦牙疼处，嚼良久，有涎吐去。

升麻散

细辛焙　黄柏　知母　防己　黄连　升麻　白芷　蔓荆子　牛蒡子　薄荷　上薄荷汤调服及擦牙根，或煎服亦可。

牢牙散

升麻　生地黄　石膏各一钱　白茯苓　玄参各二分　羊胫骨灰　梧桐律各三分　黄连一钱三分　麝香少许，另研　上为细末，研匀，每用少许，临卧擦牙，复以温水漱去。

又方

槐枝　柳枝各长四寸，四十九枝　皂角不蛀者，七茎　盐四十文重　上同入瓷瓶内，黄泥固济，糠火烧一夜，候冷取出，研细，用如常法。

白牙散

升麻一钱　羊胫骨灰二钱　白芷七分　石膏一钱半　麝香少许　上为细末，先用温水漱口，擦之妙。

羊胫散

地骨五钱　羊胫烧灰，五钱　石膏　五钱　升麻五钱　为末，擦牙。

还少丹

熟地二两　山药　牛膝酒浸　枸杞酒浸。各两半　萸肉　茯苓　杜仲姜汁炒　远志去心　五味子炒　楮实酒炒　小茴香炒　巴戟酒浸　肉苁蓉酒浸。各一两　石菖蒲五钱　加枣肉，蜜丸，盐汤或酒下。

甘露饮

枇杷叶刷去毛　熟地黄　天门冬去心，焙　枳壳去穰，麸炒　山茵陈_{去梗}　生地黄　麦门冬_{去心，焙}　石斛_{去芦}　炙甘草　黄芩　上等分为末，每服二钱，水一盏，煎七分，去滓，食后临卧。小儿量减与之。

露蜂房散

露蜂房_炙　荆芥　川椒_{去目及合口者，炒出汗}　地骨皮　松节　青盐　白矾_{枯。各一两}　为细末，每用半钱，绵裹于患处，咬之，有涎吐之。

川升麻散

川升麻　白附子_{炮。各一两}　为细末，研匀，于八月内取生地黄四斤，洗去土，绞取汁二大盏，即下药搅，令匀，放瓷器中。每用以柳枝绵裹，一头点药，炙令热，烙齿根下缝中，更涂膏少许即验。

芜荑消疳汤

雄黄　芜荑　生大黄　芦荟　川黄连　胡黄连　黄芩

芦荟消疳饮

芦荟　柴胡　黄连　胡连　牛蒡　玄参　桔梗　栀子　石膏　薄荷　羚羊角_{各五分}　甘草　升麻_{各三分}　竹叶_{十片}

人中白散

人中白_{二钱}　儿茶_{一钱}　黄柏　薄荷　青黛_{各六分}　冰片_{五厘}　搽之，使涎流出。

清阳散火汤

升麻　白芷　黄芩　牛蒡　连翘　石膏　防风　当归　荆芥　蒺藜_{各一钱}　甘草_{五分}　煎服。

舌

玄参升麻汤

玄参　升麻　犀角　赤芍药　桔梗　贯众　黄芩　甘草各等分
每服四钱，水煎。

清热化痰汤

贝母　天花粉　枳实炒　桔梗各一钱　黄芩　黄连各一钱二分　玄
参　升麻各七分　甘草五分　上水煎服。

牛黄散

牛黄研　汉防己各七钱半　犀角二钱半　羚羊角屑　人参　桂心
牛蒡子炒　生地黄　炙甘草各半两　为细末，研匀，每服三钱，水一
中盏，煎六分，连滓温服，不时。

升麻汤

升麻　赤芍药　人参　桔梗　干葛　甘草　上㕮咀，姜煎，温
服。一方有黄连、黄芩、大黄、玄参、麦门冬。

碧雪

芒硝　青黛　寒水石　石膏煅，各飞、研　朴硝　硝石　马牙硝
各等分　甘草煎汤二升，入诸药再煎，用柳枝不住搅，令溶方入青黛
和匀，倾入砂盆内，冷即成霜，研末。每用少许，以津含化。如喉
闭，以竹管吹入喉中。

花粉散

花粉　胡连　黄芩各八分　僵蚕　鲜皮各五分　大黄五分　牛黄
滑石各二分五厘　为末，竹叶汤服二钱。

泻心汤

当归　白芍　生地　麦冬　犀角　山栀　黄连各一钱　甘草　薄
荷各五分

甘露饮

枇杷叶　石斛　黄芩　麦门冬去心　生地黄　炙甘草等分　上咬咀，每服五钱，水二盏，煎八分，去滓，无时，温服。

清热补血汤

当归酒洗　川芎　芍药　熟地黄酒洗。各一钱　玄参七分　知母五味子　黄柏　麦门冬去心　柴胡　牡丹皮各五分　上水煎服。

咽　喉

清咽利膈汤

牛蒡子炒，研　连翘去心　荆芥　防风　栀子生，研　桔梗　玄参黄连　金银花　黄芩　薄荷　甘草各一钱，生　大黄　朴硝各一钱　水二钟，淡竹叶二钱，煎八分，食远服。

桐油饯

温水半碗，加桐油四匙，搅匀，用硬鸡翎蘸入喉内，捻之，连探四、五次，其痰壅出。再探再吐，以人醒声高为度。

益气清金汤

苦桔梗三钱　黄芩二钱　浙贝母去心，研　麦冬去心　牛蒡子各一钱五分。炒，研　人参　白茯苓　陈皮　生栀子研　薄荷　甘草各一钱，生　紫苏五分　竹叶三十片　水三钟，煎一钟，食远服，渣再煎服。

消瘤碧玉散

硼砂三钱　冰片　胆矾各三分　共研细末，用时以箸头蘸药点患处。

解毒雄黄丸《局方》、《准绳》巴豆十四粒，余各一两。

雄黄二钱五分　郁金二钱五分　巴豆二十粒，去皮、油　共为细末，醋糊为丸，如绿豆大，热茶清下七丸，吐出顽痰立苏，未吐再服。已死，心头犹热，斡开口灌之，无有不活。小儿惊风、痰壅，二、三丸。

金丹消肿出痰，性迅利，善走内，轻症不宜用。

枪硝一钱八分　蒲黄四分，生　僵蚕一钱　牙皂一分半　冰片一分
研细，共为末，吹入。

碧丹清热祛风，解毒，出痰涎，轻症用之。重症与金丹合用，痰壅金六碧四，因病轻重，定药多寡。

玉丹三分　百草霜半茶匙　玄丹一粒　甘草灰三茶匙　冰片五厘
薄荷去根，春夏四分，秋冬二分　共为末吹。欲出痰，加制牙皂少许。

玄丹吹喉用。

白肥灯草，水湿透，用竹管浸湿，以湿纸塞紧一头，将灯草纳管内，以筋筑实口，用湿纸封塞，入炭煅，烟绝，管通红，取出，先湿一砖，将管放砖上，以碗覆之，待冷取起，剥去外管灰、两头纸灰，内灯草灰，黑色成团者佳。

甘桔汤

苦桔梗一两　炙甘草二两　每服三钱，水一盏，煎七分，食后温服。

牛黄清心丸

九转胆星一两　雄黄　黄连末各二钱　茯神　元参　天竺黄　五倍末　荆芥　防风　桔梗　犀角末　当归各一钱　冰片　麝香　珍珠各五分。豆腐煮　京牛黄　轻粉各三分　各研极细，共和一处，再研匀，甘草熬膏，和丸，如龙眼大，朱砂为衣，日中晒干，收入瓷瓶内，将瓶口堵严，勿令出气。临服时一丸，薄荷汤磨服。

喉痹饮

桔梗　玄参　牛蒡　贝母　薄荷　僵蚕　甘草　前胡　忍冬花

花粉　灯心

紫雪散

犀角镑　羚羊角镑　石膏　寒水石　升麻各一两　元参二两　甘草八钱，生　沉香剉　木香剉。各五钱　水五碗煎药，剩汤一碗，将渣用绢滤去，将汤再煎滚，投提净朴硝三两六钱，文火慢煎，水气将尽，欲凝结之时，倾入碗内，下朱砂、冰片各三钱，金铂一百张，各预研细和匀，将药碗安入凉水盆中，候冷，凝如雪为度。大人每用一钱，小儿二分，十岁者五分，徐徐咽之即效。或用淡竹叶、灯心煎汤化服亦可。咽喉肿痛等证，吹之亦效。

八宝珍珠散

儿茶　川连末　川贝母去心，研　青黛各一钱五分　红褐烧灰存性官粉　黄柏末　鱼脑石微煅　琥珀末各一钱　人中白二钱，煅　硼砂八分　冰片六分　京牛黄　珍珠各五分。豆腐内煮半炷香时，取出研末　麝香三分　各研极细末，共兑一处，再研匀，以细笔管吹入喉内烂肉处。

广笔鼠粘汤

生地黄　浙贝母各三钱。去心，研　元参　甘草各二钱五分，生　鼠粘子酒炒，研　花粉　射干　连翘各二钱。去心　白僵蚕一钱，炒，研苦竹叶二十片，水二钟，煎八分，饥时服。

矾精散

白矾不拘多少，研末，用方砖一块，以火烧红，洒水于砖上，将矾末布于砖上，以瓷盘覆盖，四面灰壅一日夜，矾飞盘上，扫下用。二钱　白霜梅二个，去核　真明雄黄　穿山甲各一钱。炙　共研细末，以细笔管吹入喉内。

清凉散

硼砂三钱　人中白二钱，煅　黄连末一钱　南薄荷六分　冰片五分青黛四分　共为极细末，吹入喉癣腐处。

清灵膏

薄荷三钱　贝母二钱　甘草六分　百草霜六分　冰片三分　玉丹二钱　玄丹八分　上细末，蜜调，噙化，随津咽入。

甘桔射干汤

桔梗二钱　甘草　射干　连翘　山豆根　牛蒡　玄参　荆芥防风各一钱　竹叶煎。

木香四七丸

木香五分　射干　羚羊角　犀角　槟榔各一钱　玄参　桑白皮升麻各一钱五分　半夏　厚朴　陈皮各一钱　赤茯苓　生姜煎服。

清咽屑

半夏制，一两　橘红　川大黄酒制。各五钱　茯苓　紫苏叶　风化硝　直僵蚕炒　桔梗各二钱　连翘　诃子肉　杏仁　甘草各一钱二分上为末，姜汁、韭汁和，捏成饼，晒干，筑碎，如小米粒大，每用少许，置舌上干咽之，食后、临卧为佳。

玉丹吹喉用。

明矾碎如豆大，入倾银罐内，以木炭火煅，不住手搅，无块为度。再用好硝打碎，徐徐投下十分之三。再用官硼打碎，亦投下十分之三。少顷，再投入生矾，俟烊，再入前投硝、硼，如是渐增，直待铺起罐口，高发如馒头样方止。然后驾生炭火烧至干枯，用瓦一片覆罐上，待片时取出，将牛黄末少许，用水五六匙和之，即以匙抄滴丹上，将罐仍入火烘干，取下，连罐并瓦覆在净地上，用纸盖之，再用瓦覆之，过七日收用。留轻松无竖纹者用。

雪梅丹吹喉用。

大青梅破开去核，将明矾入内，竹签钉住，武火煅。梅烬勿用，止用白矾，轻白如腻粉，用出涎清痰甚捷，此秘方也。

玉屑无忧散

玄参_{去芦} 贯众_{去芦} 滑石_研 砂仁 黄连_{去须} 甘草_炙 茯苓 山豆根 荆芥穗_{各半两} 寒水石_{煅,一两} 硼砂_{一钱} 为细末,每服一钱,干掺舌上,以清水咽下。

喑

七珍散

人参 石菖蒲 生地 川芎_{各一两} 细辛 防风 辰砂_{另研。各半两} 上为细末,每服一钱,薄荷汤下。

发声散

栝蒌皮_剉 白僵蚕_{去头} 甘草_{各等分,各炒黄} 上为细末,每服三钱,温酒或生姜自然汁调下。用五分,绵裹噙化,咽津亦得,日两三服。

玉粉丸

半夏_{五钱} 草乌_{二钱半,炒} 桂_{二分半} 姜汁糊丸,芡实大,每夜含化一丸。

蛤蚧丸

蛤蚧_{一对,去嘴足,温水浸去膜,刮了血脉,醋炒} 诃子_{煨,去核} 阿胶_炒 生地 麦冬_{去心} 细辛_{去苗} 炙甘草_{各五钱} 蜜丸,枣大,食远,含化。

杏仁煎

杏仁 姜汁 砂糖 白蜜_{各一两} 五味子 紫菀_{各七钱} 通草 贝母_{各四钱} 桑皮_{五钱} 水煎,时服。

诃子汤

诃子四个，半生半炮　桔梗一两，半生半炙　甘草二寸，半生半炙　为细末，每服二钱，童便一盏，水一盏，煎五七沸，温服。甚者不过三服愈。

又方

大诃子四个　桔梗三两　甘草二两。制法同上　每服一钱匕，入砂糖一小块，水五盏，煎至三盏，时时细呷，一日服尽，其效甚捷。

皮毛、须发、肌肉、筋骨、四肢、二阴

苇茎汤

苇茎二升　薏苡仁炒　瓜瓣各半升，即冬瓜仁　桃仁五十粒，去皮尖，炒，研　水煎服。

八仙汤

当归　茯苓各一钱　川芎　熟地　陈皮　半夏　羌活各七分　白芍八分　人参　秦艽　牛膝各六分　白术四钱　桂枝三分　柴胡　甘草各四分　防风五分

三青膏染须。

生胡桃皮，生酸石榴皮，生柿子皮，先将石榴剜去子，入丁香装满，共秤过分两。然后将胡桃皮、柿子皮秤等分，晒干。同为细末，用牛乳和匀，盛于锡瓶中，封口，埋马粪内，十日取出。将线一条扯紧，点药于中试之，如走至两头皆黑者，药即中用。如不然，再埋马粪中数日。即照此法染须发。

厥

人参固本丸

人参二两　熟地　生地　麦冬炒　天冬炒。各四两　蜜丸。

蒲黄汤

蒲黄二两，炒褐色　清酒十六盏，热沃之　温服。

二十四味流气饮

丁香　肉桂　草果　麦门冬　赤茯苓　木通　槟榔　枳壳　厚朴　木瓜　青皮　陈皮　木香　人参　白术　大腹皮　甘草　紫苏　香附　菖蒲　蓬莪术

四逆汤

甘草二两，炙　干姜一两半　附子一枚，生用，去皮，破八片　水三升，煮一升二合，去滓，分温再服。强人可附子一枚，干姜三两。

六物附子汤

附子　肉桂　防己各四钱　炙甘草二钱　白术　茯苓各三钱

通脉四逆汤

甘草炙，三两　干姜三两，强人可四两　附子大者一枚，生用，去皮，破八片　上三味，以水三升，煮取一升二合，去滓，分温再服。加减法：面色赤者，加葱九茎。葱味辛，以通阳气。腹中痛者，去葱，加芍药二两。芍药之酸，通塞利腹中，痛为气不通也。呕者加生姜二两，辛以散之，呕为气不散也。咽痛者，去芍药，加桔梗一两。咽中如结，加桔梗则能散之。利止脉不出者，去桔梗，加人参一个。利止脉不出者，亡血也，加人参以补之。经曰：脉微而利，亡血也，四逆加人参汤主之。脉病皆与方相应者，乃可服也。

当归四逆汤

当归三两，辛温　桂枝三两，辛热　芍药三两，酸咸　细辛二两，辛热

大枣二十五个　甘草二两，炙，甘平　通草二两，甘平　上七味，以水八升，煮取三升，去滓，温服一升，日三服。

抽 搐

凉惊丸

龙胆末　防风末　青黛研。各三钱匕　钩钩藤末，二钱匕　牛黄　麝香各一字匕　黄连末，五钱匕　龙脑研，一钱匕　同研，面糊丸，粟米大，每服三五丸至一二十丸，煎金银汤下。

续断丸

续断酒浸　川芎　当归酒浸　半夏姜制　橘红　干姜炮。各一两　桂心　甘草炙。各半两　上为细末，蜜丸，桐子大，每服百丸，白汤下。

续命煮散

防风　独活　当归　人参　细辛　葛根　芍药　川芎　甘草　熟地黄　远志　荆芥　半夏各五钱　桂心十钱半　每服一两，水二盏，生姜三片，煎八分，通口服。汗多者加牡蛎粉一钱半。

独活汤

独活　羌活　人参　防风　当归　细辛　茯苓　远志　半夏　桂心　白薇　菖蒲　川芎各五钱　甘草炙，二钱半　每服一两，水二盏，姜五片，煎八分，食后温服。

颤 振

摧肝丸

生胆南星　钩钩藤　黄连酒炒　滑石水飞　铁华粉各一两　青黛三钱　僵蚕炒,五钱　天麻酒洗,二两　辰砂飞,五钱　大甘草二钱　为末,以竹沥一碗,姜汁少许,打糊丸,绿豆大,食后及夜,茶下一钱五分。忌鸡、羊肉。

参术汤

人参　白术　黄芪各一钱　白茯苓　炙甘草　陈皮各一钱　水煎,食前服。甚者加附子。童便制,一钱。

补心丸

当归酒洗,一两半　川芎　粉甘草各一两　生地黄一两半　远志去心,二两半　酸枣仁炒　柏子仁各三两。去油　人参一两　朱砂五钱,另研　金箔二十片　麝香一钱　琥珀三钱　茯神七钱　牛胆南星五钱　石菖蒲六钱　上为细末,蒸饼糊丸,如绿豆大,朱砂为衣,每服七八十丸,津咽下,或姜汤送下。

定振丸

天麻蒸熟　秦艽去芦　全蝎去头尾　细辛各一两　熟地黄　生地黄　当归酒洗　川芎　芍药煨。各二两　防风去芦　荆芥各七钱　白术　黄芪各一两五钱　威灵仙酒洗,五钱　为末,酒糊丸,桐子大,每服七八十丸,食远,白汤下或温酒送下。

脚 气

苡仁酒

薏苡仁 牛膝各二两 海桐皮 五加皮 独活 防风 杜仲各一两 熟地黄一两半 白术半两 上为粗末，入生绢袋内，用好酒五升浸，春、秋、冬二七日，夏月盛热，分作数帖，逐帖浸酒。每日空心温服一盏或半盏，日三、四服，常令酒气醺醺不绝。久服觉皮肤下如数百条虫行，即风湿气散。

羌活导滞汤

羌活 独活各半两 防己三钱 大黄酒煨，一两 当归三钱 枳实麸炒，二钱 每服五钱或七钱，水二盏，煎至七分，温服。微利则已，量虚实加减。

加味败毒散

人参去芦 赤茯苓去皮 甘草炙 芎劳 前胡去芦 柴胡去芦 羌活去芦 独活去芦 枳壳去穰，麸炒 桔梗去芦 大黄 苍术米泔浸，各等分 每服五七钱，水一盏半，姜五片，薄荷五叶，煎至一盏，热服。皮肤瘙痒、赤疹，加蝉蜕。

加味二妙丸

苍术一两 酒黄柏一两 牛膝盐、酒炒 酒当归 川萆薢 防己 龟板酥炙。各五钱 酒糊丸。

茱萸丸

吴茱萸 木瓜各等分 为细末，酒糊丸，如桐子大，每服五十丸至百丸，温酒送下。或以木瓜蒸烂，研膏为丸尤佳。

茱萸木瓜汤

吴茱萸半两 干木瓜一两 槟榔一两 上㕮咀，每服八钱，以水一钟半，生姜五片，煎至一钟，去滓，温服，不拘时候。

大腹子散

大腹子　紫苏　木通　桑白皮　羌活　木瓜　荆芥　赤芍药　青皮　独活各一两　枳壳二两　每服四钱，水一盏，姜五片，葱白七寸煎，去渣，空心，温服。

三脘散

独活　白术　木瓜焙干　大腹皮炙黄　紫苏各一两　甘草炙，半两　陈皮汤浸，去白　沉香　木香　川芎　槟榔麸裹煨热。各七钱半　上共杵为粗散，每服二钱半，水二盏，同煎至一盏，去渣，分三服，热服，取便利为效。

桑白皮散

桑白皮　赤茯苓去皮　柴胡去芦。各一两　生干地黄一两半　甘草炙，半两　射干　枳壳去穰，麸炒　贝母　前胡去芦　赤芍药　天门冬去心　百合　槟榔各七钱半　每服八钱，水一盏半，生姜五片，煎六分，去渣温服，无时。

犀角散

犀角屑　枳壳去穰，麸炒　沉香各七钱半　槟榔　紫苏茎叶　麦门冬去心　赤茯苓去皮。各一两　木香　防风各半两　石膏研细，一两　上咬咀，每服八钱，以水一中盏半，煎至一大盏，去渣，入淡竹沥一合，更煎一二沸，温服，不拘时候。

沉香散

沉香　赤芍药　木通　紫苏茎叶　诃梨勒皮　槟榔各一两　吴茱萸半两　上咬咀，每服八钱，水一中盏半，入生姜五片，煎一大盏，去渣温服，不拘时。

半夏散

半夏汤洗七次，切片　桂心各七钱半　赤茯苓去皮　人参去芦　陈橘皮去白　前胡去芦　槟榔各一两　紫苏叶一两半　上咬咀，每服五钱，水一钟半，姜七片，淡竹茹二钱，煎至七分，去渣温服，无时。

橘皮汤

陈橘皮去白　人参去芦　紫苏叶各一两　上咬咀，每服八钱，姜五片，清水一盏半，煎八分，温服。

芎芷香苏饮

川芎七钱　甘草二钱　紫苏叶　干葛　白茯苓　柴胡各半两　半夏六钱　枳壳炒，三钱　桔梗生，二钱半　陈皮三钱半　每服三钱，水一盏，姜三片，枣一枚，煎八分，温服，无时。

虎骨四斤丸

宣州木瓜去瓤　天麻去芦　肉苁蓉洗净　牛膝去芦，各焙干，秤一斤　附子炮，去皮尖，二两　虎骨酥涂炙，一两　以上各如法修制，先将前四味用无灰酒五升浸，春秋各五日，夏三日，冬十日，取出焙干，入附子、虎骨，共细研末，用浸药酒打面糊丸，如桐子大，每服五十丸，食前，盐汤下。

赤白浊

清心莲子饮

黄芩　麦门冬　地骨皮　车前子　甘草炙。各一钱　石莲肉　白茯苓　黄芪蜜炒　人参各七分半　上另用麦门冬二十粒，水二盏，煎一钟，水中沉冷，空心，温服。发热加柴胡、薄荷。一方加远志、菖蒲各一钱。

萆薢分清饮

益智仁　川萆薢　石菖蒲　乌药各等分　上咬咀，每服四钱，水一盏，入盐一捻，煎七分，食前。一方加茯苓、甘草。

妙香散

山药姜汁炒，二两　黄芪　人参各一两　白茯苓去皮　远志去心　茯神去木。各一两　朱砂二钱　炙草二钱　桔梗三钱　木香一钱半　麝一钱

共为末，酒调服二钱。

清浊饮

石莲　茯神　山药　茯苓　芡实　熟地　枸杞　莲须　牡蛎椿根　用萹蓄二两煎汁，入前药再煎。

便浊饮

白茯苓　半夏　甘草梢　泽泻　车前　土牛膝　萆薢

小菟丝子丸

石莲肉二两　白茯苓焙干，一两　菟丝子酒浸，研，五两　山药二两，内七钱半打糊　上为细末，用山药糊搜和为丸，如梧子大，每用五十丸，温酒或盐汤下，空心服。如脚膝无力，木瓜汤下，晚食前再服。

遗　精

锁精丸

破故纸炒　青盐各四两　白茯苓　五倍子各一两　为末，酒煮糊丸，梧子大，每服三十丸，空心，温酒或盐汤下。

固本丸

山药　枸杞　五味　山萸　锁阳　酒黄柏　酒知母各一两　人参黄芪　石莲　蛤粉各一两二钱　白术三两　山药打糊丸。

金樱丸

枸杞　金樱　莲须　芡实　莲肉　山萸各一两　当归　熟地　茯

苓各一两　酒糊丸。

凤髓丹

黄柏二钱　砂仁一两　甘草五钱　猪苓　茯苓　莲蕊　半夏　益智仁各二钱半　芡实打糊丸。

固真散

龙骨　韭子各一钱　为末，酒调下。

远志丸

茯神去木　白茯苓去皮　人参　龙齿各一两　远志去心，姜汁浸　石菖蒲各一两　为末，蜜丸，桐子大，以辰砂为衣，每服七十丸，空心，热姜汤下。

交感汤

茯神四两，香附一斤，蜜丸，弹子大，名交感丹。若用此方加甘草少许，为末，热汤调服，则名交感汤。治心肾不交，遗泄，能益气清神，降火升水。

玉华白丹

钟乳粉炼成者，一两　白石脂净瓦阁起，煅红，研细，水飞　阳起石用甘锅于大火中煅，令通红取出，酒淬，放阴地令干。各半两　左顾牡蛎七钱，洗，用韭子捣汁，盐泥固济，火煅，取白者　上四味，各研。令细如粉，方拌和作一处，令研匀，一二日，以糯米粉煮糊为丸，如芡实大，入地坑，出火毒一宿。每服一粒，空心，浓煎人参汤，放冷送下，熟水亦得。

固阳丸

黑附子炮，三两　川乌头炮，二两　白龙骨一两　补骨脂　舶上茴香　川楝子各一两七钱　为末，酒糊丸，如桐子大，每服五十丸，空心，温酒送下。

猪苓丸

用半夏一两，破如豆大；猪苓末二两，先将一半炒半夏，色黄不令焦，出火毒；取半夏为末，糊丸，桐子大，候干，更用前猪苓末一半同炒微裂，入砂瓶内养之。空心，温酒、盐汤下三四十丸。常服，于申未间温酒下。半夏有利性，而猪苓导水。盖肾闭，导气使通之意也。

茯神汤

茯神去皮，一钱半　远志去心　酸枣仁炒。各一钱二分　石菖蒲　人参　白茯苓各一钱　黄连　生地黄各八分　当归一钱，酒洗　甘草四分
水二钟，莲子七枚，捶碎，煎八分，食前服。

黄柏丸

川黄柏炒褐色　水丸。

清心丸

黄柏一两　冰片一钱　蜜丸，每十丸，麦冬汤下。

珍珠粉丸

黄柏皮新瓦上炒赤　真蛤粉各一斤　为末，滴水丸，桐子大，每服百丸，温酒下。一方加知母、牡蛎各等分，黄柏盐酒制。

秘真丸

龙骨一两　大诃子皮五枚　缩砂仁半两　朱砂一两，研细，留一分为衣　面糊丸，绿豆大，每服一二十丸，温酒、熟水任下，不可多服。

八仙丹

伏火朱砂　真磁石　赤石脂　代赭石　石中黄　禹余粮石　乳香　没药各一两　上为末，研匀极细，糯米浓饮丸，桐子大或豆大，每服一粒，空心，盐汤下。

金锁正元丹

五倍子八两　补骨脂酒浸，炒，十两　肉苁蓉洗　紫巴戟去心　葫

芦巴炒。各一斤　茯苓去皮，六两　龙骨二两　朱砂三两，别研　上为末，入研药，令匀，酒糊丸，梧子大，每二十丸，空心，盐、酒任下。

龙胆泻肝汤

柴胡梢　泽泻各一钱　车前子　木通各五分　当归梢　龙胆草　生地黄各三分　上㕮咀，水三大盏，煎一盏，空心，稍热服，更以美膳压之。

封髓丹

黄柏　甘草　缩砂仁

阳　痿

固真汤

升麻　柴胡　羌活各一钱　炙甘草　泽泻各一钱半　草龙胆炒　知母炒　黄柏各二钱　剉如麻豆大，水三盏，煎一盏，稍热，空腹服，更以美膳压之。

柴胡胜湿汤

泽泻　升麻各一钱半　生甘草　黄柏酒制。各二钱　草龙胆　当归梢　羌活　柴胡　麻黄根　汉防己　茯苓各一钱　红花少许　五味子二十粒　上水三大盏，煎一盏，稍热服，食前。忌酒、湿面、房事。

疝

当归温疝汤

当归　白芍　附子　肉桂　延胡索　小茴香　川楝子　泽泻

吴茱萸　白茯苓　水煎服。

乌桂汤

川乌　蜂蜜　肉桂　白芍　炙甘草　生姜　大枣　水煎服。

十味苍柏散

苍术　黄柏　香附　青皮　益智　甘草　小茴香　南山楂　延胡索　桃仁　附子

茴楝五苓散

茴香　川楝子　五苓散_{见伤湿}。盐　葱

大黄皂刺汤

大黄　皂刺_{各三钱}　酒煎服。

夺命汤

吴茱萸_君　肉桂　泽泻　白茯苓

青木香丸

青木香_{五钱，酒、醋浸，炒}　吴茱萸_{一两}　香附_{一两，醋炒}　荜澄茄　乌药　小茴香_{各五钱}　川楝肉_{五钱}。用巴豆二十一枚研碎，拌炒，黄赤，去巴豆　为末合均，葱涎为小丸，每服三钱，酒、盐任下，立效，能治一切疝痛。

茴香楝实丸

川楝肉　小茴香　马兰花　芫花_{醋炒变焦色}　山茱萸　吴茱萸　食茱萸　青皮　陈皮_{各一两}　为末，醋糊为小丸，酒送二钱。

羊肉汤

羊肉_{一斤}　姜_{五两}　当归_{三两}　水八升，煎三升，服七合，日二服。

喝起汤

杜仲_{炒，去丝}　芦巴_{芝麻炒}　破故纸_炒　小茴_{盐水浸}　萆薢_{各一钱}　胡桃一个　盐少许

救痛散

肉蔻 木香各五分 三棱 马兰花醋炒 金铃子 茴香各一钱 痛时热酒煎服。

木香神效散

川楝三个。巴豆二个同炒，黄赤色，去巴豆 萆薢五分 石菖蒲 青木香各一钱 荔枝核二个 麝香少许 茴香炒，六分 盐少许 水酒各半煎。

茹神散

猪苓 泽泻 赤苓 赤芍 青皮 小茴 故纸 川楝 木通 车前 石韦 腹皮 官桂 槟榔 香附 急性子 红花子

七治金铃丸

川楝子四十九个，以斑蝥、巴豆肉各二十四个，莱菔子二钱半，各炒楝子七个，去斑蝥、巴豆、莱菔不用。又以盐一钱，小茴、故纸、黑丑各二钱，各炒楝子七个，盐、小茴、故纸、黑丑留用。外加大茴、青木香、广木香、辣桂各二钱五分，酒糊丸，盐汤下三十丸。

脱 肛

凉血清肠散

生地黄 当归 芍药各一钱二分 防风 升麻 荆芥各一钱 黄芩炒 黄连 香附炒 川芎 甘草各五分 上水煎服。

槐花散

槐花 槐角炒香黄。各等分 上为末，用羊血蘸药，炙热食之，以酒送下。

薄荷散

薄荷　骨碎补　金樱根　甘草　上水煎，入酒一匙，空心服。

收肠养血和气丸

白术炒　当归　白芍药炒　川芎　槐角炒　山药　莲肉各一两　人参七钱　龙骨煅　五倍子炒　赤石脂各五钱　上末之，米糊丸，如梧桐子大，每服七十丸，米饮送下。

龙骨散

龙骨　诃子各二钱半　没石子二枚　粟壳　赤石脂各二钱　上末之，每服一钱，米饮调下。

涩肠散

诃子　赤石脂　龙骨各等分　上末之，腊茶少许，和药糁肠头上，绢帛揉入。又以鳖头骨煅，少入枯矾为末，入药同上。

磁石散

磁石半两，火煅，醋淬七次　为末，每服一钱，空心，米饮调下。

喜笑不休

黄连解毒汤

黄连　黄柏　黄芩　山栀

惊

黄连安神丸

朱砂二钱半　黄连三钱　炙草　当归各一钱三分　生地八分　蜜丸，

灯心汤下。

十味温胆汤

半夏汤泡　枳实麸炒　陈皮去白。各二钱　白茯苓去皮，一钱半　酸枣仁炒　远志去心，甘草汁煮　五味子　熟地黄酒洗，焙　人参去芦。各一钱　粉草炙，五分　水二钟，生姜五片，红枣一枚，煎一钟，不时服。

养心汤

黄芪　茯神　茯苓　半夏　当归　川芎各一钱半　远志　枣仁　辣桂　柏仁　五味　人参各一钱　炙草五分　水煎服。如觉胸中有痰，是停水。加槟榔、赤茯苓。

寒水石散

寒水石煅　滑石水飞。各一两　生甘草二钱半　上为末，每服二钱，热则新汲水下，寒则姜、枣汤下。加龙胆少许尤佳。

加味四七汤

半夏姜制，二钱半　苏叶　茯神各一钱　白茯苓去皮，一钱半　厚朴姜制，一钱半　远志去心，甘草汁煮　粉草炙　石菖蒲各五分　生姜二片，红枣一枚，水煎，不时服。

温胆汤

半夏　枳实　竹茹各一钱　陈皮一钱五分　炙草四分　茯苓七分　水煎服。

十四友丸

柏子仁另研　远志汤浸，去心，酒洒蒸　酸枣仁炒香　紫石英明亮者　干熟地黄　当归酒洗　白茯苓去皮　茯神去木　人参去芦　黄芪蜜炙　阿胶蛤粉炒　肉桂去粗皮，各一两　龙齿二两　辰砂另研，二钱半　上为末，炼蜜丸，如桐子大，每服三四十丸，食后，枣汤送下。

镇心丹

熟地黄　生地黄　山药　天冬　麦冬去心　柏子仁　茯神各四两。一方七两　辰砂另研，为衣　桔梗炒。各三两　远志去心，甘草煮三四沸，七两　石菖蒲节密者，十六两　当归去芦，六两　龙骨一两　上为细末，炼蜜为丸，如梧子大，每服三四十丸，空心，米饮吞下，温酒亦得，渐加至五十丸，宜常服。

又方：酸枣仁去皮炒，二钱半　车前子去土　白茯苓去皮　麦门冬去心　五味子　茯神去木　肉桂去皮，不见火。各一两二钱半　龙齿　熟地黄酒浸，蒸　天门冬去心　远志去心，甘草水煮　山药姜汁制。各一两半　人参去芦　朱砂细研为衣。各半两　上为末，炼蜜丸，如桐子大，每服三十丸，空心，米汤、温酒任下。

远志丸

远志去心，姜汁淹　石菖蒲各五钱　茯神去皮、木　茯苓　人参　龙齿各一两　上为末，炼蜜丸，如桐子大，辰砂为衣，每服七十丸，食后、临卧熟水下。

悸

定志丸

人参一两五钱　菖蒲　远志　茯苓　茯神各一两　朱砂一钱　白术　麦冬各五钱　蜜丸。

恐

人参散

人参　枳壳　五味子　桂心　甘菊花　茯神　山茱萸　枸杞子各七钱半　柏子仁　熟地黄各一两　上为细末，每服二钱，温酒调下。

茯神散

茯神一两　远志　防风　细辛　白术　前胡　人参　桂心　熟地黄　甘菊花各七钱半　枳壳半两　上为末，每服三钱，水一盏，姜三片，煎六分，温服。

补胆防风汤

防风一钱　人参七分　细辛　芎䓖　甘草　茯苓　独活　前胡各八分　上为粗末，每服四大钱，水一盏半，枣二枚，煎八分，食前服。

健　忘

朱雀丸

茯神四两　沉香香附可代。一两　蜜丸，人参汤下。

安神定志丸

人参一两五钱　白术　茯苓　茯神　远志　石菖蒲　枣仁　麦冬各一两　牛黄一钱　辰砂二钱五分　圆眼四两　熬膏，加炼蜜四两为丸，辰砂为衣，每三十丸，日三服。

孔圣枕中丹

败龟板酥炙　龙骨研末，入鸡腹煮一宿　远志　菖蒲各等分　上为末，每服酒调一钱，日三服。

茯苓汤

半夏 陈皮 茯苓 益智 香附 人参各一钱 炙草五分 乌梅二个 竹沥 姜汁

烦 躁

栀子豉汤

栀子十四枚，擘 香豉四合 上二味，以水四升，先煮栀子，得二升半，内豉，取一升半，去滓，分二服，温进一服，得吐者止后服。

竹叶石膏汤

竹叶二把 石膏一斤 人参三两 炙草二两 麦冬一升 半夏 粳米各半升 加姜煎。

竹茹汤

淡竹茹一两 水煎服。

朱砂安神丸

朱砂一钱，研，水飞 黄连净，酒炒，一钱半 甘草炙，五分 生地黄 当归头各一钱 上为极细末，蒸饼为丸，如黄米大，每服十丸，津下。

麦门冬汤

麦冬去心，七升 甘草炙，二两 粳米三合 半夏一升 人参三两 大枣十二枚 水一斗二升，煎六升，温服一升，日三夜一。

妙香丸

巴豆三百十五粒，去皮心膜，炒熟 冰片 牛黄 腻粉 麝香各三两 辰砂飞，九两 金箔九十片各研匀，炼黄蜡六两，入白蜜三分，同炼匀为丸，每重一两，分作三十丸。如治潮热积热、伤寒结胸、发黄狂走、躁热口干、面赤、大小便不通，煎大黄、炙甘草汤下一丸。毒利下血，煎黄连汤，调腻粉少许下。酒毒、食毒、茶毒、气毒、风痰、伏瘕、吐利等，并用腻粉、龙脑，米饮下。中毒吐血，闷乱，烦躁欲死者，用生人血_{即乳汁}下。小儿百病，惊痫、涎潮、搐搦，用龙脑、腻粉，蜜汤下绿豆大二丸。诸积食积热、颊赤烦躁、睡卧不宁、惊哭泻利，并用金银薄荷汤下，更量岁数加减。大人及妇人，因病伤寒时疾，阴阳气变，结伏毒气胃中，喘躁、眼赤潮发不定，七八日以上至半月未安，医所不明，证候脉息交乱者，可服一丸，或分作二丸，并用龙脑、腻粉、米饮调半盏下。下后仍将此丸拾起，水洗净，以油单纸裹，埋入地中，五日取出，可再与。一丸可用三次。如要药速行，用针刺一孔子，冷水浸少时服。

三物黄芩汤

黄芩_{五钱}　苦参_{一两}　生地黄_{二两}　水四升，煮取一升，温服，多吐下虫。

不得卧

酸枣仁汤

枣仁_{二升}　甘草_{一两}　知母　茯苓　川芎_{各一两}

狂、癫、痫

生铁落饮

生铁四十斤，烧红，砧上锻之，有花坠地，名铁落。用水二斗，煮取一斗，入后药：石膏三两　龙齿研　白茯苓去皮　防风去芦。各一两半　玄参　秦艽各一两上为粗散，入铁汁中，煮取五升，去渣，入竹沥一升，和匀，温服二合，无时，日五服。

抱胆丸

水银二两　朱砂二两，细研　黑铅一两半　乳香一两，研细　上将黑铅入铫子内，下水银，结成砂子，次下朱砂、乳香，乘热用柳木槌研匀，丸鸡头大。每服一丸，空心，井花水吞下。病者睡时切莫惊动，觉来即安。再一丸可除根。

宁志膏

人参　酸枣仁各一两　辰砂五钱　乳香二钱半　为细末，炼蜜和丸，如弹子大，每服一丸，薄荷汤送下。

一醉膏

用无灰酒二碗，香油四两和匀，用杨柳枝二十条，搅一、二百下，候油与酒相入成膏，煎至八分，灌之熟睡则醒，或吐下即安矣。

灵苑辰砂散

辰砂一两，须光明有墙壁者　酸枣仁半两，微炒　乳香半两，光莹者上量所患人饮酒几何，先令恣饮沉醉，但勿令吐。至静室中，以前药都作一服，温酒调一盏，令顿饮。如饮酒素少人，但令随量取醉，服药讫，便令卧。病浅者半日至一日，病深者三两日，令家人潜伺之，鼻息调匀，且勿唤觉，亦不可惊触使觉，待其自醒，即神魂定矣。万一惊寤，不可复治。吴正肃公少时心病，服此一剂，五日方寤，遂瘥。

寿星丸

天南星一斤。掘坑深二尺，用炭火五斤，于坑内烧红，取出炭扫净，用酒一升浇之，将南星趁热下坑内，用盆急盖讫，泥壅合。经一宿取出，再焙干为末。琥珀四两，另研　朱砂一两，研，飞，以一半为衣　上和匀，猪心血三个，生姜汁打面糊，搅令稠黏，将心血和入药末，丸如桐子大，每服五十丸，煎人参汤，空心送下，日三服。

天门冬地黄膏

天门冬十斤，汤浸二日，去心　生地黄肥净者，三十斤　上二味，安木臼内，捣一、二千杵，取其汁，再入温汤，更捣，又取其汁。不论几次，直待二药无味方止。以文、武火熬成膏子，盛瓷器内。每服一匙，温酒化下，无时，日进三服。

妙功丸

丁香　木香　沉香各半两　乳香研　麝香另研　熊胆各二钱半　白丁香三百粒　轻粉四钱半　雄黄研　青皮去白　黄芩　胡黄连各半两　黄连　黑牵牛炒　荆三棱煨　甘草炙　蓬莪术　陈皮去白　雷丸　鹤虱各一两　大黄一两半　赤小豆三百粒　巴豆七粒，去皮心膜油　上为细末，荞面一两半作糊，和匀，每两作十丸，朱砂飞过。一两为衣，阴干。每服一丸，用温水浸一宿，去水，再用温水化开，空心服之。小儿量减服。十年病一服即愈，若未愈，三五日再服，重者不过三服。

牛黄丸

牛黄研　麝香各半两，研　虎睛一对　蜣螂去头足翅　犀角屑　安息香　独活去芦　茯神去木　远志去心　甘草炙。各一两　防风去芦，一两半　人参去芦　铁粉研　朱砂水飞　龙齿各二两。研　上为细末，同研令匀，炼蜜和丸，捣五七百下，丸如梧子大，每服三十丸，荆芥汤下，无时。

杨氏五痫丸

白附子半两，炮　半夏二两，汤洗　皂角二两，捶碎用，水半升，揉汁去渣，与白矾一处熬干为度，研　天南星姜制　白矾生　乌蛇酒浸。各一两全蝎炒，二钱　蜈蚣半条　白僵蚕炒，一两半　麝香三字，研　朱砂二钱半，水飞　雄黄水飞，一钱半　为细末，生姜汁煮面糊丸，如桐子大，每服三十丸，温生姜汤送下，食后服。

五痫通明丸

用羊肝一具　肥牙皂一斤，去筋皮，水三碗，同羊肝煮干，去肝，将牙皂焙干为末　半夏六两，每个切四块　箭头朱砂一两五钱，同半夏炒黄色，去朱砂　南星生，二两　黑牵牛二两，微炒　共为末，姜汁丸，朱砂为衣，每七十丸，姜汤下。忌鱼、鸡、母猪、牛、羊等肉。

方后附录

七 方

大方 有君一臣三佐九之大方。病势大而邪不一，不可以一二味治者宜之。有分两大而顿服之大方。肝肾及下部病者宜之。肝肾下部位远，若小剂徐呷，则力微势缓，才到下部即散，故必大剂急啜，乃能及下也。

小方 有君一臣二之小方。病小无兼证者宜之。有分两少而徐呷之小方。心肺及上肺病者宜之。

缓方 有甘以缓之之缓方。甘草、饴、蜜之属。有以丸缓之之缓方。丸之行，比汤、散为迟。有品味众多之缓方。品众则递相拘制，不得各骋其性。有无毒治病之缓方。无毒则性纯而功缓。有气味俱薄之缓方。气味俱薄则力弱，故功缓。

急方 有急病急攻之急方。如中风卒厥，用通关散之类。有汤、散荡除之急方。汤、散之行比丸为速。有毒药之急方。毒性上通下泻，以夺病势。有气味俱厚之急方。气味俱厚，则力猛行急。

按：小而兼缓，病在上部而缓者宜之。大而兼急，病在下部而急者宜之。小而兼急，病在上部而急者宜之。大而兼缓，病在下部而缓者宜之。又，病大者宜大，小者宜小，治主宜缓，治客宜急，各有攸当。

奇方 有独用一物之奇方，有合奇数一三五七九之奇方。

偶方 有二味相配之偶方，有合偶数二四六八十之偶方，有二方相合之偶方。

按：王太仆云：汗须以偶，气乃足以外发；下须以奇，乃不至攻伐太过。其意盖以奇为小方，偶为大方，小方治近在脏腑，大方治远在皮毛也。然则奇偶即大小二方耳，而复立此者，盖亦有奇大于偶者，故又立此二方，以见治法之变动不居耳，然不必泥。观仲景桂枝汤汗以五味，大承气汤下以四味可见矣。

复方 王太仆以复方即偶方，谬也。当依后人二方相合为偶，数方相合为复之说。又，张子和引《内经》"奇之不去则偶之，偶之不去则反佐以取之"之说。以解复方。谓复乃反复之义，盖奇之不去则反用偶方，偶之不去则复用反佐，反复重叠。以治其病也。亦通。

十　剂

徐之才所定。

宣可去壅。壅，上壅也。病在膈上，如气上壅而呕哕，用姜、橘、藿香以宣散之；痰壅上膈，用瓜蒂等以宣吐之；中风口噤，胸膈迷闷，用通关散以嚏之皆是。

通可去滞。但滞耳，未至上壅也。如气滞用木香、槟榔，水滞用木通、防己，郁滞用香附、抚芎之类。汪讱菴以宣与通相类，改通为行水，不知宣单就上部言，通则兼中下二部言也。

补可去弱。精弱，以熟地、苁蓉、羊肉补之；气弱，以人参之属补之。

泄可去闭。滞，但行之滞耳，闭则竟不行矣。如小便闭用葶苈，大便闭用硝、黄之类。

轻可去实。如表邪实用麻黄汤、香苏散轻扬之剂是也。

重可去怯。如气怯神浮，用朱砂镇之之类。

滑可去着。着，黏着也。因脏腑干涩，有所黏着而不行，惟滑可以去之。如大肠着用麻仁、郁李，小肠着用葵子、滑石之类。

涩可去脱。如汗脱用牡蛎、五味，肠脱用肉果、诃皮、粟壳，津脱用五味、乌梅，精脱用莲蕊，血脱用地榆之类。

燥可去湿。如湿胜用桑皮、茯苓，寒湿姜、附、胡椒，气湿苍术、白术，湿痰半夏、南星、蛤粉，湿热黄连、黄柏、山栀之类。

湿可去枯。湿则润，故枯燥可去。

服药法则

急服　有通口直饮，重剂，治下部宜之。有趁热连饮。轻剂、偶剂，发汗宜之。

缓服　有趁热徐徐小饮，治肺病宜。有不用气，随津自下。治咽喉病宜。

冷服　有寒剂冷服，治大热病宜。有热剂冷服。治假热病宜。

热服　有热剂热服，治大寒病宜。有寒剂热服。治假寒病宜。

温服　有补药温服，取温补气。有平药温服。病不犯大寒热者宜。

空心服　有五更空心服，病在肾肝，宜取其再睡一番，药入肾肝。有早起空心服，补下治下宜。有空心服后即压以食。治肾恐妨心，治命门恐妨肺者宜。

食后服　有食后即服，病在胸膈者宜。有食远方服。病在中脘者宜，或病在胸膈用峻下药，恐饮食方在胃口，下早致胸结者亦宜。

临卧服　有服后正卧，病在胸膈，素有积者宜。有服后左右侧卧，病在左右肋，使药直至病所。有服去枕卧。病在肺及在膈以上者宜。

一二滚服，发散，治上病者宜。

百十滚服，温补，治中脘病者宜。

浓煎服，治下部病者宜。

已未午初服，于阴中引提阳气，宜补中益气汤、提疟汤皆是。

煎药用水歌

急流性速堪通便，宣吐回澜水即逆流水。最宜。

百沸气腾能取汗，甘澜劳水意同之。流水勺扬万遍，名甘澜水，又名劳水。

黄齑水吐痰和食，霍乱阴阳水可医。见霍乱。

新汲无根皆取井，将旦首汲曰井华水，无时首汲曰新汲水，出瓮未放曰无根水。除烦去热补阴施。

地浆解毒兼清暑，掘墙阴黄土，以水入坎中，搅取浆，澄清用。腊雪寒冰治疫奇。

更有一般蒸汗水，如蒸酒法蒸水，以管接取倒汗用之。奇功千古少人知。

功堪汗吐何须说，滋水清金理更微。肺热而肾润，清金则津液下泽，此气化为水，天气下为雨也。肾润而肺热，滋阴则津液上升。此水化为气，地气上为云也。蒸水使水化为气，气复化水，有循环相生之妙，用之最精。

中华名医传世经典名著大系

何梦瑶传世名著

（下册）

〔清〕何梦瑶　著

吴思沂　点校

天津出版传媒集团

天津科学技术出版社

伤寒论近言

凡　例

　　一伤寒论随证立法，分隶各篇。细目虽张，大纲未举。读者若无要领，今为提纲一篇，列于其首，非敢借也。欲使读者先得其梗概，不致茫无头绪耳。

　　一伤寒论实本内经热病论，来兹录经文于前，以明渊源所自，且以见仲景去取之精。

　　一王叔和序例一篇，祖述内经弁冕仲景所言大醇小疵，诸家攻击太过，殊非平允，亦录于前。细加详注，瑕瑜自见，读者详之。

　　一论内各条次第，诸家编排互异，皆非仲景之旧。本来面目既不可考，因以愚意为线索，贯串颠倒割裂，罪诚不免，然衷之于理，或亦无碍。

　　一六经篇内喻嘉言摘出温病、合病、并病、坏病各项，另立篇目。虽非仲景之旧，于理可通。兹细加辨别，其有经可归者仍隶本经篇内，无经可归者从喻氏摘出，将合病、并病合为一篇，附三阳经后温病一篇，附痉湿暍、霍乱证后。

　　一吐汗下可不可篇为治法之准绳，而差后劳复，及阴阳易篇，又病后之治法，宜次六经篇后。若痉湿暍及霍乱篇，则杂病也。辨脉平脉二篇，亦泛论脉法，非专言伤寒，故并编于后。

目 录

伤寒论近言卷之一

提　纲

经曰：冬伤于寒，诚以冬月风寒严厉最能伤人也。当分直中寒证、传经热证。直中者，因其人平日虚寒，阳气衰微，不能捍卫乎外。寒邪得以直入深中脏腑，此是阴寒之证。传经者，其人平素壮实或虽虚而有火，寒邪虽厉，内之阳气足以拒之，深入不能，止伤其外，皮肤受寒，则阴凝之气足以闭固腠理，而本身之阳气不能发泄于外。是以郁而为热，使能为之发散在表之寒邪，则腠理开，郁热泄，可立愈矣。否则热不外泄，势必内攻，而由浅入深，以经脉为传送之道路。盖经脉内系脏腑，外行躯肌，如江河之行于地。然过都越国，必由江河以达，故曰传经。此则所伤者虽为处之风寒，而所病者实以内之郁热也。人身血脉，大者为经，小者为络，更小者为孙络，以至肉理，皆能传送。然小者不若大者之速。

手足各六经，独言足六经，何也？以足经长远，彻上彻下，徧络周身。凡手经所到之处，足经无不到焉。举足经自可该得手经，非病无涉于手经也。盖经络相通，流行无间，断无不入手经之理。

又寒之中人，必先皮毛。皮毛者，肺之合也。毛孔一闭，肺气即壅，故有鼻鸣、鼻涕、喘逆等证。麻黄杏仁，非肺药而何。是肺脏且伤，况肺经耶。且腹满嗌干，固属脾经见证。然肺经脉下络大肠，还循胃口，上出肺系。肺系即喉管，喉管之口名嗌。肺经热及肠胃，则腹必满；热及肺系，则嗌必干。是腹满嗌干，手足太阴皆有之矣。

又心主神明，开窍于舌。舌之胎，神之昏，非病及于心乎。且口燥舌干而渴，谓止肾经证，而无与于心经。将心经之挟咽者，独不能致口燥舌干而渴耶。恐不然矣，又烦满囊缩，固肝经见证。然心包络之脉，循胸下膈，则亦未有不烦满者。

又小便不利，水尚停于小肠，而未经渗入膀胱者，非小肠病乎。小肠脉会大椎，循颈，则项痛脊痛，非手足太阳同有之证乎。大椎上连项，下行脊。又泄利燥结，非大肠病乎。身热鼻干不得卧，固胃经病矣。夫所谓身热者，身之前更热也。大肠脉下缺盆，内络肺，还出循胃经而下膈。是亦行身之前也，又交人中，挟鼻孔。则手阳明亦能致身热鼻干，不从可知乎。

又胸胁痛、耳聋，固足少阳病矣。然手少阳之脉，亦入耳中，布膻中，下膈。是耳聋、胸痛，亦手少阳之所宜有者，而但泥定足经，谓与手经无涉，其可乎哉。循衣摸床，岂非手耶？此亦可见。

传经之次，一日太阳，二日阳明，三日少阳，四日太阴，五日少阴，六日厥阴，此大概也。或迟或速，日数可以不拘。陶节菴云：或有始终只在一经者，或有止传二三经者，总可不泥。按昔人谓太阳传阳明，名循经传；太阳传少阳，名越经传；太阳传太阴，名误下传，以误下而致也；太阳传少阴，名表里传；太阳传厥阴，名循经得度传，以二脉会于巅顶，邪从此过度也，亦名首尾传；太阳传膀胱腑，名传本，大抵皆乘其虚而传之。又活人书谓凡邪自背入者，或中太阳，或中少阴；自面入者，则中阳明之类，亦不专主于太阳也。观此，则传次诚不可泥矣。但见某经证脉，即治某经，斯为活法。

或疑太阳经行身之背，阳明行身之前，少阳行身之侧。则岂有自背传腹，凌越傍侧而飞渡者耶。窃意六经次第，原从其行于躯壳之浅深分，太阳行至浅为第一层，以次至第六层，厥阴为最深。太阳第一层发热，非独背也，前后左右周身皆热，而由浅入深。阳明居第二层，少阳居第三层，故先阳明而后少阳耳。程郊倩云：六经无非从浅深定部署。以皮肤为太阳所辖，故署之太阳；肌肉为阳明所辖，故署之阳明。所以华佗曰：伤寒一日在皮，二日在肤，三日在肌，四日在胸，五日在腹，六日入胃。只在躯壳间约略分浅深，而并不署六经名色。

已上言经受病，夫外为经络，内为脏腑表里界分。当如阳明分别经腑之法。分出孰为太阳经病，孰为太阳腑病，孰为少阳经病，孰为少阳腑病，孰为太阴经病，孰为太阴脏病。少阴厥阴，经病脏病，逐一致详。然邪在阳经，阳初被郁，方勃勃欲溃围而出，尚无向里之势，多有止在于经而不入腑者，故太阳篇热入膀胱一证，略举而不多及。邪在阴经，已薄于里，邪气内攻，势必连脏，少有止在于经者。故三阴篇经证，亦略举而不多及。盖一则表证多，一则里证多也。至若少阳，则居半表半里，经腑俱病，表里兼见，又无所庸其分别矣。

本经传本腑本脏，宜也。乃诸经之邪，皆得入胃，何也？以胃，土也。万物所归，又居中州，四方辐奏也。脾亦土而居中，何不入脾？曰：邪走空窍，胃上通咽门，下达二肠，其为空窍大矣，虚则能受也。

太阳在经，可汗而散也；在膀胱腑，可利而泄也；阳明在经，可汗而解也；在胃腑可下而夺也。在经者，贼在外，开前门以逐之；在腑者，贼入里，开后门以逐之。赖有前后门可开，故易为力也。若至少阳，则去前门已远，而胆又无出入路，则又无后门可开，将如之何？小柴胡一汤，虽名和解，究实商量于前后之去路，既无后户，自应仍走前门。其用柴胡，犹是引邪外出之意，而道远则不能尽出，余热自应当清，又恐郁热久而血液枯，非养阴无以为汗也。故用黄芩、甘草，以清热滋阴，而后热解液充，津津然外透而解。此汗而兼清者，故不曰发汗，而曰和解也。至于三阴，则去前门愈远矣，而脾肾与肝，又无后户，如何，如何？不知前后既不可行，自不得不以邻国为壑，邪走空窍，胃实受之。于是大开众人之后门，而各家之贼，无不可由此以逐也。此序例所谓三阴受病，已入于腑，可下而已之义乎。按三阴亦有不入里，而从经外解者，必复发热。发热则邪还于表也，详三阴篇。玩序例已入于腑句，则三阴固有不入腑者。不入于腑，又不还于表，将如之何，则从乎清解而已，亦详三阴篇。

问风为阳邪，故伤卫阳；寒为阴邪，故伤营阴。然乎？曰否。风为阳邪，言风为卫分之邪；寒为阴邪，言寒为营分之邪。阳以卫言，阴以营言。非谓风属阳，寒属阴也。冬月风厉寒严，总皆阴气，特有风始寒，不若无风亦寒之冽。诗曰：一之日觱发，言风寒也。二之日栗冽，言气寒也。无风而寒，较有风乃寒为冽。因以伤之在营而深者为寒，在卫而浅者为风耳。要之寒甚之时，无风且寒，况加之以风乎？风寒皆能伤卫，皆能伤营，必强为分别。谓风伤卫而未及于营尚通，谓寒伤营而无与于卫，则卫居营外，未有不由外而能及内者也。

问风为阳邪，性动，能开腠理，故有汗，故用桂枝止汗。寒阴邪，性凝闭，故无汗，故用麻黄发汗。然乎？曰否。以风属阳，寒属阴。其谬前已辨之矣。至其有汗无汗之别，则以伤卫邪浅，腠理虽闭而不固。闭则肌表之气，早已郁于中，不固则热蒸之汗，时复透于外。伤营邪深，不特闭而且固矣。此有汗无汗之分也。然有汗无汗虽殊，而表之受邪，均不可不为之解散，特以闭而不固者，无事用麻黄之猛，故去麻黄加芍药，为桂枝之缓解耳。桂枝何尝为止汗之剂乎？即曰止汗。亦在芍药，不在桂枝。桂枝仍为发散之品也。但服汤后，表邪解散，而自汗遂止。此汗以止汗，正如泻以止泻之义。则谓桂枝为止汗之剂亦可，然此以中风证桂枝汤言耳。今人不问何证何方，但入桂枝一味于内，谓可止汗，亦可哂矣。

或曰：伤风有汗，热当随汗泄矣，安用治乎？曰：病之轻者不药而愈，固有之矣，甚则汗之所泄无几。伤风之汗，时有时无，亦不多。

不似热入阳明之常自汗淋漓也。热之所郁无穷，安在不治而可愈也。问冬月之风，当与寒同属阴邪矣。若春之温风，夏之暑风，非阳邪乎？曰然。然此当用辛凉，又不当用桂枝之辛热矣。

内经热病论

黄帝问曰：今夫热病者，指传经热证言。皆伤寒之类也。直中传经，寒热虽殊要，皆外感于寒而病者也，但病名伤寒，似单指直中寒证言，而热与寒不同类。恐人疑传经热证，无与于伤寒。故特明之曰，皆伤寒之类。或愈或死，其死皆以六七日之间，其愈皆以十日以上者何也？岐伯对曰：巨阳者，即太阳。诸阳之属也。其脉连于风府，风府，穴名。在脑后发际上一寸，督脉经穴，太阳脉夹督脉而行，交巅络脑，与督脉会于睛明，则必有相连风府之处矣。故为诸阳主气也。犹云为阳明少阳纲领，此明太阳居表，风寒从此而入。人之伤于寒也，则为病热。经气被表寒所郁而热也。热虽甚不死，以病止在经也。其两感于寒而病者，谓病热也。必不免于死。详下文。

帝曰：愿闻其状。岐伯曰：伤寒一日，巨阳受之。故头项痛，腰脊强。其脉交巅，络脑，下项，循肩，挟脊，抵腰，为风寒所滞，故强痛。二日阳明受之，阳明主肉。其脉挟鼻络于目，故身热目痛而鼻干，此经病。不得卧也。此腑病。经曰：胃不和则卧不安。三日少阳受之，少阳主胆。其脉循胁络于耳，故胸胁痛而耳聋。四日太阴受之，太阴脉布胃中，络于嗌，故腹满而嗌干。五日少阴受之，少阴脉贯肾络于肺，系舌本，故口燥舌干而渴。六日厥阴受之，厥阴脉循阴器而络于肝，故烦满而囊缩。已上皆伤寒而病热之证，由表传里，渐次如此。所谓传经热证也。三阴三阳五脏六腑皆受病，观此，可知传足不传手之说大谬也。营卫不行五脏不通，则死矣。此应其死皆以六七日之间句。其不两感于寒者。七日巨阳病衰，头痛少愈。八日阳明病衰，身热少愈。九日少阳病衰，耳聋微闻。十日太阴病衰，腹减如故，则思饮食。十一日少阴病衰，渴止不满，舌干已而嚏。少阴脉络肺，肺病得泄，阴阳气得复，故上通而嚏。十二日厥阴病衰，囊纵，少腹微下，大气皆去。热气尽除也。病日已矣。此应其愈皆以十日以上句。按诸经证，七日后始得递罢。是七日以前，三阴三阳皆病可知也。上言死，此言愈者，以非两感重证，或病止在经，未及脏腑，故愈耳。所谓或愈或死，不必如两感之必死也。其不两感句，犹云其非死证者。

帝曰：治之奈何？岐伯曰：治之各通其脏脉。该腑脉说。病日衰已矣，其未满三日者，可汗而已。其已满三日者，可泄而已。所谓在表宜汗，在里宜下也。

帝曰：其病两感于寒者，其脉应与其病形如何？岐伯曰：两感于寒者，病一日则巨阳与少阴俱病，则头痛，太阳。口干而烦满。少阴。二日则阳明与太阴俱病，则腹满，太阴。身热不欲食，谵语。阳明。三日则少阳与厥阴俱病，则耳聋，少阳。囊缩而厥，厥阴。水浆不入，不知人。六日死。

帝曰：五脏已伤，六腑不通，营卫不行。三日之内已如是矣。如是之后，三日乃死，何也？岐伯曰：阳明者，十二经脉之长也，其血气盛，故不知人，三日三日已不知人，又三日，合六日。其气乃尽，故死矣。言胃气未遽绝，虽病至不知人，而必待气尽乃死也，此亦应其死，当以六七日句。两感三日遍六经，较六日遍者为速一倍，则其暴可知。然二症皆推到脏腑，受伤乃死。然则病止在经者，不死可知矣。但六经俱病，鲜有脏腑不病者。故寻常伤寒，则言或愈或死；两感暴速，则言必死耳。后人不明此义，不分在经在脏，概云两感不救误矣。再按两感为倍速之病，则凡势骤而暴者，皆可危。不必泥定表里两经。齐病之说，读古人书，须得其言外之意，毋胶柱而鼓瑟也。凡病伤寒而成温者，先夏至日为病温，后夏至日为病暑，此叔和序例。冬月伤寒，至春夏乃发者名温暑之粉本也，有辨见叔和序例中。暑当与汗皆出，勿止。言当任汗之自出，不当止之也。盖暑病多汗，暑邪随汗泄。岂可止之，而闭邪在里乎？

王叔和序例

阴阳大论云：春气温和，夏气暑热，秋气清凉，冬气冷冽，此则四时正气之序也。正气对下异气言，为通篇眼目。冬时严寒，万类深藏，君子固密，则不伤于寒。触冒之者，乃名伤寒耳。其伤于四时之气，皆能为病。以伤寒为毒者，以其最成杀厉之气也。中而即病者，名曰伤寒；不即病者，寒毒藏于肌肤。至春变为温病，至夏变为暑病。暑病热极，重于温也。喻嘉言驳之云：经言冬伤于寒，春必病温矣，未尝言夏必病暑也。暑自是夏月正病，乌有冬时伏寒，至春不发，至夏始发之理乎。程郊倩则曰：经云冬伤于寒，寒字指肾言。肾于时为冬，于气为寒。冬伤于寒，犹言伤肾也。故又云冬不藏精，春必病温。因其人纵欲伤精，阴虚火炎，故至春夏而发为温热之病。叔和错认，以为外伤风寒，谬矣！按叔和此说，实本内经热病论。凡病伤寒而成温者，先夏至日为病温，后夏至日为病暑数句，及温疟论来，予细玩热病论。伤寒字未尝确指冬月言，或是说春夏感于风寒，则病名温暑，叔和援据不的，亦未可定。而温疟论则明云：温疟得之冬中于风，寒气藏于骨髓中，至春则阳气大发，邪不能自出，因遇大暑，脑髓烁肌肉消，腠理发泄，或有所用力，邪与汗皆出。此病藏于肾，其气先从内出之外也。则叔和之说，固有所本，而喻程二家之弹驳，叔和不任受矣，但予于此，终有疑焉。盖人身元气壮实，邪不能入。邪之所凑，其气必虚，使虚在火而寒邪，则寒邪深入骨髓，当为直中矣，岂能安然待至春夏而后发也。使虚在水而热耶？则寒热不同气势必拒击，安能耦居无猜，历春而至夏也，内藏者为寒邪矣。不识久藏骨肉中，依然不改其寒耶？则其发也，仍是寒病，不应变为温热也。如以为随时令而变耶？则沉阴冱寒，忽转温热，正是阳回佳兆，又何病之云也。又不识其发于春夏也，为藏之久而自发，无待于外耶？则温疟论固谓邪不能自出也。如必待感于温暑之气而后发，则二气自能为病。安知非感温气者自病温，感热气者自病热，而何必种根伏蒂于冬寒也。且春夏之病，必推原于冬，则冬之伤寒，亦当推原于夏秋矣。遥遥华胄，何处寻宗问祖乎？叔和亦云：伤于四时之气，皆能为病，而又何必为之推原也。春气发动，尚不能出，不识藏之许久，亦有作动时耶？既无明言，则是未尝为害也。及至暑令，随汗而泄，则贼已离家。所为害者，自是暑热之气，于伏寒无涉。夫何关于轻重，而必复为之追论也。窃意内经未必出于岐黄，大抵后人穿凿附会者多。尽信书，则不如无书。吾欲奉孟子以为断也。或曰：中蛊毒者，毒重则发速，轻则发迟。以此推之，寒邪遍伤周身，则当时郁热，止伤一处，则郁久乃发可知矣。子何疑之乎？曰：如果久郁成热，则虽不感温暑，亦必自发，而必谓发因温暑何耶？且春自有温病，夏自有暑病，而必谓种根于冬寒，反将二时正气为病抹煞，亦无谓矣。

是以辛苦之人，春夏多温热病。皆由冬时触寒所致，非时行之气也。已上言冬时正气为病，不论当时即病，过时乃病，皆为正气所伤。盖发之时虽不同，而冬伤于寒则同也。

凡时行者，春时应暖而反大寒，夏时应热而反太凉，秋时应凉而反大热，冬时应寒而反大温，此非其时而有其气。是以一岁之中，长幼之病，多相似者，此则时行之气也。对上正气为病言，此则异气为病也。正气病，惟触冒者乃受之。异气为病，则人率受之矣。夫欲候知四时正气为病，及时行疫气之法，皆当按斗历占之。九月霜降后，宜渐寒，向冬大寒，至正月雨水节后宜解也。所以谓之雨水者，以冰雪解而为雨水故也。至惊蛰二月节后，气渐和暖，至夏大热，至秋便凉。已上明四时正气如此。从霜降以后，至春分以前，凡有触冒霜露，互风寒言。体中寒即病者，谓之伤寒也。此是冬时正气为病。其冬有非节之暖者，名曰冬温。冬温之毒与伤寒大异，冬温复有先后，更相重沓，亦有轻重，此是冬时异气为病。为治不同，证如后章。指下文温疟四症。从立春节后，其中无暴大寒，又不冰雪，而有人壮热为病者，此属春时阳气发于外。原文无外字，从准绳增入。冬时伏寒，变为温病。此亦正气为病。从春分以后，至秋分节前，天有暴寒者，皆为时行寒疫也。此亦异气为病，就春夏言。

三月四月，或有伤寒，其时阳气尚弱，为寒所折，病热犹轻。五月六月，阳气已盛，为寒所折，病热则重。七月八月，阳气已衰，为寒所折，病热亦微。其病与温及暑病相似，但治有殊。此申春夏异气为病，轻重如此，与上冬时异气亦有轻重，为治不同，对锁作章法。

十五日得一气，于四时之中，一时有六气，四六名为二十四气也。然气候亦有应至而不至，或有未应至而至者，或有至而太过者，皆成病气也。此又明四时之气虽正，亦有至之迟速不一，与太过不及之别，虽不若冬温夏寒之怪异，而亦足以为病也。但天地动静阴阳鼓击者，各正一气耳。是以彼春之暖，为夏之暑；彼秋之忿，为冬之怒。言正气之代檀有序有渐也，忿发怒号以风言。是以冬至之后，一阳爻升，一阴爻降也。夏至之后，一阳气下，一阴气上也。斯则冬夏二至，阴阳合也。阳极阴生，阴极阳生，二者交代，故曰合。春秋二分，阴阳离也。阳盛阴退，阴盛阳退，故曰离。阴阳交易，人变病焉。交易犹云错乱。此君子春夏养阳，秋冬养阴，顺天地之刚柔也。小人触冒，必婴暴疹，须知毒烈之气，留在何经，而发何病。详而取之，是以春伤于风，夏必殡泄；夏伤于暑，秋必病疟；秋伤于湿，冬必咳嗽；冬伤于寒，春必病温。此必然之道，可不审明之。此段应上文触冒伤寒，毒留肌肤，至春发为温病一段。

伤寒之病，逐日浅深，以施方治。今世人伤寒，或始不早治，或治不对病，或日数久淹，困乃告医。医人又不依次第而治之，则不中病，皆宜临时消息制方，无不效也。今搜采仲景旧论，录其证候，诊脉声色。对病真方，有神验者，拟防世急也。又土地温凉高下不同，物性刚柔飡居亦异。是故黄帝兴四方之问，岐伯举四治之能，以训后贤。开其未悟者，临病之工，宜须两审也。此段明所以采辑伤寒论，又示人当更审内经所言，以为活法也。

凡伤于寒，则为病热，热虽甚不死，若两感于寒而病者必死。尺寸俱浮者，太阳受病也，当一二日发。以其脉上连风府，故头项痛，腰脊强。尺寸俱长者，阳明受病也，当二三日发。以其脉挟鼻，络于目，故身热目痛鼻干不得卧。尺寸俱弦者，少阳受病也，当三四日发。以其脉循胁，络于耳，故胸胁痛而耳聋。此三经皆受病，未入于腑者，可汗而已。尺寸俱沉细者，传经热邪，脉未必细，而举细为言者，细犹为热，则大可知。太阴受病也，当四五日发。以其脉布胃中，络于嗌，故腹满而嗌干。尺寸俱沉者，少阴受病也，当五六日发。以其脉贯肾，络于肺，系舌本，故口燥舌干而渴。尺寸俱微缓者，厥阴受病也，当六七日发。以其脉循阴器，络于肝，故烦满而囊缩。此三经皆受病，已入于腑者，可下而已。喻云：入腑未入腑，少变内经入脏，原文甚精。

若两感于寒者，一日太阳受之，即与少阴俱病，则头痛、口干、烦满而渴。二日阳明受之，即与太阴俱病，则腹满、身热、不欲食、谵语。三日少阳受之，即与厥阴俱病，则耳聋、囊缩而厥。水浆不入、不知人者，六日死。若三阴三阳、五脏六腑皆受病，则营卫不行，脏腑不通，则死矣。三阴三阳数句，内经本就逐日单传者言。叔和移缀两感下，以与热虽甚不死句相妨，与两感必死句相符也。其不两感于寒，更不传经，更不当作不更，言不再传也。再传说见太阳篇末条。不加异气者，异气谓冬温也。至七日太阳病衰，头痛少愈也。八日阳明病衰，身热少歇也。九日少阳病衰，耳聋微闻也。十日太阴病衰，腹减如故，则思饮食。十一日少阴病衰，渴止，舌干已，而嚏也。十二日厥阴病衰，囊纵少腹微下，大气皆去，病人精神爽慧也。此详伤寒症候，皆内经原文，参入脉法，亦大概耳。当于论中详求，不可泥。若过十三日已上不间，尺寸陷者危。病久脉陷，邪盛正衰也。

若更感异气，变为他病者，当依旧坏证病而治之。入此节，与上冬温节相应，更感异气，谓冬月感寒时，兼感非节之冬温也。他病指下温疟四症言。坏症，仲景论中只有两条，亦不立治法，此不知何指。若脉阴阳俱盛，恐即仲景所谓伤寒浮紧。重感于寒者，言冬月伤寒兼伤冬温，伏藏至春，重感于时行之寒也。变为温疟。阳脉浮滑，阴脉濡弱者，即仲景所谓中风浮缓也。更遇于风，冬中风兼感冬温，至春又伤风。变为风温。阳脉洪数，阴脉实大者，冬伤寒而兼感冬温，至春发为热病也。更遇温热，至春发时又感热。变为温毒。温毒为病最重也。阳脉濡弱，阴脉弦紧者，冬伤寒兼冬温，而春发病温也。温为春气，弦为春脉，故扭合为言耳。更遇温气，至春发时，更感于温。变为温疫。按伏寒变为温暑之说，前已驳正，则温自是春令之病。风温即春温，风木为春气，故又名风温耳。温疟则温病之往来寒热如疟者，如伤寒之有少阳症也。温毒亦即温病之甚者。温疫又天行之厉气，皆与冬伤于寒无涉。另有说，附本篇后。以此冬伤于寒，发为温病。脉之变证方治如法。如法，言应如法也，详下文。

凡人有疾，不时即治，隐忍冀差，以成锢疾。小儿女子，益以滋甚，时气不和，便当早言。寻其邪由，及在腠理，以时治之。罕有不愈者，患人忍之，数日乃说。邪气入藏，则难可制，此为家有患备虑之要。凡作汤药，不可避晨夜。觉病须臾，即宜便治，不等早晚，则易愈矣。如或差迟，病即传变。虽欲除治，必难为力。服药不如方法，纵意违师，不须治之。浅赘可删。

凡伤寒之病，多从风寒得之。始表中风寒，入里则不消矣。未有温覆而当不消散者，不在证治，拟欲攻之，犹当先解表乃可下之。若表已解，而内不消，非大满。内不实也。犹生寒热，表症尚在也。则病不除。若表已解，而内不消，大满大实坚，有燥屎，自可除下之，虽四五日不能为祸也。若不宜下而便攻之，内虚热入，协热遂利，烦躁诸变，不可胜数。轻者困笃，重者必死矣。夫阳盛，_{犹言热盛于里也。}阴虚，_{热盛则伤阴液也。}汗之则死，下之则愈。阳虚，阴盛，_{表阳虚而风寒之阴邪中之。}汗之则愈，下之则死。

夫如是则神丹，_{是当时表药。}安可以误发。甘遂，_{当时下药。}何可以妄攻。虚盛之治，相背千里，吉凶之机，应若影响，岂容易哉？况桂枝下咽，阳盛则毙。_{即上内热盛，汗之则死之说。}承气入胃，阴盛乃亡。_{即上热未入里，下之则死之说，曰则死则毙则亡，甚言之以垂戒也。}死生之要，在乎须臾。视身之尽不暇计日，此阴阳虚实之交错。其候至微，发汗吐下之相反，其祸至速，而医术浅狭，懵然不知病源，为治乃误，使病者殂殁。自谓其分，至令冤魂塞于冥路，死尸盈于旷野。仁者鉴此，岂不痛欤？凡两感病俱作，治有先后。_{表急先解表，里急先攻里也。}发表攻里，本自不同，而执迷妄意者，乃云神丹甘遂。合而饮之，且解其表，又除其里。言巧似是，其理实违。夫智者之举措也，常审以慎，愚者之动作也，必果而速。安危之变，岂可诡哉。世上之士，但务彼翕习之乐，而莫见此倾危之败，惟明者居然能护其本。近取之身，夫何远之有焉。凡发汗温服汤药，其方虽言日三服，若病剧不解，当促其间，可半日中进三服。若与病相阻，即便有所觉，病重者一日一夜。当晬时观之，若服一剂，病证犹在，故当复作本汤服之。至有不肯汗出，服三剂乃解。若汗不出者，死病也。

凡得时气病，至五六日而渴欲饮水，饮不能多，不当与也，何者？以腹中热尚少，不能消之，便更与人作病也。至七八日，大渴，欲饮水者，犹当依证而与之。与之当令不足，勿极意也。言能饮一斗，与五升。若饮而腹满，小便不利，若喘，若哕，不可与之也。忽然大汗出，是为自愈也。凡得病反能饮水，此为欲愈之病。

其不晓病者，但闻病饮水自愈。小渴者，乃强与饮之，因成其祸，不可复数也。凡得病，厥脉动数，服汤药，更迟，脉浮大减小，初躁后静，此皆愈证也。

凡治温病，可刺五十九穴，又身之穴，三百六十有五。三十六穴灸之有害，七十九穴，刺之为灾，并中髓也。凡脉四损，三日死。平人四息，病人脉一至，名曰四损。脉五损，一日死。平人五息，病人脉一至，名曰五损。脉六损，一时死。平人六息，病人脉一至，名曰六损。脉盛身寒，得之伤寒。脉虚身热，得之伤暑。脉阴阳俱盛，大汗出不解者死；脉阴阳俱虚，热不止者死；脉至乍疏乍数者死；脉至如转索者，其日死。谵言妄语，身微热，脉浮大，手足温者生。逆冷脉沉细者，不过一日死矣。此以前是伤寒热病症候也。

附论温暑温疫

或问子以温暑非发于冬时伏寒，是诚春夏外感之证矣。不识所感何邪乎？曰：有二。一为风邪。盖春初风寒料峭，夏月人多贪受风凉，因而生病，此与伤寒异时同理。一为气邪。则感温气而病温，感热气而病热也。感风邪者，但名感冒。此名温暑病，是指感气邪者言。

问暑气酷烈，感之致病宜也。春温则气本和煦，何能病人？曰：春阳发动，地气升腾，不无秽浊。受其蒸薰，满闷不行，固有因之为病者矣。

问伤寒恶寒，伤热应恶热。而仲景有温病不恶寒之说，又有中暑恶寒之说，何也？曰：伤热恶热，此温暑之所以不恶寒也。若汗大出，腠理疏。表虚者不任风寒，故亦有恶之者。然居帏室则又增闷，非若伤寒之恶寒欲得衣被也。温病虽有汗而不多，腠理不甚疏，故不言恶寒。暑病汗多而腠疏矣，故言恶寒。且当病发之时，又感风寒，固有之矣，其恶寒宜也。

春夏感风邪而病，与冬月伤寒，皆须发表。但冬用辛热，以外热而内未热。因冬时阳气潜伏，未甚发动故也。若春夏则阳气大发，表里俱热，宜用辛凉双解矣。感气邪而病温暑，亦用辛凉。但凉多辛少，汗多者加敛汗之药为宜。若其人阴虚火炎，因春夏阳气大发而病热，初不因感风寒与温暑之气者，此即经所言冬不藏精，春必病温。自是内伤一门，只从内治，不关于表也。

外感风寒，与外感温暑发热之理同乎？曰：感风寒发热，是外寒郁闭内气为热。感温暑发热，是外气增助内气为热也。然则伤寒解表，是驱外来之寒邪，而内热得泄而解。然必兼助其里不然，则无力托邪，所以不可用辛凉。伤暑解表，是驱外来之热邪，而内热无助乃衰。然必兼清其里，不然，则内外固结而不解，所以不可用辛热也。若汗多气泄，所谓大热伤气也。热药固不可用，但须加人参，观白虎之用人参可见，又中暑有内无大热者，以阳大泄于外，故里无热也。其脉必虚，则温热亦可用。

冬伤寒，夏伤暑，春温秋燥，长夏湿，皆当时之气为病也。至若序例之所云：冬温夏寒疫，则非时之气为病也，亦曰天行病。至于瘟疫，则又天行邪气之至毒者。邪多从口鼻吸入，非必有风寒侵其皮肤也。邪入乱正，拂郁烦扰，行运失常而发为热。热自内出，表证见焉。及其壅盛于外，不能泄越，里复郁炽，内证见焉。所感者至厉之气，则病气亦复至毒，尸气更复秽恶，宜其易于传染也。其所以盛于春夏者，以春夏之气，升浮温热。邪气与之蒸浮，充满弥纶，无处可避也。至若秋冬，凉风一扫，酷除秽涤，不复为患矣。其受病与伤寒不同，伤寒从皮毛入，此从口鼻入也。又与温暑不同，彼所感者，犹是天地之正气。此所感者，天地之邪气也。又与冬温夏寒疫不同，彼虽为失令之邪，而不若此之邪而且毒也。喻嘉言云：伤寒邪中外廓，一表即散；瘟疫邪行中道，表之不散；伤寒邪入胃府，一下可愈。瘟疫邪偏三焦，散漫不收，下之不除，深得瘟疫情状。

伤寒论序

汉长沙太守，南阳仲景张机著。

余每览越人入虢之诊，望齐侯之色，未尝不慨然叹其才秀也。怪当今居世之士，曾不留神医药，精究方术。上以疗君亲之疾，下以救贫贱之厄，中以保身长全。以养其生，但竞逐荣势，企踵权豪，孜孜汲汲，惟名利是务。崇饰其末，忽弃其本，华其外而悴其内，皮之不存，毛将安附焉。卒然遭邪风之气，婴非常之疾。患及祸至，而方震栗，降志屈节。钦望巫祝，告穷归天，束手受败，赍百年之寿命持至贵之重器，委付凡医，恣其所措。咄嗟呜呼！厥身以毙，神明消灭，变为异物。幽潜重泉，徒为啼泣，痛夫。举世昏迷，莫能觉悟。不惜其命，若是轻生，彼何荣势之云哉！而进不能爱人知人，退不能爱身知己。遇灾值祸，身居厄地，蒙蒙昧昧，蠢若游魂。哀乎！趋世之士，驰竞浮华，不固根本，忘躯徇物，危若冰谷，至于是也。

余宗族素多，向余二百。建安纪年以来，犹未十稔，其死亡者三分有二，伤寒十居其七。感往昔之沦丧，伤横夭之莫救，乃勤求古训，博采众方。撰用素问九卷，八十一难，阴阳大论，胎胪药录，并平脉辨症，为伤寒杂病论合十六卷。虽未能尽愈，诸病庶可以见病知源。若能寻余所集，思过半矣。夫天布五行，以运万物；人禀五行，以有五脏。经络腑俞，阴阳会通，玄冥幽微，变化难极。自非才高识妙，岂能探其理致哉？

上古有神农、黄帝、歧伯、伯高、雷公、少俞、少师、仲文，中世有长桑、扁鹊，汉有公乘、阳庆及仓公，下此以往，未之闻也。观今之医，不念思求经旨，以演其所知，各乘家技，终始顺旧。省疾问病，务在口给。相对斯须，便处汤药。按寸不及尺，握手不及足。人迎、趺阳，三部不参，动数发息，不满五十。短期未知决诊，九候曾无仿佛。明堂庭阙，尽不见察，所谓窥管而已。夫欲视死别生，实为难矣。孔子云：生而知之者，上也。学则亚之多闻博识，知之吹也。余宿尚方术，请事斯语。

伤寒论近言卷之二

太阳篇

太阳受邪，浅而在表。治宜推之外出，不宜引之内入。发汗解肌，片言可毕。缘人之虚实不同，治之过误不一，则随变救逆。其法不得不详，又有统论证治。本非专属太阳，而叔和混行编入者，此本篇所以多至百余条也，须分别观之。

大抵叔和编次仲景伤寒论。凡曰太阳病者，入太阳篇；曰阳明病者，入阳明篇。各经仿此。其但曰伤寒病，而无可系属者，则凡是阳症皆混入太阳，以太阳为三阳之首。阳明少阳之病，皆自太阳传来，故系之太阳也。凡是阴症，皆混入厥阴，以厥阴为三阴之终。太阴少阴之病，皆传至厥阴而极，故系之厥阴也。王金坛论此颇详，见准绳。

（一）

太阳之为病，脉浮，在表故浮，兼下文浮缓浮紧言。头项项后项也。强不柔和也。痛太阳经脉，上额交巅，络脑，还出别下项，连风府，为风寒所滞，故巅额脑后项俱强痛。头痛三阳俱有之，太阴少阴则无。厥阴脉与督脉会于巅顶，亦间有头痛。但无身热，可辨。又阳明头痛，当额而连目。少阳头痛，多在两角，与太阳有别。而恶寒。伤风寒而恶风寒，犹伤酒食而恶酒食也。盖本身之阳气被风寒所郁，不得发越。方欲就温暖以宣通，故恶寒之逼闭。此总挈伤风伤寒两证。下言太阳病者，指此脉此证而言也。

（二）

病有发热恶寒者，发于阳也；无热恶寒者，发于阴也。承上条恶寒来。言必发热之恶寒，乃是阳经阳症。若无热之恶寒，乃直中阴经之阴症。盖阴盛阳衰而恶寒，非阳症也。发于阳者七日愈，发于阴者六日愈。以阳数七，阴数六也。阳属火，成数七；阴属水，成数六也。太凿，可不泥。

（三）

病人身大热，反欲得近衣者，犹言恶寒。热在皮肤，寒在骨髓也。又承上条发热恶寒来。言亦有是阴症者，盖阴盛格阳，外虽热，而内实寒，故恶寒，不可不辨也。更参少阴篇第十七条注。身大寒反不欲近衣者，寒在皮肤，热在骨髓也。此热入于内，故外凉。外虽凉，而内实热，故不欲近衣。按骨髓以内言，包脏腑在内。

（四）

太阳病，发热，风寒外束，本身之阳气不能发越，故郁而为热。手足亦温，伤寒则指尖微冷。汗出，风寒浅在卫分，闭遏不固，卫分气盛，才郁便发热。热盛寒微，郁热能溃围少泄，故汗出。汗者热蒸气成水也。恶风，或言伤风恶风，伤寒恶寒。恶风者，有风则恶，无风则否。伤寒则有风固恶，无风亦恶。然可不泥，观论中每每互言可见。脉缓者，缓对紧言，和柔之名，非迟缓也，盖发热脉必数而不迟。热则筋脉纵弛，故脉和缓。名曰中风。中风即伤风，伤之浅而在卫分者。此揭太阳中风脉症，后言太阳中风者，指此脉此症言也。

（五）

太阳病，或已发热，或未发热，终必热，若不热则属阴证矣。然未热时，亦必头痛，与阴症无头痛者异，可辨也。寒深入，故发热较中风为迟。必恶寒体痛，寒邪深入营分，血气凝滞于经隧中，故全体皆痛，不仅如伤风头项强痛而已。按此体痛，但拘急而已。若阴毒之体痛，则甚如被杖。呕逆，寒外束，毛孔闭，气无从越而上壅使然。句下当补无汗二字。脉阴阳即尺寸。俱紧者，寒邪深入，则寒盛，营阴气弱，不能遏郁成热，热少寒多，寒则筋脉收引，故急劲有力，不若伤风之柔缓也。名曰伤寒。此伤之深而在营分者，按风寒皆能伤卫，皆能伤营。以其浅在卫分，热多，名之曰风；深在营分，寒多，名之曰寒耳。不必泥分，说详提纲中。此揭太阳伤寒脉症，后言太阳伤寒病者，指此脉此症言也。

此五条揭太阳脉症，而分别伤风伤寒也。

（六）

太阳病，头痛发热，汗出恶风者，桂枝汤主之。

（七）

太阳中风，阳浮而阴弱。三菽之重为肺脉，肺主气，卫分也，属阳，卫感风，故浮。六菽之重为心脉，心主血，营分也，属阴，营汗出故弱。按弱即缓也，变文言弱者，以热蒸汗出，营不能固也。阳浮者热自发，卫阳被郁而发热也。阴弱者汗自出。缓为热，热扰营，营不能固，故汗出。啬啬不足也。恶寒，肌被寒侵，怯而敛也。淅淅洒淅也。恶风，肌因风洒，疏难御也。翕翕发热，熇熇然热也，若合羽所覆，热在皮毛间也。鼻鸣伤风有鼻涕，伤寒无鼻涕。干呕者，气不外越则上壅，故鼻塞而有声，呕缘气上逆，非有物停阻，故干呕而无所出。桂枝汤主之。

（八）

太阳病，发热汗出者，此为营弱卫强。强谓邪气实。故使汗出，欲救邪风者，宜桂枝汤主之。此互上条。

（九）

病人脏无他病，里和能食，二便如常也。时发热，自汗出而不愈者，此为卫气不和也。邪居之，故不和。先其时发汗则愈，桂枝汤主之。先其时三字，疑衍。喻嘉言曰：时发热者，有时热有时不热也，故先其时发汗。程郊倩谓中风发热，无止息时。此条是言杂病，盖虽无风邪，而卫既不和，亦可用此汤和之也。按程说谬甚，无表邪岂有用桂枝之理。观第四十二条，则热固有或作或止者，盖症之轻者也。

（十）

病常自汗出者，此为营气和。营无寒侵，止有热扰。然汗常出，则热亦泄，故曰和。恐人误认营弱为阴虚，故此明之。营气和者外不谐，以卫气不共营气和谐故耳。言病自在卫，与营无干也。以营行脉中，言无寒邪。卫行脉外，言有寒邪。复发其汗，汗常出而寒邪仍不全解，盖未得药力之故。此热蒸之汗，非表解之汗也。故须复发其汗。营卫和则愈，宜桂枝汤。今人动云桂枝调和营卫，而不达其义。不知在中风症，则为散卫邪以泄营热；在伤寒症，则为佐麻黄以散营寒。盖营血为寒所凝，不能与卫气相通。桂入血分，行营，枝如经络之分布，故入经络，温散其寒以通气血。若血热而非由外感，谬妄用之，误矣。

（十一）

太阳病，外症未解，脉浮弱者，宜以汗解，宜桂枝汤。已上六条，言桂枝为伤风主方。下三条，言麻黄为伤寒主方。

（十二）

桂枝本为解肌，言桂枝本为解肌轻剂，不胜发汗之任，盖止宜于伤风也。若其人脉浮紧，发热汗不出者，是伤寒。不可与也。言当用麻黄重剂发汗也。当须识此，勿令误也。剂轻则汗不出，而辛热之性，反以助热。故须用重剂发之，庶邪泄而热不留耳。

（十三）

太阳病，头痛，发热，身疼，腰痛，骨节疼痛，恶风，兼恶寒言。无汗寒邪闭固，故无汗。而喘者，麻黄汤主之。中风止伤皮毛，未及血脉，故无身腰骨节疼痛。

（十四）

脉浮者病在表，初起邪未甚，故但浮不紧。可发汗，宜麻黄汤。脉浮而数者，伤寒久热盛，故紧变为数。可发汗，宜麻黄汤。

此九条，论麻桂为太阳解表之主治也，然有不可概施者，详于下。

（十五）

酒客不可与桂枝汤，得汤则呕，以酒客不喜甘故也。湿热素盛，才挟外感，必增满逆。当用辛凉撤热，辛苦消满。

（十六）

凡服桂枝汤吐者，其后必吐脓血也。亦湿热素盛，故不纳。吐则热愈淫溢于上焦蒸为败浊，故吐脓血。

（十七）

衄家不可发汗，汗出必额上陷脉，指额角上陷中之脉。紧急，血枯则筋脉急。目直视不得眴，同瞬，目睛转动也。不得眠。诸脉系于目，脉急则目直视而不能转动，不得眠，阴虚不能寐也。当参本篇七十、七十一两条。

（十八）

亡血家不可发汗，发汗则战栗而寒。阴亡阳无偶，亦从汗脱也。

（十九）

疮家虽身疼痛，言虽伤寒而见身体痛症。不可发汗，汗出则痉。惯生疮之人，血为热灼而虚，且或溃败消耗，更汗以竭之，则筋脉失所养而痉。

（二十）

淋家不可发汗，发汗则便血。热畜膀胱，肾水必乏，更汗以竭之。无水应热之逼，则必逼及于血矣。

（廿一）

咽喉干燥者，不可发汗。上焦津乏。

（廿二）

汗家重发汗，必恍惚心乱，汗为心液，平素多汗，更发之，则血枯。心失所养而神乱，必恍惚怔忡不宁。小便已阴疼，心与小肠为表里，心液虚则小便亦竭，故淋沥茎痛。一说阴宗筋也，液去则失养，故疼。此于已字之义为贴切。与禹余粮丸。方缺。

（廿三）

脉浮紧者，法当身疼痛，宜以汗解之。假令尺中脉迟者，迟即弱涩之意，若作迟数之迟，则六脉一体，无尺独迟之理。不可发汗。何以知之？然以营气不足，血少故也。

（廿四）

脉浮数者，法当汗出而愈。若下之，身重心悸者，气虚不运故重，血虚不安故悸。悸者，心虚惕惕然不自安也。又有因水停者，火为水逼，不安而动。见二十七条。不可发汗，当自汗出而解。既属虚证，纵表未解，亦不可发汗。所以然者，尺中脉微。此句互上心悸血虚，肾水竭也。此里虚，须表里实，津液自和，便自汗出愈。当用小建中。

此十条，皆不可汗者也。凡汗之不当，致变多端。详于下。

（廿五）

发汗后，水药不得入口为逆。若更发汗，必吐下不止。此因发汗亡阳，中寒，故不特不能饮水，即药亦拒。若更汗，则阳益外越，中益虚寒，而上吐下利矣。

（廿六）

病人里有寒，复发汗，胃中冷，必吐蚘。详厥阴篇第五条。

（廿七）

太阳病发汗，汗出不解，其人仍发热，似宜再汗。心下悸，头眩，眩，眩运，非玄而见玄，眼黑而头旋也，乃其人肾寒，阳虚汗之太过，不特虚其上中之阳，即下焦真阳亦越。肾寒挟水上凌，则心悸。虚阳上冒，则头眩。身瞤动，阳虚则不能温筋肉，筋肉寒则抽引而动。振振欲擗地者，振振战摇也，擗地未详。真武汤主之。姜附温肾回阳，茯苓降水气之逆，使从小便出。观汤注云：若小便利去茯苓，可见，茯苓以治小便不利也。又因姜附走而不守，故用芍药敛之，使入阴分。

（廿八）

太阳病发汗，遂漏不止，其人恶风，表疏复加风袭故也。小便难，津液外泄而不下渗，兼肺气外脱，而膀胱之化不行。四支微急，难以屈伸者，无阳以温四支，则劲急而不柔。桂枝加附子汤主之。温中而兼实表。

（廿九）

发汗病不解，反恶寒者，虚故也，发汗则表解，应不恶寒，今恶寒，则阳虚可知。病不解。言表病虽解，而营卫俱弱，不得愈也。芍药甘草附子汤主之。

（三十）

发汗后身疼痛，阳亡血虚，阴凝不运，故痛也。脉沉迟者，以此知身疼为血虚而寒，若浮紧，则身痛为邪实矣。桂枝汤加芍药生姜各一两，人参三两，名新加汤主之。

（卅一）

发汗过多，其人又手自冒心，心下悸，欲得按者，阳虚而心惕惕然不能自守，按则定，不按则不定也。桂枝甘草汤主之。

（卅二）

未持脉时，病人又手自冒心，师因教试令咳，而不咳者，此必两耳聋，无闻也。开后人舔取之门。所以然者，以重发汗，虚故如此。

（卅三）

发汗后，脐下悸，欲作奔豚者，心阳大泄，则肾中寒水上攻。茯苓桂枝甘草大枣汤主之。参看第百二十五条。

（卅四）

发汗后，腹胀满者，阳泄中寒，阴凝不运。厚朴生姜甘草半夏人参汤主之。

（卅五）

病人脉数，数为热，当消谷引食。内热则脾胃健运，故能消谷，然大热而膜胀结实，则又不能食，不可不知。食反吐者，胃寒也，然热甚格拒亦吐，但热格者随食随吐，寒者食后乃吐耳。此以发汗，令阳气微，膈气虚，脉乃数也。内寒逼热于外，阳浮而动，故数。数为客热，寒在内为主，热在外为客。不能消谷，以胃中虚冷故也。

（卅六）

伤寒脉浮，自汗出，表邪。小便数，即清利意，其无里热可知。心烦，阴逼阳浮，故烦。微恶寒，脚挛急，下寒筋脉收引。反与桂枝汤。欲攻其表，此误也。得之便厥，阳随汗泄，故手足冷。咽中干，汗出津液虚也。烦躁，虚阳上浮。吐逆者，阴邪上逆。作甘草干姜汤与之，以复其阳。若厥愈足温者，更作芍药甘草汤与之，其脚即伸。用芍药甘草汤。喻云：虑前汤辛热伤阴，足挛转锢，故用此以和阴。愚谓足挛以寒，用热正当，何至即便燥血。程云：非为复阴起见，乃继干姜甘草汤，而引阳气入阴也。亦属强解，当阙疑。若胃气不和，谵语者，少与调胃承气汤。汗出小便数，胃干，故便结。虚阳上浮，故谵语。虽非实热症，而在用热剂回阳之后，则亦不妨少与承气也。若重发汗，复加烧针者，用桂枝已误，何堪更误，阳亡益甚矣。四逆汤主之。

问曰：证象阳旦，此设问答以伸上义。阳旦，成注谓是桂枝别名。喻云非也。仲景有阳旦、阴旦二汤。阳旦者，如天日晴暖，及春夏温热之谓；阴旦者，风雨晦冥，及秋冬寒凉之谓。只一桂枝汤，遇时令寒凉，则增桂名阴旦汤。遇时令温热，则加黄芩名阳旦汤。后世失传，因谓桂枝不宜于春夏，皆不知此义耳。按活人书，有阳旦汤。喻氏之说似可从。按法治之。喻云：即桂枝加黄芩也。而增剧，厥逆，咽中干，两胫拘急而谵语。胫急原症也，其余增症也，总叙以起下文，非谓胫急为误治增剧也。师言夜半手足当温，两脚当伸，后如师言，何以知之？答曰：寸口脉浮，而大。浮则为风，条首言伤寒脉浮，此言浮则为风，可见风寒原可通言矣。大则为虚，风则生微热，虚则两胫挛，阳虚不温下部，故收引也。病症象桂枝，此句明误用桂枝之故。因加附子参其间，增桂令汗出，附子温经，亡阳故也。喻云：桂枝增桂，名阴旦汤。盖前用阳旦而误，故用阴旦救之。而且加附子，所以挽黄芩之失也。愚按前文既云不可攻表，何故又令汗出。岂有附子可恃，不畏重亡其阳乎。且前言作甘草干姜汤，未尝言作阴旦加附子也，窃意因加当作应加。言此症虽象桂枝，但里寒不可徒攻其表，宜加附桂以温中。庶汗出而阳不亡耳。厥逆咽干，烦躁，阳明内结，谵语，此六字，应移在下文尔乃胫伸句下，趁笔总叙于此耳。烦乱，更饮甘草干姜汤。大意谓本应用桂枝加附桂，而反用阳旦，故见厥逆咽干烦躁，则当饮甘草干姜汤以回其阳也。夜半阳气还，两足当热，胫尚微拘急，重与芍药甘草汤。尔乃胫伸，以承气汤微溏，则止其谵语。故知病可愈。

此数条，皆汗之，或过或误，而不当者也。致变不一，而详于亡阳者，盖人但知辛热之汗剂能亡液，而不知其能亡阳也，故详举以示戒耳。不当汗而汗，致变如是，则遇不可汗之人，当急其里而后其表矣。详如下。

（卅七）

病发热头痛，脉反沉，太阳应浮而反沉者，由内阳虚寒，不能外托，故沉而不鼓也。或疑发热既为阳郁，则其人有火可知，何故又内寒。曰：内虽寒，而肌表之阳固在，所以能发热也。若并表阳俱无，则当为直中矣。原文脉反沉下，有若不差三字，无谓故删之。身体疼痛，当温其里，宜四逆汤。此当与少阴篇第三十九条参看。

（卅八）

伤寒二三日，心中悸而烦者，由其人阴虚而阳动欲越，故心跳动而虚烦不安，大抵先烦后悸是热，先悸后烦是寒。小建中汤主之。即桂枝汤倍芍药加饴糖也，邪在太阳，宜表。但恐阴虚阳越，故加饴糖以补脾阴，而倍芍药以收之。呕家不可与建中汤，以甜故也。即酒客不可与桂枝之意。

（卅九）

伤寒脉结代，心动悸者，心主血液。血液素虚之人，心为热乘，则动悸，而脉不能接续。炙甘草汤主之。与上用建中同，而此之心动悸而加以脉结代，则血虚极矣。故于滋阴清热品中加人参，阳生阴长之义也。脉按之来缓，而时一止复来者，名曰结。邪气结滞。详辨脉。又脉来动而中止，血虚气欲越，故动；血气俱虚，不能接续，故中止。更来小数，止而更来，加以小数，则动而欲越益甚。中有还者，即中止更来也。反动即加数也，然恐无此重叠文法，且反字亦无谓，疑有错误。名曰结阴也；阳根于阴，阳动欲越，由阴虚无依，其结实由阴虚来，故曰结阴。脉来动而中止，不能自还，止而即来曰还，止而久不来，曰不能自还。因而复动，久之又动也，若竟不动，则为脉绝，不名代矣。名曰代阴也。结者但结滞耳，随即复还，言还其本来面目也。此久而后动，有如前之脉已失，而今此之动者，若别有更替者然，故名曰代也。得此脉者为难治。

此三条，论里虚者当急顾其里，而不可用汗剂发表可知，则麻桂虽太阳主方，而用之正不可轻易矣。故即壮实之人，一汗再汗，亦自无妨者，苟邪稍衰，便从缓解。无非防其太过，有伤正气耳。详于下。

（四十）

伤寒发汗，解半日许，复烦，烦为欲解之候，详第一百四十二条。此解非尽解，得汗而略可耳。至此则热欲尽出，而郁勃于肌表间，故烦燥而不宁。脉服数者，数而见浮，动而向外可知。可更发汗，宜桂枝汤。则不宜麻黄之大发可知。

（四一）

服桂枝汤，大汗出，宜解矣。脉洪大者，则邪犹在也。此即上条解而复烦，脉浮数之变文。问大汗而不解，何故？曰：发之太猛则药力直透于皮毛之表，而肤腠间之邪未尽出。正如雨之细而徐者，能入土，大而骤者反不透也。与桂枝汤如前法。若形如疟，日再发者，汗出必解，此与脉洪大对讲，言若服桂枝后，脉不洪大，而但寒热如疟也。盖得大汗后，虽风寒未散，郁热未泄，然其邪已衰，故不如从前之恶寒发热，日夜无歇，而惟一日再发也。寒热两衰，惟视其胜负为进退，寒胜则热退入里而寒，热胜则热出在表而热，故如疟也。宜桂枝二麻黄一汤。余邪无几，故用轻剂。

（四二）

太阳病得之八九日，如疟状。发热恶寒，一日二三度发，即上条症，邪衰故或作或止，与少阳之往来寒热不同。此句旧在欲自可下，今移此。热多寒少，则风寒欲散，热欲外解矣。其人不呕，清便欲自可。热不入里可知。脉微缓者，微为正虚，缓为邪退，脉不数大，将解，故和缓也。为欲愈也。脉微而恶寒者，则寒多热少可知，是为阳微不能托邪。此阴阳俱虚，阴阳即表里。不可更发汗、汗则表阳益虚。更下、更吐也。吐下则里阳益虚，宜养阳以胜邪耳。面色反有热色者，则阳已外达而欲解矣。未欲解也。但为表邪所郁，故又未得解。以其不能得小汗出，曰小汗，则不用大汗可知。身必痒，阳既已出至肌表，进退之间，骚动故痒。宜桂枝麻黄各半汤。比上方更轻。此条分四节看，首节是现在之证，下文乃拟病防变之辞。

此三条，见邪未服，则再汗；邪已衰，则小汗。示人以不可过也。又麻桂皆热药，以邪在表，未入里，故辛热可用。所谓发表不远热也，若热及于里，而内外皆热。则宜用大青龙双解，热全入里，则宜用白虎独清其里矣。详于下。

（四三）

太阳中风，脉浮紧，伤寒脉。发热恶寒，身疼痛，不汗出，身疼无汗，伤寒症。而烦躁者，大青龙汤主之。成氏谓中风而见伤寒脉症，是风寒两伤。用桂枝治风则遗寒，麻黄治寒则遗风，故用大青龙兼治之。愚谓脉与症既属伤寒，将以何者为伤风之据耶。或谓不汗出，与无汗有别。盖不汗出，是微有汗而不得出，非若伤寒之全无汗也。故知为伤风，其说牵强，或又谓中风指初感言。脉浮紧以下，指续感言。言初时原是中风，脉缓汗出，后又伤寒，而变为脉紧无汗也。其说可通，然均于理无当，何者？麻桂二方，均为发汗之剂，而有轻重不同。桂枝虽不能兼麻黄，而麻黄则可兼桂枝，重可该轻也。谓用桂枝遗寒是矣，谓用麻黄遗风，有是理乎。成氏意以大青龙为麻桂合剂，故有此说。不知桂枝甘草二味，麻桂二方所同其异者。加芍药甘草为轻剂，一加麻黄杏仁为重剂耳。大青龙全用麻黄汤中药味，麻黄且加一倍，虽于桂枝汤采用姜枣，而芍药则又删去，是其发散之力，比麻黄汤尤重可知。轻则非重，重则非轻，而曰轻重并用可乎。大抵此本伤寒症，而冠以中风者，或传写之误，或仲景以风寒虽有微甚之分，要皆阴邪，可分说，亦可互言。原未尝板泥，均未可定。脉症既属伤寒，仍当用麻黄，因多烦躁一症，知其寒邪深锢郁热特甚，已及于里，非猛发不可，非清解不能，故倍麻黄而加石膏，表里双解耳。生姜亦助发散，取生姜则不取芍药，而去芍药则又虑发散太过，中气易虚，故又取大枣，立方之意如此。烦躁二字，有以微甚分者，躁甚干烦也；有以内外分者，心烦而体躁扰也。旧谓风为阳邪，烦属之；寒为阴邪，躁属之。不知冬月无风且寒，况有风乎。总属寒厉，何阴阳之可分也。**若脉微弱，汗出恶风者，不可服。服之则厥逆，筋惕**惕惕然而跳也。**肉瞤，**瞤瞤然而动也。本有汗而复大发其汗，汗多则亡阳，故手足厥冷，津液枯少，不能荣养筋肉，故惕瞤。**大青龙汤主之。**句误，喻氏谓当用真武汤。

（四四）

形作伤寒，外症具矣。**其脉不弦紧而弱，**弱即柔缓之谓，与上条浮紧异，即浮缓也。内经以缓为热脉，热则筋脉迟缓也。然必带数，金鉴谓三弱字皆当作数亦是。**弱者必渴，**热入里矣。**被火者必谵语。**内热益甚。**弱者发热，脉浮，解之当汗出愈。**虽不言大青龙，而亦应表里双解可知。

（四五）

太阳病，发热恶寒，热多寒少，则热必内及矣。**脉微弱者，此无阳也。**喻言仲景每言无阳，盖即亡津液之谓，按津液被热耗，故脉微弱也。**不可更汗，**言不可用麻桂单表之剂，以重竭其液也。按此三句，必错简，应删。**宜桂枝二越婢一汤。**亦大青龙双解之法。

此三条，热及于里，而用大青龙辈双解表里之法。

（四六）

伤寒腹满，谵语，寸口脉浮而紧，表脉何以见腹满、谵语之内证。**此肝乘脾也，**由肝火自盛于内，则脾胃满结而谵语。**名曰纵，**木克土，其事顺而直，故曰纵。**刺期门。**肝之募也，以泻肝热。按此条可用桂枝加大黄汤。

（四七）

伤寒发热，啬啬恶寒，大渴，欲饮水，其腹必满，此肝乘肺

也，肝火乘肺，肺气不布，津液不生，小水不利也，所谓水由气化。名曰横。木侮金，其事逆，故名曰横。刺期门，自汗出，自汗三句，旧在此肝上，今移此。小便利，其病欲解。按此条可用小青龙十枣等汤，又按此条火乘肺金，即不兼外感，亦有发热恶寒者，盖肺主皮毛。肺热则皮毛亦热，火欲外达，不欲寒遏，故亦洒淅恶寒也。

此二条，亦外证而兼内热者，上既示以双解之法，此并示以刺法也。

（四八）

服桂枝汤，大汗出后，大烦渴不解，津液外泄，故内躁闷。脉洪大者，白虎人参汤主之。清热生津。

（四九）

伤寒脉浮滑，此表有热，此内热所达。里有热，原文里有寒，今从金鉴改正。白虎汤主之。程云：观厥阴篇，脉滑而厥者，里有热也，白虎汤主之。可见里有寒，当作里有热为是。浮，热在经，表也；滑，热在腑，里也。

（五十）

伤寒脉浮，发热，无汗，表不解者，不可与白虎汤。渴欲饮水，无表证者，白虎加人参汤主之。明白虎汤非表剂。加参以生津也。

（五一）

伤寒无大热，外无大热，热归里矣。口燥渴，心烦，胃热可知。背微恶寒者，似乎表邪未罢，然背为至阴之地，汗出腠疏，故微恶寒，不当牵泥。白虎加人参汤主之。

（五二）

伤寒病，若吐若下后，句上当有若汗字。七八日不解，似表尚在。热结在里，表里俱热，不知乃里热外蒸，而表里俱热耳。时时恶风，白虎症必汗多，表疏故恶风。大渴，舌上干燥而烦，欲饮水数升者，白虎加人参汤主之。按表在不可用白虎者，恐热未入里，而徒寒其中，不能托邪。即热已入里，而白虎止能内清，不能外解也。然虽不能外解，而内热亦藉之而清，与吐下之反引热内入者不同。故里热盛而表尚未净尽者，亦无妨用之，但须略加表药耳。若夫表热非由外邪而由内蒸，则正当用此以捣其巢穴，里热既散，表热自无所恋，随当化汗以出耳。若表热盛而里热微，则当用青龙。

此五条。热全入里，而用白虎独清其内之法。热全入里，应隶阳明。此叔和混入，已详篇首。今亦仍之者，以仲景原是六经互发，言表必兼里，言里必兼表，彼此互见，无害于理也。

（五三）

伤寒胸中有热，胃中有邪气，寒邪。腹中痛，寒故痛。欲呕吐者，热故呕。黄连汤主之。

此亦热全入里，不兼表者，但其人平素胃中虚寒，上焦阳分虽郁热，而中焦之寒不改，阴阳不交，故用此汤而不用白虎也。已上或发表以治其外，或清里以治其内，或双解以治其内外，皆所以除热也。热邪本无形之气，若郁结不散，则为有形之病，故有畜水、衄血、畜血等症。盖卫分之热，郁而成水，不汗则畜；营分之热，郁而动血，不衄则畜也。详于下。

（五四）

中风发热，六七日不解，而烦，邪入膀胱，水畜不行，下不通则上不畅，故烦闷。有表里证，表指太阳经，里指膀胱腑。渴欲饮水，水畜则气化不行，不能生津，故渴。详医碥。水入则吐者，名曰水逆。里水方畜，故拒外水也。五苓散主之。按利寒水用五苓，利热湿应用四苓，缘表邪未解，不可去桂，然桂当用枝乃是。湿去则腑热自泄。此条不言小便不利者，省文也。

（五五）

若脉浮，表未解。小便不利，微热，热入里，故外热不甚。消渴者，与五苓散主之。上条渴不能饮，水盛也；此条消渴，热盛也。然多饮而小便不利，岂能尽消，故五苓亦必用矣。

（五六）

发汗已，脉浮数，烦渴者，五苓散主之。不言小便不利，省文也，下条同。

（五七）

伤寒汗出而渴者，五苓散主之。渴为阳水，湿热上浮也。不渴者，茯苓甘草汤主之。不渴为阴水。以上四条相互，当参观之，皆表未解而传膀胱者，故桂枝必用。

（五八）

太阳病，发汗后，大汗出，胃中干，烦躁不得眠，欲得饮水者，汗多亡液之故，此表解而内燥也。少少与之，令胃气和则愈。此因上文渴欲饮水，故立此法，与五苓无涉。

（五九）

太阳病，小便利者，以饮水多，必心下悸。便利则饮水虽多，止逼心火而悸，然徐徐渗泄，自无水畜之患。小便少者，必苦里急也。水畜故急。

（六十）

病在阳，应以汗解之，反以冷水噀之。若灌之，其热被劫热欲外解，为水寒所遏抑也。不得去，不得外出。弥更益烦，热入故烦。肉上粟起，汗孔为水寒所闭，气不得泄而怒，故肉上起粒如粟。意欲饮水，似渴。反不渴者，欲饮不饮，实非渴也，由水气客于皮毛传入于肺，结为痰饮，阻其气化，津液不生，故渴。而水饮在胸，必拒外水，上焦尚润，故似渴而反不渴，欲饮而反不饮也。服文蛤散。文蛤咸寒，可清热解烦。若不差者，是水气由太阳经入膀胱腑也。与五苓散。以导内畜之水，兼散表寒也，盖文蛤不过先治其弥甚之烦热，而无解表之能，又无导水之力，故必用五苓乃差耳。寒实结胸，若水不下畜而上停，被热熬成痰饮，结于胸间，竟成有形之实邪，所谓实结也。谓之寒者，以水性本寒，故名之耳，非真寒也。无热证，外无热也，热尽入内矣。与三物小陷胸汤。以泄热散结。白散亦可服。热结甚则用小陷胸汤，热微而结饮多，则用此之辛温以开结而下水。

（六一）

太阳中风，下利呕逆，表邪郁住里水，上乘则呕，下注则利。表解者乃可攻之。恐邪内陷。其人漐漐汗出，头痛，头痛旧在有时下，今移此。发作有时。此是水气上攻之痛，故发作有时，不若表邪之痛无休息。心下痞硬满，引胁下痛，干呕，水逼热浮，所呕者热而不及水。短气，水邪壅气上喘。短气实非喘而论每以喘为短气，盖二者相似，故借名之耳。汗出不恶寒者，汗出犹未定为表解，以水气外蒸，亦有汗也，不恶寒，则真解矣。此表里未和也，十枣汤主之。

（六二）

伤寒表不解，心下有水气，不解则里气郁蒸成水，故伤寒常有水症，不必由饮水也。干呕发热表未解。而咳。水乘肺也。或渴，水停则气不化，津不生，故渴。或利，下渗也。或噎，呃逆也水闭其气，闭久一通，上冲有声。或小便不利，腹满或喘，小青龙汤主之。

（六三）

伤寒心下有水气，咳而微喘，发热不渴，上条言渴此言不渴，互文也，故上条有或字。服汤已，小青龙汤。渴者，此寒表邪。去欲解也，上条表未解之渴停水使然，此已解而渴，汗出津干也。小青龙汤主之。句当在服汤已，句上。

（六四）

伤寒脉浮缓，身不疼，但重，乍有轻时，无少阴症者，大青龙汤发之。程郊倩作小青龙，甚是。大青龙症，乃表邪兼内热，顾阴症亦有烦躁。小青龙症，乃表邪兼内水，顾少阴亦有水邪。均宜细辨，此与少阴异者，脉之浮沉固别，而此则但身重，而不至如少阴之欲寐，且乍有轻时，不若少阴之沉重疼痛也。夫少阴水邪，法在温经镇水，故用真武。详少阴第二十一条。此之水气法，在散邪涤饮，故用小青龙汤。曰发之者，以小青龙之异于真武，以多发之，之一法耳，又按此阴水，故用热剂。与膀胱内热、畜水不同，彼阳水，故用五苓，亦有辨。此条旧次四十三条之后，解者谓此为脉症俱属伤风，而系以伤寒者，亦风寒兼中也，故均用大青龙。其误已详注彼条，且症轻而用大青龙，不烦躁而用石膏何也。

（六五）

伤寒八九日，风湿相搏，身体烦疼，不能自转侧，寒湿凝滞也。此症不言身热头疼，由湿盛阳微，不能发热，湿为地气，止流注躯肌中，而不能上犯高巅也。不呕不渴，上无邪，内无热也。脉浮在表故浮。虚阳微故虚。而涩者，湿滞故涩。与桂枝附子汤。湿在表故君桂枝，引之使外出。若其人大便硬，是寒凝，非热结。小便自利，湿盛则小便多，小便多，则湿欲从尿泄矣。去桂枝加白术汤主之。湿欲从尿泄，则不应用桂枝外引，以阻其下行之势，故去之。加白术者，恐脾虚不能行水也，便硬且然，溏可知矣。

（六六）

风湿相搏，骨节烦疼，掣痛不得屈伸，近之则痛剧，汗出湿气外蒸。短气，气滞而壅，故喘。小便不利，湿方外蒸，故不下泄。恶风，不欲去衣，欲温覆使湿气得外达也。或身微肿，浮肿则湿外现可知。甘草附子汤主之。

（六七）

伤寒发汗已，外已解。身目为黄，所以然者，以寒湿在里不解故也。热蒸湿成黄，汗后热虽解，而里湿未尽泄，故随汗达其色于外。里指肌肉之里，非脏腑。下条同。以为不可下也，于寒湿中求之。

（六八）

伤寒七八日，身黄如橘子色，鲜明润泽也。湿热之色异于寒湿之淡黄，及干黄之晦暗。干黄详医碥黄疸门。小便不利，热挟湿上行。腹微满，便不利故满。茵陈蒿汤主之。二便分利。

（六九）

伤寒身黄发热，上条用麻黄翘豆，是外热蒸湿，此则湿复生热，故黄后又发热，热由内蒸，故用寒剂，不加表药。栀子蘗皮汤主之。金鉴云：此方之甘草，当是茵陈蒿。

此十六条，论水湿之证治。

（七十）

太阳病，脉浮紧，发热，身无汗，自衄者愈。不得汗则热不外泄，而动其经血，上出于鼻，血出则经热亦泄，故愈。盖邪不从卫解，则从营解耳。俗所谓红汗也。

（七一）

太阳病，脉浮紧，无汗，发热身疼痛，八九日不解，表症仍在，此当发其汗，麻黄汤主之。此句本在条末，今移此。服药已，微除，药不胜病。其人发烦热，目瞑，经热上攻于目，隐涩不开。剧者必衄，衄乃解，所以然者，阳气重故也。犹言热甚。

（七二）

伤寒脉浮紧，不发汗，因致衄者，麻黄汤主之。衄似不必汗，不知热气虽盛，已从衄泄。且热止在经，不在里，自不妨用热剂，而热从衄泄。热不尽，衄不止。与其衄解，不若汗解，故用麻黄发汗。汗出表解，则衄亦自止。盖上条之衄，必已成流，热尽故可不药。此条之衄，必未通畅，若不汗解，必至大衄，损伤定多耳。然须审热之多少，寒多热少者可用，以表邪深锢，非麻黄不解也。若热多寒少，当用辛凉解散为是。百三十四条用桂枝，当参看。

此三条，论衄血症治。

（七三）

太阳病不解，热结膀胱，经热入腑。其人如狂，下不通则上干，心烦不宁。然曰如狂，则非真狂。血自下，膀胱经多血，热入逼动故下。下者愈，血下而热亦泄。其外不解者，尚未可攻，恐热乘虚，内陷益甚。当先解外。外解已，但少腹急结者，乃可攻之，宜桃核承气汤。表虽已解，而经不无遗邪，故用桂枝引诸药达于经中，使经腑之邪俱去。按血乃膀胱经中之血，畜于膀胱之外，小腹之中者，非畜于膀胱之中也，故利之从大便出。

（七四）

太阳病，六七日表症仍在，脉微而沉，何故微耶？恐微字衍。不见少阴症，故不属麻黄附子细辛汤。反不结胸，不在上焦。其人发狂，甚于如狂矣。以热在下焦，少腹当硬满，小便自利者，则热不在膀胱气分，而在血分可知。又血不在膀胱之内，而在小腹可知。下血乃愈。所以然者，以太阳随经瘀热在里故也。宜下之，以抵当汤。热结于胸，则用陷胸以涤饮；热结少腹，则用此汤以逐血。

（七五）

太阳病，身黄，畜湿畜血，均有发黄。脉沉结，少腹硬，小便不利者，为无血也。是畜尿，非畜血，茵陈五苓可用。小便自利，其人如狂者，血症谛也，抵当汤主之。

（七六）

伤寒有热，小腹满，应小便不利，今反利者，为有血也，当下之，不可余药，宜抵当丸。变汤为丸，煮而连滓服之者，因剂小力薄，故捣罗使味易出，兵少贵精之义也。按热入膀胱，有畜尿畜血之分，而畜血又有在膀胱内，及在膀胱外之别。在膀胱外者，乃在小腹中也，不碍水道，故小便利，论所言者是也。若在膀胱中，则必溺血矣，八正散、导赤散皆可用。

此四条论畜血之症治。热入而结于浊阴之分，则为畜血畜水，结于清阳之分，则为结胸。详于下。

（七七）

太阳病，脉浮而动数，浮则为风，外邪。数则为热，动则为痛，即弦紧体痛之意，不曰紧而曰动，以其弦急不静，有传内之意也。数则为虚。数从浮见，内未实也，非虚弱之虚，着此句见不当下。头痛发热，微盗汗出，盗汗详阳明篇第七条。而反恶寒者，表未解也。盗汗为热入阳明，当恶热，今反恶寒者，以微盗汗，则尚未入里，太阳之表犹未解也。医反下之，动数变迟，下之则阴虚，里气乍衰，故脉亦弛懈。膈内拒痛，表热乘虚内陷，里气相拒故痛。胃中空虚，伸变迟句。客气动膈，伸拒痛句。短气，热上壅而喘。烦躁，心中懊憹，阳气内陷，心下因硬，阳本亲上，故上结。则为结胸。大陷胸汤主之。以下其结，与承气异者，彼下肠胃之邪，此荡除于高位也。若不结胸，但头汗出，余无汗，剂颈而还，湿热上蒸为汗，但止头有，则不得外泄。小便不利，又不下泄。身必发黄也。茵陈汤或茵陈五苓散。

（七八）

太阳病，二三日，不能卧，但欲起，邪结于胸，热上壅也，二三日尚在表，何以有此。心下必结，知心下邪结矣，若脉实大为热结，则可下。脉微弱者，此本有寒分也。今微而且弱，是胃本有寒，寒痰为表邪所郁而结聚，不当下矣。反下之，若利止，必作结胸。利止则邪不下行，而内陷之热，与津液搏结于胸间。未止者，则邪虽下行胸不结，但内陷之热必愈深。四日复下之，通因通用，使热尽从下泄也，所以待至四日者，欲表热尽入，乃一扫而空之耳。此作协热利也。申上利字，言由外症未除而下之，引热内陷也。

（七九）

病发于阳，发阳发阴，见第二条。彼条发阴主直中言，此条但言内气素寒耳，未至于直中也。而反下之，热入，因作结胸；病发于阴，表虽热而内寒。而反下之，因作痞。不言热入者，即有外热陷入，而成痞，实由中寒。若中不寒，则为结胸矣。以中寒为主，故不言热入也。所以成结胸者，以下之太早故也。按结胸亦有不由误下者，可勿泥。不言痞由下之太早者，以阴寒之人原不当下，不以迟早论也。

（八十）

结胸者，项亦强，如柔痉状，胸邪盛实，故项势当昂，柔痉详痉湿暍篇。下之则和，宜太陷胸丸。邪结于胸，而上及颈项，势甚矣。恐汤过而不留，故煮而连滓服之。且加蜜以恋于上，与抵当丸意同。

（八一）

太阳病，重发汗，而复下之，津液涸矣。不大便五六日，舌上燥而渴，日晡申时。所，小有潮热，此阳明症，详阳明篇。从心上至少腹硬满而痛，不可近者，大陷胸汤主之。此阳明内实而兼结胸，若用承气则遗高分之邪，故主此汤。

（八二）

结胸症，其脉浮大者，脉未沉实。不可下，须先解表。下之则死。邪又内陷，结而复结，故主死也。

（八三）

结胸症具，烦躁者亦死。津液枯竭，邪已攻心。

（八四）

伤寒六七日，结胸，热实，脉沉紧，热入里，故沉紧，实而有力之谓，然必兼数。心下痛，按之石硬者，大陷胸汤主之。

（八五）

小结胸病，正在心下，即胸膈间部位，与大结胸无异。按之则痛，所异者，按乃痛，不若大结胸之不按亦痛，手不可近。脉浮滑者，浮则热未尽入，结而未实，滑又异于大结胸之紧，不过热与痰饮略结耳。小陷胸汤主之。脉带浮，不言先表散者，以上条有浮大不可下之文，已见大意也。

（八六）

伤寒十余日，热结在里，大便燥结。复往来寒热者，是少阳表症尚在也。可与大柴胡汤。表里双解。但结胸无大热者，热已入里，故外无大热，则亦无往来之寒可知。此为水结在胸胁也。水津液也，热蒸成痰饮而结，非结胸外另有水结胸。但头微汗出者，水气上蒸。大陷胸汤主之。此与上第八十一条，应入阳明少阳篇。系于此者，以类相从，且见此二经亦有结胸症耳。按少阳原有胸胁满症，未便可指为结胸，须细辨。

（八七）

伤寒六七日，发热，微恶寒，肢节烦疼，太阳症。微呕，心下支结，少阳症，支结者，结于心下偏旁，当胁处也，准绳云支撑而结。外症未去者，柴胡桂枝汤主之。以外症为重，故以柴桂表散，外解而结亦开，缘此结为表邪所郁，里气不行之结，非表热陷入之结也。观此，则结胸不但有大小之分，又有偏正之别。

（八八）

问曰：病有结胸，有脏结，其状如何？曰：按之痛，寸脉浮，热气上浮。关脉沉，曰结胸。关位配胸，热内结故沉。何谓藏结？曰：如结胸状。阴邪痞塞，故亦如之。饮食如故，胸无邪阻也，则按之不痛可知。时时下利，阴寒甚也。寸脉浮，虚阳上浮。关脉沉，中寒则脉不鼓。紧细小，阴盛阳微也，此则异于结胸之盛大。名曰脏结。阴寒凝结，痞塞不运，是为死阴。舌上白胎滑必湿润而冷。者难治。舌为心苗。有白胎，则寒水之气，透入心阳矣。胎由津液凝渍所成，故滑而不燥。金鉴云：此句当在曰结胸句下。以结胸热症，见此为相反，故难治。脏结见此为顺，不妨也，然非仲景意。脏结仲景无治法，或云当灸关元。

（八九）

病胁下素有痞，连在脐旁，此明脏结有痞，塞于心上而如结胸者，亦有痞塞于胁下而连脐旁者。痛引少腹，入阴筋者，此名脏结，死。小腹阴筋，肝肾所主，寒则收引，先天真阳败绝，故死。

（九十）

脏结无阳症，无表症也。不往来寒热，无半表半里症。其人反静，并无里症。舌上胎滑者，不可攻也。金鉴云：当温之。成氏谓脏结亦误下所致。盖以伤寒本热症，非误下不应有寒症也。或疑仲景所言，安知非杂病之脏结，而泥定伤寒耶？曰：仲景此书专论伤寒，非论杂病也。观痉湿暍篇云：三者应别论。则知六经篇中所言，皆论伤寒矣。故酒客、衄家、汗家、淋家等条，言不可用桂枝发汗者，皆指诸色人病伤寒而言。昧者以为泛论杂病，不知此等人，若非病伤寒，自无发汗之理，何用辨其可不可哉。脏结若系杂症，其病源固非由伤寒而得。即便全似结胸，亦不用辨，而知其迥别矣。且此条其人反静句。明明是说伤寒，何则，伤寒外无太阳少阳症者，邪多内陷，热陷于内，则必烦躁而不静。今其人反静，盖以伤寒之常证例之，而不然，故曰反也。若杂症原无内陷之说，何用下此反字乎。前人未经拈出，故特明之。脏结原无可攻之症，不可攻也。四字似赘，仲景所以言此者，盖因脏结结胸，同属伤寒误下，恐人误认为结胸而攻之，故言之耳。若脏结果属杂症，不由伤寒而得，自无误作攻下之议。不可攻也四字，得毋赘乎。于此愈知脏结之属伤寒，非言杂症矣。

此各条论结胸之症治，因并及相似，而实相反之，脏结也。结胸者，热入而结实于胸间，硬而且痛者也。若不结实，而惟痞塞心间，是为痞。儿则不硬不痛，即或硬亦不痛也。然有纯热之痞，有下寒上热之痞，有纯寒之痞。以类相从，总次于左，亦如结胸之并及脏结耳。

（九一）

伤寒大下后，复发汗，心下痞，大下里虚，热入作痞，入而未尽，表未解，故复发汗。恶寒者，表未解也。汗后恶寒，多是表虚，今云未解，必表热仍在，恶寒仍属表邪也，须细辨。不可攻痞，当先解表，表解乃可攻痞。解表宜桂枝汤，攻痞宜大黄黄连泻心汤。阳明当下实症，尚有许多顾忌，何况太阳虚痞，断无用大黄之理。大黄当是黄芩之讹，观下各条可见。

（九二）

脉浮而紧，而复下之。句上当有汗字，互上条也。紧反入里，变为沉紧，紧为表邪未解，热内陷，表寒亦陷，故沉。则作痞。按之自濡，但气痞耳。沉紧与结胸脉同，故按其胸以察之，气无形故软，而不若结胸之坚硬。金鉴谓当用甘草泻心汤，以治寒热并陷之邪也。心下痞，按之濡，其脉关上浮者，关上即关，正当心下部位，此未经下，故脉仍浮，浮热气也。大黄亦当作黄芩。黄连泻心汤主之。心下痞，而复恶寒汗出者，附子泻心汤主之。附子治表寒，芩连清内虚热，大黄疑误。

（九三）

伤寒五六日，呕而发热者，柴胡汤症具，而以他药下之，柴胡症仍在者，复与柴胡汤。此虽下之，不为逆必蒸蒸而振，却发热汗出而解。若心下满而硬痛者，此为结胸，大陷胸汤主之。但满而不痛者，此为痞，柴胡不中与宜半夏泻心汤。兼用辛热，以下焦寒也，由下之，故虚寒，君半夏，以涤饮也，缘热挟积饮为痞。此条应入少阳，以类相从，故系此。于此见少阳亦有结胸及痞症。

（九四）

伤寒中风，医反下之，其人下利日数十行，谷不化，腹中雷鸣，心下痞硬而满，干呕，心烦不得安。表热陷入，为下焦阴寒所拒，而阻逆于上。医见心下痞，谓病不尽，复下之。其痞益甚，此非热结。非结胸之热实。但以胃中虚，客气内陷之热气。上逆，故使硬也，痞症之硬，亦不甚。须知，胃虚则陷入之热不运，痰饮停结，故硬满呕逆。甘草泻心汤主之。此症阳上阴下，不交成痞，故用热品以制下寒，用寒品以清上热。喻云：此即生姜泻心汤，以误下又误，中寒实甚。人参力柔，生姜味薄，故倍干姜以易之，愚谓当用生姜泻心汤为是。详下条。

（九五）

伤寒汗出解之后，胃中不和，心下痞硬，干噫食臭，嗳馊也。饮食停滞。胁下有水气，腹中雷鸣，下利者，生姜泻心汤主之。此胃寒不能消行水谷而痞也，然亦必寒热夹杂，观此汤寒热并用可见，按此症当用甘草泻心汤为是。以此条未经误下，比上条证轻，何得反用重剂，上条误下胃虚，非人参何以补中，未经汗散，非生姜何以透表。细详之。

（九六）

本以下之，故心下痞，与泻心汤痞不解。其人渴而口燥烦，小便不利者，五苓散主之。虽因误下致痞，亦由小便不利，水畜，痞无去路，利之则水从下出，热亦泄散矣。痞结病在上中，亦有兼及下焦者，观结胸有连少腹者可见。

（九七）

伤寒发热，汗出不解，心下痞硬，呕吐而下利者，中痞则上下不交，故吐利。成注：吐利而心腹软为虚，硬为实。大柴胡汤主之。不用泻心而用此者，以有表症也。或疑下利不当用大柴胡，不知此为通因通用之法，以汗出液燥，胃有燥矢也。

（九八）

太阳病，外症未除，而数下之。遂协热而利，协合也，表则热里则利，利与热合作也，非热人而利之谓，故可用热剂。利下不止，心下痞硬，外虽热而中实寒，故阴凝而痞。表里不解者，桂枝人参汤主之。即理中汤加桂枝。当与七十八条参看，见协热利有寒热二种。

（九九）

伤寒服汤药，即下药。下利不止，心下痞硬，服泻心汤已复以他药下之。下利不止，必无复用大黄之理，可知泻心汤内，必无大黄。因无大黄，疑为结粪不去，故复下之耳。不然，何敢复下，于此益信泻心之无大黄。利不止，痞虽去，而利不止。医以理中与之，利益甚，理中者，理中焦。此利在下焦，久利则关闸大开，下焦失守，不但中焦受困也。赤石脂禹余粮汤主之。复利不止者，当利其小便。此当有湿热未尽，不然，服理中即不效，何至反甚，且久利亡液，又不当利其小便也。

（一百）

伤寒发汗，若吐若下，解后，心下痞硬，噫气不除者，外邪虽去，而胃气亏损，停饮不运而上逆。然所噫者虚气，与嗳出食臭者不同。旋覆代赭石汤主之。以镇逆涤饮，补中养正也。

（百一）

太阳病，医发汗，遂发热恶寒，发热当作汗出，汗出恶寒，表阳因汗而虚也。因复下之。心下痞，里亦虚矣。表里俱虚，阴阳犹云表里。气俱竭，无阳则阴独，表里之阳气俱虚，止余一片阴寒。复加烧针。因胸烦微阳被逼将欲脱越，面色青黄，脾胃失守，故黄色外露，以虚寒，故见青黄，不见赤黄。肤瞤者，阳脱体失温故肌肉筑动。难治。今色微黄，日微，则未尽露，且无青色之贼。手足温者，阳已回矣。易愈。

此各条论痞证，治其有热入固不结实，亦不痞塞为邪颇微，逼处上焦。其治法详下文，大概宜吐，故吐法特详。

（百二）

伤寒五六日，大下之后，身热不去，心中结痛者，未欲解也，下则引热入内，但表热仍在，则陷入者微，不若结胸之身无大热，热尽入里也，故心中略觉结滞而痛耳。栀子豉汤主之。香豉主发热恶寒烦闷，乃解表和中之品。栀子清内热，合之可以涌吐，上焦之邪，凡吐剂俱能发汗，故可兼解其表。发汗若下之，而烦热，胸中窒塞者，栀子豉汤主之。邪陷不为结胸与痞，而仅烦热窒塞，亦微邪耳。发汗吐下后虚烦，正虚而邪实，故烦。不得眠，若剧者，必反复颠倒。卧起不安。心中懊憹者，懊憹，心中郁郁然不舒，愦愦然无奈，欲吐不吐，烦扰不宁也。栀子豉汤主之。若少气者，栀子甘草豉汤主之；若呕者，栀子生姜豉汤主之。凡用栀子汤，病人旧微溏，不可与之。虑其性寒，泄利气衰之人服之，不能上涌，且反下泄，故不可。凡欲吐，服汤后以指探喉，不尔，恐或不吐，盖栀子本非吐药也，亦有不探而吐者，以邪本上越，为药所激，故吐耳。

（百三）

伤寒下后心烦，邪入上焦。腹满，中焦亦滞。卧起不安者，栀子厚朴汤主之。厚朴散满。

（百四）

伤寒医以丸药大下之，大下则里虚，不必泥丸药。身热不去微烦者，烦而日微，则是大下里气虚寒，浮阳上扰可知。栀子干姜汤主之。栀子解热烦，干姜温误下。

564

（百五）

太阳病下之，微喘者，表未解故也，表未解而下，则引热入，阳性亲上，初入犹欲上越，故喘。然所入者少，而在表者多，仍须以治表为主。桂枝加厚朴杏仁汤主之。桂枝解表，杏仁降气，厚朴散满。喘家，谓素病喘，一感风寒即发者。作桂枝汤，加厚朴杏子佳。当与百十一条参看，此热入胸，彼热入胃也。

（百六）

发汗后，不可更行桂枝汤。汗出而喘，无大热者。外无大热，可知热内入乘肺，故喘也。可与麻黄杏仁甘草石膏汤主之。此即麻黄汤去桂枝之辛热，加石膏之辛凉也，去桂故麻黄加多。

（百七）

发汗后，饮水多者必喘，汗后津干，故饮水。水逼余热上浮，故喘。又水乘肺，则气浮亦喘。以水灌之亦喘。水寒遏闭，气不外泄而上越，故喘。

（百八）

下后不可更行桂枝汤，若汗出而喘，无大热者，可与麻黄杏仁甘草石膏汤。此与上条汗下虽殊，而病不异，故治从同。

此各条，论上焦虚热之症治。已上论症既详，立法亦备，顾治或失宜，其致变有上文所未尽者，复详于下。

（百九）

太阳病，吐之，但太阳病当恶寒，今反不恶寒，不欲近衣，此为吐之内烦也。烦而吐，则能解烦；不烦而吐，反能致烦。缘吐则伤津液而引热内入。故烦，阳浮越故又不欲近衣也，宜竹叶石膏汤。

（百十）

太阳病，当恶寒发热，今自汗出，症转阳明矣。不恶寒发热。吐则气涌，上浮外越，汗出而表解。关上脉细数者，关主胃，胃液为吐所伤故细，热乘虚内入，故数。以医吐之过也。一二日吐之者，腹中饥，口不能食。

胃气伤，故不纳，一二日尚未成郁热，但吐伤胃，故不能食。三四日热已成而内陷矣，盖一二日热在太阳，离胃尚远；三四日热在阳明，离胃近。近则易入。吐之者，不喜糜粥，欲食冷食，吐引内热浮膈上，故欲冷食。朝食暮吐，脾亦伤而不运。以医吐之所致，此为小逆。热初入胃，尚未为大害。

此二条，详吐之失。

（百十一）

太阳病桂枝症，医反下之，利遂不止，邪入胃矣。脉促者，急数也。表未解也。热传阳明经也。喘而汗出者，汗出，阳明外症，肌肉为经府之热蒸液成汗也。下则引热内入，下奔固为利，上越亦作喘。葛根黄连黄芩汤主之。葛根解肌，芩连清内热。

（百十二）

太阳病，下之后，脉促胸满者，下后阳虚不运，故胸满，上条之促有力，此条之促必无力。桂枝去芍药汤主之。若微恶寒者，此恶寒不特表未解，亦阳虚之征也。去芍药方中加附子汤主之。因表未解，故用桂枝加减。

（百十三）

伤寒八九日，下之，胸满烦惊，热入与积饮结，故满；热逼君主，故烦而惊。小便不利，谵语，一身尽重，不可转侧者，表邪滞，故重；又热伤气，故困之。柴胡加龙骨牡蛎汤主之。柴桂解外，大黄泄热，姜半散结涤饮，牡蛎软坚，茯苓利便。下则中虚，故用人参大枣；惊则神越，故用龙骨铅丹。问重可镇惊何义？曰：重者气下坠，药气与人气混合，药气下行，而浮越之气亦下耳。

（百十四）

太阳病，下之后其气上冲者，邪入里欲上越也，与百五条同意。可与桂枝汤。表仍未解也。方用前法，即如法服也。若不上冲者，不可与之。

（百十五）

服桂枝汤，或下之仍头项强痛，翕翕发热，无汗，表未解也。心下微满痛，小便不利者，心下有水气也，心下满痛似结胸，以小便不利，知为停水。**桂枝汤去桂枝加茯苓白术汤主之。**脾因下虚，故用茯术健脾行水，余详本方。

（百十六）

太阳病，下之，其脉促，金鉴云，当作浮。**不结胸者，为欲解也。**下固能引邪入里，亦有里气一通，而表气得宣者，大约表症多，里症少，下则引邪内入，里热多，而表症少者，下则内解而外随散，故脉浮。**脉浮者，**金鉴云，当作促。**必结胸也；脉紧者，**金鉴云，当作细数，邪入少阴也。**必咽痛；**咽痛，少阴症，见少阴篇。**脉弦者，**邪入少阳。**必两胁拘急；脉细数者，**金鉴云，当作紧，邪尚在太阳也。**头痛未止；脉沉紧者，**寒邪入胃。**必欲呕；**胃气上逆也。**脉沉滑者，协热利；**热入胃，逼痰饮下注。**浮滑者必下血。**热在经，故浮；经血被逼，故下。金鉴谓当作数滑。悮下致变不一，由人经脏虚实不同，故所入有异。

（百十七）

伤寒医下之，续得下利，清谷不止。身疼痛者，表未解。**急当救里；**后身疼痛，后谓后治，对上急字言。**大便自调者，**则里症缓。**急当救表。救里宜四逆汤，救表宜桂枝汤。**

此各条，详下之失。

（百十八）

太阳病中风，以火劫发汗，邪风被火热，血气流溢，失其常度，两阳相薰灼，其身发黄。热蒸血败，其色外见。**阳盛则欲衄，阴虚**液竭。**则小便难。阴阳俱虚竭，**壮火食气，不但耗水。**身体则枯燥。但头汗出，**剂齐也。**颈而还，**津液已干，故止头汗。**腹满而喘，口干咽烂，或不大便，久则谵语，甚者至哕，**呃逆也，胃气将绝，上冲有声。**手足燥扰，捻衣摸床，**详阳明篇第一十八条。**小便利者，其人可治。**阴尚未绝，肺气犹下降也。又火属心，心与小肠为表里，火热得从小肠下泄也。

（百十九）

太阳病二日，反躁，热已内入。反熨其背而大汗出，火热入胃，胃中水竭，躁烦，必发谵语。十余日，阴气得复。振慄，自下利者，此为欲解也，火邪下奔也，参下第一百四十五条。故其汗。从腰已下不得汗，火邪上攻故下无汗。欲小便不得，反呕，欲失溲，热欲从小便出，而不得出，闭极思通，情状如此。足下恶风，上热壅闭，气不下通，故足冷恶风。大便硬，小便当数而反不数，凡大便硬者，恒因小便之数，以此例之，故曰当数，而反不数则气不下通之故，即上文欲小便不得也。自故其汗至此，皆补详火邪入胃病证，在振慄下利前。及多大便，承下利说，而所以下利之故。固由日久阴复，邪衰不留，亦未始不由小便少，得以转渗肠胃，化硬为软而得出也。已，头卓然而痛，其人足心必热，谷气下流故也。从前热气壅闭于中，不达上下。今得通泄，而达于上则头痛，达于下则足热也。

（百二十）

太阳病，以火薰之，火薰右劫汗法，即今北方火炕温覆取汗法也。不得汗，其人必躁，到经二字难解，成注六日传经尽，七日再到太阳经也，窃意此言不得汗。若火邪入里则躁，若火邪止到经，则圊血耳。不解，必圊血，名为火邪。

（百廿一）

微数之脉，慎不可灸，因火为邪，则为烦逆，追虚逐实，脉微数为阴虚热盛。阴本虚，加火为追虚；热本实，加火为逐实。血散脉中，火气虽微，微少也，言即使所灸不过一二处也。内攻有力，焦骨伤筋，血难复也。

（百廿二）

脉浮，热甚，反灸之，此为实。实以虚治，因火而动，故咽燥吐血。

（百廿三）

太阳伤寒者，加温针必惊也。热气乘心也。

（百廿四）

脉浮宜以汗解，用火灸之，邪无从出，因火而盛，病从腰以下必重而痹，<small>外邪挟火势上攻，不下通阴分，故重而痹，必其人平素下部有湿使然。</small>名火逆也。

（百廿五）

烧针令其汗，针处被寒，<small>失护而被寒侵，由太阳少阴之经以入肾脏。</small>核起而赤者，<small>针处肿突如核而红，寒侵入内，逼阳于外，故红肿。</small>必发奔豚。气从少腹上冲心者，<small>肾寒上冲，若豕突然。肾水脏，猪水畜，故名。</small>灸其核上各一壮，<small>灸以拔寒使出，又透火气内温。</small>与桂枝加桂汤更加桂。<small>与桂枝者，邪由太阳入，仍令从太阳出也，加桂温肾胜寒，然当用肉桂。喻云：即此推之，凡发表误用寒药，服后反加壮热，肤起赤块，畏寒腹痛，气逆而喘。或汗时盖覆不周，被寒所侵，红肿喘逆。其症同者，用此良验。按此必其人平日肾阳虚寒，故邪侵之即动也。</small>

（百廿六）

伤寒脉浮，医以火迫劫之，亡阳，<small>汗多故也，故以姜桂温表。</small>必惊狂。起卧不安者，<small>阳自亡，火热自入心也。龙骨牡蛎，镇心神之浮越。</small>桂枝去芍药加蜀漆龙骨牡蛎救逆汤主之。<small>心神浮越，痰必上壅，蜀漆牡蛎治其痰。心神浮越，则中气亦不能守，甘草大枣固中，且以缓上浮之急。</small>

（百廿七）

火逆下之，因烧针烦躁者，桂枝甘草龙骨牡蛎汤主之。<small>以火逼汗，已逆于理，又下之而烦躁者，或归咎于下，不知其由于火也，故以因烧针三字明之。此止烦躁轻于上条，故药比上方减少。</small>

此各条，详火治之失。

（百廿八）

下后复发汗，必振寒，脉微细，所以然者，内外俱虚故也。

（百廿九）

下后复发汗，昼日烦躁不得眠，夜而安静，<small>下则里寒，汗则阳越。</small>

昼则阳浮动故烦躁，夜则阳内返故静。然此阳虽虚淫犹能内返，若外亡而不能返，至夜阴气盛时，必且被逼而竟脱矣。不呕不渴，无表症，脉沉微，身无大热者，干姜附子汤主之。

（百三十）

伤寒若吐若下后，心下逆满，气上冲胸，邪内陷，而挟素有之寒饮上逆。起则头眩，浊阴上干。脉沉紧，寒饮胜也。发汗则动经，内腹虚寒，而复汗之，则并经中阳气亦动而外泄。身为振振摇者，表阳虚，故振战。茯苓桂枝术甘草汤主之。补土去饮在此，壮卫和营亦在此。不用芍药，虑寒凝也。

（百卅一）

伤寒吐下后，发汗，虚烦，脉甚微。欲如上条之紧亦不得矣。八九日心下痞硬，胁下痛，不止如上条之心下逆满。气上冲咽喉，不上冲胸。眩冒，且将厥仆。经脉动惕者，不止振摇。久而成痿。日久则偏废矣，此即上条之症，而言其增重如此。金鉴谓八九日至咽喉，必错简，以此症为血液大伤，故成痿。存参。

（百卅二）

发汗若下之，病仍不解，烦躁者，阳欲脱越。茯苓四逆汤主之。百二十九条，有夜而安静字，此无之，是昼夜俱烦躁也，阴盛格阳矣。

（百卅三）

太阳病，下之而不愈，因复发汗，以此表里俱虚，其人因致冒。昏冒，神识不清之意。汗下兼行，虽不如法，而邪亦衰，余热之未清者，未必便令人冒，以虚故致冒也。冒家汗出自愈，所以然者，汗出表和故也。得里未和，而后下之。致冒之余邪，若是在表之未清者，仍从汗解，在里仍从下解，须审得之也。

（百卅四）

伤寒不大便六七日，头痛，内热上攻。有热者，内热外达。与承气汤。其小便利者，清白。知不在里，仍在表也，则头痛身热，自是表症，而不大便，亦非热结，当无所苦可知矣。验小便固是要法。当须发汗。若头痛者，必衄，若当作苦，盖头痛之甚也，不然凡头痛者必衄矣。岂其然乎。宜桂枝汤。

（百卅五）

太阳病，外症未解者，不可下也，下之为逆。不但变结胸等症，即三阴坏病亦多由此。欲解外者，桂枝汤主之。

（百卅六）

太阳病，先发汗不解，而复下之。脉浮者不愈，浮为在表，而反下之，故令不愈。今脉浮，故知在外。当须解外则愈，宜桂枝汤主之。

（百卅七）

本发汗而复下之，此为逆也。若先发汗，治不为逆，本先下之，而复汗之，此为逆也。若先下之，治不为逆。

（百卅八）

凡病若发汗，若吐，若下后，若亡血，亡津液，阴阳自和者，必自愈。邪正皆衰，不必施治，但静俟之。

（百卅九）

大下之后，复发汗，小便不利者，亡津液故也。勿治之，言勿利小便，当俟津液渐生也。得小便利必自愈。生津滋液之品，何不可用之有。

（百四十）

太阳病三日，已发汗，若呕若下若温针，仍不解者，此为坏病，桂枝不中与也。观其脉证，知犯何逆，随证治之。坏病者，误治之失，如上各条误汗而亡阳动经，下而痞利，结胸，温针而惊狂衄吐等逆是也。表证虽在，而局面已变。宜随症立法，难执定桂枝矣。

此各条，详汗吐下等法兼施之失，而并示以内外之辨，先后之序也。知其失，则治得其宜，而病解矣。详于下。

（百四十一）

太阳病，欲解时，从巳至未上。巳午未，阳气盛，太阳王时也，故解于其王时然可不泥。

（百四十二）

欲自解者，必当先烦，热势作动，郁勃欲伸，将出未出之际，必烦躁而不宁。乃有汗而解。何以知之？脉浮故知汗出解也。喻云：天地郁蒸而雨作，人身烦闷而汗作。观其烦而脉浮，知为邪出于表而汗解。若脉不以浮应，则汗必不出，而烦反为内入之候矣。

（百四十三）

太阳病初服桂枝汤，反烦不解者，热盛可知。先刺风池风府，以泄其热。却与桂枝汤则愈。

（百四十四）

风家表解而不了了者，十二日愈。经中余邪未清也，即内经十二日大气皆去，病日已意，然可不泥。

（百四十五）

太阳病未解，脉阴阳俱停，停止也。陶节菴云：欲作汗，脉先伏是也。必先振慄汗出而解。邪正相争故战，虚乃有此，不虚则竟解，不必战也。但阳脉微者，微微见也，脉伏而阳忽微见，则邪已出表矣。先汗出而解；先字衍。但阴脉微者，若沉分微见，则邪向里矣。下之而解。若欲下之，宜调胃承气汤。

（百四十六）

太阳病，十日已去，脉浮细而嗜卧者，邪去则脉静神恬。外已解也。胸胁满痛者，不解而传少阳。小柴胡汤。脉但浮者，脉不细不嗜卧是未解也，然浮则仍在表可知。与麻黄汤。

此六条，论解，解则不传，不解则传矣。详于下。

（百四十七）

伤寒一日，太阳受之，脉若静者为不传，脉静则邪不盛，自不及里。颇欲吐。胃受邪则吐。若躁烦，热邪向里，则烦躁，内气拒之则吐逆。脉数急者，为传也。可用大青龙。

（百四十八）

伤寒二三日，阳明少阳证不见者，为不传也。太阳脉多数，多干呕，未可据为必传，故著此条言必见阳明少阳之证，乃为传也。

（百四十九）

太阳病，头痛，至七日已上，自愈者，以行其经尽故也。此本内经，然不必泥。若欲再作即再传。经者，成无己曰：传经次第，三日传遍三阳，至四日去阳入阴，第六日传遍三阴。为传经尽，当解。其不解，传为再经者。至九日，又遍三阳。吴绶云：七日经尽，当汗出而解；七日不解，为再经。十三日不解，为过经；过经不解，为坏病。按再传之说，颇可疑。乌有邪已入至厥阴，复外转太阳之理。然三阴篇，有脉浮则邪还于表宜汗解之论，则从阴反阳，固有之矣。苟不为之汗解，郁而不出，因复再传诸经，留连不解，不可谓无其事也。针足阳明，使经不传则愈。太阳传阳明，针使热泄，则不传矣。类经云：足三里二穴，刺五分，留三呼，可泻胃中之热，一云刺冲阳。

伤寒论近言卷三

阳明篇

阳明分经府，此大概也。顾有不连太少，清楚之经有连带太少；夹杂之经，有表邪尽入；胃实之府，有邪未尽入；不实之府，又有虽实而非热。与不实而且寒之府，皆宜逐一分别，乃为了彻，因详为厘剔。俾读者不致迷误云。

（一）

阳明之为病，胃家实也。此揭府症，府有实不实，实可下，不实不可下。此指实而可下者言，按胃兼大肠言。

（二）

阳明病，外证云何？曰：身热在经故身常热，若入府则潮热矣，以此句知此条是就经证言。汗自出，不恶寒，反恶热也。热盛于肌肤，蒸达皮毛，表寒无继，不能久持，终当解散。正如冰雪虽寒，为火所铄，旋渐消融耳。然亦有表邪深固而不解者，此则阳明尚带太阳，故必以表解而清清楚楚，乃属之阳明也。问表解则经热应从汗泄，何以有入府而热结者。曰：热盛自内薄，外泄者无几，内入者不复出也。若外泄不尽，内亦不受热，止驻于肌肉间，则为经病耳。太阳伤风，身热自汗，与此微异。彼为翕翕之热，此为蒸蒸之热；彼微汗，此多汗也。此揭经证，而府可包。经有目痛，鼻干，不得眠之文。当察。

（三）

伤寒三日，阳明脉大。阳明气血俱多故大，在经带浮，在府兼实。

此三条，分揭阳明之府证经证，而并及其脉也。

（四）

问曰：病指阳明证。有得之一日，言证见阳明已一日。不发发当作恶。热而恶寒者，何也？既属阳明，表解应恶热不恶寒，故疑之。曰：虽得之一日，恶寒将自罢即自汗出，而恶热也。虽证属阳明已经一□①，当不恶寒，然尚带太阳，故恶寒未罢。但既属阳明，则恶寒亦将自罢也。问曰：恶寒何故自罢？曰：阳明居中，土也。万物所归，无所复传。此指府说。始虽恶寒，二日对一日说。自止，热尽入于府，则盛极，不复传，则全聚，以其全势外托，则表自溃散，而恶寒自止。此为阳明病也。此申第二条不恶寒之义。上条虽包府说，而以身热字领头，若专就经言，故此条以府证互之。

（五）

伤寒转系阳明者，其人濈然微汗出也。濈濈连续浃洽之意，即下条所谓多汗也。此云微者，以方解初出，故微耳。此申第二条汗自出。

（六）

伤寒发热无汗，呕皆太阳证。不能食，胃满故也。而反濈濈汗出者，是转属阳明也。此亦申汗出，而以府证互之。

（七）

阳明病，脉浮而紧者，必潮热，发作有时，但浮者，必盗汗出。浮与浮紧，太阳脉也，何以系之阳明。盖必潮热与盗汗，有入内之征，乃系之阳明耳。潮热与身热不同，身热者，无时不热，乃在经之热。潮热者，余时不热，惟未申之间乃热，每日如此。若潮之有期，盖热已入府，则外无热，而胃土旺于未申，热乘其旺时，而一达于外也。盗汗与汗自出亦不同。盗汗者，睡则汗，醒则否，缘睡则阳入扰阴，故汗出。脉浮则阳应未内入，以盗汗而知阳已渐入也。但睡则入，而醒复出，热尚往返于表里之间，盖初传阳明，而尚带太阳者也。若上条所云汗自出，乃太阳已解，而热全盛于阳明，则濈濈然蒸达于外，常出而不止矣。喻云：浮紧与潮热，浮与盗汗。非的对之脉症，以此为太阳入阳明之辨耳。此亦申第二条身热

---

① 此处方框为原著中的缺失字。

汗出，明在府之为潮热，初传之为盗汗也。

此四条，申第二条外症之义。

（八）

问曰：何缘得阳明病？曰：太阳病，若发汗，若下，若利小便，此亡津液，胃中干燥，因转属阳明，不更衣，内实，大便难，此名阳明也。

（九）

脉阳微，浮而无力也，则热原微。而汗出少者，为自和也。汗出多者，为太过。脉阳实，浮而有力，热盛也，似不妨多汗。因发其汗出多者，亦为太过。太过为阳绝于里，阳胃气也，气随汗泄，中存无几，绝字未免太过。亡津液，气为津液之母，气泄故津液亡。大便因硬也。

（十）

病有太阳阳明，言太阳经病而胃实也。正阳阳明，阳明经病胃实也。少阳阳明，少阳胃实。何谓也？曰：太阳阳明，脾约是也；脾约者，小便数，大便难，约者津液寡少之谓。太阳何遽胃实，以其人平日脾约耳。虽不更衣，亦无所苦。正阳阳明，胃家实是也；少阳阳明，发汗利小便已，胃中躁烦实，大便难是也。上条言太阳汗下利便转属，此言少阳发汗利便转属，互文也。

（十一）

阳明病，指经言。汗出多而渴者，不可与猪苓汤。以汗多胃中燥，猪苓汤复利其小便也。

（十二）

伤寒脉浮而缓，是太阳中风脉。手足自温者，系在太阴。然无发热恶寒症，而惟手足温，故系之太阴。以热在三阳，则手足热，在少阴厥阴则冷，而在太阴则温也。太阴身当发黄，缓为湿土之脉，浮则在经而未入脏，故经热蒸湿而发黄。若小便自利者，不能发黄。至七八日，大便硬者，便利亡液也。为阳明病也。上条言三阳转属，此言太阴转属，少阴厥阴之转属可类推。汗下利便转属，若兼内热，则痛苦宜下；若内无热，则无所苦，不宜下。详五十五至五十八条。

（十三）

本太阳病，初得时，发其汗，汗先出不彻，因转属阳明也。汗不透，则热不出，不特可以转入阳明之经，且可入胃也。已上各条，言过汗转属，此见不及亦转属也。先对后言，言后之搏属由先之发汗不彻也。

（十四）

脉浮而芤，浮为阳。热盛浮洪。芤为阴，阴液空虚。浮芤相搏，胃气生热，其阳则绝。阳绝即亡津液，此及下条，论其人火盛液枯者，自致胃实，不必定由汗下利小便也。

（十五）

趺阳脉浮而涩，浮则胃气强，热盛。涩则小便数。脾阴虚，液竭而脉不充满流动，故涩。浮涩相搏，大便则难，其脾为约，此申脾约之义。麻仁丸主之。约，俭约也。脾之阴液少也。

此八条，申第一条胃实之由。已上论外证内实，已见其概，而经府之分，证治之辨，细详于下。

（十六）

阳明病，脉迟，迟当作浮。汗出多，微恶寒者，表未解也。可发汗，宜桂枝汤。发热汗出恶寒，太阳伤风症也。今初传阳明，故汗出比前多，恶寒比前减，桂枝汤当加葛根。

（十七）

阳明病脉浮，即伤寒之浮紧，因已传阳明，故紧去；未离太阳，故浮在。无汗而喘者，发汗则愈，宜麻黄汤。此二条，本太阳症，而云阳明者，必已见目痛鼻干胃实等证也，但系初传，故从未罢之太阳治。

（十八）

阳明病，法多汗，即第二条汗自出意。反无汗，表未解也。其身如虫行皮中状者，欲汗而不能汗，故麻痹。此以久虚故也。经中阳气虚，无力托邪，故不解。参太阳篇四十二条。

（十九）

阳明病，反无汗，表未解。而小便利，则热不在里而在外，不在下而在上可知。二三日，热渐入胃。呕而咳，胃热上冲则呕，肺脉循胃，胃热则肺亦热，故咳。手足厥者，热郁于内，不能宣达于四支。必苦头痛。以热上攻。若不呕不咳，手足不厥者，头不痛。第二条言汗自出，乃表解之阳明。此二条言汗不出，乃表未解之阳明也。

（二十）

阳明病，口燥但欲漱水，不欲咽，热在经不在府。此必衄。热动经血，阳明脉起于鼻，故衄。

（廿一）

脉浮发热，口干鼻燥，即内经云鼻干。能食者，胃不胀满，故能食，则热止在经可知。则衄。此二条，表亦当未解，若解则得汗，应不衄也。

（廿二）

阳明病，但头眩，不恶寒，表已解也。故能食，热入胃而未满，故能消谷也。而咳，详上十九条。其人必咽痛。胃热上攻，故咽痛。咽，胃管也。若不咳者，咽不痛。

此九条，详论经病。

（廿三）

太阳病，三日，发汗不解，蒸蒸发热者，属胃也，热入于胃，自内腾达，如炊蒸然，其热蒸蒸，则其汗潡潡矣。此阳明府热外蒸，与太阳表热不同也。按蒸蒸发热，府热具而经热犹存。少顷汗多，则经热解，而府热惟潮时乃蒸，余时则否矣。调胃承气汤主之。篇中或用调胃，或小承，或大承，大抵因症轻重施治，不必泥定。不解，非太阳不解也，谓太阳传胃，而病不解耳。

（廿四）

发汗后恶寒者，虚故也，表解恶寒，则为阳虚。不恶寒，反恶热者，实也。热盛故反恶热，在经在府皆然，此指府说，故云实。**当和胃气与调胃承气汤。**原与太阳篇第二十九条连，今割移此。

（廿五）

阳明病，发热汗多者，急下之，宜大承气汤。阳明内实，潮热汗出。今热不特潮，而且大发，汗不特出，而且多，是热极盛而津立亡。故当急下，不言胃实，省文也。或谓此症以救津液为急，即不内实。当急下，非也。内既不实，小承气可矣，何用大承气乎。

（廿六）

发汗不解，腹满痛者，徒虚胃液致实。急下之，宜大承气汤。

（廿七）

腹满不减，减不足言。言即减一二分，亦算不得减也。当下之，宜大承气汤。

（廿八）

病人不大便五六日，绕脐痛，屎结在此。烦躁，发作有时，屎气或动或伏。此又燥屎，故使不大便也。

（廿九）

伤寒吐后，腹胀满者，与调胃承气汤。吐后则邪不在上焦，故不用枳朴以重伤上焦之气。

（三十）

大下后，六七日不大便，烦不解，腹满痛者，此有燥屎也。所以然者，本有宿食故也。新食未燥可下而出，宿食已结虽下不出。宜大承气汤。

（三一）

阳明病不吐不下，未经分消，邪聚中焦可知。心烦者，与调胃承气汤。

（三二）

病人小便不利，大便乍难乍易，小便不利则转渗大肠，屎之未燥者，得润而流利；已燥者，不动而阻留也。若无燥屎，则但有易而无难矣，此最易辨。时有微热，即潮热也。喘热乘肺。冒热乘心。不能卧者，有燥屎也，宜大承气汤。

（三三）

伤寒四五日，脉沉而喘满，沉为在里，而反发其汗，津液越出，大便为难，表虚里实，久则谵语。

（三四）

夫实则谵语，虚则郑声。郑声，重语也。谵语，轻疾响亮；郑声，重滞低微，且断续含糊而不清。虚谓虚热，非虚寒。

（三五）

阳明病，其人多汗。以津液外出，胃中燥，大便必硬，硬则谵语，小承气汤主之。若一服谵语止，更莫再服。

（三六）

阳明病，谵语，有潮热，不能食者，胃中有燥屎五六枚也。肠胃皆实。若能食者，但硬耳，肠实胃虚。宜大承气汤。后证当用调胃承气。

（三七）

伤寒十三日不解，表仍在。过经，既过阳明则解矣。谵语者，以有热也，胃有热结。当以汤下之。若小便利者，大便当硬，而反下利，脉调和者，知医以丸药下之，仲景言凡服下药，用汤胜丸，故每诋丸药。丸药见少阳十六条。非其治也。小便利，大便硬，当以汤下。下则利，邪尽利自止。若用丸药，不能荡涤净尽，故利不止，不止由用丸，非由虚寒。故脉不微细而调和也。调和谓脉与症合耳，非真和平也。若自下利者，脉当微厥，若是寒利，脉当微，手足厥。今反和者，此为内实也，调胃承气汤主之。燥屎尚在，故用芒硝。

（三八）

伤寒若吐若下后，不解，不大便，五六日上至十余日。日晡所未申之间。发潮热，不恶寒。独语如见鬼状，若剧者，发则不识人，循衣摸床，惕而不安，循衣摸床，及撮空理线，皆病势已剧，虽心昏无知，而神无依倚，惕然不安，故有此侯。微喘，直视。脉弦者生，弦，犹长也。一说弦，当作滑，观第五十二条可见。涩者死。微者对剧言。但发热谵语，大承气汤主之。若一服利，止后服。

（三九）

发汗多，若重发汗者，亡其阳。当作亡津液看。谵语脉短者死，互上条弦生意。脉自和者，不死。注见上三十七条。

（四十）

直视谵语，喘满者死，直视，肾绝，喘气上脱。下利者亦死。下脱。

（四一）

伤寒六七日，目中不了了，犹云不瞭瞭。睛不和，半开半合，黑白不明，为不和。然尚能转动，不若直视之定而不动，死而不活。然亦急矣。无表里证，里字衍。大便难，身微热者，此为实也。急下之，宜大承气汤。目者肾之真精，精亡则不慧，急下以存阴精，迟则直视而不可救矣。

此各条，详论府病。凡蒸热、恶热、汗多、腹满痛、烦躁、喘冒、不卧、谵语、潮热、不食、循衣摸床、直视、目不了了、睛不和，皆府实之征也。病在府，则宜下矣，然下以下其府。若邪未入府而在表，在上焦亦然。则不可下，故表里宜辨也，下以下其实。若虽入府而不实，亦不可下，故硬溏宜别也，下以下其热。若便虽结而非热，亦不可下，故里气宜审也。详于下。

（四二）

腹满而喘，有潮热者，此外欲解，可攻里也。手足濈濈然汗出者，成注津液足，则周身汗出；不足，则独手足汗出。愚谓脾胃主四支，亦主肌肉。手足且汗，当无处不汗，或表将解未解间，身上无汗耳。此大便已硬也，汗出胃干也。大承气汤主之。若汗多而微发热恶寒者，外未解也。其热不潮，未可与承气汤。若腹大满不通者，表虽未解，而里甚急。可与小承汤。微和胃气，勿令大泄下。此当双解，以表邪原微，故只从内治。

（四三）

汗出详下文风字，过经字，则此乃太阳中风症也。谵语者，以有燥屎在胃中，此为风也。太阳中风。须下者，太阳不应下，以胃实须下。过经过太阳经入胃也。乃可下之，以表虚表解无邪之意。里实故也。下之则愈，宜大承气汤。下之太早语言必乱。二句原在"乃可下之"句下，今移此。表热内陷，乱其神明也。未谵且谵，况已谵乎。

（四四）

阳明病，下之，其外有热，手足温，若是里实，外无热，手足亦汗出而和，今若此，则尚在经，而下之左矣。不结胸，心中懊恼，热邪内陷，幸不结胸，而但上忧。饥不能食，胃虚故肌，热格故不能食。但头汗出者，邪欲上越。栀子豉汤主之。吐中有发散之义，故不加表药。

（四五）

病人烦热，表未解也。汗出则解，又如疟状，表邪未尽出，入于半表半里，盖去表入里之机也。详太阳篇四十一条。日晡所发热者，属阳明也。余热入胃。脉实者，宜下之；脉浮虚者，余邪还表。宜发汗。下之与大承汤，发汗宜桂枝汤。依太阳经四十一条，当用桂枝二麻黄一汤。

（四六）

阳明病，心下即膈。硬满者，不可攻之。不同结胸之兼痛，故不可下。攻之利遂不止者死，胸膈尚属太阳少阳部分，邪在上焦，未入于胃。攻之则上热下陷，气随利脱也。利止者愈。

（四七）

伤寒呕多，邪在上焦。虽有阳明症，大便实也。不可攻之。邪未全入府，故不可下。

（四八）

食谷欲呕者，属阳明也，此指胃寒不纳食言。吴茱萸汤主之。得汤反剧者，属上焦也。此则属太阳少阳热攻之呕矣。热攻之呕，即不食时亦呕，当从合病篇第四条法治之。

（四九）

阳明中风，口苦，少阳症。咽干，太阳阴症。腹满，微喘，阳明证。发热恶寒，脉浮而紧。太阳证。若下之，则腹满外邪内陷。小便难也。液被夺也。

（五十）

阳明病，脉浮而紧，太阳未解。咽燥，太阴脉挟咽。口苦，阳明脉挟口。腹满而喘，胃热。发热，即第二条所云身热，盖阳明在经之热也。汗出，不恶寒，反恶热，身重。此太阳虽解，而阳明经邪尚滞，故身重，则是经府俱热矣。若发汗，则燥。在经宜汗，而热已入府，发汗则液涸，故燥。心愦愦反谵语。反字疑衍。若加烧针，必怵惕烦躁不得眠。若下之，则胃中空虚，客气动膈。热在经，故虽入府而未实，下则经热内陷。心中懊恼，舌上胎者，栀子豉汤主之。热在上故吐之。若渴欲饮水，口干舌燥者，白虎加人参汤主之。津液已耗，用此清热生津。凡阳明症，热入内而府不实，宜此汤清之。详太阳篇四十八至五十二，及合病篇第九条。若脉浮发热，渴欲饮水，小便不利者，畜为湿热。猪苓汤主之。阳明病，汗出多而渴者，不可与猪苓汤。以汗多胃中燥，猪苓汤复利其小便故也。观此数句，则小便不利，必汗少乃可与猪苓汤，若汗多须用白虎矣。

此数条，见未入府之不可下也，在经在上焦，均为未入。

（五一）

阳明病，潮热，大便微硬者，微字疑衍。可与大承气汤。不硬者，不可与之。若不大便六七日，恐有燥屎。欲知之法，少与小承气汤。未定大承，且先与此。下条同意。汤入，腹中转失气者，失气，屁也。此有燥屎，屁出而屎不出，因小承气无芒硝，不能软坚，且少与，不能动也。乃可攻之。若不转失气，此但初头硬，后必溏，屎本溏，则易动，一动则与屎俱出，故无先出之屎也。一说燥屎不粘肠，有空隙，屎能出；溏则粘肠无空隙，故屎不能出，亦通。**不可攻之，**未实则热尚散漫不聚。**攻之必胀满而不能食也。**下则胃虚，气不运而胀满。**欲饮水者，**津液因下而虚，故欲水。**与水则哕，**胃气弱，为水寒遏闭，故呃。**其后发热者，**余热至此又结。**必大便硬而少也，**纵胃实，但前已下，则虽硬亦少。**以小承气汤和之。不转失气者，慎不可攻也。**申前戒。

（五二）

阳明病，谵语发潮热，脉滑而疾者，小承气汤主之。因与一升，腹中转失气，更与一升。若不转失气，勿更与之。恐是溏屎，应俟之耳。**明日不大便，**此句承更与一升来，俟至明日而不出，则是硬结之甚，当用大承气矣。**脉反微涩者，里虚也。**津液为热耗尽，真阴已虚，故滑疾之脉，变为微涩也。**为难治，**邪实正虚。**不可更与承气汤也。**虑邪去而正亦尽。

（五三）

阳明病下之，心下懊恼而烦，胃中有燥屎者可攻。若腹微满，初头硬，后必溏，不可攻之。若有燥屎者，宜大承气汤。

（五四）

得病二三日，脉弱，无太阳柴胡证，烦燥，心下硬。即腹满。**至四五日，虽能食。**则胃尚空虚未实，加以脉弱，似不可下。**以小承气汤，少少与微和之，令小安。**然便已结于肠中，则不可用大承气攻者，无妨用小承气和也。**至六日，与承气汤一升。若不大便，六七日，小便少者，虽不能食，但初头硬，后必溏，未定成硬，攻之必溏。须小便利，屎定硬，仍可攻之，宜大承气汤。**不能食，似胃实可攻，然小便少，则或转渗肠胃而溏，应俟其自出耳。

此数条见虽入府，而不实，亦不可攻也。按下以下其热，非徒下其屎也。然以屎结为热聚之征，故必硬仍可下之。但亦有虽不硬，而所出臭秽如酱者，自是热极，必待其结有腐烂肠胃而死耳。此固宜清，或亦须下，不可泥也。盖热垢与寒溏，色臭不同，当辨之又有所下纯是青黄水者，仍燥屎挡塞，故水从旁溜下而无槽粕，与中寒下利清谷不同，此亦宜下。见少阴篇三十五条。

（五五）

阳明病，指经。本自汗出，医更重发汗，病已差，经解。尚微烦不了了者，此大便必硬故也。以亡津液，胃中干燥，故令大便硬。当问其小便日几行，若本日三四行，今日再行，故知大便不久出。为小便数少，以津液当还入胃中，故知不久必大便也。热从汗泄而内无热，硬因液亡，非由热结，故不用下。

（五六）

阳明病，自汗出，若发汗，小便自利者，此为津液内竭，虽硬不可攻之，当须自欲大便，宜蜜煎导而通之。若土瓜根，及与大猪胆汁，皆可为导。此互上条，见若小便多宜用导法也。然必屎已下，将近肛门，乃可用。若尚结滞回肠中，恐导亦不通，宜与润肠利便之药。

（五七）

太阳病若吐、若下、若发汗，微烦，小便数，大便因硬者，与小承气汤和之则愈。此互上二条，见无已则用小承气和，不可用大承气攻也。

（五八）

太阳病，寸缓关浮尺弱，即伤风浮缓之谓。其人发热汗出，复复字衍。恶寒不呕，脉症皆属表。但心下痞者，此以医下之也。引邪内入，痞塞心间。若其不下者，若非由下而痞。病人不恶寒而渴者，此转属阳明也。则是热自入裏，而尚浮漫于心间，故痞满耳。小便数者，大便必硬。不更衣十日，无所苦也。便结由尿多，非有实邪在胃，故虽日久，而无热攻满痛之苦。渴欲饮水，宜少与之，但以法救之，渴者宜五苓散。末句疑错简，以小便数，大便硬，不应用五苓也。金鉴云：但以法救之，当作若小便不利，盖此症不急，救之二字无谓，且小便不利而渴，与五苓相合也。

此数条，见便虽结而非热，亦不可下也，盖便结由于液亡，下之固重夺其液，而便结不由热聚，下之复虚寒其中，故不可耳。夫无热且不可下，况复胃寒如下文所云乎。

（五九）

阳明病，若能食，名中中，即伤也。下同。风；不能食，名中寒。此阳明本经自受风寒之伤，非自太阳传来者。若自太阳传来，则在太阳时，已有有汗无汗，及脉之或缓或紧可辨。何用至此时，乃以能食与否为别乎。且果自太阳传来，则在太阳时，早以郁成热症，而后传到阳明，无论为风为寒，悉皆属热，亦无烦分辨矣。诸家皆以此条为风传寒传之辨，谬甚。此经病及府之症，盖饮食胃府主之，若邪不入府，则饮食如常，无能食不能食之别矣。中风热多，中寒寒多，已见太阳篇第五条注中，然则风即热也。胃热则运动速而能消谷，俗名火嘈是也。寒则凝滞不能消运，故以此为辨。然中风能食，但以初病时言耳。若病之久，热甚而胀满，则又不能食矣，宜知。不能食句，合下数条看，乃胃寒也。此从本经直中本府者，人止知阴经有直中之证，而不知阳经亦有直中之证，故特明之。胃寒有二。一为其人本来胃寒，而外寒直中之；一为其人本来胃寒，而传经之热虽内入，亦仍不改其为寒。须辨。

（六十）

阳明病，不能食，攻其热必哕，所以然者，胃中虚冷故也。胃寒也，虽有传经之热入客府中，亦不可攻。以其人本虚，故攻其热必哕。哕，干呕也。

（六一）

脉浮而迟，表热里寒，此句见胃冷之得属阳明证者，以胃自冷，经自热耳。下利清谷者，四逆汤主之。若胃中虚冷，不能食者，饮水必哕。况用寒药□①之乎。

（六二）

阳明病，脉迟，胃冷。食难用饱，胃寒不运，饱则填滞。饱则微烦，

---

① 此处方框为原著中的缺失字。

头眩，中焦填寒不运，故气郁而上冒。必小便难。中焦塞，则下焦亦不通，此句包有腹满在，气不行也。此欲作谷瘅，瘅，黄也。中焦填塞，升降失职，则水谷不行，郁而成黄也。虽下之，腹满如故，中益虚寒不运。所以然者，脉迟故也。阳明病，单指不大便言，非有潮热烦渴等证也。下条同。

（六三）

阳明病，若中寒不能食，小便不利，中寒不能运化水谷。手足濈然汗出，人之汗，以天地之雨名之，阴盛则寒而雨多，胃主四支，胃寒则手足冷汗大出，此其义也，然手足汗出，似胃实便硬之症，故下辨之。此欲作固瘕，瘕，大瘕泄也，即溏泻。固者，久而不止也。又瘕者积聚之名，言胃中寒湿积聚坚固也。必大便初硬后溏。寒疑暂硬，水渗终溏。所以然者，以胃中冷，水谷不别故也。上条湿外达，经热蒸而成黄。此条湿内畜，汗泄者无几，故积聚坚固，久而下泄也。

此数条，见胃寒之益不可下也。水畜则为湿，湿蒸则成黄，详下文。

（六四）

阳明病，脉迟。素禀阴湿，故脉迟滞。虽汗出不恶寒者，其身必重，表虽解，而湿之滞于经者盛，故重。短气。湿气上壅而喘。一说，汗出不恶寒，虽表已解，而其人脉迟，气素不充，故身不能运而重，且气乏而短促也。此本冠上四十二条作一条，以文气不属，知为错简，故割置于此。

（六五）

阳明病，初欲食，胃阳未愈，应能运行水道矣。小便反不利，应渗大肠为泄。大便自调，言不溏也，则水停为湿矣。其人骨节疼，湿滞也。翕然如有热状，经热因湿而不盛，故但如有。奄然忽然。发狂，湿热欲化汗出，必先作动，心神忽烦燥而不宁，非真狂也。濈然汗出而解者，此水不胜谷气，与汗共并，共出也，谷气即胃气，气强则湿热不能留。若胃气虚冷，则或为谷瘅，或为固瘕，如上二条矣。脉紧则愈。紧字疑误。常器之云：一本作脉去则愈，合两本参之，当是脉紧去则愈也。

（六六）

阳明病，发热汗出者，此为热越，越，散也。言热得汗而泄越于外。不能发黄也。但头汗出，身无汗，剂颈而还，小便不利，渴饮水浆者，此为瘀热在里，身必发黄，茵陈蒿汤主之。

（六七）

阳明病，无汗，小便不利，心中懊恼者，身必发黄。湿热内郁。

（六八）

阳明病，面合赤色，合，通也。经热上壅，故面通赤。不可攻之，必发热色黄，小便不利也。不汗而攻，经热不泄，加以小便不利，故蒸湿发黄。

（六九）

阳明病，被火，则益助热。额上微汗出，小便不利者，必发黄。热盛不外泄，不下渗，而惟上蒸，未有不蒸湿发黄者。

（七十）

伤寒瘀热在里，里，指肌肉，非胃府也，热因湿滞。身必发黄，麻黄连翘赤小豆汤主之。用麻黄，表未解也。

此数条，详湿黄证。有畜水，亦有畜血。详下文。

（七一）

阳明症，其人喜忘者，必有畜血，畜血则气不通，心窍亦闭，故重则发狂，轻则如狂，更轻则喜忘也。酬应问答，必失其常矣。所以然者，本久有瘀血，故令喜忘，屎虽硬，大便反易，色必黑，血与屎并，故易出而色黑。燥结亦有屎黑者，必晦如煤，与此黑粘如漆者不同。宜抵当汤下之。张隐菴曰：太阳以膀胱为府。故验小便。阳明以肠胃为府，故验大便。不用桃核承气，以久瘀也。喻云：太阳少血，阳明多血。较难动，故用抵当。按此亦或随症轻重施治，不必泥也。

（七二）

病人无表里证，表字衍。发热七八日，虽脉浮数者，虽字衍。可下之。可上当有不字。假令已下，脉数不解，合热，脉数不解，表热仍在，又因误下，引热内入，是内外合热也。则消谷善饥。至六七日，不大便者，有瘀血也，消谷善肌，则非屎结胃满，而不大便者，为血瘀可知。宜抵当汤。若脉数不解，而下利不止，必协热而便脓血也。

（七三）

阳明病，下血谵语者，此为热入血室也。热入不随血出，而上蒸也。但头汗出者，刺期门，随其实而泻之，濈然汗出则愈。详少阳篇中。男子下血谵语，亦为热入血室。

此三条，论血证。已上论证治详矣，治之不误，则病自解。详于下。

（七四）

阳明病，欲解时，从申至戌上。申酉戌，阳明旺时。

解则不传，不解则传。详于下。

（七八）

阳明病，发潮热，大便溏，小便自可，潮热虽入府，而大便溏，小便自可，则府未实，邪未全归，故仍从经传。胸胁满，不去者，传少阳矣。小柴胡汤主之。

（七六）

阳明病，胁下硬满，不大便而呕，舌上白胎者，可与小柴胡汤。上焦得通，热解而上焦和，胎呕自除。津液得下。下散不结，胁硬可除，而大便亦下矣。胃气因和，大便通也。身濈然而汗出解也。此承上条言，即使大便不行，而硬满在胁不在腹，是胃终未实也。况呕为邪初入胃，又胎白未黄，故不用大柴胡。

伤寒论近言卷四

少阳篇

少阳近里，病则经府相连，难于分别，非如太阳阳明，见尿畜而指为膀胱，见便结而指为胃实，确然可据也，且病在膀胱，可利之，在胃可下之。内疏与表散不同，故须分讲。若邪居少阳，半表半里，出入无路，惟有小柴胡和解一法。经热解，胆热亦清，治法既已从同，则经府又可无庸分别矣。此本篇不复细详也，然热之浅者止在经，深者必在胆。又未尝不可于口苦目眩诸证中，察别其表里耳。

（一）

少阳之为病，口苦，咽干，目眩也。苦干，火上炎也；目眩，风火扇摇也。经云：胸胁痛，耳聋，少阳脉起目锐眥。从耳后入耳中，挟咽。其支者下胸，循胁。

（二）

伤寒中风，五六日，中风字，原在五六日下，今移在上。往来寒热，有风寒直入少阳者，有太阳传入，而表之风寒不解者，均半表有寒，半里有热，寒热相拒，各无进退，是为两持。寒从表散，热从里解，是为和解。表寒胜而身寒，里热胜而身热。彼胜此复，此进彼退，是为往来。若传至少阳而表寒已解者，则但有里热，无表寒，无所谓往来也。故下文言但见一证便是，不必悉具。太阳阳明，无往来寒热者，寒浅在皮毛间，未能深入而与热争，不得相为胜复也。胸胁苦满，少阳经脉，下胸循胁，热邪居之，故满。胸胁满，是胸膈及胁肋间胀满，非心下满与腹满也。嘿嘿意不乐而不欲语也，肝胆之气不舒畅，故不乐。不欲食，木邪妨土也。心烦喜呕，火逆则呕，又痰饮上逆也。或心中烦而不呕，或渴，或腹中痛，或胁下痞硬，或心下悸，小便不利，或不渴，身有微热，或咳者，小柴胡汤主之。伤寒中风，有柴胡证，但见一证便是，不必悉具。

（三）

血弱气尽，犹云营卫虚弱。腠理开，邪气指风寒。因入，与正气相搏，正气被郁则为热。结于胁下，邪正分争，往来寒热，休作有时，此申往来寒热及胁下痞满。有时，言有休时有作时耳，非谓如疟疾之有定期也。默默不欲食，脏腑相连，其痛必下，邪高痛下，故使呕也，小柴胡汤主之。此明不欲食及腹痛与呕，三者属里，少阳半表半里，不应有此，不知经络自与脏腑相连，故胃亦满而不欲食。且热冲而呕，邪高在腑也；气滞腹痛，痛下在脏也。腹为太阴脾土所主，故曰脏。

此三条，揭少阳之证，而主以小柴胡也。

（四）

少阳中风，两耳无所闻，即内经所云耳聋。目赤，皆风热上壅之故。胸中满而烦者，胆经支脉下胸循胁。不可吐下，吐下则悸而惊。津液伤而热邪逼乱神明。少阳经热近里易陷，木邪乘心，故惊悸。又胆热血虚亦惊。

（五）

伤寒脉弦，少阳本脉。细，细字疑衍。头痛发热者，属少阳。头痛发热，太阳也，何以属之少阳，盖必有目眩耳聋等证耳。又少阳头痛多在两角，可辨。少阳不可发汗，发汗则谵语，胃燥则热。此属胃。至谵语，则又属胃矣。胃和言用药以和之也。大柴胡汤可用。则愈，不和则烦而悸。热甚而心液虚。

（六）

凡柴胡汤病证而下之，若柴胡症不罢者，幸无他变。复与柴胡汤，必蒸蒸发热貌。而振，战也。却发热汗出而解。下则内虚，故解先战。

（七）

本太阳病不解，转入少阳者，胁下硬满，干呕，不能食，往来寒热，柴胡证具。尚未吐下，未经误治。脉沉紧者，紧当作弦，兼沉者，邪偏于半里矣。与小柴胡汤。若已吐下，发汗温针，是沉为误治，而邪入里也。谵语，邪陷阳明胃府。柴胡症罢，此为坏病，柴胡不中与矣。知犯何逆，以法治之。上文言谵语，是犯阳明也，可依阳明法，否须再审。

此四条，明柴胡为主治，不可误用吐汗下等法也。夫误治由辨证不明，不明，则应用柴胡而不用，或不应用而反误用。如下文所云矣。

（八）

服柴胡汤已，渴者，属阳明也，以法治之。先不渴，服汤后反渴，是证已渐传胃府，而医犹从少阳治，故不封证也。

（九）

太阳病，过经十余日，心下温温，热气泛沃之状。欲吐，极吐之后，余势犹尔。而胸中痛，胸为吐伤，故痛。大便反溏，溏由下所致，盖下之利不止也，欲吐胸痛，似实热症，大便应硬，今溏，故曰反。腹微满，燥屎尚留。郁郁微烦，先此时自极吐下者，与调胃承气汤。即经吐下何故尚烦满欲吐，则以燥屎未尽，留中作扰耳。若不尔者，若未经吐下。不可与。恐欲吐乃少阳喜呕之证，而烦满微溏，乃木郁侵土所致，应属小柴胡也。但欲呕，胸中痛，微溏者，此非柴胡证，以呕故知极吐下也。以其人欲呕之故问之，知为先极吐下所致。则知非少阳本证也。此转承调胃承气来，言所以用承气不用柴胡之故。

（十）

得病六七日，脉迟浮弱，恶风寒，此太阴病，而太阳风寒未解也，迟弱即湿土之缓脉，非少阳之弦数可知，浮而恶寒，则兼表耳。手足温，太阴谛矣。医二三下之，表热陷矣。不能食，热入而满。而胁下满痛，又兼少阳。面目及身黄热蒸脾湿。颈项强，颈项强，太阳未解，或兼阳明也。小便难者，数下夺液。与柴胡汤，后必下重。治少阳而太阴湿热不除。本渴，数下夺液也。而饮水呕者，湿气上逆。柴胡不中与也，柴胡本治少阳热呕，不能治太阴湿呕也。食谷者哕。此句疑错简。

此证非少阳而误用柴胡者，其与应用而不用，均不能辨证耳。然亦有知为少阳，而不得使用柴胡如下条者。

（十一）

伤寒阳脉涩，营卫不通。阴脉弦，木邪克土。法当腹中急痛者，先用小建中汤。以补营卫，缓中急。不差者，中已建腹痛已除，而柴胡证仍在也。与小柴胡汤主之。

此因其人本虚，故虽证属少阳，而不得便与柴胡也，则柴胡不可轻用矣。乃用之而当，不特少阳应用，即兼别经亦可用之，如下文所举是已。

（十二）

伤寒四五日，身热恶风，太阳证。头项强，太阳阳明证。胁下满，手足温而渴者，少阳阳明证，三阳兼病。小柴胡汤主之。当去半夏，加栝蒌根，三阳合病，热已及里。若用辛甘发散，必致谵语，如合病篇所云，故用此清解之。

（十三）

伤寒五六日，已发汗，观下文，则表仍未解。而复下之，热内陷。胸胁满，入少阳。微结，不至如结胸之甚者，以邪从汗衰，热之内陷原微也，又须合下条有表复有里句参之。小便不利，亡液。渴而不呕。无痰饮也。但头汗出，热上攻。往来寒热，心烦者，此为未解也，柴胡桂枝干姜汤主之。解半表之邪，散半里之结。人身腹属里，背属表。少阳经行身侧，为半表半里，故多胁痛症。又隔下属里，上属表。少阳居清道，协乎隔间亦为半表半里，故多胸满证。又皮肤为表，胸中为里。邪在胸，又分浅深。深则为结胸，结于胸里也；浅为微结，结于胸之外廓耳。

（十四）

伤寒五六日，头汗出，微恶寒，_{表未解也，互上条。}手足冷，_{热郁}不宣于四支也。心下满，口不欲食，大便硬，_{热结。}脉细者，_{脉不甚大，}则热微而结亦微。此为阳微结。必有表复有里也，_{若表解热尽入里，则结必}甚。今尚带表，则热未全入，故但微结也。脉沉亦在里也。_{脉细类乎阴结，加}以沉更类矣。汗出为阳微结，_{以头汗，知为阳微结。}假令纯阴结，不得复有外证，_{往来寒热，口苦目眩等证。}悉入在里。此为半在表，半在里也。脉虽沉紧，不得为少阴病，_{少阴，即上纯阴。}所以然者，阴不得有汗。_{里寒则外无汗。}今头汗出，故知非少阴也，可与小柴胡汤。_{双解表里，而}结亦散。设不了了者，得屎而解。_{热虽散不结，而已硬之便未尽出故也。此条}辨微结之带表，与热悉入里而结之甚者不同，但悉入里而内结，又有阴阳之分，因并辨其是阳非阴也。恶寒支冷脉沉细，俱似少阴症，以头汗出辨之耳。

（十五）

太阳病，过经十余日，_{入少阳。}反二三下之，后四五日，柴胡证仍在者，先与小柴胡汤。呕不止，心下急，郁郁微烦者，为未解也，与大柴胡汤，下之则愈。_{用小柴胡，则木气得舒，呕应止而不止，则府}已结，下不通而上干故也。当参第九条及阳明篇四十七条。彼邪在膈而呕，此邪结胃而呕也。

（十六）

伤寒十三日不解，_{太阳仍在。}胸胁满而呕，_{入少阳。}日脯所发潮热，_{入胃便实。}已而微利，_{即下文丸药下之，而利不止也。}此本柴胡证，_当用大柴胡双解表里。下之而不得利。_{下则利矣，然邪尽，利亦止。}今反利者，知医以丸药下之，非其治也。_{丸药，许学士所云巴豆小丸子，强逼溏屎而下}者也，不能尽去结屎，故微利不止，又不能散表邪，故曰非其治。潮热者实也，先宜小柴胡以解外，_{胃虽实而少阳证仍在，故先用小柴胡。}后以柴胡加芒硝汤主之。_{芒硝软坚，已利故不用大黄。}

此举少阳之有兼证者，亦可用柴胡治之也。已上论少阳证治已详，而妇人则有热入血室一证，故下文特详之。

（十七）

妇人中风，发热恶寒，得之七八日，入少阳矣。此句原文在"经水适来"下，今移此。经水适来，热除而脉迟身凉，热入血室，故身凉，血滞故脉迟。胸胁下满，此下当有其血必结四字。如结胸状，血室冲脉，行于胁，热结故满。谵语者，血分热上乘心。此为热入血室也，当刺期门，血室厥阴所主，故刺以泻之。随其实而泻之。

（十八）

妇人伤寒发热，经水适来，昼日明了，夜则谵语，夜则阳入扰阴也，此互上条，见此证谵语与他证不分昼夜者有别。如见鬼状者，此为热入血室，无犯胃气，在血室不在胃，不可下也。及上二焦。血室在下也。必自愈。言即不刺期门，亦自愈，以已来之血，暂被热截，久之血行则热泄矣。

（十九）

妇人中风七八日，续得寒热，言先无寒热，至此时乃有也。发作有时，经水适断者，此为热入血室，其血必结，四字疑衍，当删。故使如疟状。发作有时，往来寒热，本少阳证，然发作无时，今有时者，缘热入血室，已有定舍，故每日气行阴分则发也。小柴胡汤主之。因无血结，故但清其热，不用刺法。

此论热入血室之证治。陶节菴云：冲脉为血之海，即血室，男女皆有之。张景岳曰：热入血室，或令血不行，宜随证治之，按此则下血谵语，便是热入血室，不必寒热如疟，此缘有少阳症耳。又不必妇人，缘妇人有行经一节，经动则邪易乘耳。问此证阳明少阳俱言之，不识太阳三阴亦有是乎。曰：太阳主表，不应有此，即有血证，亦本经热瘀，所畜者膀胱之血耳。故仲景于阳明少阳言之，以二经热近里也。夫近里者且有之，况三阴乎。且膀胱之血通乎血海，即谓太阳亦有此，无不可也。少阳与三阴相接，少阳若解，则不传，不解则传矣。详下文。

（二十）

伤寒三日，少阳脉小者欲已也。_{观此愈知第五条细字之误。}

（廿一）

少阳病，欲解时，从寅至辰上。_{寅卯辰，木旺之时。}

（廿二）

伤寒三日，三阳为尽，三阴当受邪，其人反能食，不呕。此为三阴不受邪也。_{表邪传里，里不和，则不能食而呕，今反之，故知不传。}

（廿三）

伤寒六七日，无大热，其人烦燥者，此为阳去入阴故也。

阳经合病并病篇

喻嘉言尚论篇，于三阳篇中，摘出合病并病，另标一篇。然各篇内，凡有邪涉他经，条中虽无合病并病字样，要之非合即并耳。今从喻氏摘此数条，以见崖略，诸所未尽，仍于各篇求之可也。三阴亦多合并病，一隅三反，无烦另举。

（一）

太阳病，背项强几几，_{旧注：几音殊，鸟之短羽者，不能飞腾，动则先伸其颈。几几然，状颈项强直不舒貌，准绳则谓诗赤鸟几几。注：几几絢貌，絢拘也。}言拘者，取自拘持，使低目不妄顾视，此可想见背项拘强情状，当从准绳。反汗出恶风者，桂枝加葛根汤主之。_{几几寒甚所致，应无汗，今汗出，故曰反。}

（二）

太阳病，背项强几几，无汗，恶风者，葛根汤_{即桂枝加麻黄葛根。}主之。_{此二条，太阳阳明合病也。有汗无汗，乃伤风伤寒之分，非有汗为表解也。太阳原有头项强痛证，而不至拘强不得顾视之甚。今若此，是太阳阳明并中风寒矣，}

缘阳明经脉，上颈而合于太阳也。伤风主桂枝，加葛根以发阳明肌肉之汗；伤寒主麻黄，仍不用本汤加葛根，反用桂枝加麻黄葛根者，以麻黄汤无芍药，又加葛根恐大发泄也，又邪驻肌肉间，不上攻肺，故不用杏仁耳。病连阳明，即加葛根，否即不宜用，恐无故而泄肌肉之液，反致燥热也。

（三）

太阳与阳明合病，是太阳之发热恶寒，与阳明之目痛鼻干等症齐见也，他仿此。必自下利，葛根汤主之。两经齐病，热盛逼其水谷下奔，但利由表邪，表解则利自止，且汗药升发，能提其下陷之气耳。

（四）

太阳与阳明合病，不下利，但呕者，热郁痰饮，不下注则上逆。葛根加半夏汤主之。

（五）

太阳与阳明合病，喘而胸满者，不可下，麻黄汤主之。以喘故用麻黄泄肺，杏仁降逆，不用葛根者，以葛根主泄肌肉之邪。今邪已壅高位，上乘乎肺，不在肌肉间，仍太阳多而阳明少之证也。上条阳明热多注胃，此条太阳热多注肺。

（六）

太阳与少阳合病，自下利者，与黄芩汤。利则经热内陷，故与此清之，不加表药者，必外已解，不然当加柴胡。若呕者，黄芩加半夏生姜汤，以治痰饮上逆。汪苓山云：太阳阳明合病，下利为在表，故宜汗；阳明少阳合病，自利为在里，宜下。此太阳少阳合病，自利为在半表半里，故与黄芩汤和解。

（七）

阳明少阴合病，必下利，其脉不负者，顺也，不负者，少阳虽弦，而阳明亦大也。恐利则土败，不败则邪从利去，而内无伤，故为顺，当用小柴胡加葛根白芍。负者失也。互相克贼，名为负也。脉滑而数者，不但不负，而且滑数。有宿食也，当下之，宜大承气汤。负则利必损脾，不负则利无损，若更邪实，则再下之亦无伤也，作三折看。

（八）

三阳合病，脉浮大，浮太阳大阳明。上金鉴谓上当作弦。关上。关部也。但欲眠睡，胆热壅而神昏。目合则汗。即盗汗，热盛于经，必入扰乎阴。

（九）

三阳合病，腹满，热气且充塞于内矣，身重，难以转侧，邪滞经络。口不仁，不知味也，脾胃亦热，而面垢，热上蒸汗出多，故面垢，一云垢尘暗也，少阳热则面色尘晦不泽。谵语遗尿，热入膀胱，神昏而遗，遗尿有三，一为热甚而神昏无知，一为寒极而气不能摄，一为肾绝而神去不觉也。发汗则谵语，火得升发之势而愈炽。下之则额上生汗，下之则阴虚阳上越。手足逆冷，热以下而内陷，故手足冷，是为热厥。若自汗者，白虎汤主之。汗下皆不可，惟此清热一法耳，然必汗出表解而归于阳明，乃可用也。

（十）

阳明中风，脉弦少阳。浮太阳。大阳明。而短气，热壅喘促。腹都满，胁下及心痛，久按之，气不通，凡按之而通者，以气止聚一处，按之则散走他处，故通，今处处都满，则无地捱注，壅闭甚矣。热攻故痛。鼻干，不得汗，嗜卧，凡热病，邪解则嗜卧，以阴气得复也。此之嗜卧者，则热盛而神气昏迷耳，其卧必带昏沉之意，与清爽者不同。或疑阳明症不得眠，此何故能卧，盖热则阳动而扰阴，故不卧，而热太壅盛，则反闭塞而不行，有壅塞而无搅扰，故又得卧也。一身及面目悉黄，小便难，有潮热，时时哕，气垂绝欲脱，上冲有声，此与寒遏阳气作哕者不同。耳前后肿，少阳脉行耳前后，热毒上攻故肿。刺之小差，刺以泄热，不单为耳肿。小差者，内热略减也。外不解。不得汗也。病过十日，脉续浮者，与小柴胡汤。外不解而不敢汗，恐升炽也，故用刺，刺后仍不敢用汗，十余日脉浮，则热向外欲出，故用小柴胡双解之，云续浮者，则前之浮大弦已变为沉大弦可知矣。脉但浮，无余证者，与麻黄汤。曰但浮，则弦大已去可知，而上之续浮尚兼弦可知，此云无余证，则上之有余证可知，兼弦大而有余症，则里热未清，故用柴胡双解。弦大已去，又无余证，则热悉还表，而里已清，故可用麻黄从表治也。**若不尿，腹满，加哕者，不治。**此转承刺后言，若刺后小差，而脉不转浮，则热壅闭于内。前之小便难者，今竟不尿，时哕者更加哕，气化不行而垂绝，故不治。此三阳合病，经府皆连之重证，与上条同。

此上各条，论合病。两经三经同时齐病，谓之合病。

（十一）

二阳并病，太阳初得病时，发其汗，汗先出不彻，因转属阳明，续自微汗出，不恶寒。太阳证罢，归并阳明矣。**若太阳证不罢者，**仍恶寒而无续得之汗。**不可下，下之为逆。**即太阳证罢，而阳明经病未入于府，亦不可下，况太阳未罢乎。**如此可小发汗，**因前汗不彻，故再小汗之。**设面色缘缘，**相因也，满面连接之意。**正赤者，**正赤，深赤也，阳明经脉行面。**阳气怫郁在表，**此则从前未经发汗者。**当解之薰之。**或用汗剂发散，或用麻黄等药煮汤薰蒸，不仅小发之而已。**若发不彻，**若但少发，而不解薰，是仍然不彻也。**不足言阳气怫郁不得越。当汗不汗，其人烦躁，**则不但热郁在表，且入于里而烦燥生矣，然则前言阳郁在表，岂足以尽之哉，盖当大汗而不汗，其人必且烦躁也。**不知痛处，**邪循经行，故痛无常处。**乍在腹中，**邪无出路，欲内攻矣。**乍在四支，按之不可得，其人短气，**喘促也，热上壅故。**但坐以汗出不彻故也，更发其汗则愈，何以知汗出不彻，以脉涩故知也。**经曰：涩者阳气有余，为身热无汗，盖热盛壅滞经脉故也，然虽涩而有力。

（十二）

二阳并病，太阳证罢，但发潮热，手中漐漐汗出，大便难而谵语者，下之则愈，宜大承气汤。

（十三）

太阳与少阳并病，头项强痛，太阳。**或眩冒，**少阳。**时如结胸，心下痞硬者，当刺大椎、**即百劳穴，主泻胸中，诸热气，太少齐泻也。**第一间、**疑即商阳，在手食指内侧，主胸中气满，热病汗不出。**肺俞、**以泄太阳表热，肺俞与太阳通也。肝俞，以泄胆热，肝与胆令也。慎不可发汗，热已入内，忌升发也。发汗则谵语，邪乘燥入胃。脉弦，少阳邪盛。五六日谵语不止，刺期门。泻肝胆热也。

（十四）

太阳少阳并病，心下硬，颈项强而眩者，当刺大椎、肺俞、肝俞，慎勿下之。互上条。

（十五）

太阳少阳并病，而反下之，成结胸，心下硬，下利不止，水浆不下，其人心烦。负证。

此上各条，论并病。两经三经先后连病，谓之并病。

伤寒论近言卷之五

太阴篇

本篇文止八条，而寒热证分，经藏病别，太义已举，即有残缺，固可无憾也。三阴诸症，彼此互见，而各有定属。如腹痛自利，属之太阴，以太阴主腹，主水谷也。而少阴厥阴，亦有此者。缘经脏交通，相为挹注，痛利由本经病致者，则为自受之邪。由他经病致者，则为转注之邪，即与少阴厥阴之症同见。而本症自属之太阴耳，惟其彼此互见，故三阴之治。太概从同，惟其各有定属，故三阴之症。界限自别，医者知此，则病至能名，经纬不乱矣。

（一）

太阴之为病，病兼直中寒症，传经热症言，下二篇仿此。腹满寒凝不运，则满，热气填塞，亦满，腹满即肚胀，较心下满位为低。而吐，食不下，自利益甚，益甚二字，疑衍。时腹自痛，太阳脉入腹，属脾，络胃，邪在中，则腹满痛，上逼则吐，下迫则利也。若下之，必胸下结硬。寒证下之，则中阳益微而阴凝，热症似可下，不知热止在太阴，未入于胃，下则里虚不运，亦结。胸下即中脘，与阳邪陷入，结于高位者不同。内经云：嗌干，是言热证也，此条亦似指热症言，观时字可见。成注云：阴寒在内，则腹中常痛，此阳邪干里，故虽痛而不常是也。

此揭太阴病证。后言太阴病者，指此证言也。然参下文，则自利不渴，脉缓，手足温，发黄，四支烦疼，及内经之嗌干，皆属太阴见症。

（二）

自利不渴者，属太阴，以其脏有寒也，当温之，宜四逆汤。

此论寒症。

（三）

伤寒脉浮而缓，手足自温者，系在太阴，太阴当发身黄。若小便自利者，不能发黄。详阳明篇第十二条。至七八日，虽暴烦，下利日十余行，必自止，热久欲从利解，将解之际，热势作动，故烦，犹将作汗者之先必烦也，但邪在表者从汗解，在里者从利泄耳。邪尽则利自止。以脾家实，秽腐当去故也。脾健则能运行秽腐，故为太阴之自利，不为阳明之燥结。大意言湿热若不从小便泄，即从大便泄，虽大便数行，不必虑也。

（四）

本太阳病，医反下之，因尔腹痛时满者，属太阴也，太阳误下，其逆多在胸胁上，此在腹，故属太阴。桂枝加芍药汤主之。桂枝升举阳邪，使仍从外出，倍芍药以清脾热。大实痛者，桂枝加大黄汤主之。凡三阴言下者，皆邪之转入胃而结者也。

（五）

太阴为病，脉弱，其人续自便利，设当行大黄芍药者，宜减之，以其人胃家弱，易动故也。

此数条，论热证。邪在三阴，必入于脏，其有止在于经者，仍从外解，摘出于后，少厥仿此。

（六）

太阴病，脉浮者，可发汗，宜桂枝汤。

此论经病。在经有二。一则邪初入经，未遽连脏；一则已入于脏，不从内解，日久正复邪衰，退还于经。

（七）

太阴中风，四肢烦疼，阳微阴涩而长者，为欲愈。脾主四支，脾经风热，故烦疼；阴被热耗，故涩。而阴微，则热亦退，但脉见不足，恐元气亦衰。若兼见长，则正气将复，故自愈。若作寒证看，则于微涩之阴脉中，时见一长，则阴消阳长，所谓阴病得阳脉则生也。

（八）

太阴病，欲解时，从亥至丑上。亥子丑，太阴旺时。

少阴篇

太阴后天也，少阴先天也。邪入太阴，犹未犯本。热证尚藉先天之水以苏涸，寒证尚藉先天之火以回阳。若进逼少阴，则热之所烁者，天一之精液；寒之所凌者，坎中之真阳矣。根本摇动，生死尤关，临证者尚慎之哉。

（一）

少阴之为病，脉微细，必沉。但欲寐也。寒证则阴盛阳衰，喜静恶动，又无热邪烦扰，故静而寐。热证神昏亦寐，但多昏沉之意，亦有脉微细者，缘热耗阴血，或热深而内伏也，但必带数。又有寒证而不得卧者，则阳神为阴所逼，飞动不安也，见下第十一条。又有热证而不得卧者，阳邪烦扰故也，见下第三十一三十三条。

此揭少阴脉证。

（二）

少阴病，脉沉者，必兼迟细。急温之，宜四逆汤。

（三）

少阴病，得之一二日，口中和，与内经所论口燥舌干之热证异矣。其皆恶寒者，阳微可见，当灸之，附子汤主之。灸膈关以温表，灸关元以温里。

（四）

少阴病，身体痛，手足寒，骨节痛，脉沉者，附子汤主之。

（五）

少阴病，恶寒，身蜷而利，手足逆冷者，不治。阴盛而阳全无。

（六）

少阴病，下利，恶寒而蜷卧，若利自止，四字原文在上句上。手足温者，可治。

（七）

少阴病，四逆，恶寒，身蜷，脉不至，不烦而躁者死。烦则阳尚在心胸间；不烦而躁，则阳已脱于外。故惟手足躁扰而已。

（八）

少阴病，恶寒而蜷，时自烦，欲去衣被者，可治。曰时曰欲，阳虽动，尚未外亡。

（九）

少阴病，吐利，手足厥冷，烦躁欲死者，吴茱萸汤主之。

（十）

少阴病，吐利燥烦，四逆者死。上条言欲死，此言死，必其脉之已绝耳。一说，上条先逆冷而后烦燥，其逆冷为阴寒之本证；此四逆，是在躁烦之后，则为阳脱之征。

（十一）

少阴病，脉微沉细，但欲卧，汗出，阳欲外脱。不烦，但未上越。自欲吐，又将上越。至五六日，自利，加以下夺。复烦躁不得卧寐者，死。

（十二）

少阴病，下利止，而头眩，时时自冒者死。上第六条，利止手足温可治。此言死者，阴亡于下，则阳脱于上，故浮动而眩冒。可见阳回利止则生，阴尽利止则死。

（十三）

少阴病，吐利，手足不逆冷，反发热者，不死。阳回也，然格阳亦发热，须辨之。脉不至者，灸少阴七壮。常器之云：灸太溪。

（十四）

少阴病，脉紧，紧为寒，必带迟。至七八日，自下利，脉暴微，微弱也，下利，津液乍虚使然。手足反温，脉紧反去者，脉虽转微，而紧已去，则微非诸微亡阳之微，而为紧去入安之微，手足复温，寒邪已从利出，而阳得回可知矣。若是阳脱之利，则紧脉仍在，而手足不温。为欲解也。虽烦，下利，必自愈。阳回而不上浮，故烦止。阴邪已出，阳气已复，故利止。

（十五）

少阴病，下利，阳欲下脱。白通汤主之。用热药以回阳，犹恐阴盛阳微，不能偏达，故加葱白以宣通，使透全体，且引上焦阳气下入阴中，挈之使不脱也。

（十六）

少阴病，下利，脉微者，与白通汤。利不止，厥逆，无脉，干呕，烦者，白通加猪胆汁汤主之。药之热者性上行，加胆及人尿，引之速下也。二者字相替，乃两拟其证也，上症用白通，下症用白通加尿胆，以证甚而见呕烦耳。服汤脉暴出者死，暴出则离根矣。微续者生。

（十七）

少阴病，下利清谷，里寒外热，阳格于外。手足厥逆，脉微欲绝，身反不恶寒，阳在外也，太阳篇第三条云，身大热反欲近衣，为外热内寒，与此相反，盖初格者尚恶寒，其后则皮肤烦燥，故又不恶寒，且甚而欲坐卧泥水中也。其人面赤色，戴阳。或腹痛，或干呕，或咽痛，少阴脉上循喉咙，故多咽痛症，阴证痛而不肿，阳症痛而且肿，详下二十四条。再按咽当作喉，下各条仿此。脉不出者，通脉四逆汤主之，格阳用此汤，戴阳则加葱白，使戴上之阳，得通于下焦而反其根也。其脉即出者愈。与上条暴出异，暴出有壅脱之象，即出，言随即出耳，由是言之，上条微续，必服汤后随续，乃为休征，若良久不出，则阳已外散，又主死矣。

（十八）

少阳病，下利，脉微涩，阳固虚，阴亦竭。呕而汗出，阴寒上逆，故呕；表阳不固，故汗。必数更衣，反少者，下多气陷，故数；糟粕已尽，故少。当温其上，灸之。阳陷不虞上脱，而虑下竭。阳虚宜温，阴虚又忌辛热，故用灸以独温其上而升阳，灸百会。

（十九）

少阴病，二三日至四五日，腹痛，小便不利，下利不止，便脓血者，桃花汤主之。寒则血不归经而下出，用石脂固脱，干姜散寒。

（二十）

少阴病，下利，便脓血者，桃花汤主之。少阴病，便脓血者，可刺。刺，当作灸。常器之云：宜灸幽门交信。幽门治泄利脓血，乃少阴冲脉之所会，可灸五壮；交信治泄利赤白，女子崩漏，可灸三壮。此二条，金鉴谓是热证，然当从丹溪轫菴作寒为是。轫菴云：岂有热证而用涩剂，使热不得泄乎，其辨甚，明。

（廿一）

少阴病，二三日不已，至四五日，腹痛，小便不利，水内畜也。四肢沉重疼痛，水外滞也。自下利者，此为有水气。其人或咳，少阴脉上循喉咙，其支别出肺，故有咳证。或呕，水气上乘。或小便利，或下利，水气下渗。真武汤主之。太阳亦有水气，然从表邪郁成，故用小青龙发之。此由里寒水泛，故用真武以温中镇水。

（廿二）

少阴病，饮食入口即吐，心下温温，吐则阳气上浮，故温温似热。欲吐复不能吐，始得之手足寒，脉弦迟者，此胸中实，不可下也，当吐之。始得便支寒脉迟，知为寒症，然迟而兼弦，则非虚寒，而为实寒可知，盖必口食寒物，而壅滞于胃口也。若膈上有寒饮干呕者，不可吐也，寒饮得热药即化，不须吐。急温之，宜四逆汤。

（廿三）

少阴病，欲吐不吐，心烦，但欲寐，五六日自利而渴者，属少阴也，虚故引水自救。热证有此，热上故烦渴欲吐，下逼故利，神昏故欲寐也，寒症亦有此，肾寒不能纳气，故上冲而欲吐，心烦，肾寒不能闭藏，则自利亡液而渴也，寒热难辨，故下文以小便之别。若小便色白者，则是寒症。少阴病形悉具。小便白者，以下焦虚，有寒，不能制水，故令色白也。

（廿四）

病人脉阴阳俱紧，似太阳伤寒脉。反汗出者，亡阳也，太阳应无汗，而反汗出，则是直中少阴亡阳症，而紧之必兼沉迟，不若太阳之兼浮数可知矣。此属少阴，法当咽痛，而复吐利。寒逼阳上浮则咽痛而吐，寒下逼则利。

（廿五）

少阴病，脉微，不可发汗，亡阳故也。阳已虚，尺脉弱涩者，复不可下之。阳虚阴亦之，故皆不可。

（廿六）

少阴负趺阳者为顺也。负，胜负之负。少阴趺阳，皆以脉言，谓趺阳脉胜于少阴脉也。盖少阴之紧去，而趺阳之缓来，则脾胃阳回，而肾寒自退矣。

此上各条，论寒证。

（廿七）

少阴病，脉细沉数，病为在里，不可发汗。热证必舌干口燥而渴，经文可考。

（廿八）

少阴病，咳而下利，谵语者，被火气劫故也，小便必难，以强责少阴汗也。

（廿九）

少阴病，但厥无汗，热深入内。而强发之，必动其血，未知从何道出，或从口鼻，或从目出，目上当有耳字。是名下厥上竭，厥逆也，血本下行，上出则逆，出则竭矣。为难治。

（三十）

少阴病，下利，咽痛，胸满，心烦者，少阴脉循喉，其支者从肺出络心，注胸中。猪肤汤主之。利则阴亡，而燥涸。成氏曰：猪肤入肾清热，加蜜润燥，白粉益气断利。

（三一）

少阴病，得之二三日已上，心中烦，不得卧，先本欲寐，后反不卧也。黄连阿胶汤主之。

（三二）

少阴病，四逆，其人或咳，或悸，火乘心动。或小便不利，或腹中痛，或泄利下重者，四逆散主之。四逆不至于厥，热未甚深，故用此汤为和解，如少阳之有小柴胡也。

（三三）

少阴病，下利，六七日，咳而呕渴，心烦，不得眠者，猪苓汤主之。此热挟水饮之症。

（三四）

少阴病，得之二三日，口燥与口中和异矣，初起便如此，则热盛可知。咽干者，急下之，宜大承气汤。

（三五）

少阴病，自利清水，屎结不下故但利水。色纯青，热应黄而纯青者，以热邪急暴，色未及变而即下也。心下即腹。必痛，口干燥者，急下之，宜大承气汤。

（三六）

少阴病，六七日，腹胀，不大便者，急下之，宜大承气汤。

（三七）

少阴病，六七日，息高者死。气奔出不返，肾主纳气，肾绝，有出无纳也。六七日字，见是传经热证。

此上各条，论热症。已上寒热二症，皆由经入里者，若其邪止在经而不关里者，见后。

（三八）

少阴病，得之二三日，犹言初起耳，不必泥。麻黄附子甘草汤微发汗。以二三日无里证，故微发汗也。此及下条，乃寒邪由太阳直入少阴之经，未及于里者也。

（三九）

少阴病，始得之，反发热脉沉者，麻黄附子细辛汤主之。邪得直中，阳虚可知，然犹能发热，阳非全无可知。阳能拒邪而发热，则邪止在经，未入于脏可知。在经宜汗，细辛本经汗药，加麻黄者，太阳少阴相为表里，邪须由太阳出也。用附子者，助阳温经以托邪，使邪去而阳不亡也。此与太阳篇第三十七条同。彼条有头痛，故属太阳，此无故属少阴。太阳脉应浮而反沉，少阴不应发热而反发热，是皆相反。但此之反正佳，以邪尚在经，未入脏也。彼之反则不宜，以邪在表而里虚，可危也。张景岳云：可见阳经有当温者，四逆汤以生附配干姜，补中自有散意，阴经有当表者，此汤以熟附配麻黄，发中亦有补意。

（四十）

少阴病，二三日，咽痛者，可与甘草汤。不差者，可与桔梗汤。咽痛外无别症，是热止在经，上行攻咽耳。甘草性凉，解毒缓痛。若不差，则经气闭而热不散也，故加桔梗以开之。此不多用寒凉之品，可见里无热而热止在经矣。此及下三条，乃热邪止在于经不及里，或里热还表者。

（四一）

少阴病，咽中痛，半夏散及汤主之。此经热挟痰攻咽，故用半夏除痰，桂枝散邪。不避辛热者，以经热由风寒外闭，外解热自泄耳，然当酌用。少阴病，咽中伤，生疮不能言语，声不出者，较前更甚，则桂枝之热不宜用。苦酒汤主之。半夏涤痰，鸡子润咽，苦酒敛疮消肿以清阴热。

（四二）

少阴病，八九日，一身手足尽热者，以热在膀胱，必便血也。发热则邪还于表，虽为佳兆，但热甚必动血。此与太阳篇膀胱血症同。而属之少阴者，彼乃本经传本府，此为肾经移热也。便血即尿血。

（四三）

少阴中风，阳浮分。微阴沉分。浮，为欲愈。少阴之脉，沉在阴分者，今转而浮起，是邪还于表也，还于浮分而微，是还表之邪已衰也。

此六修论经病。

（四四）

少阴病，欲解时，从子至寅上。子丑寅，阳生之候也，阴得阳而邪自解。

厥阴篇

少阴属水而主静，厥阴属木而主动。邪犯厥阴，热证则木火通明，真阴立槁；寒症则雷龙被逼，真阳陡飞。不比少阴根本虽摇，尚能引日也。故厥利二症，两篇所同，而但欲寐之与气撞心，不无动静之殊，缓急之别矣。

（一）

厥阴之为病，消渴，饮水多而小便少也，水为热所消耗故尔。寒症则不渴，即渴亦不能消水。气上撞心，心中疼热，热症固然，寒症亦有，以寒逼火上冲故也。饥脾胃火燥则饥。而不欲食，食则吐蛔，蛔胃中虫也，吐蛔有胃寒证，详太阳廿六条。食则吐，不惟无益，且有损，故不欲。热症亦有吐蛔者，以火上拒而不能食，蛔久饥，闻食香而上求食，因吐也。戴原礼云：有人阳毒发黄，口疮咽痛，吐蛔，皆以冷剂取效。下之利不止。寒证下之固不止，热证邪未入胃，下则胃虚邪注，邪不尽，亦不止也。

此揭厥阴病证。三阴首条揭症，虽俱兼寒热说，而重在热边，盖本内经伤寒热病立论也，然内经止就传经热症言，仲景则兼直中立说，故挈症并举寒热耳。厥阴热症固热，而寒证亦不纯寒，以邪深入，必逼其真火上浮，下虽寒而上亦热也。或问少阴篇言阳浮，岂少阴无上热乎。曰：仲景原是三阴互发，非入少阴篇者便无与于厥阴也。如腹痛自利，太阴症也，而少阴厥阴篇亦言之。要之虽见于少厥篇，而此症自属之太阴也。胃实为阳明症，而三阴篇亦言之，要之虽见于三阴，而胃实自属阳明也，则厥阴之雷龙飞越，虽见于少阴篇，而此症自属厥阴矣，盖均一火也。静而藏则属肾，动而飞则属肝，界限自别也。不然，三阴各症，篇篇互见，何从而分其为太少厥哉。

（二）

伤寒脉促，阳脱越，故脉急促。王海藏云：阴症危候，脉有一息八至以上，或不可数，是促也。手足厥逆者可灸之。常器之云：灸太冲穴。

（三）

诸四逆厥者，不可下之，寒厥固忌下，热厥而未入胃者，亦但当清而不可下。虚家亦然。此句以杂症言，虚人阳微，手足常冷。凡厥者，阴阳气不相顺接，便为厥，凡人阳中有阴，阴中有阳，是为接。阳居外，阴居内，为顺。以热厥言，阳反居内，阴反居外，是不顺也。阳自内热，阴自外寒，是不接也。以寒症言，阴寒之极，加于表之阳分，是不顺也。阳气不达于四支，是不接也。又手经三阳三阴相接于手，足经三阳三阴相接于足。厥逆则手足无阳，而不与阴接，阳不卫外而失温，是不顺也。厥者手足逆冷是也。寒厥则无阳而冷，热厥则阳内入而外亦冷，再详第二十六条。

（四）

手足厥寒，脉细欲绝者，此经寒而脏不寒之症。当归四逆汤主之。若其人内有久寒者，当归四逆加吴茱萸生姜汤主之。此阳虚而阴亦必不足，故加当归芍药。即有久寒，亦但用吴茱萸、生姜，不用附子、干姜也。寒则凝结不通，故用桂枝、细辛、通草。

（五）

伤寒脉微而厥，至七八日肤冷，不但手足冷矣。其人躁无暂安时者，此为藏厥，是脏寒极而厥。非蛔厥也。蛔厥者，其人当吐蛔，令病者静而复时烦。烦有静时，不似脏厥之躁无暂安矣。此为藏寒。此句当在脏厥句下，明脏厥之为脏寒也。一说为当作非。蛔上入其膈，蛔上求食也。故烦，蛔动则心烦闷。须臾复止，蛔伏则止，此释静而时烦之义。得食而呕又烦者，蛔闻食臭出，其人当自吐蛔。此释吐蛔之义。蛔厥者，乌梅丸主之。观每服止十九，梧桐子大，可知此丸专为治虫之用，非治厥阴伤寒也。以其通治寒热之虫，故寒热并用。昧者不察，遂谓厥阴寒热夹杂，谬矣。吐蛔须安蛔，切勿用甘草甜物。盖蛔得苦则安，酸则止，辛则伏，而得甘则动也。又主久利。以酸收也，寒利宜之。

（六）

伤寒六七日，脉微，手足厥冷，烦躁，灸厥阴，厥不还者死。灸太冲，亦宜灸关元、气海。

（七）

病者手足厥冷，言我不结胸，阴邪不结阳位。小腹满，按之痛者，此冷结在膀胱关元也。关元在脐下三寸，足三阴任脉之会，膀胱所居也。小腹满，囊缩。若见烦渴等热症，当用四逆散、承气汤。若见阴症，宜当归四逆加吴茱萸汤。又论中有少腹满，按之痛，小便自利者，是血结膀胱症；不利者，是水结膀胱症。手足热，小便赤涩者，是热结膀胱症。此云冷结膀胱，必小便数而白，不但手足厥冷也。

（八）

呕而脉弱，里寒上逆。小便复利，里寒之验。身有微热，格阳之征。见厥者难治，四逆汤主之。

（九）

大汗出，热不去，邪未解也。内拘急，四支疼，又下利，厥逆而恶寒者，外热虽未解，而阳已虚于里，中寒实甚矣。四逆汤主之。温中散寒。

（十）

大汗若大下，利而厥冷者，四逆汤主之。

（十一）

伤寒本自寒下，寒症下利也，然详治法，乃下寒而上热者。医复吐下之。意吐可以升提下陷，故吐之。又可通因通用，故下之也。不知吐则上焦之热愈升，下焦之寒益甚，而成寒格矣。寒格，下寒格热于上也。更逆吐下。医吐下之已逆矣，因而吐下不止，为更逆。若饮食入口即吐，拒格甚矣。干姜黄连黄芩人参汤主之。上热下寒，故兼治之。

（十二）

下利脉沉而迟，其人面少赤，戴阳也。身有微热，表阳尚存，故被寒郁，犹能发热，此句言表未解。下利清谷，必郁冒。汗出乃解，病人必微厥。虚寒之人，表热一去，则全体皆寒，故必厥。所以然者，其面戴阳，下虚故也。

（十三）

下利清谷，里寒外热，汗出而厥者，通脉四逆汤主之。此互上条，然上条戴阳，应于汤中加葱，解见少阴篇第十七条。

（十四）

下利，手足厥冷，无脉者，灸之，不温。若脉不还，反微喘者死。

（十五）

下利后脉绝，手足厥冷，晬时脉还。手足温者生，脉不还者死。

（十六）

伤寒先厥，后发热，而利者，必自止，先厥而利，寒也。发热则阳回，故利止。见厥复利。

（十七）

伤寒六七日不利，便发热而利，其人汗出不止者死，有阴无阳故也。寒中厥阴六七日，其厥必不免可知，然不利，则阳气未败，犹可支吾，乃内外俱脱，其死必矣。发热为格阳，与上条阳回不同。

（十八）

下利清谷，不可攻表，汗出必胀满。阳外出，则内失运也。

（十九）

下利腹胀满，身体疼痛者，先温其里，乃攻其表。温里宜四逆汤，攻表宜桂枝汤。

（二十）

伤寒下利日十余行，脉反实者死。实者弦硬而不柔缓，胃气绝也。

（廿一）

伤寒厥而心下悸者，句下当有以饮水多四字。宜先治水，当用茯苓甘草汤。却治其厥，不尔，水渍入胃，必作利也。汪苓山谓此热症消渴饮水太多，因胃有积水，阳气不能四布，故用姜桂从治。又云：入胃当作入肠说，亦通。

（廿二）

伤寒四五日，腹中痛，转气下趋少腹者，此欲自利也。上条利之源，此条利之候，俱兼寒热症说。

（廿三）

伤寒大吐大下之，极虚，复极汗出者，以其人外气怫郁，面色红赤也，详并病篇。复与之水以发其汗，阳外浮而怫郁，误以为表未解，又以为胃热燥涸之极，因与水以为汗地也。因得哕，干呕也。所以然者，胃中寒冷故也。

（廿四）

干呕吐涎沫，阴寒上逆。头痛者，吴茱萸汤主之。下其逆气。呕家有痈脓者，不可治呕，脓尽自愈。

（廿五）

伤寒脉迟，六七日，金鉴谓六七日下，当有厥而下利四字。而反与黄芩汤彻其热。若脉数则厥利为热症，此汤宜矣。脉迟为寒，今与黄芩汤除其热，腹中即胃。应冷，当不能食。今反能食，此名除中，必死。除中，解见下第三十二条。

此上各条，论寒证。

（廿六）

伤寒一二日，病在太阳阳明经时。至四五日，病在太阴少阴经时。而厥者，而字是转症之辞，盖言此时而后厥也，则前此之但发热不厥可知。四五日热深而厥宜矣，一二日热浅亦厥，何也。曰：大阳传厥阴，古人谓之首尾传，此必热势之骤而盛者耳。必发热。厥为热内入，然热乃阳邪，性本向外，岂能久郁于内不发乎，故断曰必也。传经热症固然，直中阴经亦尔，盖经虽受寒致厥。而脏腑之气，亦必郁而发热也。若直中脏腑之厥，则纯阴无阳，有厥无热，非借热药回阳，或格阳外出，断无发热之事矣。前热者，后必厥。热不外散而内入，阳郁于里而不宣于四支，故厥。盖热在阳经则手足热，入太阴则温，少阴则逆而不温，厥阴则且冷矣。传经阳厥发热时支体皆热，厥时则支冷而身温，不若直中阴厥之身并冷也。然阴厥不甚者，亦未至身并冷，观第五条言肤冷为脏厥重症可见。阴厥冷过肘膝，阳厥不过。又阴厥爪甲带青，阳厥爪甲微红，故曰二厥须看指甲。又阳厥有时乍温，阴厥常冷。厥微者热亦深，厥微者热亦微。厥应下之，第三条云不可下，此言可下，必热之已入于胃而可下也。而反发汗者，必口伤赤烂。厥阴脉循颊，环唇内。

（廿七）

伤寒五六日不结胸，依金鉴作不大便为是。腹濡，胃非实。脉虚，血少。复厥者，不可下，此为亡血，亡血内燥，故不大便，大汗后、产后久不大便皆然。下之则死。则可下者之必腹硬脉实可知。

（廿八）

伤寒脉滑洪数之意。而厥者，里有热也，白虎汤主之。观此则热未入胃之厥，当清不当下矣。此条当入阳明，叔和以有厥症，因混入厥阴，不知阳明热极，未尝不厥也。然厥阴厥热在胃者有矣，故姑仍之。

（廿九）

伤寒病厥五日，热亦五日，设六日当复厥，不厥者自愈。厥终不过五日，以热五日，故知自愈。热则邪还于表而不内入也，日数相当，见无偏胜意，勿泥。一说，先厥后热，阴症也。阴症何能发热，以其人阳气尚能敌阴，故往复相胜耳，亦通。

（三十）

伤寒发热四日，厥反三日，复热四日，厥少热多，其病当愈。四日至七日热不除者，必便脓血。太过则热逼经血下出。

（三一）

伤寒厥四日，热反三日，复厥五日，其病为进，寒多热少，阳气退，故为进也。退者缩入于里而不外出也，或云，此为寒厥，故云阳退，亦通。此与上二十九条。寒热皆可说，所以系此者，以类相次耳。

（三二）

伤寒始发热六日，厥反九日而利，热逼下利。凡厥利兼寒热言。当不能食，寒症则胃冷而不能食，热症则胃阳由利下陷，亦胃弱而不能食也。今反能食者，恐为除中。中，胃阳也。胃阳下蹈，胃弱本不能食，若阳竟下陷，则胃气消除，因而求食自救。凡人将死而反能食者，即此义也。然阳复则亦能食，未定其为除中否，故曰恐为除中。食以索饼，不发热者，不字衍，或云，不发，谓不暴发也，然终必发，观下文自明。知胃气尚在，必愈。以发热知为阳复也。恐暴热来，出出，即来，谓来而出见于寸口也。而复去也。后三日脉之，脉之下，当有而数字。其热续在者，期之旦日夜半愈。又虑发热不久即去，为灯将灭而复明，是发热非阳复之热，乃阳脱之热也。然阳脱之热，其来必暴，而旋即散去。今来既徐徐，而三日尚在，则非阳脱之热，而为邪还于表之热可知。所以然者，本发热六日，厥反九日，复发热三日，并前六日，亦为九日，与厥相应，故期之旦日夜半愈。后三日脉之，而脉数，其热不罢者，此为热气有余，必发痈脓也。又热三日，则太过矣。饼，面饼。索，当作素。

（三三）

伤寒先厥，后发热，下利必自止，此寒症，解见第十六条，与下文所言热症不合，疑为错简，或先字衍也。而反反字疑衍。汗出热虽外解。咽中痛者，而复上攻。其喉为痹，发热无汗，而利必自止。发热则邪还表而利止，不必定有汗。若不止，必便脓血。然无汗则热终不解，恐仍盛于里，利不止则津液竭，而血亦被逼也。便脓血者，其喉不痹。邪下行则不上干。

（三四）

下利有微热而渴，热向外，复向上矣。脉弱者，热邪又衰。令自愈。利自止也。下利脉数而渴者令自愈。脉数而渴，热未解也，何以自愈，必有缺文。设不差，必圊脓血，以有热故也。以脉数热盛也。下利脉数，有微热，汗出，邪已解，脉必转弱矣。令自愈。设复紧，为未解。数热脉，紧寒脉，此互上文。言过热不可，而寒亦不可也。然何以复紧，岂重感风寒，或寒剂太过耶。一说紧对弱言，复紧，谓又复不弱也，亦通。

（三五）

伤寒热少厥微，指头寒，不过指头寒，则厥微热亦微矣。默默不欲食，厥阴脉挟胃。烦躁，数日，小便利色白者，此热除也，欲得食。其病为愈。若厥而呕，胸胁烦满者，其后必便血。便血可用犀角地黄汤。

（三六）

伤寒发热下利，厥逆躁不得卧者死。虚阳躁扰欲脱。

（三七）

伤寒发热下利至甚，厥不止者死。厥利甚，虽不烦躁亦必死，下条厥虽久，而利未甚，故不言死。

（三八）

发热而厥，七日，下利者为难治。已上三条，皆先发热后乃厥利，故属阳症，然作阴症看亦得。

（三九）

利下寸脉反浮数，邪还表，且上行。尺中脉涩者，必圊脓血。邪不下陷，尺脉应和今涩，知阴已伤而便血也。

（四十）

下利脉沉弦者，脾胃伤，则脉失其和缓而强硬。下重也，即痢症之后重。脉大者为未止，脉微弱数者为欲自止，虽发热不死。痢恶发热，盖里热炽盛而达于表者死，故脉大发热为重症。今脉微弱，即兼数亦不甚，则发热乃系邪还于表，故不死也。

（四一）

热利下重者，白头翁汤主之。互上条。

（四二）

下利欲饮水者，热利夺液，故渴。以有热也，白头翁汤主之。

（四三）

下利谵语者，有燥屎也，宜小承气汤。按其脐腹必痛。

（四四）

下利后更烦，按之心下濡者，为虚烦也，宜栀子豉汤。吐其上浮之余热，若不濡而痞硬，则为实烦，当用泻心汤矣。

（四五）

伤寒六七日，大下后，寸脉因尺脉不至，故独言寸脉。沉阳陷阴中。而迟，迟，当作涩，血凅也，观下方可知。手足厥逆，热入于内故厥，亦由下寒。下部脉不至，<small>阴分亦竭，由泄利不止也。</small>咽喉不利，唾脓血，<small>热逼上焦。</small>泄利不止者，<small>由硝黄之寒所伤也。</small>为难治，<small>寒热夹杂也。</small>麻黄升麻汤主之。<small>升麻以升清润之品于上焦，又所以升下陷之阳也。未汗则表未解，故用麻桂。但陷入之热多于表，而脉沉支厥唾脓血，故凉药独多。</small>

（四六）

伤寒哕，<small>厥阴脉抵少腹，挟胃，上颃颡哕呃逆气，从少腹起，由胃，上出咽颡也。</small>而腹满，视其前后，<small>前后大小便也。</small>知何部不利，利之则愈。<small>此因二便不通，下焦气闭，时或上冲而哕，利之则气通而自止。</small>

（四七）

厥阴病，欲饮水者，少少与之，愈。<small>少与以解热，多则水停为患，愈字疑衍。</small>

此上各条，论热证。

（四八）

厥阴中风，脉微浮，为欲愈，不浮为未愈。<small>详少阴第四十三条。</small>

（四九）

呕而发热者，小柴胡汤主之。<small>邪传少阳经矣。</small>

此二条，论经病。

（五十）

厥阴病，欲解时，从丑至卯上。<small>丑寅卯，厥阴旺时。</small>

伤寒论近言卷之六

汗吐下可不可篇

夫以为疾病至急，仓卒寻求，按要者难得，故重集诸可与不可与方治，比之三阴三阳篇中，此易见也。又时有不止是三阴三阳，出在诸可与不可与中也。此二句，犹言六经篇所未言者。出在此可与不可与篇也。

不可汗

脉濡浮而无力。而弱，沉而无力。弱反在关，濡反在巅，金鉴：巅，浮分也。二句言关脉沉弱而浮濡。一说，巅，即下文所谓在上，合下二句，言关弱、寸微濡、尺涩也。微反在上，寸也。涩反在下。尺也。关，胃气所主，不应濡弱而濡弱，故曰反。寸阳部也，不应微；尺主血，不应涩，故亦曰反。微则阳气不足，涩则无血。阳气反微，中风汗出，而反躁烦。阳微不应躁烦，以阴虚故烦躁。涩则无血，厥而且寒。阴虚应内热，以无阳故寒厥。阳微发汗，躁不得眠。此及下条，绝无一语照顾濡弱二字，必有脱误。

脉濡而弱，弱反在关，濡反在巅，弦反在上，寸也，弦为木邪，寸见弦，少阳火上升也。濡与弦相反，岂得并见，窃疑首三句乃衍文。微反在下。尺微为肾寒。弦为阳运，眩运。微为阴寒。上实有痰。下虚，意欲得温。微弦为虚，不可发汗，发汗则寒栗不能自还。还，复温也。

诸脉得数动微弱者，数动而兼微弱，则津液少。不可发汗，发汗则大便难，腹中干，胃躁而烦，其形相像，根本异源。言脉之动数似实热便难，亦像胃实。究其根本，实系微弱，虚实自异耳。

厥，脉紧，则内寒矣。不可发汗，发汗则声乱，神脱则郑声。咽嘶舌萎，声不得前。气微也。

动气在右，右，脐右，主肺。动气，筑筑然跳动也。肺气素虚，故浮动。不可发汗，发汗则衄，肺气虚则心火乘之，发汗则火愈炽，逼血于上。而渴，心苦烦，饮即吐水。肺失治节，不能通调水道，故饮水即吐。

动气在左，肝气。不可发汗，发汗则头眩，肝气上冒。汗不止，肝气疏泄。筋惕内瞤。筋络失养。

动气在上，心气。不可发汗，发汗则气上冲，心气虚而肾寒上凌也。正在心端。

动气在下，肾气。不可发汗，发汗则无汗，肾水虚竭。心中大烦，无水，火得肆也。骨节苦疼，肾主骨，无所滋养，故疼。目运，肝气亦动。恶寒，食则反吐，谷不得前。脾胃干燥，不能纳食。

咽中闭塞，少阴上通于咽，阴火上干，则痰气塞窒。不可发汗，发汗则吐血，阴经无汗，强逼之则动其血。气欲绝，手足厥冷，欲得蜷卧，不能自温。阴亡，阳亦随亡矣。

咳者则剧，承上诸虚症诸虚脉而言，若兼见咳则剧也，所谓内伤见咳嗽为重。数吐涎沫，咽中必干，小便不利，上干下涸。心中饥烦，阴虚内热。晬时而发。其形似疟，有寒无热，虚而寒栗，阳亦并虚。咳而发汗，蜷而苦满，腹中复坚。若以为感寒之咳而发汗，则表阳虚而蜷卧，里阳虚不运而满，且阴凝而坚矣。

咳而小便利，若失小便者，便之利，如不知而遗失一般，此金寒于上，不能摄水之症，亦肾阳虚而膀胱之气不固也。不可发汗，汗出则四支厥逆冷，阳益亡也。诸逆发汗。谓发汗之逆于理者。病微者难差，剧者言乱。阳脱见鬼意。目眩者死，阴脱目盲意。命将难全。

伤寒头痛，翕翕发热，形像中风。常微汗出，自呕者，下之益烦，热入于内。心中懊恼如饥，如饥而不能食，以下之则胃虚，故饥；热入胃满，故又不肌也。发汗液亡。则致痉，筋脉失养。身强，难以屈伸，薰之则发黄。火逼则血溢液蒸于外。不得小便，灸则发咳唾。火气上攻。

可汗

大法春夏宜发汗。春夏阳气出表，故宜汗，然不必泥。

凡发汗，欲令手足俱周，时出似絷絷然，一时间许，益佳，不可令如水淋漓。若病不解，当重发汗，汗多必亡阳。阳虚，不得重发汗也。

凡服汤发汗，中病即止，不必尽剂。

凡云可发汗，无汤者丸散亦可用，要以汗出为解，然不如汤，随症良验。

夫病，脉浮大。问病者言，但便硬耳。设利者，为大逆。邪内陷也。硬为实，内不虚也，则足以托邪。汗出而解，何以故，脉浮当以汗解。下利后，身疼痛，清便自调者，无里症可知。急当救表，宣桂枝汤发汗。详见太阳篇第百十七条。

汗后证治

发汗多，亡阳亡津液也。谵语者，不可下，此津枯致燥之谵语，非热盛内实之谵语，故不可下。与柴胡桂枝汤。审非实结，故但从和解，加桂枝者，必太阳之邪尚在耳。和其营卫，表解则营卫和。以通津液，热清则津液不复燥结。后自愈。

不可吐

本篇凡四证，已具太阳篇中。

可吐

大法春宜吐。_{春气上升，吐易出，然勿泥。}

凡吐用汤中病则止，不必尽剂也。

病胸上诸实，_{或痰、或食、或热、或寒之类。}胸中郁郁而痛，不能食，欲使人按之，_{气滞不舒之故。}而反有涎唾，_{得按而上溢，则内有停饮可知。}下利日十余行，其脉反迟，寸口脉微滑，_{利多则气弱，故脉迟，然邪在上故虽利不去，脉虽迟而仍微带滑也。}此可吐之，吐之利即止。

宿食在上脘者，当吐之。_{痛在胸膈，自欲吐者是，若在心下为中脘，欲吐欲不吐，则或吐或下之；若在脐上为下脘，自不欲吐，则当下。}

病人手足厥冷，脉乍结。以客气在胸中，心下满而烦，欲食不能食者，病在胸中，当吐之。_{乍结，不同于气血虚衰，不能流行之常结，乃邪阻而暂结耳。邪阻气不外达故支厥，心下满，气不舒畅，故烦。}

不可下

脉濡而弱，弱反在关，濡反在巅，微反在上，涩反在下。微则阳气不足，涩则无血。阳气反微，中风汗出而反躁烦。涩则无血，厥而且寒。阳微不可下，下之则心下痞硬。_{解见本篇第一条。}

脉濡而弱，弱反在关，濡反在巅，弦反在上，微反在下。弦为阳运，微为阴寒。上实下虚，意欲得温。微弦为虚，虚者不可下也。_{解见本篇第二条。}

脉濡而弱，弱反在关，濡反在巅，浮反在上，数反在下。_{数则六脉皆数，无尺独数之理。数，当作涩为是。}浮为阳虚，数为无血，浮为虚，数为热。_{浮为虚，四句当是衍文。}自汗出而恶寒；数为痛，_{血虚者身必痛。}振寒而栗。_{句承恶寒来，言不特恶寒，且振栗也，以气血兼虚之故。}微弱在关，胸下为急。_{中气虚，故喘急。}喘汗而不得呼吸，呼吸之中，痛在于胁，振寒相搏，形如疟状。_{此五句，总承上文。}医反下之，故令脉数。观此句，是数因下致，可知上文数字之误。发热狂走见鬼，脉数发热，虚阳浮动也。狂走见鬼，阳欲脱也。心下为痞，阳虚不运也。小便淋漓，阳虚不摄，从气脱也。小腹甚硬，小便则尿血也。气不摄血，血脱壅塞，小腹故硬。尿血，从血脱也。

脉濡而紧，浮濡而沉紧也，然濡紧相反，无并见之理。濡则卫气微，紧则营中寒。阳微卫中风，发热而恶寒，营紧胃气冷，微呕心内烦，医谓有大热。解肌而发汗，亡阳虚烦躁，心下苦痞坚，无阳以运。表里俱虚竭，卒起而头眩。客热在皮肤，怅怏不得眠。不知胃气冷，紧寒在关元，技巧无所施，汲水灌其身，客热因时罢。栗栗而振寒，重被而覆之，汗出而冒巅，当作颠什之颠。体惕而又振，小便为微难。寒气因水发，清谷不容闲，下利不止也。呕变呕出之物味变。反肠出，脱肛。颠倒不得安，手足为微逆，身冷而内烦，迟欲从后救，安可复追还。

脉浮而大，浮当作大。为气实，大当作浮。为血虚。血虚为无阴，孤阳血虚则内之所余者，孤阳之热气耳。独下阴部者，小便当赤而难，胞中当虚。小水被热耗当虚。今反小便利，内阳从下泄。而大汗出，又从外散。法应卫家当微，今反更实，津液四射，外泄之猛，津液并出，有似乎实。营竭血尽，干烦而不得眠，血薄肉消，而成暴液。汗液之出甚暴，即上所云四射也。医复以毒药攻其胃，此为重虚。客阳去有期，必下如污泥而死。败血之类。

伤寒脉阴阳俱紧，恶寒发热，太阳表证也。则脉欲厥。厥者脉初来大，渐渐小，更来渐渐大，是其候也。若系寒证，微阳为外寒所逼，渐缩渐退，久之又复，故脉亦应之。若系热症，则亦如之，若热厥之手足乍冷乍温是也。如此者，恶寒甚者，是内寒症。翕翕汗出，阳微则不能外卫故也。喉中痛。内寒逼虚热上浮，此少阴寒厥。若热多者，是热证。目赤脉多，睛不慧。此阳明热厥。医复发之，咽中有伤。生疮也，虚火上炎。若复下之，则两目闭。寒证则微阳被夺，不上开于目，热证则阴脱而目盲。寒多者便清谷，热多者便脓血。若薰之则身发黄，若熨之则咽躁。若小便利者，可灸之；小便难者为危殆。阴气已竭。

伤寒发热，表热矣。口中勃勃气出，内亦热矣。头痛目黄衄不可制。贪水者必呕，水与热搏故。恶水者厥。此句以寒证言。若下之，咽中生疮。表热陷入上逆。假令手足温者，其热本盛可知。必下重，便脓血。下之，热内陷下迫，此承首二句来。头痛目黄者，不言衄不可制，省文也。若下之，则两目闭。血与液并枯，隐涩难开。贪水者，若下之，其脉必厥，贪，当作恶。其声嘤，微细也。咽喉塞。阴凝于上。若发汗，则战栗，阴阳俱虚。恶水者，三字衍。若下之，则里冷，不嗜食，大便完谷出。若发汗，句上当有贪水者三字。则口中伤，口疮。舌上白胎烦躁，脉数实，不大便，六七日后，必便血。若发汗，三字衍。则小便自利也。贪水属血热，发汗阴益伤，故口疮舌胎等燥涸之证兼见。自利，当作不利。

微脉微阳虚。则为咳，寒咳。咳则吐涎，是寒饮，非热痰。下之则咳止，而利因不休，利不休，则胸中如虫啮，浊阴窒塞胸中，阻碍气道，故如虫咬，隐隐觉痛之意，或云此即蛔证。粥入则出。小便不利，中焦痞塞不运，故上格下关。两胁拘急，肝寒。喘息为难，颈背相引，强痛。臂则不仁。麻木弦硬。极寒反出汗，身冷若水，阳亡矣。眼睛不慧，语言不休，神乱矣。而谷食多入，前粥入则出，而今反能食。此为除中。口虽欲言，舌不得前。寒则舌本筋脉亦强硬不运。

脉数者，久数不止，止止上当有不字。则邪结，一说，止，谓歇至，数而止，促脉也。正气不能复，壮火食气也。邪气却结于脏，故邪气之与皮毛相得。言邪气从内而淫外也。脉数者不可下，下之必烦，利不止。此明邪在藏不在胃，亦不宜下也。

脉浮大应发汗，医反下之，此为大逆。

动气在右，肺虚。不可下，下之则津液内竭，肺气不化也。咽燥鼻干头眩心悸也。肺金失其清肃下行之权，故浊火上升。

动气在左，_{肝虚。}不可下，下之则腹内拘急，_{肝气益寒，筋脉拘急。}食不下，_{木病妨土。}动气更剧，虽有身热，卧则欲蜷。

动气在上，_{心虚。}不可下，下之则掌握热，_{犹云掌心热。}烦，身上浮冷，_{句疑衍。}热汗自泄，_{心血虚，心火浮越。}欲得水自灌。

动气在下，_{肾虚。}不可下，下之则腹胀满，_{命门火虚，无以生土，脾不运。}卒起头眩，_{下虚火上冲。}食则下清谷，心下痞也。

咽中闭塞者，_{肾寒，气不上通也。}不可下，下之则上轻下重，_{当是上重下轻。}水浆不下，卧则欲蜷，身急痛，下利日数十行。

诸外实者不可下，_{有表邪也。}下之则发微热，_{热内陷，故外热微。}亡脉厥者，_{阳内陷已深，故手足厥冷无脉。}当脐握热。_{握，团结不散之意。}

诸虚者不可下，下之则大渴，求水者易愈，恶水者剧。_{诸虚者，阴精阳液并虚也，故下之则大渴。求水者，阴虽亡而阳犹存。恶水者，则并阳亦亡，故有愈剧之分。}

太阳病，外证未解，不可下，下之为逆。

病欲吐者，_{邪在上焦。}不可下，呕多，_{邪在少阳。}虽有阳明证，不可攻之。

夫病阳多者热，下之则硬。_{热多尚属表症，下之则引热内陷，津液被耗，而便因硬也。}

无阳阴强，大便硬者，下之，必清谷腹满。_{无阳阴强，阴结病也。}

伤寒发热头痛，微汗出，_{此下当有不恶寒三字，盖温病或阳明症也。}发汗则不识人，_{热甚神昏也。}熏之则喘，_{火气上壅也。}不得小便，心腹满，下之则短气，_{气伤。}小便难，_{液伤。}头痛背强，加温针则衄。_{参温病条。}

下利脉大者，虚也，以其强下之故也。设脉浮革，因尔肠鸣者，属当归四逆汤。_{脉大者虚，即浮革之谓，此不当下，若强下之，则中益虚寒，而下利不止矣。夫虚寒但肠鸣，未必即下利也，其下利则以强下之故也。因言}

设今后遇此，便当以当归四逆治之。

可下

大法秋宜下。秋气降敛，故宜下也，勿泥。

凡服下药，用汤胜丸，中病即止，不必尽剂。

下利三部脉皆平，正不伤可知。按之心下硬者，邪实可知。急下之，宜大承气汤。

下利脉迟而滑者，内实也。利未欲止，当下之，宜大承气汤。滑为宿食痰饮之停阻，气阻故迟，非虚寒之迟。

问曰：人病有宿食者，何以别之。师曰：寸口脉浮而大，按之反涩，尺中亦微当作大。而涩，故知有宿食，当下之，宜大承气汤。上条以滑为宿食，此以涩为宿食，盖食停而痰生则滑，食停而气阻则涩也，寸尺该关在内。

下利不欲食者，伤食恶食，故不欲食，与不能食者自别。以有宿食故也，当下之，宜大承气汤。

下利差后，至其年月日时复发者，以病不尽故也，当下之，宜大承气汤。

下利脉反滑，当有所去，下之乃愈，宜大承气汤。

病腹中满痛者，此为实也，当下之，宜大承气汤。

伤寒后脉沉沉者，内实也，下解之，宜大柴胡汤。上言承气，此言大柴胡，互文以听择用也。

脉双弦两手俱弦也。而迟弦迟为痰饮之停阻。者，必心下硬。金鉴谓此肝邪挟寒饮伤胃，生姜泻心汤症也，不可下。脉大而紧者，阳中有阴也。阴实邪，有形之物也，即痰饮之类。曰阳中阴者，明其为大而紧，乃阳症中之实邪，可下者也。可以下之，宜大承气汤。按弦紧迟大，若浮而虚，则为革脉；沉而实，则为牢脉。均无可下之理，纵处不得不下之势，亦当用热药下之，岂可用大承气，此必有脱误耳。

差后劳复

大病差后劳复者，枳实栀子豉汤主之。若有宿食者，加大黄，如博棋子大，五六枚。喻嘉言曰：劳复乃起居作劳，复生余热之病，方注作女劳复，大谬。女劳复者，自犯伤寒后之大戒，多死少生，岂有反用上涌下泄之理耶。太阳篇下后身热，或汗吐下后虚烦无奈，用本汤之苦，以吐彻其邪。此条用之，非取吐法也，乃用苦以发其微汗，正内经火淫所胜，以苦发之之义。观方中用清浆水七升，空煮四升，然后入药同煮，全是欲其水之熟而趋下，不至上涌耳。所以又云，覆令微似汗，精绝。按热自内发，已经浮越，故汗以散之，非有表邪也。煮水正取其久于上沸，资其气以发汗，不令下趋耳。吐不吐在指探与否，不关水也。

伤寒差已后，更发热者，余邪未尽也。小柴胡汤主之。邪留于半表半里也。脉浮者，以汗解之。邪留于表也。脉沉实者，以下解之。邪留于里也。

大病差后，从腰以下有水气者，牡蛎泽泻散主之。喻嘉言曰：腰以下有水气者，水渍为肿也。金匮曰：腰以下肿当利小便，此定法也。乃大病后，脾虚不运，以致水停泛溢，用牡蛎泽泻散峻攻，何反不顾其虚耶。正因水势未犯身半以上，急驱其水，所全甚大，设用轻剂，则阴水必袭入阳界，驱之无及。可见活人之事，迁疏辈必不能动中机宜。庸工遇大病后，悉行温补，自以为善，孰知其为卤莽灭裂哉。按热病差后，多有遗热，温补使其复炽，热壅气滞，多成水肿之证，不可不知。此汤终不可轻用，勿泥喻说也。

大病差后，喜唾，久不了了者，胃上有寒，寒症差后，胃阳虚，津液不运，多见此。当以丸药温之，宜理中丸。

伤寒解后，虚羸少气，热伤气也。气逆欲吐者，余热不清，挟饮上逆。竹叶石膏汤主之。以益虚清热，而散逆气也。

病人脉已解，而日暮微烦，日暮，则胃阳愈弱故也。以病新差人，强与谷，脾胃气尚弱，不能消谷，故令微烦，损谷则愈。喻嘉言曰：病后精气久耗，岂惟不能胜药，并不能胜谷，故损谷则愈，而用药当思减损可知矣。

阴阳易病

伤寒阴阳易之为病，其人身体重，少气，热伤气也，气困而体重。少腹里急，或引阴中拘挛，邪内攻也。热上冲胸，头重不欲举，眼中生花，热上攻也。膝胫拘急者，热伤筋脉也。烧裈散主之。喻嘉言云：病伤寒之人，热毒藏于气血中者，渐从表里解散，惟热毒藏于精髓中者，无繇发泄，故差后与不病之体交接。男病传不病之女，女病传不病之男，所以名为阴阳易，即交易之义也。烧裈裆为散者，以其人平昔所出之败浊，同气相求，服之小便得利，阴头微肿，阴毒仍从阴窍出耳。

痉湿暍篇

伤寒所致太阳病，对下痉湿暍之太阳病言。痉湿暍三种宜应别论。言伤寒太阳病，与三种太阳病不同，此三种应别论也。六经之邪，皆先犯太阳，故太阳病不止一途。以为与伤寒相似，故此见之。曰相似，则不同可知。中暍与伤寒，冬夏异时，寒热异气，自不相混。若痉湿二种，有不因伤寒而发者，亦有因伤寒而发者，宜细与分别。但症见痉湿，则虽因伤寒，亦不得纯用伤寒治法矣。

痉。痉病在筋，多由火燥血枯、筋脉失荣所致。云属于风者，风即火耳，微则抽掣，甚则反张。小儿多有之，以小儿纯阳，不足于阴也。亦有由于寒湿，寒则抽引，湿渍则寒侵也。详医碥。

病身热，火盛则身必热。足寒，上盛则下虚。颈项强急，筋拘急也。恶寒，火欲外达，恶寒遏闭，然亦有不恶寒者，观下条可见。时头热，面赤，目脉赤。皆火上盛之故，然此数症，皆伤寒所有，不独痉也。独头面摇，卒口禁，筋拘急，则头面口舌之筋络并抽掣。背反张者，病在太阳，筋脉抽掣，甚则如弓之反张。痉病也。三者惟痉有之，按痉不独太阳，明理论云。金匮曰：痉病胸满口禁，卧不着席，脚挛急，必龂齿，与大承气汤。此属阳明者也，但阳明经行身之前，无反张之症。此事难知云：头低视下，手足牵引，肘膝相拘，阳明痉也。往来寒热，或左右一目牵斜，或左右一手搐搦，脉弦者，少阳痉也。详医碥痉门。

太阳病发热，以发热而名之曰，太阳病，然未定其为伤寒所致之太阳，抑痉症所致之太阳。脉沉而细者，名曰痉。沉细者，沉取则细也。沉为阴分，细而兼数，则为阴血枯竭，发热脉细，少阴病亦然。未便断为痉，以显上节之症耳。凡人发热脉必浮洪，当于浮洪中，察其沉分之细否，而顾虑其血液之枯竭可也。若细而兼迟缓，则为湿凝于内，而发热为寒郁于内矣。太阳病发汗太多，因致痉。亡液则筋失养也，亡血亦然。太阳病，发热无汗，反反字疑衍。恶寒者，伤寒症也。名曰刚痉。太阳病，发热汗出不恶寒者，温病也。名曰柔痉。痉病有由伤寒或温病致者，有自致者。刚者寒症而收引者也，柔者热症而干缩者也。

湿。详医碥湿门。

太阳病，发热也，阳被湿郁，故热。关节疼痛而烦，湿滞之故。脉沉而细者，此名湿痹。着而不行也。湿痹之候，其人小便不利，湿无从泄。大便反快，湿盛不得从水道去，故反从谷道去，湿家多泄，往往如此。但当利其小便。此症湿邪内盛。

湿家之为病，一身尽疼，发热，身色如似薰黄。黄而晦暗也。此症湿邪外发。

湿家，其人但头汗出，内阳被湿郁闭，不得外越，故上蒸为汗。但从头出也。背强，_{经络为湿所滞。}欲得被覆向火，_{湿盛生寒。}若下之早，则哕，胸满。_{湿热之气，为下药之寒所遏，故上冲而哕，不运而满。}小便不利，舌上如胎者，_{似胎非胎。湿气之浸渍所成也。}以丹田有热，胸中有寒，_{当是丹田有寒，胸中有热，以湿上蒸而热也。}渴欲得水而不能饮，_{上热而下实寒之故。}则口燥烦也。

湿家下之，额上汗出，微喘，_{上脱也。}小便利者死，若下利不止者亦死。_{下脱也，头汗出，原以小便利为不死，盖气尚下行，则不上脱可知，此小便利，当是遗失之意，非通利之谓。}

问曰：风湿相搏，一身尽疼痛，法当汗出而解。值天阴雨不止，_{此医所以大发其汗也。}医云此可发汗。汗之病不愈者，何也？答曰：发其汗，汗大出者，但风气去，淫气在，是故不愈也。

若治风湿者，发其汗，但微微似欲出汗者，风湿俱去也。_{汗大出而湿不去者，以汗太骤，反不透也，观暴雨不入土可知。桂枝汤注云，不可令如水淋漓，亦此意。}

病者一身尽疼，发热，日晡所剧者，此名风湿。此病伤小汗出当风，或久伤取冷所致。_{湿热外蒸，为寒所闭，故发热而疼，日晡所剧者，则湿在肌肉间，属午未土也。此与阳明篇日晡发热不同，盖彼日晡乃热，此则无时不热，特日晡甚耳。}

湿家，病身上身上，_{身之上截也。}疼痛，发热面黄而喘，头痛鼻塞而烦，其脉大，自能饮食，腹中和，无病。病在头中寒湿，故鼻塞，内药鼻中则愈。_{用一物瓜蒂散，搐鼻中，出黄水则愈。}

暍。_{详医碥暑门。}

太阳中热者，_{外中暑热之气。}暍是也。其人汗出恶寒，_{腠疏故恶。}身热而暍也。

太阳中暍者，发热恶寒，身重而疼痛，_{热伤气不运使然，又夏天湿热二气交蒸，热动其湿，故也。}其脉弦细芤迟，_{弦细芤迟，只当虚字看，不必泥。}

小便已，洒洒然毛耸，热伤气虚，小便气下泄，则益虚，故也。手足逆冷，气虚阳不布也。小有劳，身即热，阳性一动即热。口开，热气欲从口出。前板齿燥。若发汗，则恶寒甚；阳益泄，外益虚。加温针，则发热甚。热恶火助。数下之，则淋甚。热已伤津而复下以亡液，则小水告匮矣。此症不惟热病伤阴，亦且壮火食气，阴阳两虚，法宜益气生津、清热，乃是，白虎人参，或参汤调益元散。

太阳中暍者，身热疼重而脉微弱，此以夏月伤冷水，水行皮中所致也。此中暍而兼伤湿者。

霍乱（详医碥本门）

问曰：病有霍乱者何？答曰：呕吐而利，是名霍乱。程郊倩曰：凡病至而能奠安治定者，全借中焦脾胃之气为主。今则邪犯中焦，卒然而起，致令脾胃失其主持，一任邪之挥霍，呕吐下利，从其治处而扰乱之，是名霍乱。无论受寒中暑，及挟饮食之邪，皆属中气乖张，变治为乱之象。

问曰：病发热头痛，身疼恶寒，兼外感者，先有此，若因霍乱所致，则在吐利之后，盖吐利则阴虚，阳浮冒而发热头痛，邪阻气闭而身疼，阳虚失卫而恶寒也。吐利者，此属何病？曰：此名霍乱。霍乱自吐下，自之为言，不必由外感也。又利止，复更发热也。

伤寒其脉微涩者，本是霍乱，脉微涩，何云霍乱，盖有吐利之症也。今是伤寒。言脉微涩而吐利，本是霍乱，今则审察辨别，知其症是伤寒，而非霍乱也。却四五日，至阴经上。转入阴必利，太阴必自利也。本呕，邪在阴经时多呕。下利者，不可治也。呕利类乎霍乱，不知霍乱之吐利，发于陡然，不似伤寒之先见表症数日，乃见吐利，故不可以霍乱之治治之也。欲似大便，而反失气仍不利者，此属阳明也。此因上阴经之利而言，若不利则属阳明也。

便必硬，十三日愈，所以然者，经尽故也。此三句本内经热病论，然不必泥。或曰，此错简，当在不可治也句下。

下利后，当便硬，此承上条便硬属阳明而细辨之，言阳明初亦有利者，一利后即硬，不似阴经之利不止也。硬而能食者愈。胃热而后便硬，能食，则胃气已和，而不膜胀可知，故愈。今反不能食，到后经中，颇能食，复过一经，能食。言始不能食，渐乃能食也。过之一日，当愈。若病止属阳明，则胃气即复，自当愈矣。不愈者，不属阳明也。则病在他经矣，盖胃气虽和，而他经之邪自留也。到后经，复过一经，犹云再过一日两日耳。已上二条，与霍乱无涉，当是错简。

霍乱，头痛发热，身疼痛，热多，欲饮水者，五苓散主之。寒多不用水者，理中丸主之。

恶寒脉微而复利，利止亡血也，即亡液。四逆加人参汤主之。同阳为急，金匮谓亡血不应用热剂，利止当作不止，亡血当作亡阳。

吐利止，而身痛不休者，寒邪滞于表。当消息和解其外，宜桂枝汤小和之。此挟外感者，一云，桂枝汤少少服之，则但和营卫，而不发汗，盖病后血液虚，不运，故身痛，与此和之耳。

吐利汗出，发热恶寒，四肢拘急，手足厥冷者，四逆汤主之。

既吐且利，小便复利，而大汗出，下利清谷，内寒外热，脉微欲绝者，四逆汤主之。

吐已，下断，止也。汗出而厥，四肢拘急不解，脉微欲绝者，通脉四逆加猪胆汁汤主之。

吐利发汗，脉平，小烦者，以新虚不能胜谷气也。注见劳复末条。小烦，谓食后微烦也。

温 病

太阳病，发热而渴，内外俱热。不恶寒者，为温病。说附王叔和序例后，此症大青龙及河间水解散可酌用。详医碥。若发汗已，身灼热者，名曰风温。表里俱热，而误用辛热发汗，则热益炽，火气之鼓荡如风，故曰风温。脉阴阳即尺寸。俱浮，浮，洪盛之意。自汗出，火蒸而出，伤寒烦热，汗出则解。温症误汗，热闷转增。身重，热伤气，无气以动，故重。此在自汗后得之，故非湿症之身重。多眠睡，息必鼾，语言难出。热盛伤气，气滞神昏也。若被下者，小便不利，或云，小便不利句，当在若被下句上。直视失溲。水亏营竭，肾气不藏也。若被火者，微发黄色，脾阴不守，土气外见。剧则如惊痫，静则神藏，躁则消亡，热极生风也。时瘛疭。血不能养筋也。若火熏之，一逆尚引日，再逆促命期。程郊倩云：温病，大都其人平日阴虚液少，故才感温热之气便病。经所谓冬不藏精，春必病温，然犹是阳盛使然。若阳气并虚，发不能发，则骨蒸劳热等症之源头也。

辨脉法

问曰：脉有阴阳，何谓也？答曰：凡脉大浮数动滑，化名阳脉也。脉沉涩弱弦微，此名阴脉也。凡阴病，见阳脉者生；阳病，见阴脉者死。

问曰：脉有阳结阴结者，何以别之？答曰：其脉浮而数，能食不大便者，此为实，名曰阳结也，期十七日当剧。日数疑误乌有十余日方剧之理。其脉沉而迟，不能食，身体重，阳微阴盛，滞而不运。大便反硬，阴凝不化，如冰之结也。名曰阴结也，期十四日当剧。

问曰：病有洒淅恶寒，而复发热者何？此内伤之发热恶寒，与外感不同。看复字，只是一症，则下文两不足，自是阴阳并虚，故恶寒与发热并见也。答曰：阴脉不足，阳往从之；阳脉不足，阴往乘之。

曰：何谓阳不足？答曰：假令寸口谓寸部。脉微，名曰阳不足，阴气上入阳中，则洒淅恶寒也。阳虚不能卫外，故恶寒。问阴气上入阳中，此为下焦之阴寒耶？曰：阳不足则寒生，不必下焦素有寒气也。以阴加于阳分，变见于寸，寸为上部，故曰上入耳。

曰：何为阴不足？答曰：假令尺脉弱，名曰阴不足，阳气下陷入阴中，则发热也。阳本外达，阴虚不能载阳，故下陷，则不达于外，郁于内而为热。热郁于内，久则蒸发于外矣。然其发热与外感异，东垣手扪法可辨也。

阳脉浮，阴脉弱者，则血虚。血虚则筋急也。其脉沉者，营气微也。其脉浮，而汗出如流珠者，卫气衰也。营气微者，加烧针则血流不行，更发热而躁烦也。烧针助阳损阴。

脉蔼蔼如车盖者，名曰阳结也。上条阳结，脉浮数，如车盖，则浮数而有上拥之象也。脉累累如循长竿者，名曰阴结也。阴结沉迟，如循竿则又有弦劲之意矣。脉瞥瞥如羹上肥者，瞥，过目暂见也，言轻浮而若有若无也。阳气微也。脉萦萦如蜘蛛丝者，柔弱而极细也。阳气虚也。脉绵绵如泻漆之绝者，软弱欲绝之意。亡其血也。

脉来缓，即迟也。时一止复来者，名曰结。如人之徐行而停。脉来数，时一止复来者，名曰促。如人之疾行而蹶。阳盛则促，阴盛则结，此皆病脉。结促有因实邪留阻者，有因正气虚困者，宜分别观之。

阴阳相搏，名曰动。阴阳相搏击，虚者则动也。阳动则汗出，被阴所击则动。阴动则发热。被阳所击则动，阴虚阳乘，故发热。形冷恶寒者，此三焦伤也。此二句当是错简。若数脉见于关上，偶举关上为言耳，上言阳动阴动，是动脉见于寸尺也。上下无头尾，状其圆突如豆耳，非上不至寸，下不至尺也。如豆大，厥厥动摇者，名曰动也。此状动脉之体，言数脉如豆而摇动者，名曰动也，盖脉动必数。金鉴谓厥厥似有根之摇动，动而不移，不若滑脉之流动不定也。又谓汗出当作发热，发热当作汗出，此则非是。

阳脉浮大而濡，阴脉浮大而濡，阴脉与阳脉同等者，名曰缓也。此为和缓之缓，非迟缓之缓。阴阳以尺寸言。

脉浮而紧者，名曰弦也。弦者状如弓弦，按之不移也。犹言不改。脉紧者，如转索无常也。转索，绞绳也，紧急之意。无常与不移对，盖作紧耳。若常紧，则土败木贼，为直脏之见矣。

脉弦而大，弦则为减，阳气减损也。大则为芤，阴血亦空虚。减则为寒，芤则为虚。寒虚相搏，此名为革。妇人则半产漏下，男子则亡血失精。寒不摄血也。

问曰：病有战而汗出，因得解者，何也？答曰：脉浮而紧，按之反芤，此为本虚，故当战而汗出也。其人本虚，是以发战。以脉浮，故当汗出而解也。若脉浮而数，按之不芤，此人本不虚。若欲自解，但汗出耳，不发战也。

问曰：病有不战而汗出解者，何也？答曰：脉大而浮数，故知不战，汗出而解也。

问曰：病有不战不汗出而解者，何也？答曰：其脉自微，邪正并衰。此以曾经发汗，若吐、若下、若亡血，以内无津液，此阴阳自和，必自愈，故不战不汗出而解也。亡血液，故不能作汗，而经吐汗下，则邪亦不复留，故解。邪正俱衰，故不能战。所谓和者，如两军交争，两败俱伤，因而罢兵休息耳。

问曰：伤寒三日，脉浮数而微。病人身凉和者，何也？曰：此为欲解也。解以夜半，脉浮而解者，濈然汗出也；脉数而解者，必能食也；脉微而解者，必大汗出也。浮数发热，大则病进，微则邪衰，故身凉和而欲解。夜半阴盛之时，阳邪自不能留，且阴液充足，故汗出而解也。数为热盛，热盛则胃满而不能食，今能食，则胃气和可知，故解。

问曰：脉病欲知愈，未愈者，何以别之？答曰：寸口关上尺中三处，大小浮沉迟数同等。虽有寒热不解者，此脉阴阳平和，虽剧当愈。

师曰：立夏得洪大脉，是其本位。非有病也。其人病身体苦疼重者，须发其汗。若明日三字疑衍。身不疼不重者，是本无病症。不须发汗。若汗濈濈自出者，明日便解矣。何以言之？立夏得洪大脉，是其时脉，故使然也。脉合时令，则无病固不必医，有病亦易为治。

四时仿此。

问曰：凡病，欲知何时得，何时愈？答曰：假令夜半得病者，明日日中愈。日中得病者，夜半愈。何以言之？日中得病，夜半愈者，以阳得阴则解也。夜半得病，明日日中愈者，以阴得阳则解也。

寸口脉浮为在表，沉为在里，数为在腑，迟为在藏。假令脉迟，此为在藏也。腑藏皆在里，则迟数乃沉分之迟数也。数亦有藏热者，迟亦有府寒者。不可泥。

趺阳脉，浮而涩，迟涩。少阴脉如经，惟少阴如常。其病在脾，脾寒也。法当下利，何以言之。若脉浮大者，气实血虚也。则当为躁结。今趺阳脉浮而涩，故知脾气不足，胃气虚也。脾胃一家脾寒，实由胃阳之虚。以少阴脉弦而浮，才见此。为调脉，故称如经也。弦有力之谓，与迟涩异，故曰如经。若反滑而数者，则热盛矣，此句双顶趺阳少阴。故知当屎脓也。按少阴脉本沉，今弦浮而云如经者，盖就伤寒脉症说。浮弦即浮紧，合乎伤寒浮紧之常也。此条大意，说伤寒之脉，各部皆须浮紧，方合常经。若有一处浮迟，便为不足。今察得浮迟之脉，系在趺阳，不在少阴，故断为胃脾虚寒也。此盖申上条浮为在表。假令脉迟，此为在藏之意，而言表症兼见迟脉，当审其里耳。问浮涩安知非表阳不足，而断为藏病，何也？曰：沉为在里，趺阳不足，自见沉涩，因外感故浮耳。言浮涩，自该沉涩，非涩独见于浮分也。然则少阴之云如经，亦以其浮脉之弦紧，合于表症者言之。而其里诊之无他。亦自该于其中矣。再按以趺阳而知为脾病，脾有阴阳，候阳于浮，浮而涩滞，则阳不足而寒也。滑数尿脓，又暗申上节数为在府句。金鉴谓少阴脉弦而浮，当作沉而滑，亦是。

寸口脉浮而紧，浮则为风，紧则为寒。风则伤卫，寒则伤营，营卫俱病。骨节烦疼，当发其汗也。观此，可知伤寒症，为营卫两伤，非单伤于营矣。前以浮缓为伤风，浮紧为伤寒，今又以浮紧为风寒兼，可见风寒可分而不可分矣。

趺阳脉迟而缓，犹云和缓。胃气如经也。外邪散，则脉和缓而胃气安。趺阳脉浮而数，浮则伤胃，胃气热也。数则动脾。热乘脾也。此非本病，言外感不应有里症也。医特下之所为也。营卫内陷，误下，则引营卫之邪内入。其数先微，阴液伤，脾伤故脉亦衰，而数变为微。脉反但浮。言但浮而不数也，则胃热仍在。其人必大便硬，气噫而除。液涸故硬，胃中胀满，故欲噫气以通之。何以言之？本以数脉动脾，其数先微，故知脾气不治。阴液伤，脾失职也。大便硬，气噫而除，今脉反浮，其数改微，邪气独留，脾伤而胃热尚盛。心中则饥。胃热本消谷善饥。邪热不杀谷，脾伤气不能运也。潮热发渴。一片阳明症。数脉当迟缓，脉因前后度数如法。病者则饥，三句不明恐误。数脉不时，则生恶疮也。热则血气壅滞于经络故也。

师曰：病人脉微而涩者，此为医所病也。大发其汗，又数大下之。其人亡血，当是亡气血。病当恶寒，后乃发热，无休止时。夏月盛热，欲着复衣；冬月盛寒，欲裸其身。恶寒发热，一时兼见，不分冬夏，此互言以见意耳。所以然者，阳微则恶寒，阴弱则发热。此医发其汗，使阳微，又大下之，令阴气弱。五月之时，阳气在表，胃中虚冷。以阳气内微，不能胜冷，故欲着复衣。十一月之时，阳气在里，胃中烦热。以阴气内弱，不能胜热。故欲裸其身，又阴脉迟涩，故知亡血也。

脉浮而大，心下反硬，有热，属藏者，攻之，不令发汗。属府者，不令溲数，溲数则大便硬。汗多则热愈，汗少则便难。汗多当作汗少，汗少当作汗多，上句是陪笔。大，阳明脉，兼浮，又有身热。表症尚在，则心下不当硬，而反硬，此须审。若果硬在心下，为痞与结胸等症，当用泻心汤等攻之。心为藏，故云属藏。若审属胃府病，虽硬在心下，尚未在胃，不可攻。然小便不利，大便即硬。其去可攻不远，故不可令溲数。又不可汗，以汗多则小便亦竭。胃失润，亦燥结也。脉迟，尚未可攻。

脉浮而洪，身汗如油，喘而不休，水浆不下，形体不仁，乍静乍乱，此为命绝也。

又未知何脏先受其灾，其汗出发润，喘而不休者，此为肺先绝也。阳反独留，阴先绝也。其体如烟熏，直视摇头者，此为心绝也。唇吻反青，木克土也。四肢漐习者，谓四肢汗出，漐漐不已。此为肝绝也。环口黧黑，柔汗即冷汗。发黄者，此为脾绝也。溲便遗失，狂言，目反直视者，此为肾绝也。

又未知何脏阴阳先绝。若阳气前绝，阴气后竭者，其人死，身色必青。阴气前绝，阳气后竭者，其人死，身色必赤。腋下温，心下热也。

寸口脉浮大，重按则空。而医反下之，此为大逆。浮则无血，阴虚。大则为寒。大可言虚不可言寒。此言寒者，必兼迟也。又阴虚则阳无根而外浮，故外热而内寒也。寒气相搏，本寒，而复下之，则内之寒，与药之寒相搏。则为肠鸣。寒气下趋空肠中，故鸣。医乃不知，而反饮冷水，误之又误。令汗大出。汗，冷汗也。水得寒气，得合并也。冷必相搏，其人即𩞬。准绳云：𩞬与噎通，盖气逆而咽喉噎塞也。详下条。

趺阳脉浮，重按则无。浮则为虚，虚浮浮字疑误。相搏，故令气𩞬。言胃气虚竭也，脉滑则为哕。准绳谓𩞬与哕皆妄下后，复与水以发其汗，胸中虚气逆而作。轻则为𩞬，即东垣咽喉噎塞，口开目瞪之症，然无声也。哕即呃逆，愚谓哕当作衄，观下文自见。此为医咎，责虚取实，守空逼血。犹云责贫人取财，守空仓索米。脉浮，鼻中燥者，必衄也。

诸脉，浮数，当发热，而洒淅恶寒。若有痛处，饮食如常者，畜积有脓也。气壅滞于里，则不宣畅于外，故洒淅恶寒，此痈疽之诊。

脉浮而迟，面热赤而战惕者，表邪欲解，而内虚，无力托送也。六七日当汗出而解。反发热者，反当作不。差迟。迟为无阳，不能作汗，其身必痒也。

寸口脉阴阳浮沉也。俱紧者，法当清邪雾露之气。中于上焦，浊邪泥水之湿。中于下焦。清邪中上，名曰洁也；浊邪中下，名曰浑也。此段总昌。阴即下焦。中于邪，必内栗也。表气微虚，里气不守，故使邪中于阴也。此段即直中阴症。阳即上焦。中于邪，必发热头痛，项强，颈挛，腰痛，胫酸，所谓阳中雾露之气，故曰清邪中上。此段即太阳伤寒症。清邪湿之无形者，只清寒之气耳，故病与伤寒同，皆发热头项强痛腰痛胫酸。浊邪则有形之湿，故止伤下焦，而足冷便出也。然清邪止伤经络，浊邪兼溃肌骨脏府。伤在表则郁热，如伤寒之传经；伤及里则寒透，而如伤寒之直中矣。浊邪中下，阴气为栗，足膝逆冷，便溺妄出。无阳以摄之也，此申直中。表气微虚，里气微急。此下言太阳传经热症。三焦相混，俱热。内外不通。不汗，便又闭也。上焦怫郁，藏气相薰，口烂蚀龂也。中焦不治，胃气上冲，热也。脾气不转，便结。胃中为浊，停屎。营卫不通，血凝不流。若卫气前通者，前之为言先也，通谓得汗。小便赤黄，与热相搏。卫气与热相搏。因热作使，与热相引而行。游于经络，出入藏府。热气所过，则为痈脓。热虽甚不死。以得通也。若阴气前通者，阳气厥微，阴无所使。阴之所以得通者，必以得下之故。下则阳气骤陷，故厥。下则热从利去，无所使，而不游行也。客气即寒邪。内入，嚏而出之，感冒者多嚏，内气通，则不容邪。声嗢咽塞。气道不利也，即声嘶讲话不出之意。寒厥相逐，为热所壅。外则手足厥逆，而内则热气壅闭也。血凝邪滞故凝。自下，得通故下。卫主气，故以溺出验其通。营主血，故以血下验其通。状如豚肝，阴阳俱厥，若不通，而阴阳之气俱逆。脾气孤弱，中州失守。五液注下。下焦不阖，清同圊。便下重，似痢非痢。令便数难。似淋非淋。脐筑动气见于脐间。溲痛，便溺之道痛。命将难全。此条疑多错简。

脉阴阳俱紧者，此直中三阴下寒上热之症。口中气出，唇口干燥，蜷卧足冷，鼻中涕出，舌上胎滑，勿妄治也。不可误以阳症治之。到七日以来，其人微发热，手足温者，阳回也。此为欲解。或到八日以上，反大发热者，此为难治。邪盛而正衰也。设使恶寒者，必欲呕也。腹内痛者，必欲利也。

脉阴阳俱紧，至于吐利，其脉独当作紧，言吐利后脉仍紧，则病不解也。不解，紧去入安，若紧脉去，则入于安矣。此为欲解。若脉迟，至六七日不欲食，此为晚发，水停故也。二句，金鉴谓是错简。为未解。食自可者，则脾胃健运可知。为欲解。

病六七日，手足三部脉皆至，即上第十四条所谓大小浮沉迟数同等意。大烦，而口噤不能言，其人躁扰者，烦躁而战也。必欲解也。若脉和，其人大烦，目重睑，睑眼弦也。内际黄者，重睑睑覆下垂，目欲合也，为阴来济阳之兆。内际黄，为胃气复之征。此欲解也。成无己曰：病以脉为主，若脉不和，目黄，大烦者，邪胜也，其病为进。

脉浮而数，浮为风，数为虚；虚当作热。风为热，虚为寒。二句疑衍。风虚相搏，当作风热。则洒淅恶寒也。

脉浮而滑，浮为阳，滑为实。阳实相搏，其脉数疾。卫气失度，浮滑之脉数疾。至八九至。发热汗出者，阳脱也。此为不治。

伤寒咳逆上气，其脉散者死，谓其形损故也。

平脉法（程郊倩云：前篇辨脉理，此篇示诊法）

问曰：脉有三部，阴阳相乘。寸阳尺阴，相乘，如寸见阴脉，为阴乘阳；尺见阳脉，为阳乘阴。营卫血气，在人体躬，呼吸出入，上下于中，言血气随呼吸而出入上下于其间也。因息气息。游布，津液流通，随时动作，效象形容。言脉体本和缓。春弦秋浮，冬沉夏洪。察色观脉，大小不同，一时之间，变无经常。尺寸参差，或短或长，上下乖错，或存或亡，病辄改易，进退低昂，心迷意惑，动失纪纲，愿为具陈，令得分明。师曰：子之所问，道之根源。脉有三部，尺寸及关。营卫流行，不失衡铨。犹云轻重。肾沉心洪，肺浮肝弦，此自经常不失铢分。出入升降，漏刻周旋，水下二刻，一周循还当复寸口，虚实见焉。数语本内经。变化相乘，阴阳相干。风则虚浮，寒则牢坚。沉潜水畜，支饮急弦。动则为痛，数则热烦。设有不应，知变所缘。三部不同，病各异端。太过可怪，不及亦然。邪不空见，中必有奸。审察表里，三焦别焉。知其所舍，消息诊看，料度府藏，独见若神，为子条记传与贤人。

师曰：呼吸者，脉之头也。头，犹言发端也，脉行由于气行。呼吸，气之行也。

初持脉，来疾去迟，此出疾入迟，名曰内虚外实也。自沉而之浮，则紧疾。自浮而返沉，则迟缓也。如行路者，驰马而出，缓辔而返耳。缘邪实于外，卫阳被遏，相与搏击，故脉应之。浮分紧疾，外病里不病，故沉分和缓也。初持脉，来迟去疾，此出迟入疾，名曰内实外虚也。

问曰：上工望而知之，中工问而知之，下工脉而知之。愿闻其说。师曰：病家人请云，病人若发热，身体疼，病人自卧。安卧也，表解乃安卧。此四字，当在师到之下。师到，诊其脉，沉而迟者，知其差也。何以如之表有病，脉当浮大，今脉反沉迟，故知愈也。假令病人云，腹内卒痛，病人自坐。痛止乃能坐，此句当在师到下。师到，脉之浮而大者，知其差也。何以知之？里有病者脉当沉而细，今脉浮大，故知愈也。

师曰：病家人来请云，病人发热，烦极。明日师到，病人向壁卧，静卧也。此热已去也。设令脉不和，不字疑衍。处言已愈。阳热症，卧多向外，阳好动也。阴寒症，卧多向内，阴好静也。发热烦极，而得向壁卧，则阳退阴复，而安静矣。

设令向壁卧，闻师到，不惊起，惊喜而起也。而盻视。斜视也，有不悦意。若三言三止，心虚则言多忤而中止。脉之咽唾者，此诈病也。此承上条请云烦热言。热则津应干，当无唾咽。设令脉自和，处言汝病太重，当须服吐下药，针灸数十百处。令畏而不得不云愈。

师持脉，病人欠者，无病也。欠者，先引气入而后呵也。阴阳和，故欠。脉之呻者，病也。有所苦故呻。言迟者，风也。言迟者，语言涩塞之谓，风邪拘其舌络。摇头言者，里痛也。痛深则艰于出声，故摇头以示缓。行迟者，表强也。风邪束其筋络，故步履不随。坐而伏者，短气也。内虚气短，恐动则增促也。坐而下一脚者，腰痛也。坐久痛郁下一脚以求伸。里实，护腹如怀卵物者，心痛也。心痛则伛而捧护其痛处，实邪实也。

师曰：伏气之病，病气之伏藏者。以意候之，今月之内，欲有伏气。犹言这时候恐要发也，如此病每发于春月。今值春月，则恐其复发耳。假令旧有伏气，当须脉之。发否未可知，故须脉之。若脉微弱者，当喉中痛，似伤，非喉痹也。病人云实咽中痛，虽尔，今复欲下利。如其人肾虚脉微弱，每至此月，则发为喉痛下利之症。今脉之而果微弱，我知其旧症必发而喉痛也。夫喉痛有实热者，是名喉痹，痛必伤喉。今系肾虚喉痛，则非喉痹，而不伤可知。纵病人自谓咽痛，疑为喉痹，而我亦断为不然，且决其必下利，何者？以脉之微弱，与适当其发作之时知之耳。金鉴以此为冬伤于寒，不即发，至春乃发为温病者，由其入冬不藏精，邪中于肾；春月发陈，正伏气欲发之候。脉之而微弱，是肾脉也。喉痛，肾症也。脉微弱，故为虚痛，而非喉痹之实痛，且断其必下利也。

问曰：人病恐怖者，其脉何状？师曰：脉行如循丝，累累然，其面白脱色也。恐则气下神夺，故脉细而不定，面色脱白者，血随气下也。

人不饮，其脉何如？如妇人斗气，数日不饮不食之类。师曰：脉自涩，脉失游溢之精气也。唇口干燥也。

人愧者，其脉何类？师曰：脉浮，而面色乍赤乍白。愧则心虚负歉，肺气亦荡而不定，故脉浮，而面色乍赤乍白也。

问曰：脉有灾怪，何谓也？师曰：假令人病，脉得太阳形症相应，因为作汤，比还，师还家为作汤也，二句倒装文法。送汤，如食顷，不久也。病人乃大吐下利，腹中痛。师曰：我前来不见此症，今乃变异，是名灾怪。问曰：何缘作此吐利。答曰：或有旧时服药，今乃发作，故为灾怪耳。送汤不久，药气未及行，故知是旧药所致。

问曰：经说脉有三菽六菽重者，何谓也？师曰：脉人，以指按之，如三菽之重者，肺气也；如六菽之重者，心气也；如九菽之重者，脾气也；如十二菽之重者，肝气也；按之至骨者，肾气也。只是大概耳，勿泥。假令下利，寸口关上尺中，悉不见脉，然尺中时一小见，脉再举头者，一呼再至也。肾气也。若见损脉来至，一息二至为损。为难治。假令分段，上段以浮沉言，下段以至数言，不相属，疑错简。

间曰：东方肝脉，其形何似？师曰：肝者木也，名厥阴，其脉微弦，不甚弦也。濡弱而长，是肝脉也。肝病自得濡弱者，愈也。假令得纯弦脉者，死，何以言之？以其脉如弦直，此是肝伤，故知死也。

南方心脉，其形何似？师曰：心者火也，名曰少阴，其脉洪大而长，是心脉也。心病自得洪大者，愈也。假令脉来微去大，浮小沉大。故名反，心脉以来盛去衰为平，今来微去大，即来衰去盛也，故曰反。病在里也。火郁于内。脉来浮也。头寸也。小本尺也。大，金鉴谓当作来大去小。

故名覆，阳为阴所覆。病在表也。表寒闭遏。上浮也。微头小者，金鉴谓头字衍。浮而微，寸更细。则汗出；表阳虚而汗出。下微本大者，金鉴谓当作下微小。下沉也，沉而微，但尺略大。则为关格不通，不得尿。沉而微，则内阳虚而不运，尺略大，则寸小可知，阳下陷而失职。阳为阴没，不能布化，故上不纳食，下不能便也。头无汗者可治，有汗者死。阳脱也。金鉴谓上微小，承来微去大，为阴盛。下微小承来大去小，为阳盛。阴盛则病关，阳盛则病格。其说亦通，然恐非本意。

西方肺脉，其形何似？师曰：肺者金也，名太阴，其脉毛浮也，肺病自得此脉。若得缓迟者，皆愈；若得数者，则剧。何以知之？数者南方火，火克西方金，法当痈肿，即痈肿。为难治也。

问曰：二月得毛浮脉，何以处言至秋当死？师曰：二月之时，脉当濡弱，反得毛浮者，故知至秋死。二月肝用事，肝属木，脉应濡弱，反得毛浮者，是肺脉也。肺属金，金来克木，故知至秋死。他皆仿此。

师曰：脉，肥人责浮，瘦人责沉。肥人当沉，肉厚也。今反浮；瘦人当浮，肉薄也。今反沉。故责之。

师曰：寸脉下不至关，为阳绝；阳不下通。尺脉上不至关，为阴绝。阴不上行。此皆不治，决死也。若计其余命生死之期，期以月节刻之也。

师曰：脉病人不病，名曰行尸。以无王气，卒眩仆，不识人者，短命则死。人病脉不病，名曰内虚。以无谷神，虽困无苦。

问曰：脉有相乘，即先得肝脉，后又得肺脉，或春得秋脉之类，曰乘。有纵，有横，有逆有顺。何谓也？师曰：水行乘火，金行乘木，名曰纵。火行乘水，木行乘金，名曰横。水行乘金，火行乘木，名曰逆。金行乘水，木行乘火，名曰顺也。

寸口，诸征亡阳，诸，犹凡也。诸濡亡血，诸弱发热，诸紧为寒，诸乘寒者则为厥。手足厥冷。郁冒不仁，以胃无谷气，脾塞不通，气不周于四支，故厥。口急不能言，战而栗也。此承上条相乘而言，微濡弱脉本属虚，若再为紧脉所乘，则为厥云云也。诸紧为寒句，是预为乘寒二字注脚，不与上三项为一例。上三项，是受乘者，紧是乘之者也。

问曰：濡弱何以反适十一头？师曰：五脏六腑相乘，故令十一。问濡弱之脉，何以有十一端名目？答曰：因乘之者有十一项故也，如濡为本脉，而肺脉乘之，则又名浮濡之类。

问曰：何以知乘府？何以知乘藏？问何以知乘之者为府脉，抑为藏脉。师曰：诸阳浮数，为乘府。诸阴迟涩，为乘藏也。

问曰：脉有残贼，何谓也？师曰：脉有弦紧浮滑沉涩，此六脉名曰残贼，能为诸脉作病也。承上文言，此六脉若乘诸脉，皆能作病。

问曰：翕奄沉，名曰滑，翕合也，奄忽也，脉气合聚则盛。方盛时，忽然沉去，摹写其忽浮忽沉，流走不定之状，所谓滑也。何谓也？师曰：沉为纯阴，翕为正阳，曰忽沉，则翕之以浮言可知。沉为阴。则浮为阳矣。阴阳和合，故令脉滑。关尺自平，已上释滑字已毕。阳明脉微沉，食饮自可。少阴脉微滑，滑者紧之浮名也，句未详。此为阴实。其人必股内汗出，阴下湿也。未详，成注：阳明脉微沉，是阳部见阴脉，胃中阴足，故食饮自可。少阴脉微滑，是阴部见阳脉，阳凑阴分，故曰实。股与阴，皆少阴部阳热凑之，必蒸发津液外达也。

问曰：曾为人所难，紧脉从何而来？师曰：假令亡汗，若吐，以肺里寒，故令脉紧也。假令咳者，坐饮冷水，故令脉紧也。假令下利，以胃中虚冷，故令脉紧也。所谓诸紧为寒也，然必兼迟。

寸口，卫气盛，名曰高；营气盛，名曰章；高章相搏，名曰纲。有当权之意。卫气弱，名曰惵；营气弱，名曰卑；惵卑相搏，名曰损。卫气和，名曰缓；营气和，名曰迟；迟缓即和柔意。缓迟相搏，名曰沉。沉是安静之意。沉，准绳作强，盖以下节例之也。

寸口脉，缓而迟。亦安和意。缓则阳气长，其色鲜，其颜光，其声商。清也。毛发长，迟则阴气盛；骨髓生，血满，肌肉紧，薄鲜硬。三字衍。阴阳相抱，营卫俱行，刚柔相得，名曰强也。依准绳此节乃释上节之义。

趺阳脉，滑而紧。滑者胃气实，紧者脾气强。持实击强，痛还自伤，以手把刃，坐作疮也。胃属阳，阳实则热；脾属阴，阴盛则寒。故相击，此邪正俱盛者也。

寸口脉，浮而大。浮为虚，正虚。大为实。邪实。在尺为关，在寸为格。关则不得小便，格则吐逆。邪实正虚，不能运化，故不得小便，而吐食不纳。参上南方脉形条。

趺阳脉，伏而涩。伏则吐逆，胃气虚不纳。水谷不化；涩则食不得入，胃血枯则食不下。名曰关格。上条或病在上焦，或病在下焦，犹借中州运化，此并脾胃亦病难矣。

脉浮而大，大从浮见，重按无力也。浮为风虚，外受风邪，而内则血虚。大为气强。热盛也。风气相搏，必成隐疹。风热嘘血，沸腾于外。身体为痒，痒者名泄风，泄风者，汗出当风也。湿热蒸成汗，被风闭郁则痒。久久为痂癞。风热湿蒸，久而生虫，遂成历风。

寸口脉，弱而迟。弱者卫气微，迟者营中寒。营为血，血寒则发热；逼阳于外。微为气，气微者，心内饥，饥而虚满，不能食也。金鉴云末三句论脾胃，与营卫无涉。卫气微，当作阳气微；营中寒，当作脾中寒。又云：营为血，血寒发热，无此理。卫为气，气微者，当作阳气微，脾中寒者。

趺阳脉，大此大当是虚革之大。而紧者，紧为寒。当即下利，为难治。大或言实，或言虚，非悖也。实指邪，虚指正，故不一其词耳。

寸口脉弱而缓，弱者阳气不足，缓者胃气指邪气言，湿热也。有余。二句犹言弱缓，则正不足而邪有余耳，勿泥分。噫而吞酸，食卒不下，气填于膈上也。

趺阳脉，紧而浮。浮为气，紧为寒。浮为腹满，气弥漫则脉浮。紧为绞痛。寒故痛。浮紧相搏，肠鸣而转，转即气动，膈气乃下。寒气下趋，欲为洞泄。少阴脉不出，其阴肿大而虚也。肾脉微，则先天火衰，无阳化气，水畜膀胱，故阴囊虚肿。

寸口脉，微而涩微者卫气不行，涩者营气不足，营卫不能相将，三焦无所仰。营卫之气，即三焦之气，虚则俱虚。身体痹不仁，营气不足则烦疼，血虚，则心烦而身疼。口难言。血枯筋缩，舌短不运。卫气虚者，则恶寒数欠。卫阳虚，不能刚健精悍，为阴所引，故数欠。三焦不归其部，上焦不归者，噫而酢吞；即吞酸症，不能降浊也。中焦不归者，不能消谷引食；不能运也。下焦不归者，则遗溲。不能升也。

趺阳脉，沉而数。邪热在内也。沉为实，数消谷，紧者病难治。紧脾胃之贼脉。

寸口脉，微而涩。微者卫气衰，涩者营气不足。卫气衰，面色黄；营气不足，面色青。营为根，卫为叶，营卫俱微，则根叶枯槁而寒栗，咳逆，唾腥，吐涎沫也。咳唾等皆肺病，肺主皮毛，营卫虚，邪由皮毛入，犯肺也。

趺阳脉，浮而芤。浮者卫气虚，芤者营气伤。其身体瘦，肌肉甲错，枯燥。浮芤相搏，宗气衰微，四属断绝。气微不能四布。成无已曰：四属，皮肉脂髓也。

寸口脉，微而缓。微者卫气疏，疏则其肤空，缓者胃气实，实则谷消而水化也。犹云水谷消化。谷入于胃，脉道乃行；水入于经，而血乃成。营盛则其肤必疏，三焦绝经，名曰血崩。此三句难解，或曰：此条言血本不病，因气衰而崩也，盖营盛何以崩，必其气虚而不摄耳。肤疏犹云气虚，不充于三焦，而失其经常，则血崩矣。

趺阳脉，微而紧。紧则为寒，微则为虚。微紧相搏，则为短气。少阴脉，弱而涩。弱者微烦，血虚故微烦热。涩者厥逆。阴气涩，不能与阳相接顺，故厥逆。

趺阳脉不出，脾不上下，气不运布于上下也。身冷肤硬。少阴脉不至，肾气微，少精血，奔气促逼。阴虚，则气无所附而上奔。上入胸膈，宗气反聚，血结心下。奔至胸中，则气聚，而血亦结滞。阳气退下，热归阴股，上焦窒塞，则阳退而下陷。与阴相动，痰火入，阳常举。令身不仁，不柔和，不知痛痒。此为尸厥，当刺期门巨阙。刺期门以通结血，巨阙以行宗气也。

寸口脉微，外阳虚。尺脉紧，内阴盛。其人虚损多汗，知阴常在，绝不见阳也。

伤寒论近言卷七

仲景原方

桂枝汤

桂枝三两，辛甘热，以发散表邪　芍药三两，酸寒，寒以胜表热，酸以敛自汗，又以监制桂枝，使辛温之气适足达表而止，邪去而气不泄，故能助阳实表也　甘草蜜炙，二两，甘平，以调和中气　生姜三两，辛温，以佐桂枝　大枣十二枚，擘去核，甘温，以佐甘草

水七升，微火煮取三升。适寒温，不热服者，恐力猛也。服一升，须臾啜热稀粥升余，以助药力。谷气内充，易于酿汗。温覆一时许，偏身漐漐微似有汗者，佳。不可令如水淋漓，病必不除。汗徐则匀透，猛则不匀不透。观雨徐则入土，骤则不透，可见。若一服汗出病瘥，停后服。若不汗，更服，依前法。又不汗，后服当小促其间。半日许，令三服尽。若病重者，一日一夜周时观之。病重恐难得汗，故俟之一日夜。服一剂尽，即上文半日许三服尽之说，非谓一日夜乃尽三服也。病证犹在者，更作服。若汗不出者，服至二三剂。禁生冷、黏滑、肉面、五辛、酒酪、臭恶等物。此方发汗处，全在啜粥温覆之力，观小建中汤便知。按桂枝营分药，麻黄卫分药。风伤卫证，不用麻黄而用桂枝者，以邪已由卫而及营。用麻黄，恐遗营分之邪也。

麻黄汤

麻黄三两，去节，辛温，发卫分之寒　桂枝二两，散营分之寒　杏仁七十枚，去皮尖，苦温，以降逆上之气　甘草一两，炙，以缓诸药之猛

水九升，先煮麻黄减二升，去上沫。恐令人烦也，以其轻浮之气，能引气上逆而烦。内诸药煮取二升半，温服八合，覆取微似汗，不须啜粥，力猛不用助也，不用生姜亦此意。余如桂枝汤法将息。问寒伤营，当重用桂枝，乃分两反少于麻黄，何也？曰：寒邪深入，至于营分，则皮毛闭锢已极。不重用麻黄，无以发其汗孔也。

桂枝加附子汤

于桂枝汤内，加附子一枚。炮，去皮，破八片。余依桂枝汤法。仍啜粥，温覆取汗也，以复被风袭故耳，用者审之。

五苓散

猪苓去黑皮　茯苓　白术各七钱半　桂半两　泽泻一两二钱五分

上为末，白饮和方寸七。日三服，多饮暖水，即桂枝汤啜热粥意。汗出愈。末句七字，为消渴条立法，非为水逆条言也。水入则逆，安能多饮乎。按水为热壅小便不利，泽泻咸寒，咸走水府，寒能胜热，加以二苓之渗利，则水去而热泄矣。白术培土以制水，官桂助气以行水，此制方之义也。热盛者去桂，名四苓。水逆消渴二条，表均未解，桂当用枝为是。

麻黄杏仁甘草石膏汤

麻黄四两，去节，比麻黄汤多一两，以无桂枝之助也。去桂，恶助内热　杏仁五十枚，去皮尖　甘草炙，二两　石膏半斤

水七升，先煮麻黄减二升，去沫。内诸药煮取三升，温服一升。汗后或下后，汗出表已解故不用表药。而喘，外无大热者，主此汤。以喘乃内热攻肺也，故用石膏清肺，杏仁降逆，麻黄散肺热，甘草以缓麻黄之猛。甘草用蜜炙，取恋膈上而不速下，且不欲助石膏之寒也。

十枣汤

芫花熬，辛苦　甘遂苦寒　大戟苦寒，各等分，各为末　大枣十枚，擘去核

水一升，先煮枣取八合，去枣，内各末。强人平旦温服一钱匕，羸人半钱。若下少，病不除，明日再服，加半钱得快利后糜粥自养。此攻水之峻剂，非水邪太盛，勿轻用。用枣以缓其毒，而顾脾胃也。

桂枝人参汤

桂枝四两　甘草四两，炙　人参　白术　干姜各三两

水九升，先煮四味，取五升。以温补里之虚寒，故久煎。内桂，更煮取三升。取其气锐，解表，故不久煎。温服一升，日再服，夜一服。

葛根黄连黄芩汤

葛根半斤　黄芩　黄连各三两　甘草二两，炙

水八升，先煮葛根，减二升。解肌之力全。内诸药，煮取二升，清中之气锐。分温再服。

桂枝去芍药汤

于桂枝汤内，去芍药。余依前法。依前法，谓啜粥温覆也。按去芍药以避中寒，腹满也，然桂枝既无监制，又复取汗，不又虚其表乎。余依前法句，疑衍。

桂枝去芍药加附子汤

前方加附子一枚。炮去皮，破八片。余依前法。末句疑衍。

桂枝加厚朴杏仁汤

桂枝汤加厚朴二两，杏仁五十枚。余依前法。

瓜蒂散

瓜蒂_{熬黄，极苦}　赤小豆_{等分，酸}

为末取一钱匕，用熟汤七合，煮香豉一合，作稀糜，去滓，和散，温顿服之。不吐者，少少加服，得快吐乃止，诸亡血虚家不可与。_{二味酸苦涌吐之品，加香豉者，借谷气保胃，且发越也。}

大陷胸汤

大黄_{六两}　芒硝_{一升，二味去肠胃结热}　甘遂_{一钱，另研，逐水，去胸中痰饮}

水六升，先煮大黄减四升，去滓。内硝，煮一两沸。内甘遂末。温服一升，得快利，止后服。

小陷胸汤（又名三物小陷胸汤）

黄连_{一两，涤热}　半夏_{半斤，导饮}　栝蒌实_{大者一枚，润燥下行}

水六升，先煮栝蒌取三升，去滓。内诸药，煮取二升。分温三服。

白散

桔梗_{三分，为末}　贝母_{三分，为末}　巴豆_{一分，去皮心，熬黑，研如脂}

共杵匀，白饮和服。强人半钱匕，弱者减之。病在膈上必吐，在隔下必利。不利，进热粥一杯；利不止，进冷粥一杯。_{寒痰凝结胸中，内无热者，固可服。即有热者，亦可以此劫之。盖巴豆一，固不能敌二味之六，又热从吐利去，不妨也，故曰亦可服。}

大陷胸丸

大黄半斤　葶苈子半斤，熬　芒硝半斤　杏仁半斤，去皮尖，熬黑

前二味为末，合后二味研如脂。取弹丸大一枚，入甘遂末一钱匕，白蜜二合，取其恋上。水二升，温顿服之。一宿乃下不下，更服。禁加药法。结胸从心上至少腹，硬满不可近者，其势甚于下也。治下宜急，故主大陷胸汤。此胸上硬满项强，则势甚于上。治上宜缓，故主此丸。

芍药甘草附子汤

芍药三两　甘草炙，二两　附子一枚，炮去皮，破八片

水五升，煮取一升五合，分温服。

桂枝新加汤

桂枝三两　芍药四两　甘草二两，炙　生姜四两　大枣十二枚，擘去核，此桂枝汤加芍药生姜各一两也。以营虚，故加芍药；营寒，故加生姜　人参三两，加此以补虚

水一斗二升，微火煮取三升，分温服，如桂枝汤法。仍取汗也，岂表尚有余邪耶。

茯苓甘草汤

茯苓二两　桂枝二两　生姜三两　甘草一两，炙

水四升，煮取三升，分温三服。

小建中汤

桂枝三两　芍药六两　甘草二两，炙　生姜三两　大枣十二枚，擘去核。此桂枝汤倍芍药，以敛阴也　胶饴一升，以滋燥润之阴

水七升，煮取三升，去滓。内胶饴，更上微火消解。温服一

升，日三。不温覆取汗者，以中虚，阴液不足，汗不可卒得，且俟营卫和，津液充，汗自出也。

炙甘草汤（一名复脉汤）

甘草炙，四两　桂枝三两　生姜三两　大枣十二枚，擘去核。此桂枝汤去芍药，倍甘草也。以寒药过多，故去芍药，加甘草，以缓药使不速下，与用酒煎意同，取其上补心血也　麻仁半斤　阿胶二两，二味以润燥　生地黄一斤　麦冬半升　人参二两

清酒七升，水八升，先煮八味取三升，久煎，则酒气不峻，此虚家用酒之法。去滓。内阿胶，烊消尽。温服一升，日三服。桂枝生姜，用于大队阴药中，即不能外发，止为通脉行血之用。大便润者，当去麻仁，用酸枣仁。

桂枝甘草汤

桂枝四两　甘草二两，炙

水三升，煮取一升，顿服。桂枝本营分药得麻黄，则发营气而为汗，从辛也。得甘草，则补中气而养血，从甘也。得芍药，则敛营气而止汗，从酸也。此证与小建中汤，及炙甘草汤。二证异者，彼血虚甚，此阳虚甚也。阳虚故重用桂，而避芍药之寒，且不用生姜，不温覆，故芍药可去。

茯苓桂枝甘草大枣汤

茯苓半斤　桂枝四两　甘草一两，炙　大枣十五枚，擘去核

甘澜水置长流水盆内，以杓扬万遍，水上有珠子五六千颗相逐，取用之。水本咸而重，扬之则甘而轻。取其不助水邪，又茯苓，乃先升而后降者也，本草韵语详矣。水扬万遍，气亦上升，亦取先升后降之义，此医家以升为降法也。一斗，先煮茯苓减二升。内诸药，煮取三升。温服一升，日三服。此即茯

苓桂枝白术甘草汤。去术加枣倍苓也，彼治心下逆满，气上冲胸，以水停中焦，故用术。此治脐下悸，欲作奔豚，以水停下焦，故倍苓而佐枣，以益土胜水也。本草韵语俟刻。

桂枝去桂加茯苓白术汤

即桂枝汤去桂枝，加茯苓白术各三两，余依桂枝汤法。煎服，小便利则愈。金鉴云：此为汗下后，表不解，心下有水气者立法。去桂当作去芍药玩，余依桂枝汤法自见。盖温覆取汗，桂枝汤法也。若去桂枝，何以取汗，何以解表耶。又云：此证若未经汗下，当用小青龙汤。愚按依桂枝汤法句下，有煎服二字，依是言依水七升，适寒温等煎法服法耳。观下文言小便利则愈，不言汗出可见。其去桂枝，当是表证已解，然仍列表证，从金鉴可也。

茯苓桂枝白术甘草汤

茯苓四两　桂枝三两　白术二两　甘草炙，二两

水六升，煮取三升。分温三服。此与真武汤异者，彼肾阳虚，故用附子；此止经气虚，故用桂枝也。

栀子豉汤

栀子十四枚，苦能涌泄，寒能胜热　香豉四合，轻腐上行

水四升，先煮栀子得二升半，内豉煮取一升。温服一半，得吐，止后服。

栀子甘草豉汤

前方加甘草二两，依前法。

栀子生姜豉汤

栀子豉汤加生姜五两，同前法。

栀子厚朴汤

栀子十四枚　　厚朴四两，姜炙　　积实四两，去穰炒

水三升半，煮取一升半，温服五合，得吐，止后服。

栀子干姜汤

栀子十四枚　　干姜二两，辛热

水三升半，煮取一升半，温服五合得吐，止后服。

桃核承气汤

桃仁五十枚，去皮尖，破血　　桂枝三两　　大黄四两　　芒硝二两　　甘草炙，二两

水七升，煮取二升半，去滓，内硝更煮微沸。空腹温服五合，日三服，当微利。

抵当汤

水蛭三十个，熬　　䗪虫三十个，去翅足，熬，二者皆噉血之物，故用以逐瘀　　大黄三两　　桃仁二十枚，去皮尖

水五升，煮取三升，温服一升，不下者更服。

抵当丸

水蛭二十个，熬　　䗪虫二十个，去翅足，熬　　桃仁二十五个，去皮尖　　大黄三两

捣筛，为四丸，以水一升，煮一丸取七合服之。晬时当下血，

不下，更服。

大黄黄连泻心汤

大黄_{二两}　黄连_{一两}

以麻沸汤二升渍之，须臾绞去滓，分温再服。按金鉴谓不煎，而但以滚沸如麻子之汤渍之。仅得其气，不取其味，故不大泻下，终属可疑，不如以黄芩易大黄为是。绞则味出，不经久煎，则生而力锐，金鉴之说恐非。

附子泻心汤

大黄_{二两}　黄连　黄芩_{各一两}　附子_{一枚，炮去皮，破，别煮取汁}

麻沸汤二升，渍前三味，须臾绞去滓，内附子汁。分温再服。附子煎汁，扶表阳之力厚，余药渍汁，去痞之力锐，此条亦无取于大黄，似是误入，当去之。

甘草泻心汤

甘草_{炙，四两}　黄芩　干姜_{各三两}　黄连_{一两}　半夏_{半升}　大枣_{十二枚，擘去核}

水一斗，煮六升，去滓。再煮取三升，温服一升，日三服。

生姜泻心汤

甘草_{炙，三两}　黄芩_{三两}　干姜_{一两}　黄连_{一两}　半夏_{半升}　大枣_{十二枚}　生姜_{四两}　人参_{三两}

法同上汤。

半夏泻心汤

甘草炙，三两，比甘草泻心汤少一两，以有人参也　黄芩三两　干姜三两
黄连一两　半夏半升　大枣十二枚，擘去核　人参三两

法亦同上。

赤石脂禹余粮汤

赤石脂一斤　禹余粮一斤，并固土涩脱

水六升，煮取二升。分温三服。

旋覆代赭石汤

甘草炙，三两　半夏半升　大枣十二枚，擘去核　生姜五两，散逆　人
参二两　旋覆花三两，涤饮　代赭石一两，镇逆

法同甘草泻心汤。此生姜泻心汤加减也。

大青龙汤

麻黄六两，去节　桂枝二两　杏仁四十枚，去皮尖　甘草炙，二两　生
姜三两　大枣十二枚，擘去核　石膏鸡子大，碎

水九升，先煮麻黄减二升，去沫。内诸药煮取三升，温服一
升。取微似汗，汗出多者，温粉扑之。汗多亡阳，遂虚，恶风烦躁，
不得眠也。阴盛格阳，故烦躁不得眠。按石膏寒能清胃，从知母甘草，
为白虎。而从麻桂辈则能解肌热，为青龙。热及于里者，必用无疑，
但此汤麻黄用至六两，又加生姜。未免太峻，须酌用之，勿过剂也。

桂枝二麻黄一汤

桂枝一两七钱　芍药一两二钱半　麻黄七钱半，去节　甘草一两，
炙　杏仁十六枚，去皮尖　生姜一两二钱半　大枣五枚，擘去核

水五升，先煮麻黄一二沸，去上沫。内诸药煮取二升，温服一升，日再服。比桂枝汤为轻。

桂枝麻黄各半汤

桂枝一两六钱　芍药一两　麻黄一两，去节　甘草一两，炙　杏仁二十四枚，去皮尖　生姜一两　大枣四枚，擘去核

水五升，先煮麻黄一二沸，去沫。内诸药煮取一升八合，温服六合。止服六合，日不再，是轻于上方也

桂枝二越婢一汤

桂枝七钱半　芍药七钱半　甘草七钱半，炙　石膏一两　麻黄七钱半，去节　大枣四枚，擘去核　生姜一两

水五升，煮麻黄一二沸，去沫。内诸药煮取二升，温服一升。按婢当作脾，石膏清热生津，能发越脾胃之气，故曰越脾。此汤比桂枝麻黄各半汤，多石膏，以有内热也。

小青龙汤

麻黄三两，去节　桂枝三两　芍药三两　细辛三两　甘草炙，三两　干姜二两　半夏半升　五味子半升

水一斗，先煮麻黄减二升，去沫。内诸药煮取三升，温服一升。若渴，去半夏，加花粉三两。避燥，生津。若噎，去麻黄，加炮附子一枚。加附散寒。若小便不利，少腹满，去麻黄，加茯苓四两。加苓利水。若喘，去麻黄，加杏仁半升，去皮尖。加杏降逆。若微利，去麻黄，加莞花如鸡子大，熬令赤色。金鉴谓，莞花攻水力峻，用五分即下行数十次，岂可多用如此，当改为茯苓四两。已上俱去麻黄者，以急于治内水，不欲麻黄外发，引药气向外行也。

此汤外发太阴之表实，内散三焦之水气。与大青龙异者，彼治表实之燥热，此治表实之寒饮也。又与五苓异者，彼之水，热且多，故从小便利之；此之水，寒且少，故但从汗散也。

干姜附子汤

干姜一两　附子一枚，去皮，生用，破八片

水三升，煮取一升，顿服。

茯苓四逆汤

干姜一两半　附子一枚，去皮，生用，破八片　甘草炙，二两　人参一两　茯苓六两，沉降之品，以降阴气之上逆，不致阳脱也

水五升，煮取三升，温服七合，日三服。上方峻而急，恐阳脱，故亟挽之。此方缓而频，以阳已脱，不敢用峻剂也。

文蛤散

文蛤五两，咸寒

上一味为散，以沸汤和一钱匕服，汤用五合。

白虎汤

石膏一斤，辛寒，解肌热清胃热　知母六两，苦润，泻火润燥　甘草炙，二两　粳米六合，合甘草补土和中，且以缓二药之苦寒，使不伤胃

水一斗，煮米熟，汤成。温服一升，日三服。

白虎加人参汤

前汤加人参三两。余同前法。加参以补中益气而生津液。

大承气汤

大黄四两，酒洗。按洗当作浸，使上行以去高分之邪　厚朴去皮尖，半斤　枳实炙，五枚　芒硝三合

水一斗，先煮枳朴，取五升去滓。内大黄更煮取二升，去滓。内芒硝，更上微火一两沸。分温再服，得下，余勿服。此汤治热邪入胃，痞满燥实坚全见者，芒硝咸寒，润燥软坚。才煮即服，其力甚锐，使坚燥之结粪得化。大黄苦寒，荡热泻实，亦不久煎，其力亦锐，推热积与粪秽尽下。二者皆下焦血分药，厚朴辛温，能散气满；枳实辛寒，能散热痞。二者皆上焦气分药，气药多于血药者，以结由于热也。

小承气汤

大黄四两，按此亦当用酒浸　厚朴去皮，炙，二两　枳实炙，大者三枚

水四升，煮取一升二合。温服一半，得利，止后服。以无坚粪，故去芒硝。

调胃承气汤

大黄四两，酒浸　芒硝半升　甘草炙，二两，恐其速下，故用此缓之。去枳朴者，不欲犯上焦也

水三升，煮取一升，去滓，内芒硝更煮两沸，少少温服之。大承气服一升，小承气服六合，此又少少服，为更轻矣。

麻仁丸

大黄一斤，推陈致新　厚朴一斤　枳实半斤，二味散结滞　芍药半斤，敛液以滋燥　麻仁二升　杏仁一升，去皮尖熬，别捣成脂，二味润燥

为末，蜜丸，桐子大，饮服十丸，日三服渐加，以和为度。

蜜煎导法

蜜七合，一味，内铜器中，微火煎之，稍凝似饴状，搅之勿令焦着。欲可丸，并手捻作挺，令头锐大如指，长二寸许。当热时急作，冷则硬。以内谷道中，以手急抱。欲大便时，乃去之。外台方，煎凝时，入皂角末五钱，作挺，以猪胆汁或油涂之，令滑。

猪胆汁导法

大猪胆一枚，泻汁，和醋少许，以灌谷道中，如一食顷，当大便出。外台方，不用醋，以小竹管插入胆口，扎紧竹管头，用油润；插入谷道内，手捻胆令汁入，甚便。

猪苓汤

猪苓去皮，甘平　茯苓　阿胶甘平，利水恐燥液，故以此润之　滑石碎，甘寒　泽泻甘咸寒，各一两

水四升，先煮四味取二升，去滓。下阿胶，烊消。温服七合，日三服。

麻黄连翘赤小豆汤

麻黄二两，发汗　赤小豆二升，甘寒，利小便　连翘根二两，苦寒　生梓白皮一升，苦寒，二味解肌热　杏仁四十枚，去皮尖，降气，气降则水下行　生姜二两　大枣十二枚，擘去核，二味和营卫　甘草炙，二两

潦水一斗，取下降流行意。先煮麻黄再沸，内诸药，煮取三升。分温三服，半日尽。

茵陈蒿汤

茵陈蒿六两，苦，微寒，黄疸主药　栀子十四枚，擘，苦寒，令湿热从小

便出　大黄二两，去皮，令湿热从大便出

上三味，以水一斗，先煮茵陈减六升。内二味，煮取三升去滓。分温三服，小便当利，尿如皂角汁状，色正赤，一宿复减，黄从小便去也。成注，前后得利而解。

栀子柏皮汤

栀子十五枚　甘草一两　黄檗二两

水四升，煮取一升半，去滓。分温再服。金鉴，甘草当作茵蔯蒿。

小柴胡汤

柴胡半斤　黄芩三两　人参三两　半夏半斤　甘草炙，三两　生姜三两　大枣十二枚，去核

水一斗二升，煮取六升，去滓。再煮取三升，温服一升，日三服。黄芩清内热，生姜散表寒，甘草和之，所谓和解也。然解必由外散，柴胡所以引之外出也。解必有汗，黄芩清热以存液，人参助气以生津。阴液既充，汗自涌出矣。热郁必成痰饮，故用半夏以涤之。越少阳为太阴，太阴正虚，恐为少阳之邪所乘，故用人参大枣以补之，使邪不内入也。医贯注云：经病用和解，和解亦必由汗散，然非麻桂开发皮毛之法矣。盖邪初客表，经中阴津未伤，但启其窍而汗自通，及热伤于经，血被焚灼，津液干枯。忌用风药助热燥血，故只清热以存津液。阴液既充，涌出肌表，而外邪自散。此养汗以开玄府，与开玄府以出汗之迥乎不同也。

若胸中烦而不呕，火燥故烦，无痰饮故不呕。去半夏人参，火盛故去人参。加栝蒌实一枚。润燥。若渴，去半夏，为燥也。加人参一两半，生津。栝蒌根四两。润燥生津。若腹痛，去黄芩，加芍药三两。热在经用芩，入腹用芍，何也？曰：热入腹则聚，芍寒而敛，敛聚其寒味，以攻敛聚之热为宜，且腹者脾胃分野，土病招木侮，芍能泻木也。若胁下痞硬，痰饮结聚。去大枣，为腻滞也。加牡蛎四两。咸寒，清热，软坚，去痰饮。若心下悸，小

便不利者，停水。去黄芩，内停水则无大热，故去之。加茯苓四两。以利水。若不渴，热未入里。外有微热者，常有微热，乃太阳之表尚未尽解也。去人参，内既无病，表邪亦轻，是不虚也，故去之。加桂枝三两，温服，微汗愈。若咳者，寒郁肺气也。去人参、恐助气，气多咳愈多也。大枣、嫌其壅气也。生姜，加干姜二两，去生姜，易干姜者，虽二者均能散寒，然生姜味薄易散，不若干姜之久温乎。肺也，不虑助热者，以方中有黄芩，且气初郁，尚未成热也。五味子半升。以敛肺也，干姜散而五味敛，一开一阖，逐贼关门之义也。

柴胡加桂枝汤

柴胡四两　黄芩一两半　人参一两半　半夏二合半　甘草炙，一两　生姜一两半　大枣六枚，去核　桂枝一两半　芍药一两半

水七升，煮取三升，温服一升。此柴胡汤合桂枝汤也，恶寒微，则发热亦微可知。支节烦疼，则头项身不强痛可知，是太阳症已轻也。呕既微，心下支结。较硬满者亦轻，是少阳症亦不甚也，故取二汤之半，合治之。

柴胡桂枝干姜汤

柴胡半斤，合黄芩以治往来之热　桂枝三两，合干姜以治往来之寒　黄芩三两　干姜二两，不用生姜者，恐升发，助头汗也　栝蒌根四两，生津止渴　牡蛎二两，软坚除结　甘草炙，二两，以和寒热各药

水一斗二升，煮取六升，去滓，再煎。取三升，温服一升，日三服。初服微烦，以干姜也。复服汗出，便愈。

黄连汤

黄连三两，清胸上热　干姜三两，温胃中寒　甘草炙，三两，和寒热诸药　半夏半升，降逆止呕　桂枝三两，以解外　人参二两　大枣十二枚，去核，二味以培中

水一斗，煮取六升，去滓温服，昼三夜三。

大柴胡汤

柴胡半斤　黄芩三两　半夏半升　生姜五两　大枣十二枚，去核，此小柴胡汤去人参甘草也。以里不虚，故去之。多用生姜者，以呕不止也　大黄二两　枳实炙，四枚　芍药三两，屡下恐伤阴，用此敛之

水一斗二升，煮取六升，去滓再煎。温服一升，日三服。

柴胡加芒硝汤

小柴胡汤加芒硝六两。余法同。服不解，更服。

理中汤丸

人参　白术　甘草炙　干姜各三两

水八升，煮取三升，温服一升，日三服。或为末，蜜丸如鸡子黄大，温汤开服一丸，日三四服，夜二服。腹中如未热，益至三四丸，然丸不及汤。若脐上脐上即脐间。药者，肾气动也，去术，嫌壅气也。加桂四两。以制肾寒。吐多者，去术，恐壅气。加生姜三两。散逆止吐。下多者，还用术，正取其壅气不下，且燥湿。加茯苓二两。利湿。渴欲得水者，此停水之渴。加术一两半。补脾气制水，以化气生津。腹痛，加人参一两五钱。气虚不运故滞痛，加此补之。寒者，加干姜一两五钱。腹满者，气寒不运故满。去术，加附子一枚。服汤后如食顷，饮热粥一升许，微自温勿发揭衣被。

干姜黄连黄芩人参汤

干姜二两，去皮　黄连三两，去须　黄芩三两　人参三两

水六升，煮取二升，去滓，分温再服。

厚朴生姜甘草半夏人参汤

厚朴半斤，去皮，炙，辛温散满　生姜半斤，切，辛温　半夏半斤，洗，降逆　人参一两　甘草炙，二两

水一斗，煮取三升，去滓。温服一升，日三服。

桂枝加芍药汤

桂枝汤更加芍药三两。法同桂枝汤法。

桂枝加大黄汤

即桂枝汤加芍药三两，大黄二两也。服后不用啜粥温覆。

麻黄附子细辛汤

麻黄二两，去节　细辛二两，辛热　附子一枚，炮去皮，破八片

水一斗，先煮麻黄减二升，去上沫，内各药煮取三升，分温三服，半日则尽。

麻黄附子甘草汤

麻黄去节，二两　附子一枚，炮去皮，切八片　甘草二两，炙

水七升，先煮麻黄一二沸，去沫。内诸药煮取三升，温服一升，日三服。此即麻黄附子细辛汤，以甘草易细辛也。二者虽皆寒邪直中少阴经，但彼尚能发热，则阳气未甚衰，故可用细辛；此不能发热，则阳衰已甚，恐细辛猛发阳脱，故易甘草以恋之。

附子汤

附子二枚，去皮，切八片，生用，以壮阳而散寒　人参二两，以固气　白术二两，以培土制水　茯苓三两，以利水，盖肾寒则水泛溢，故用苓术也　芍药

667

三两，此味似不可用，岂比照真武汤之例乎

水八升，煮取三升，温服一升，日三服。

四逆汤

甘草炙，二两　干姜一两半　附子一枚，去皮，切八片，生用

水三升，煮取一升二合，分温再服。强人可大附子一枚，干姜三两。

白通汤

葱白四茎，辛温　干姜一两　附子一枚，去皮，切八片，生用

水三升，煮取一升，去滓，分温再服。

白通加猪胆汁汤

葱白四茎　干姜一两　人尿五合，咸寒　附子一枚，生，去皮，破八片
猪胆汁一合，苦寒

水三升，煮取一升，去滓，内胆汁人尿，和令相得，分温再服。若无胆亦可用。

真武汤

附子一枚，炮，去皮，破八片　生姜三两　白术二两，补土制水　茯苓
三两，利水　芍药三两，虑姜附外走而不内守，以此敛之，使入阴分，庶阳不外散

水八升，煮取三升，温服七合，日三服。咳者加五味子半升，
细辛干姜各一两。水寒射肺，故咳，细辛干姜温散之，五味子以敛肺气也。小
便利者，去茯苓。下利者，去芍药，避其寒也，且下利之人，阳必下陷，
而不至外散，亦无须芍药之敛。加干姜二两。若呕者，去附子，加生姜足
前成半斤。呕因水停于胃，病非下焦，故但重用生姜温胃，不用附子补肾也。

通脉四逆汤

甘草炙，三两　　干姜三两，强人可四两　　附子大者一枚，去皮，破八片，生用

水三升，煮取一升二合，分温再服，脉出者愈。面色赤者，加葱九茎。腹痛者，加芍药二两。敛诸热药于腹也。呕者，加生姜。二两，散逆止呕。咽痛者，加桔梗一两。寒浮热上逼咽，故咽痛，桔梗苦辛以散之。利止，脉不出者，加人参二两。以生脉。

吴茱萸汤

吴茱萸一升，辛苦大热，肾寒逆于肝部，非此不能降而散之　　人参三两　　大枣十二枚，去核，肾水寒，反侮土，故用此二味培土　　生姜一两，以助吴萸散寒

水七升，煮取二升，温服七合，日三服。

四逆散

柴胡　　芍药　　枳实破，水渍，炙干　　甘草炙，各二两

为末，白饮和服方寸匕，日三服。此治阳症四逆之方逆者，手足清凉而未至于厥冷也。观方中诸药，非甚寒凉，则传经之热原微可知，故但用柴胡以疏之，芍药以清之，甘草以和之，枳实以破之。咳者，加五味子干姜各一两。肺有寒故咳，干姜以温散之，五味以敛肺气，使不随寒散也。按本方以治热，加味又以治寒，必寒热之邪夹杂者也。盖有热传于里而四逆者，亦有寒邪直中而郁热于内。寒热夹杂，内阳被郁不宣而四逆者，又有传经热入，与素有之寒饮相搏，气不外达而四逆者，故兼证不一。细玩下文自知，勿疑此方之夹杂也。并主下利。悸者，寒饮因热逼，上乘于心也。加桂枝一两。以通心阳也。小便不利者，停饮。加茯苓一两。腹痛者，热虽在少阴，而寒则在太阴也。加附子一枚，炮令拆。泻利下重者，先以水五升，煮薤白三升，取三升，泻利下

重，即痢疾也，乃寒热郁结所致，薤白开郁结，以散寒热之邪。去滓，入散三方寸匕，再煮取一升半，分温再服。

黄连阿胶汤

黄连四两　黄芩一两，二味清火　芍药二两，敛阴　鸡子黄二枚，甘温，益心血　阿胶三两，甘温，滋阴

水五升，先煮三物取二升，去滓，内胶烊尽，小冷，内鸡子黄，搅令相得。温服七合，日三服。

猪肤汤

猪肤一斤，甘寒

水一斗，煮取五升，去滓，加白蜜一升，白粉五合，熬香，和相得，温二服。

甘草汤

甘草二两

水三升，煮取一升半，去滓。温服七合，日一服。

桔梗汤

桔梗一两，辛甘，微温　甘草二两，甘平

水三升，煮取一升，去滓，温服，再服。

半夏散及汤

半夏洗　桂枝去皮　甘草炙，各等分

已上三味，各别捣筛，已合治之。白饮和服方寸匕，日三服。若不能散服者，以水一升，煎七沸，欲气上升。内散两方寸匕，更煎

670

三沸，下火，合小冷，少少与之。

苦酒汤

半夏_{洗破，如枣核大者十四枚}　鸡子一枚，去黄，内上苦酒着鸡子壳中，甘微寒

上二味，内半夏着苦酒中，以鸡子壳置刀镮中安火上。令三沸，去滓，少少合咽之，不差，更作三剂服之。

桃花汤

赤石脂_{半斤，甘温}　干姜_{一两，辛热}　粳米_{一升，甘平}

水七升，煮至米熟为度，令研石脂末半斤。每服以汤七合，调末方寸匕，日三服。此治虚寒下痢之涩剂，而吴鹤皋王肯堂谓是治热证利血，医方集解辟之甚明。

乌梅丸

乌梅_{三百个，酸以静虫}　细辛_{六两，辛热}　干姜_{十两，辛热}　蜀椒_{四两，去子，辛热，三味以伏虫}　黄柏_{六两，苦寒}　黄连_{一斤，苦寒，二味以下虫}　附子_{六两，炮，辛热}　桂枝_{六两，辛热，二味以济连柏之寒}　当归_{四两，辛温}　人参_{六两，甘温，二味以补气血}

上十味异揭筛，合治之。以苦酒渍乌梅一宿，去核，蒸之五升米下，饭熟捣成泥，和药令相得。内臼中，与蜜杵二千下，圆如梧桐子大。先食饮服十丸，日三服，稍加至二十丸。禁生冷、滑物、臭食等。

当归四逆汤

当归_{三两}　桂枝_{三两}　芍药_{三两}　细辛_{二两}　大枣_{二十五个}　甘草_二

两，炙　通草二两，甘平

水八升，煮取三升，去滓。温服一升，日三服。

四逆加吴茱萸生姜汤

即前方加吴茱萸二升，生姜牛斤，切。以水六升，清酒六升，和。煮取五升，去滓。分温五服，一方水酒各四升。

白头翁汤

白头翁三两，苦寒　黄连三两　黄柏三两　秦皮三两，苦寒而涩

水七升，煮取三升，去滓。温服一升，不愈更服一升。

枳实栀子豉汤

栀子十四枚，擘　枳实三枚，炙，苦寒，以破未尽之结热　豉一升，绵里，苦寒，轻腐上行，能吐，亦能汗

上三味，以清浆水七升，空煮取四升。内枳实栀子，煮取三升。下豉，更煮五六沸，去滓。分温再服，覆令微似汗。此即栀子豉汤加枳实而异其煎法也，所以取汗处在煎法不在枳实，本草谓百沸汤能助阳气行经络可见。本草，炊栗米熟，投冷水中，浸五六日，味酢，生白花，名酸浆水。此云清浆，当是浸未至酸者。

牡蛎泽泻散

牡蛎咸平，熬，去饮，水停为痰饮也　泽泻咸寒，利水　蒌根苦寒，降痰　葶苈苦寒，熬，泄气逐水　商陆根辛酸咸平，熬，逐水　海藻咸寒，洗去咸，行水泄热　蜀漆辛平，去腥，去痰，各等分

上七味，异捣，下筛为散，更入臼中治之，白饮和服方寸匕。小便利，止后服，日三服。按此汤用之病后，终嫌其峻用春泽汤

可也。

竹叶石膏汤

竹叶二把，辛平　石膏一斤，甘寒，二味清胃热　半夏半升，洗，辛温，降逆，去痰饮　人参三两，甘温　甘草二两，炙，甘平　粳米半升，甘微寒　麦门冬一升，去心，甘平

水一斗，煮取六升，去滓。内粳米煮，米熟汤成，去米。温服一升，日三服。

烧裈散

上取妇人中裈近隐处，剪烧灰，以水和服方寸匕，日三服，小便即利，阴头微肿则验。妇人病，取男子裈烧灰。

甘草干姜汤

甘草四两，炙　干姜二两，炮

水三升，煮取一升五合，去滓，分温再服。

芍药甘草汤

白芍药四两　甘草四两，炙

水三升，煮取一升半，去滓，分温再服之。

麻黄升麻汤

麻黄二两半，去节，甘温　升麻一两一分，甘平　当归一两一分，辛温　知母苦寒　黄芩苦寒　萎蕤各十八铢，甘平　石膏碎，绵裹甘寒　白术甘温　干姜辛热　芍药酸平　天门冬去心，甘平　桂枝辛热　茯苓甘平　甘草炙，甘平，各六铢

水一斗，先煮麻黄一二沸，去上沫。内诸药，煮取三升，去滓，分温三服。相去如炊三斗米顷，令尽，汗出愈。

柴胡加龙骨牡蛎汤

半夏二合，洗　大枣二枚　柴胡四两　生姜一两半　大黄二两　人参一两半　龙骨一两半　铅丹一两半　桂枝一两半，去皮　茯苓一两半　牡蛎一两半

水八升，煮取四升，内大黄，切如棋子，更煮一二沸，去滓，温服一升。

禹余粮丸（缺）
土瓜根方（缺）
桂枝加桂汤

于桂枝汤方内，更加桂二两，共五两。余依前法。

桂枝去芍药加蜀漆龙骨牡蛎救逆汤

甘草二两，炙　桂枝三两，去皮　生姜三两，切　牡蛎五两，熬　龙骨四两，甘平　大枣十二枚，擘　蜀漆二两，洗去脚，辛平

上为末，以水一斗二升，先煮蜀漆减二升，内诸药煮取三升，去滓，温服一升。以有龙骨牡蛎，故不须芍药，恐太涩敛，则药气行迟，失救急之旨也。

桂枝甘草龙骨牡蛎汤

桂枝一两　甘草二两　牡蛎二两，熬　龙骨二两

上为末，以水五升，煮取二升，去滓。温服八合，日三服。

桂枝加葛根汤

芍药二两　桂枝三两　甘草二两，炙　生姜三两，切　大枣十二枚，擘　葛根四两

水一斗，先煮葛根减二升，去上沫。内诸药，煮取三升，去滓，温服一升。覆取微似汗，不须啜粥。

桂枝附子汤

按此即桂枝去芍药加附子汤也，当删，因方注晰，存之。

附子三枚，炮，去皮，破八片　桂枝三两，去皮　生姜三两，切　甘草二两，炙　大枣十二枚，擘

水六升，煮取二升，去滓，分温三服。若大便硬，小便自利，去桂枝，加白术四两。初服身如痹，半日许复服之。三服尽，其人如冒，勿怪，此附术并走皮内，逐水气，未得除，故耳。若大便不硬，小便不利，当加桂附子三枚恐多，虚弱家及产妇减之。此本一方二法。

甘草附子汤

附子二枚，炮，去皮　甘草二两，炙　白术二两　桂枝四两，去皮

水六升，煮取三升，去滓。温服一升，日三服。初服得微汗则解，能食。汗出复烦者，服五合。恐一升多者，宜服六七合为妙。

四逆加人参汤

即四逆汤内人参。

葛根汤

不曰桂枝汤加麻黄葛根，而曰葛根汤者主阳明也。此汤比大青

龙更峻，慎用之。

葛根四两　麻黄三两，去节　桂枝二两，去皮　芍药二两，酒洗　甘草二两，炙　生姜三两，切　大枣十二枚，擘

水一斗，先煮麻黄葛根减二升，去沫。内诸药，煮取三升，去滓，温服一升。覆取微似汗，不须啜粥。余如桂枝法将息，及禁忌。

葛根加半夏汤

葛根四两　生姜三两，切　甘草二两，炙　芍药二两　桂枝二两，去皮　大枣十二枚，擘　半夏半斤，洗　麻黄三两，去节，汤泡，去黄汁，焙干秤

水一斗，先煮麻黄葛根减二升，去白沫。内诸药，煮取三升，去滓，温服一升。覆取微似汗。

黄芩汤

黄芩三两　甘草二两，炙　芍药二两　大枣十二枚，擘

水一斗，煮取三升，去滓，温服一升，日再夜一服。若呕者，加半夏半升，生姜三两。

黄芩加半夏生姜汤

于黄芩汤内加半夏半升，生姜三两半。余依黄芩汤服法。

通脉四逆加猪胆汁汤

于通脉四逆汤内，加入猪胆汁半合。余依通脉四逆汤法服。如无猪胆，以羊胆代之。

已上一百一十四方，除桂枝附子汤，即桂枝去芍药加附子汤，当删去，实一百一十三方。

按古今衡量不同，汉之二两，当元时之六钱半；_{李东垣云。}一升，当明时之二合半。_{李濒湖云。}又考仲景诸方，每方多分三服。然则诸方药重一斤者，每服止得五两，余以每两三钱约之，止当今时之一两六七钱耳，未尝大小相悬也。时医好用大剂，借口仲景，谬妄可笑，其不至杀人者几希矣，亦可恨也。

妇科良方

序

　　尝谓学不究天人者，不足以穷医道之蕴识，不贯阴阳者，不足以造医道之深，此医道之所以必精于儒，而非肤学者之所能问津也。南海梦瑶何君凤耽经史，兼擅岐黄，昔尝著《医碥》一书，其根究病源，常有深透数重之见，其辨论杂症，更有不遗毫末之思，洵足见触类旁通，无法不备矣。而其于婴科、痘科、妇科尤为研精殚思，批郤导窾，因辨症订方，辑成两卷。所载病情脉象，分条析缕，穷流塞源，实足补古人所未备，此诚活世之金丹、济人之宝筏也。兹拾芥园主人因旧刻漫灭，重刊是编，以公同好。爰弁数言，俾后之读是书者当咸知先生寿世之心也乎。

　　　　　　光绪岁在旃蒙协洽秋日谷旦番禺后学潘湛森拜序

目 录

经 期

女子十四岁，冲任脉盛冲为血海，任主胞胎，详针灸经脉，而天癸至膀胱为壬水，肾为癸水，天癸者，先天肾水也。水之赤色者为血，天癸至，谓经行也，月经以时下。经血每月一下，故曰月信，信者不失其期也亦有两月一行者，名并月；有三月一行者，名居经；有一年一行者，名避年；有终身不行而孕者，名暗经。失期而或先或后，则因有病而然。

先期者大概属热，亦有寒者，更须分虚实。若下血多，色深红而浊者，为实为热，实者血有余也，芩连四物汤；若下血少，色深红而浊，则为热为虚，虚者血不足也，地骨皮饮；血滞者，姜芩四物汤；血多色清淡者，实而无热也，胶艾四物汤；血多有块，色紫稠黏腹痛者，实而兼瘀也，桃红四物汤。若血少，色浅淡而清者，为虚且寒，乃气不摄血，故先期而来，非热逼也，当归补血汤、圣愈汤。

后期亦有寒热虚实。若腹胀痛，血多色紫者，实也，热也，瘀而滞也，过期饮；血多而色淡不紫，气腥秽，腹痛不胀者，实而寒也寒滞故后期也，当归建中汤；若血少而色浅淡，腹不胀痛者，虚而寒，涩而滞也，人参养荣汤；血少而深红者，虽虚而热也，芩连四物汤。

二者均须论血色，色以红为正。若深红而紫，深紫而黑，鲜明者属热，黯晦者属寒，更以脉证参之；若淡而带白，则为寒证无疑；若黄如米泔，则为湿化。又须察其形气，为热所化，则必稠黏臭秽；为寒所化，则必清冷臭腥。若是瘀积，必见结块。若是溃败，则杂见五色，似乎疮痈之脓血。若更有脏腐尸气，且多下不止，则为危候。又须察其腹之胀痛，若经后痛者，则为气血虚弱；若经前痛者，则为气血凝滞。先胀后痛及胀多者，气滞血也；先痛后胀及痛多者，血滞气也。以此参酌，自得之矣。

忽迟忽早无定者为经乱，审其由治之。

经行各证

经行发热

由外感者，于应用方内加表药。由内伤者，加里药。又有热入血室证，小柴胡汤加归、地、丹皮，或清热行血汤。见《伤寒》少阳篇末及阳明篇。

经行身痛

若无外感，乃血脉阻滞也，于应用方内加羌活、桂枝以疏通经络。若经后去血过多者，乃血虚不荣也，大补其血。

经行腹胀痛

胀多者，加味乌药汤行其气；痛多者，琥珀散破其血；经行去血多者，当归建中汤；胞虚受寒，小腹冷痛者，大温经汤；但寒而不虚者，吴茱萸汤。

经行吐泻

脾虚者，参苓白术散。虚而寒者，理中汤。热而吐泻及因停湿伤食等证，并详《医碥》。

错经吐衄血崩

血为热迫，上壅下崩也。若去血过多，则热随血去，以补为主；若去血少，热尚未减，仍当清之，甚者三黄四物汤，轻者犀角地黄汤。

经行兼带下

不论经行时见及前后见，但臭秽黏腻者，湿热也。若形清腥秽，寒湿也，从白带门求治法。

经闭 经断复来

血滞经闭

因寒者，即经所谓石瘕也。寒客子门，凝血不散，留结腹大，状如怀子，月事不下，又名血瘕。表证多者，吴茱萸汤；里证多者，琥珀散。因热者，即《内经》所谓胞脉属心络胸，胞脉闭，气上迫肺，心气不得下通，故月事不下也，乃血为热结，迫肺作咳，三和汤。大便不实者，去硝、黄。

血亏血枯经闭

经谓：二阳阳明胃也之病发心脾言心脾气郁不舒，而致胃病也。一说胃病热，热伤脾，阴火乘心，故心脾病，女子不月依前说是胃病饮食少，血无以生也；依后说是血为热所耗也，其传为风消血虚则热，愈热愈虚，肌肤瘦削如风之消物也，息贲者死火刑金，肺气不降，故奔迫上喘，咳嗽不已，俗所谓肺劳也。贲，奔目。此为血亏经闭也。若失血过多，血就干枯，经来渐少而闭，以致骨蒸肌热，面色枯白痿黄，毫无血色，午后两颧红赤，此为血枯经闭，乃无血可行，非有血而不行也。二证并当清热滋阴，三和汤去硝、黄。经闭久嗽成劳者，若不咳嗽，止谓之虚，必有咳嗽乃为劳。所谓内伤，以有咳嗽为重也。证见骨蒸潮热，盗汗自汗，体瘦食少，俗所谓肺劳也，按咳嗽亦有因外感风寒者，不知解邪，故久嗽不已，亦成劳，所谓伤风日久，变成劳也，俗名血风劳，详《医碥·咳嗽》。照《医碥·虚劳》用药。

经闭肿胀

先闭后肿，通经自愈，小调经散加红花、丹皮、牛膝。先肿后闭，利水自愈，茯苓导水汤。参胎前子肿及产后浮肿。

室女师道姑也尼寡妇经闭

室女年幼，气血尚未充足，常有经来数月忽止而非病者，此不必治，血充自复来。若兼见虚损形证，则为童劳，多属难治。此四等人常有情志不遂之病，其脉弦出寸口者是也，逍遥散加香附、泽兰叶、丹皮、生地、郁金、黑栀、黄芩以清热开郁。若气血凝结，大黄䗪虫丸。人弱不任攻伐者，泽兰叶汤兼柏子仁丸，久久其血自行。

经断复来

四十九岁后，天癸绝，经已断而复来，若无他证者，乃血有余也，不必治。若因血热者，芩心丸或益阴煎。若因怒气伤肝，肝不藏血者，逍遥散。脾气虚寒不摄者，归脾汤。冲任虚损不固者，八珍汤、十全大补汤。

崩　漏

妇人行经之后，淋沥不断，名曰经漏；经血忽然大下不止，名曰经崩。多由冲任损伤、脾虚不摄、暴怒伤肝所致，治法已见上条。更有因湿热者，热用知柏四物汤或荆芩四物汤，湿用调经升阳除湿汤，以补中胜湿可也。失血过多，须大补其气血，更升举其下陷，兼固涩其滑脱。升举则补中益气汤，腹痛加芍药，有热加黄芩，无热加肉桂，咳嗽去人参，同涩则地榆苦酒煎。血崩而心腹痛甚者，名杀血心痛，乃瘀滞不散也，失笑散，先定其痛，乃随证治之。

带下 附白淫

多由湿热所化，如带而下，又带脉横束周身，诸经湿热皆得遗于带脉。而冲、任、督三脉同起胞中，络廷孔，带脉所受湿热，由之下注胞中廷孔，廷孔即溺孔之端也，故曰带下。色黄者，脾经之湿热，脾为热伤，不能运化津液，则湿盛热蒸之而成稠浊之形也。

色白者，肺经之湿热，肺为热壅，不能通调水道，下输膀胱，停为痰饮而下，古谓白痢，为热伤气分，即此义也子和谓：白亦血所化，如疮始为血，次化为脓。赤通。色赤者，热伤血分也，此与经漏无异而区别为赤带者，一以经漏不过淋沥点滴而来，此则成条如带，又此常赤白相兼，不但血分热，而且兼湿，如痢之赤白每相杂也。色青者，肝经郁热而伤脾动湿也。色黑者，肾热则水液浑浊也。凡此皆以热湿为言者也，然亦有寒湿者，或先热而后转寒，或初便是寒，由五脏气寒不运行津液，停为痰饮，不摄而下也。其辨别之法，则色鲜明、气臭秽、形稠黏者为热，色黯淡、气腥秽、形清稀者为寒也。至若内痈溃出血脓及白浊白浊有从尿窍出者，尿窍必不利，其色如米泔，此膀胱病也，与带下之尿利者不同。有从精窍出者，尿窍通利，胶黏如眵，乃胞中白淫病也，然所出不若带下之多，亦异，详《医碥·赤白浊》，皆与带下病证不同，须细辨之。湿热盛者，导水丸，微者清白散，赤加地榆、荆芥、黄芩，湿盛加二术。寒湿盛者，万安丸，微者色黄，宜四物汤加炮姜、肉桂，六君子汤，归脾汤。色青黑宜八味地黄丸，色白宜补中益气汤。凡带下久而滑者，于药中加龙骨、牡蛎、石脂等以涩之，更加升麻、柴胡以升举之。

附白浊白淫方：白淫，固精丸；白浊，威喜丸。

瘕癥痃癖疝痞血瘀血蛊

瘕癥即积聚也。男子为积，女人名癥；男子为聚，女人名瘕。脐两旁有筋突起，大者如臂，小者如指，曰痃癖。小腹高起，牵连腰胁疼痛，曰疝。痞者，痞闷不通，气之壅塞也。瘀者，血瘀腹中，未成坚块也；久则结块，而成血蛊矣。凡此多由经产、风冷外袭、生冷内伤，邪正相搏，气血结滞于腹中。察其形状，时见时散者，无形之气也；常见不散者，有形之痰食血也。痰食积滞者，乌药散加去痰消食之品；血结者，血竭散；气滞者，大七气汤、通用开郁正元散；痃癖，葱白散；疝，当归散；血瘀未成形者面色痿黄，腹胀痛，内热，晡热，尿利，矢黑，若产后恶露不行，失笑散；经闭不通，玉烛散；久成血蛊，腹大，面黄，有蟹爪纹路，桃奴散。余详《医碥》。

胎　前

经水不行，未审是胎是病，用当归、川芎各三钱为末，艾汤调下，觉腹内频动是胎，动已无损。五月以上者，验其乳头乳根必黑，乳房亦升发，且有乳汁捻之则出也。

巢氏有分经养胎之说，谓：一月名胚胎，足厥阴脉养之；二月名始膏，足少阳脉养之二脉属木，气始春也；三月名始胎，手心主脉养之；四月始受木精以成血脉，手少阳脉养之二脉属火，木生火也；五月始受火精以成气，足太阴脉养之；六月始受金精以成筋，足阳明脉养之二脉属土；七月始受水精以成骨，手太阴脉养之；八月始受土精以成肤革，手阳明脉养之二脉属金；九月始受石精以成毛发，足少阴脉养之；十月脏腑关节、人神俱备，足太阳脉养之二脉属水。此说最不经，不可泥也。

胎前用药，大概以清热养血为主，恐伤阴血也，故汗、下、利小便均禁。丹溪谓：理脾则气血易生，疏气则气血调和。母病致胎动者，但治其母；胎病致母病者，但安胎。瘦人多火，勿伤其阴；肥人多湿，勿动其痰。白术健脾消痰气壅者，可改用他品，条芩清热养阴，故为安胎要药，随证加减配用。胎不安稳，更佐以杜仲、续断、阿胶、艾叶；气盛胎高，则加紫苏、大腹皮、枳壳、砂仁。凡服药恐有伤胎者，先用罩胎饮护之，方用嫩荷叶卷而未开者，阴干为末，开水调服三钱，乃用别药无碍。

恶阻

孕月余，时呕恶者，气血因胞结于下，下不通而上干也。无别证而不甚者，勿药，甚则随证治之。因痰者必见痰证，吐痰心烦，头目眩晕，加味六君子汤。热者烦闷，喜饮凉水，加味温胆汤。

胞阻

腹痛在腰腹间者是，属胎气滞而作痛也，胞蒂系腰防堕，胶艾四物汤加杜仲、葱白、大豆，淋酒煎。因外感则加独活、羌活；因内热便闭，用蜜、芒硝煎服。若上在心下者，多属食滞，平胃散加草果、枳壳、神曲，便秘宜下者，加大黄，然必倍甘草，使不伤胎。在小腹下者，多因胞血受寒，或停尿作痛也。胞血受寒者，加味芎归饮；尿畜者，导赤散或五苓散。

子肿

头面遍身浮肿，小水短者，水肿也名子肿；小水长者，气胀也名子气，胀满而喘，在六七个月间者，名子满。但两脚肿，皮肤薄而亮者，水肿之在下者也；但两脚肿而皮肤厚者，气肿之在下者也气亦能化水，然水毕竟少。水太盛儿未成形，恐防浸渍胎坏，须早治之，茯苓导水汤气胀者加枳壳，脚腿肿者加防己，喘者加苦葶苈。

子烦

时时烦心，由胎中郁热上乘也，知母饮，热甚加犀角，气虚加人参，渴加石膏。

子悬

胸膈胀满，曰子悬，更加喘甚者，曰胎上逼心。俱宜紫苏饮，虚加人参。

子痫

忽然颠仆抽搐，不省人事，须臾自醒，仍如好人也。此乃肝心二经风热痰迷所致，羚羊角散。抽搐甚者，钩藤汤。若口眼歪斜，半身不遂，于中风门求之。

子嗽

因痰者，二陈汤加枳壳、桔梗。感冒风寒者，桔梗汤。久嗽属阴虚，麦味地黄汤。

子淋

五淋散加生地、泽泻、车前、滑石、木通，清热利水。

子喑

孕妇声音细哑不响也非绝然无语。由胎盛阻遏少阴之脉，不能上至舌本故也。产后音自出，不必治。

转胞

四物汤加升麻、人参、白术、陈皮煎服，服后以指探吐，如是者三四次。余照《医碥·小便不通》门治之。

激经

即胎漏，孕后复行经也。此血有余，无他证者，不必治。若热激者，阿胶汤清之。若所下如豆汁或黄汁甚多者，恐胎枯槁而堕，宜黄芪汤或银苎酒。又有尿血证，血出尿孔，乃膀胱血热也，四物汤加血余、白茅根以凉之，此与胎漏血出人门者不同。

脏躁

孕妇无故悲伤者是也，甘麦大枣汤，详《医碥·悲》门。

胎不安欲堕

跌扑伤胎者，芎归汤调益母丸。暴怒伤肝，房劳伤肾，致胎动欲堕者，逍遥散，六味地黄汤。母病虚弱欲堕者，十圣散。胎伤腹痛，血下者，佛手散加阿胶、蕲艾、杜仲、续断、白术、条芩；血不下者，圣愈汤加杜仲、续断、砂仁；血瘀不出者，加红花、桃仁、生蒲黄、五灵脂等。

堕胎

孕三月未成形者，为堕胎。五七月已成形者，为小产，悉如正产调理。若堕后血下不止，面黄唇白者，脱血也，急宜独参汤以峻补其气，使无形生出有形来，且使气不随血脱，而后可以措手也。若恶血瘀滞不行，腹胁胀痛者，回生丹、益母丸，酌其缓急虚实用之。有常惯堕胎者，每如期而堕，谓之胎滑，此房劳太过，欲火煎熬所致，六味丸，酌用加味可也。

子死腹中

凡孕妇凶危之证，欲知子母存亡，但看孕妇。面赤舌青，腹冷如冰，口出秽气者，其子必死；若面青舌赤者，其母必亡；面舌俱青，口角两边流涎沫者，母子俱不能保。审知其子已死，急下之，勿使秽气恶血上冲心胸，缓下用佛手散，峻下用平胃散加芒硝，看产母之虚实酌用，再察其证之寒热为加味可也。

子啼

儿在胎中，有啼声或如钟鸣也，空房中鼠穴土同川黄连煎汤饮之自止。

胎兼癥瘕

但攻其大半即止，详《医碥·积聚》。

胎不长

孕五六个月而胎不长，由妊母虚弱也，八珍汤、六君子汤之类补之。

鬼胎

因其人思想不遂，情志相感，自身气血郁结而成，如肠覃、石瘕之类二者详《医碥·积聚》。肠覃宜香棱丸，石瘕宜吴茱萸汤。鬼胎依此用之，若果为鬼祟所凭，加入喻嘉言治祟方可也。

附梦与鬼交

寻常梦遗，见《医碥》。若鬼祟所凭者，必独笑独悲独语，如有所对，归脾汤调辰砂、琥珀末服。喻嘉言治祟方、秦承祖灸鬼法并效。

临　产

月足而产，犹瓜熟则落，自然而然，何忧何虑耶？嘱令宽心，勿致忧而气结，惊而气散，更不许收生婆妄言恐吓，及人多语杂，令其惊恐也。

胎至八九月，或十月已足，腹中痛有作有止，痛定仍如常，及痛不甚者，皆非产也。是产必痛甚，且连痛不已，并腰亦痛_{肾系于腰，胎系于肾也}。然儿生自有其时，必儿头已正顶产门，胞破水下，谷道挺进，目中火爆，捻其中指本节跳动，乃为产时，产母于此际努力一送，儿即出矣。若先期用力，恐儿未转身，妄行努逼，则有倒出_{足先出也}、横生_{手先出也}、侧产_{儿头虽顶产门，尚偏侧不正，止见额角也}之祸。即幸免此，亦预费气力，临产时反无力推送矣。然不特用力不可早，即临盆亦不可早，恐久坐久立，亦消乏精神气力。故《达生编》_{此书最精，当熟读之}谓：只宜忍痛正身仰卧，以俟其时也_{或卧或行或坐，总不拘，但以适意为主，意适则血脉调和，流动而不凝滞，儿亦易于转身}。如是则何难产之有？然亦有难产者，或初产之人，或虚弱之妇，或不知此而犯前项之忌，皆致难产，详后法。

难　产

交骨不开

有因气血不足者，有初次生产者，均宜开骨散通其阴气_{弱者加}

人参。

气血凝滞

有胎前喜安逸，不耐劳碌，贪眠嗜卧，以致凝滞者，有平素血液干枯，或胞浆早破，产道干涩者，滑胎煎及猪油、麻油、蜂蜜、葱白、葵子、牛乳、滑石、当归、榆白皮之类。若是气虚力乏者，独参汤。若严寒凝滞者，紫苏、生姜煎汤熏洗腹及下体，暖即产。

横生侧生倒生

并令安心仰卧一则易于施治，一则纾产母并胎儿之困。若久于坐立，则倒悬之儿殆矣。横倒生者，推儿手足令人，不应，则以针刺儿手足，用盐擦之，儿痛即缩上转身矣。侧生者，看其头偏挂何处，随势推正之。

绊肩

儿头虽正顶产门，因转身时脐带绊肩，故不得下，亦令产母仰卧，以指拨开肩上脐带即出。

坐碍

产母疲倦久坐，抵其产路而然。用长手巾一条，拴系高处，令手攀之，轻轻屈足伸舒，以开产路即下。

盘肠

儿未出，母肠先拖出也，恒有之，勿慌。俟儿出后肠仍不收，研烂蓖麻仁四十九粒涂其顶心收即去之，内服补中益气汤或八珍、十全大补等汤加升麻，其肠自收。

捷法：醋水各半，出产母不意，喂其面背，一惊即收。

一法：煮滚醋放盆内，将肠放筛箕上就熏之即收。

胎衣不下

产后气力困乏，不能送出，别无胀痛者，独参汤及八珍汤等。外以蓖麻仁一两，捣烂，贴右足心，衣下速洗去，缓则肠亦出。若久久不出，则血入胞中，胞大难出矣。盖脐带连胞，儿出则带必坠胞，胞形如仰盂，盛聚血水胞即胀大，故难出也。或以手指顶其胞底，倾翻其血，或以指摸胞上口，扳开一角，倾泻其血，或以本妇头发搅其喉，使其呕恶，则气升胞举，底翻向上，其血亦倾^{即指顶意}，并效。若血浸淫已久，渗入胞中，纵倾翻其余血，而血已渗透，胞衣必厚，此非破血不可，速用夺命散或失笑散散之，免致胀痛上攻。若为风冷所干，致血凝瘀者治同。

产门不闭

初产伤重者，浓煎甘草汤洗之。由气血不足者，十全大补汤。

子宫脱出

又名子肠不收，补中益气汤加醋炒芍药，余同盘肠法。或灸顶心百会穴数壮，或以荆芥、藿香、椿根白皮煎汤熏洗，神效。或蛇床子五两，乌梅十四个，煎汤洗之，日五六次。

产 后

血晕

产后眩晕昏迷，有因恶血停瘀上攻而然者_{必非骤见}，面唇必红赤，佛手散。有因人本虚弱，产时去血过多，血脱气亦随脱而然者，面唇必色白_{产毕即见}，清魂散或独参汤频灌之，并宜频烧干漆及烧铁钉淬醋，不时熏之。

腹痛

若恶露_{即恶血也，血何名恶？以应出不出，即留滞为患，故曰恶也}不尽下，留瘀作痛者，必痛而胀，手按必拒，或并小腹硬实胀痛，或自下上冲心胸也。近上者，失笑散，近下者，回生丹、夺命散。若因风寒乘虚入于胞中，滞血为痛者，香桂散；腹中有块者，延胡索散，不散必成血瘕。若因伤食而痛者，必见恶食、嗳腐等证，异功散加山楂、麦芽、神曲；若因怒气肝郁，痛连两胁者，四物汤加木香、柴胡。此皆实证。若痛而不胀，喜揉按热熨，或得食稍缓者，皆属虚痛也。血虚者，当归建中汤；气虚者，四君子汤加当归、炮姜_{脾气虚者宜之}，胃关煎_{肾气虚寒者宜之}。

小腹痛

血块未净者，名儿枕痛。摸之有块，按之亦拒手，延胡索散。凡小腹痛，须辨小便利不利，利者为血瘀，不利者为水蓄。水蓄者，五苓散。若寒气凝滞，不治则成寒疝，吴茱萸汤。

胁痛

左，多属肝血瘀，延胡索散；右，多属肝气滞，四君子汤加青皮、柴胡。若去血过多而痛者，八珍汤加肉桂。

心胃痛

四肢厥逆，爪甲青白者，风冷入内，气血凝滞也，大岩蜜汤。中脘痛，恶食呕吐者，食滞也，二陈汤加木香、砂仁、神曲、麦芽等。若便结尿涩，渴欲饮冷者，实热也，玉烛散。

腰痛

下注两股皆痛者，产时风冷内侵，血滞三阴经也，佛手散加独活、肉桂、续断、牛膝、防风、桑寄生。若因去血过多，三阴亏损者，六味地黄汤加桂、附、续断、杜仲。

遍身痛

去血过多者，八珍汤等，风寒外客者，加羌活、防风等表药。若面唇紫赤者，必血瘀也，四物汤加秦艽、桃仁、没药、红花。

头痛

若面色黄白，无表里证者，乃产后去血过多也详四诊，问头身，八珍汤加蔓荆子。若先见腹痛者，瘀血以渐上攻也，芎归汤。

恶露不绝

或由停瘀，零星渐下，或瘀已尽去，而冲任虚损不能收摄也。瘀者必黯浊臭秽，佛手散；不摄者必是新鲜之血，十全大补汤加阿胶、续断。

筋挛

筋脉拘挛疼痛，俗名鸡爪风，产后血亏，不能荣筋也，八珍汤加黄芪、阿胶、桂枝。兼感外风者，四物汤加柴胡、木瓜、桂枝、钩藤。

气喘

因血脱而孤阳上越者危，独参汤加固敛之药。因瘀血上攻者，面必紫赤，夺命散，虚者人参一两，苏木二两，煎汤冲散服。

浮肿

败血流入经络，化水而浮肿者。遍身青肿，皮如熟李，病在血分也，小调中汤调小调经散。若心胸胀满，肤胀皮厚，小水尚利者，病在气分也，枳术汤。若皮薄而亮，小便不利，卧则喘咳者，此为水肿，茯苓导水汤。

发热

去血过多，阴虚发热者，若汗喘，则阳欲亡，急用当归补血汤。若产时伤力，劳倦发热者，补中益气汤、八珍汤。脾虚伤食发热者，异功散加消导之品。若瘀血发热，必兼腹痛，生化汤，诸去瘀药酌用。

寒热

恶寒发热者，外感也一面恶寒，一面发热，非有先后也，四物汤加柴胡、葱白诸表药可酌用。先寒后热，或先热后寒，往来作止有定期者，疟也，多是血瘀与食滞，生化汤加柴胡、鳖甲、山楂、神曲。若无定期者，乃血气虚损，荣卫不调，阴阳相为胜复也，惟有大补气血而已。

汗

大汗不止及头汗如雨，小便全无，此为亡阳血脱，气随脱也，非大剂参、附不能回阳。若头微汗，身无汗，小便利，屎黑者，瘀血逼热上攻也，去瘀自己。小便不利而喘咳者，水气也，利水自己。若非瘀血水湿，则为阳脱之象矣。

痉

头摇喘促，汗出不止，两手撮空者必死。余详《医碥》。

抽搐

八珍汤加丹皮、生地、钩藤钩。若搐而无力，戴眼，大汗不止者死。余详《医碥》。

不语

有气血两虚，神识昏冒者，八珍汤加钩藤、菖蒲、远志。有瘀血冲心者，七珍散。有痰热乘心者，二陈汤加胆星、黄连。有亡血筋急，舌不能运者，四物汤。

衄血便血血崩

瘀血不下，火逼上行为衄黑色见于口鼻者，难治，用人参泽兰叶汤，多冲童便服之。若逼从大便出，芩连四物汤，芩、连俱酒炒黑用。欲止之者，更加地榆、荆芥穗微炒、升麻、棕榈皮、阿胶。脾虚不摄者，归脾汤。中气下陷者，补中益气汤。若血崩者，当峻补之，十全大补汤加阿胶、升麻、续断、枣仁、山萸黄、姜炭。若因暴怒伤肝，血妄行者，逍遥散加黑栀、生地、白茅根。因停瘀者，必多小腹胀痛，佛手散或失笑散。

谵妄见鬼

败血冲心者，小调经散。血虚神不守舍者，妙香散，当归、熟地煎汤调服，神效。

渴

气虚津乏者，生脉散；血虚者，四物汤加花粉、麦冬，甚者竹叶归芪汤。

咳嗽

外感风寒者，旋覆花汤。阴虚火炎者，六味地黄汤加麦冬、五味。瘀血上冲者，佛手散加桃仁、杏仁、红花、川贝母、延胡索。

痢

热者清之，槐连四物汤。冷热不和者，芍药汤，坠者倍槟榔，痛加生大黄。日久虚寒滑脱者，真人养脏汤。气血大虚者，十全大补汤。若败血渗入大肠作痢者，四物汤加阿胶、地榆、血余、乌鲗鱼骨。余详《医碥》。

疟

已见上寒热条及《医碥》。

大便秘结

血枯肠燥，但用导法可也。

小便淋闭

瘀血夹热，流渗尿胞中者，四物汤加蒲黄、瞿麦、桃仁、牛膝、滑石、甘草梢、木通、木香。

小便不禁

稳婆不慎伤其尿胞者，黄芪当归散补之，引用猪草胞同煎。

血败成痈

产后败血不行，荣气不从从，顺也，逆于肉理，结成痈疽者，生化汤加连翘、金银花、甘草节、乳香、没药，不可用寒药，一恐冰血，一恐寒中，难溃难敛。

产后治法总论

丹溪谓：气血两虚，唯宜大补，虽有他证，以末治之。而张子和则云：产后多瘀血证，慎不可作虚治。二说各成其是，不可偏执，何则？生产乃天地自然之理，儿出血随，亦属自然，壮健之妇，产后安然如故，岂可概称为虚？又其人脏腑素热者，产后岂必遽寒？子和砖出窑仍热之说，深为得理，可概用温补之药乎！今人惟从丹溪，寒凉攻逐，闻而吐舌，览子和《儒门事亲》诸案，咸疑而不信。一味温补，令热愈锢，血愈瘀，渐致肿胀喘咳，二便淋秘，骨蒸潮热，而死者多矣。已上各条证治，系从《金鉴》录出，于攻伐清凉一门，尚多未备，学者博览群书，取衷焉可也。按子和每以四物汤与凉膈散对服，又用玉烛散、导水丸、禹功散、调胃承气汤等以清之泻之，三圣散等以吐之，又常饮以冰水，无不应手取效，当细参之。

乳 证

乳不行

乳与血本一物，在上为乳，在下为月经。化生于脾，水谷之精气所酝酿而成者也，故乳之味甘。宣布于肺，故乳之色白。及其变为血，则心火之所成也，故色红。归藏于肾，故味咸。一而二，二而一者也。故经行则无乳，乳行则无经亦有并行者，则血之旺者也，荫于胎，则经乳俱不行。然则产后乳少者，其为血虚可知矣，四物汤加花粉、王不留行、通草、穿山甲，猪蹄熬汤煎服。脾虚食少者，四君子汤，并用葱白煎汤，时时淋洗乳房，以通其气血少必滞故也。若因血瘀而不行者，两乳必胀痛，涌泉散。

乳涌

壮旺者不用治，虚者十全大补汤倍参芪气虚不摄也，过犹不及之义。

无儿食乳欲其消

麦芽炒熟煎汤，时时饮之。儿食少，而乳过多者，免怀散回之。

乳痈

乳房忽然红肿，坚硬疼痛，憎寒壮热者，乳不通而欲成痈也，乃足阳明乳房属之、厥阴乳头属之二经风热壅盛多由郁怒厚味致之。初起宜消毒饮，若寒热系由外感者，加荆芥、防风、羌活、独活，服后不消，其脓已成者，加皂角刺、穿山甲以穿发之。若溃后气血虚者，人参养荣汤，脓清不敛者，大剂参、芪、桂、附。乳痈有因其儿口气焮热，口含乳头睡着，热气吹入乳中，以致乳管不通，因而结核，名曰吹乳。于初起时，忍痛频揉，令人吮去滞乳，亦可消，否则成痈。立效散，脓成者溃，未成者消。外用南星、半夏、僵蚕、白芷、皂角刺、草乌为末，葱汁合蜜调敷。大约青皮疏肝滞，石膏清胃热，甘草节行污浊之血，栝蒌实消肿导毒，再加没药、橘叶、皂角刺、金银花、蒲公英、当归，以少酒佐之，此治实之法也。若因虚寒而气血凝滞者_{证必不暴}，则为乳岩之类，详下条。

乳岩

乳根结成隐核，如围棋子大，不痛不痒，肉色不变，其人或内热夜热，数年后，方从内溃出，嵌空玲珑，洞窍深陷，有如山岩，故名。由其人中气虚寒，或抑郁不舒，致气血凝滞，宜早服十六味流气饮或逍遥散，外以木香、生地捣饼敷上，热器熨之。鹿角胶一味消岩圣药，隔蒜灸亦佳。不时以青皮、甘草为末，煎浓姜汤调服亦可。宜戒七情厚味，便可消散。若溃后惟宜培补，十全大补汤、八珍汤、归脾汤、人参养荣汤酌用。

妒乳

乳头生疮也，以鹿角、甘草为末，鸡子黄调，铜勺内灸，敷之，内服连翘散。

乳悬

两乳细长，下垂过腹也。由瘀血上攻使然，浓煎芎归汤不时饮之，以其余滓熏嗅，则瘀散，乳即上升。不效，更以蓖麻仁捣贴顶心，收即去之。

前阴诸证

阴肿

肝心二经火盛，湿热下流也，龙胆泻肝汤。若气虚下陷重坠者，补中益气汤。外用蕲艾、防风、大戟熬汤熏洗，更以枳实、陈皮各等分为末，炒热腾之腾谓煎滚，以其气蒸腾之也，则肿痛自消。

阴中痛

肝脾郁滞，湿热下流所致。有痛极手足不能舒伸者，内服逍遥散加丹皮、栀子，外以四物汤料合乳香捣饼，纳阴中即愈。

阴痒

湿热生虫也，加味逍遥散加槐实、白薇，或龙胆泻肝汤。外用蒜汤洗，再以桃仁研成膏，合雄黄末，用鸡肝切片蘸药，纳户中，俟虫钻食其肝，取出即愈。

阴挺

阴中肉突出，状如菌如鸡冠也，或因湿热下注，或因气虚下陷，或因胞络伤损不能内系，或因分娩翻出，即癫疝之类也。属热者必肿痛，小便赤数，龙胆泻肝汤。属虚者反是，且必重坠，补中益气汤加青皮、栀子。外用蛇床子、乌梅煎水洗，更以猪油调藜芦末敷之，必愈。若突出甚，长至数寸一尺者，名阴痔，即俗所称茄子病也，流黄水者易治湿热易去也，流白水者难治无热属虚，故难治也。乌头烧存性，酽醋熬熏，内服逍遥散、补中益气汤、归脾汤，酌其虚实用之。

阴疮

亦肝脾郁火，湿热下流，久而生虫，虫蚀成疮，脓水淋漓，时痛时痒，常觉虫行，小腹胀闷，尿赤频数也。肿痛者，四物汤加柴胡、栀子、龙胆草。溃烂出水者，加味逍遥散。重坠者，补中益气汤。

阴冷

艰于受孕，宜八味地黄丸，外以远志、干姜、蛇床子、吴茱萸各等分为末，棉裹纳阴中，日二易。

阴吹

阴中时时出气有声也，由胃中谷食盛，故分泄于前阴。用妇人发一团洗净，猪膏煎化服之，导病从小便出，此《金匮》方。若气虚下陷者，四君子汤加升、柴提之。

交接出血

由阴络伤损，血本不固，交接则肝火动而疏泄也，归脾汤加伏龙肝煎服，或以桂心、釜底黑二味为末，酒冲服方寸匕自愈。有热者，前汤加胆草、黄芩、柴胡、栀子。

种子论

此书不载种子方法，何也？曰种子方法，只寡欲多男一句可了，其余慎起居、节饮食、调性情、适寒温，自是养身常道，固不单为种子言也。夫药以治病，无病何用药？设有病，则寒热虚实，证亦纷然莫纪，古今医方尚不可尽，而欲以印板数方治之且种之，不亦挂一漏万乎？且种子诸方，例用温补，而张子和谓吐、汗、下三法，行则天下无不孕之妇。然则何方不可种子，而拘守一途也，不载之载，其载毕矣。

张子和云：妇人无病而无子，经血如常，或不调者，乃阴不升阳不降即心火肾水不交也，有所滞碍也。可用独圣散吐痰二三升火热必生痰，后用禹功散或无忧散泻三五行，或十余行以去肠胃之积，次吃葱醋白粥三五日，胃气通畅，可服玉烛散，助以桂苓白术丸、散，降心火，益肾水，水火相济，不数月必有孕也。一妇梦与鬼交，及见神堂阴府舟楫桥梁，如此十五六年不孕，灸穴万千，黄瘦发热引饮，中满足肿饮多，小便不利也，此阳火盛于上，阴火盛于下。鬼神者，阴之灵，神堂者，阴之府，舟楫桥梁者，水之用火盛则魂动而多梦，其火本肾经相火，肾为阴，故梦鬼神，肾属水，故梦舟梁也。上焦阳火，乃艾灸所生，后起者耳。两手寸脉皆沉伏，知胸中有痰也痰在内，故沉伏。凡三涌三湿三汗，不旬日而无梦，一月而有孕。又一卒妻，心下有冷积如覆杯，按之有水声，卒虑无子，欲出之。以三圣散吐涎一斗，次服白术调中汤、五苓散，后服四物汤和之，不再月而孕。故曰用吾三法，无不子之妇。又云：病久否闭，忽得涌泄，气血冲和又云中脘和畅。心肾交媾，阳事必举。子和此义精矣，录之以开拓学者心胸。喻嘉言云：经云阴平阳秘，可见阳之秘密不泄，由于阴之和平，盖阳根于阴，培阴所以培阳之基也水足则火不易动，肾之闭藏有权，则肝不得而轻泄也。今人以热药劫阴，托名脐带胎发，实用炼过硫黄在内服之，阳虽坚壮，未几燥病百出。有伤脑而精流不止者，盖脑为髓海，脑热而通身之髓尽奔也。有脑热蒸涕，黄浊透入板壁，划削不除，热极生风，竟至不起者。有病消渴，医令服六味地黄汤，千剂始愈者。又有用麝香、硫黄、附子等热药，加艾火蒸脐者。以是种子，有速毙耳。又云：一友继室，身体肥盛，经候亦调，从未孕育。盖体肥者，血虽旺而气不流也，地体厚重，得大气以运之，则生机不息。若重阴冱寒之区，天日之光不显，则物生实罕。昔湖阳公主，体肥难产，医为制枳壳、厚朴等耗气之药，名曰瘦胎饮，服数十剂，而临产顺利。盖肥满之躯，胎处其中，全无穴隙，以故伤胎之药，止能耗其外之气血，而不能伤其内之胎元，此用药之妙也。今仿其意而制方，不用补气之药，而用耗气之药_{耗气犹云行气耳}，以助其流动，岂杜撰乎？又《金鉴》云：妇人肥盛多不孕，以脂膜塞闭子宫也，以涤痰汤送涤痰丸。此皆至论，医者所当知。

诸　方

四物汤

地黄_{或生或熟}　芍药_{或白或赤}　当归各二钱　川芎一钱

水煎服。

芩连四物汤即四物汤加黄芩、黄连

姜芩四物汤即四物汤加姜黄、黄芩、延胡索、香附、丹皮

桃红四物汤即四物汤加桃仁、红花

知柏四物汤即四物汤加知母、黄柏

荆芩四物汤即四物汤加荆芥、黄芩

胶艾四物汤即四物汤加阿胶、艾叶、甘草

地骨皮饮即四物汤加丹皮、地骨皮

玉烛散即四物汤加大黄、芒硝、甘草

三黄四物汤即四物汤加大黄、黄芩、黄连

当归补血汤

当归三钱　黄芪蜜炙,一两

水煎服。

圣愈汤

熟地酒拌,蒸半日　白芍酒拌　川芎　人参各七钱五分　当归酒洗
黄芪炙。各五钱

水煎服。

过期饮

熟地　白芍炒　当归　香附各二钱　川芎一钱　红花七分　桃仁泥
六分　蓬莪术　木通各五分　甘草炙　肉桂各四分　木香八分

水二钟,煎一钟,食前温服。

当归建中汤

当归一两　白芍二两　肉桂一两　甘草炙,七钱　饴糖

上咬咀,每服三钱,加生姜、枣,水煎,空心服。

人参养荣汤即十全大补汤去川芎,加陈味

小柴胡汤

柴胡　黄芩　人参　半夏　生姜　大枣　甘草

清热行血汤

桃仁　红花各一钱　丹皮　五灵脂　生地各一钱　甘草五分　穿山
甲　赤芍各一钱

水煎服。

加味乌药汤

乌药　缩砂仁　木香　延胡索　香附制　甘草　槟榔各等分

上细剉，每服七钱，生姜三片，水煎温服。

琥珀散

三棱　莪术　赤芍　当归　刘寄奴　丹皮　熟地　官桂　乌药
延胡索各一两

上前五味用乌豆一升，生姜半斤切片，米醋四升，同煮，豆
烂为度，焙干，入后药，同为末。每服二钱，温酒调下，空心食
前服。

大温经汤

吴茱萸汤泡　丹皮　白芍　人参　肉桂　当归　川芎　阿胶碎炒
甘草炙。各一钱　麦冬去心，二钱　半夏二钱五分

上加生姜水煎，食前服。

吴茱萸汤

当归　肉桂　吴茱萸　丹皮　半夏制　麦冬各二钱　防风　细辛
藁本　干姜　茯苓　木香　炙甘草各一钱

水煎服。

理中汤

白术　人参　干姜　甘草炙。各一钱

上剉，水煎服。

参苓白术散

人参　白术土炒　茯苓　山药炒　甘草　莲肉去心　白扁豆炒。各钱半　陈皮　薏仁炒　砂仁　桔梗各八分

上为细末，每服二钱，姜枣汤调服。

犀角地黄汤

芍药七钱五分　生地半斤　牡丹皮一两，去心，净，酒浸　犀角一两，如无，以川升麻代

上咬咀，每服五钱，水煎服。有热如狂者加黄芩二两。

三和汤

当归　川芎　大黄　朴硝　白芍　地黄　黄芩　栀子　连翘　薄荷　甘草各等分

上剉，每服八钱，水煎服。

小调经散

白芍　当归　没药　琥珀　桂心各一钱　细辛　麝香各五分

上为末，每服五分，姜汁、温酒各少许调服。

茯苓导水汤

茯苓　槟榔　猪苓　缩砂　木香　陈皮　泽泻　白术　木瓜　大腹皮　桑白皮　苏梗各等分

上加姜煎服。胀加枳壳，喘加苦葶苈子，腿脚肿加防己。

逍遥散

当归酒炒　白芍酒炒　白茯苓　柴胡各一钱　甘草五分，炙　白术

一钱，土炒

水一盏半，加薄荷、煨姜煎服。

加味逍遥散即前方加丹皮、栀子

大黄䗪虫丸

大黄　赤芍　生地　桃仁　杏仁　干漆　甘草　䗪虫　虻虫
蛭虫　蛴螬　黄芩各等分

上末，炼蜜丸，每服丸数，量虚实增减。

泽兰叶汤

泽兰叶三两　当归　白芍各一两　甘草五钱

上为粗末，每服五钱，水二盏，煎一盏，温服。

柏子仁丸

柏子仁炒，另研　牛膝酒洗　卷柏各五钱　泽兰叶　续断各三两
熟地三两五钱，酒浸半日，石臼内杵成膏

上为细末，炼蜜丸如桐子大，空心米饮下三十丸。

芩心丸

用黄芩心枝条者三两，米泔浸七日，炙干，又浸又炙，如此
次。上为末，醋丸如桐子大，每服七十丸，空心温酒送下，日进
二服。

益阴煎

生地三钱　知母　黄柏各二钱　龟板四钱，醋炙　缩砂仁　甘草炙。
各一钱

722

上剉，水煎服。

归脾汤

人参　黄芪炙　白术土炒　茯神　当归　龙眼肉　远志去心　枣仁炒。各一钱　木香五分　甘草炙，五分

剉，姜、枣，水煎服。

调经升阳除湿汤

黄芪　苍术　羌活各一钱五分　防风　藁本　升麻　柴胡　甘草炙，各一钱　独活五分　蔓荆子七分　当归

哎咀，水五大盏，煎至一大盏，去滓，稍热服，空心服毕，待少时以早膳压之。

补中益气汤

黄芪　人参　白术　甘草炙。各一钱　当归　陈皮各七分　升麻柴胡各三分

上剉，姜、枣，水煎服。

地榆苦酒煎

地榆一两

醋煎露一宿，次蚤温服，立止。止后随证调治之苦酒，即醋也。

导水丸

牵牛头末　滑石水飞　黄芩　川大黄

上末，蒸饼为丸，量虚实服。

清白散

当归　黄柏_{盐水泡}　白芍_炒　樗根皮_{酒炒}　生地　川芎　贝母各一钱　炮姜　甘草_{各五分}

上剉，生姜三片，水煎服。一方无樗皮、贝母，有椿皮。

万安丸

牵牛_{头末}　胡椒　木香　石茴香_{各等分，焙}

上末，水泛为丸，量虚实服。

四君子汤

人参　白术_{土炒}　茯苓_{各二钱}　甘草一钱

上剉，姜、枣，水煎服。

六君子汤即四君子汤加陈皮、半夏

异功散即四君子汤加陈皮

八味地黄丸

熟地_{八两}　萸肉_{四两}　淮山药_{四两}　丹皮　泽泻　白茯苓_{各三两}附子_制　肉桂_{各一两}

炼蜜丸梧子大，盐汤下。

固精丸

牡蛎_{煅粉}　菟丝子_{酒蒸，焙}　韭子_炒　龙骨　五味子　白茯苓桑螵蛸_{酒炙}　白石脂_{各等分}

上为末，酒糊丸如桐子大，每服七十九丸，空心米汤下。

威喜丸

白茯苓四两，去皮作块，用猪苓二钱五分，同于磁器内煮二十余沸，出，晒干，不用猪苓　黄蜡四两

上以茯苓为末，炼黄蜡为丸如弹子大，空心细嚼，满口生津，徐徐咽服，以小便清为度。忌米醋，只吃糠醋，忌动气。

乌药散

乌药　莪茂　桂心　当归炒　桃仁　青皮　木香各等分

上为末，每服二钱，热酒调下。

血竭散

真血竭如无，紫矿代　当归　赤芍　蒲黄　延胡索

上等分，碾细频筛，再研，取尽为度。每服一钱，用童便合好酒半大盏煎一沸，温调下。方产下时一服，上床良久再服，其恶血自循经下行，不致冲上，免生百病。一方加桂心。

大七气汤

三棱　莪茂各煨切　青皮去瓤　陈皮去白　木香　藿香　益智仁桔梗　肉桂　甘草炙。各七钱五分

上㕮咀，每服五钱，水二钟，煎至一钟，食前温服。

开郁正元散

白术　陈皮　青皮　香附　山楂　海粉　桔梗　茯苓　砂仁延胡索　麦芽炒　甘草炙　神曲炒。各等分

上剉，每服一两，生姜三片，水煎服。

葱白散

当归　熟地　赤芍　川芎　人参　茯苓　枳壳　肉桂　厚朴　干姜　木香　青皮　莪茂　三棱　茴香　神曲　麦芽　苦楝子各等分

上末，加葱白三寸，食盐五分，煎服三钱。大便结燥，去盐，加大黄。便自利加诃子。

当归散

当归　川芎各二钱　鳖甲三钱，醋炙　吴茱萸　桃仁十五粒　赤芍　肉桂各一钱　槟榔　青皮各八分　木香　莪茂　川大黄各七分

上为末，每服一钱，水一盏，入干胭脂一钱同煎六分服，食后。

失笑散

五灵脂　蒲黄各等分

为末，先用酽醋调二钱熬膏，入水一盏，煎至七分，食前热服，良验。

桃奴散

桃奴炒　雄鼠粪炒，两头尖者是　延胡索　五灵脂　肉桂　香附炒　砂仁　桃仁各等分

为末，每服三钱，酒调下。

加味六君子汤一方多旋花一味

人参　白术土炒　茯苓　陈皮　半夏制。各一钱五分　甘草炙，五分　藿香　枇杷叶炙。各一钱　缩砂仁　枳壳炒。各八分

上剉，加生姜煎服。

加味温胆汤

陈皮　半夏制　茯苓各一钱　甘草炙，五分　枳实　竹茹　黄芩各一钱　黄连八分　麦冬二钱　芦根一钱

上剉，姜、枣，煎服。

平胃散

厚朴姜汁炒　苍术米泔浸，炒　陈皮　甘草炙

上为末，每服三钱，加姜煎服。

佛手散

川芎二两　当归三两

上为细末，每服二钱，水一盏，酒二分，煎七分，温服。

芎归汤即佛手散不为末耳

加味芎归饮

川芎二钱　当归五钱　人参一钱　吴茱萸五分　阿胶二钱　蕲艾八分　甘草炙，五分

上剉，水煎服。

导赤散

生地三钱　木通二钱　甘草梢一钱　灯心一团

煎服。

五苓散

白术　茯苓　猪苓　泽泻各二钱五分　桂三分

上剉，作一服，水煎服。

知母饮

知母　麦冬　甘草各五钱　黄芪　子芩　赤苓各七钱五分

上咬咀，每服四钱，水一盏，煎至七分，去滓，入竹沥一合，温服。

紫苏饮

当归　川芎　白芍各二两　陈皮　苏茎叶　大腹皮各一两　甘草五钱，炙　人参量虚实用

上咬咀，每服五钱，水二盏，生姜五片，煎一盏，去滓，日进二服。有热加黄芩、竹茹，烦加羚羊角，有食加山楂、神曲。

羚羊角散一方无归芎二味

羚羊角镑　独活　酸枣仁　五加皮　防风　薏苡仁　杏仁　当归酒浸　川芎　茯神去木。各五分　甘草　木香各二分

上咬咀，加生姜五片，煎服。

钩藤汤

钩藤钩　当归　茯神　人参各一两　苦桔梗一两五钱　桑寄生五钱

上为粗末，每服五六钱，水二盏，煎一盏，去滓温服，无时。忌猪肉、菘菜。烦热加石膏二两半，临产月加桂心一两。

二陈汤

半夏姜制，二钱　陈皮去白　茯苓一钱　甘草五分

加姜煎。

桔梗汤一方多杏仁、百合、前胡三味

天冬去心　赤苓各一钱　桑皮　桔梗　紫苏各五分　麻黄去节，三分
贝母　人参　甘草炙。各二分

加生姜，水煎服。

麦味地黄汤

熟地四钱　山萸肉二钱　山药二钱　五味子十二粒　泽泻　茯苓
丹皮各一钱五分　麦冬二钱

剉，水煎服。

五淋散

赤芍　山栀子各二钱　赤苓一钱二分　当归一钱　子芩六分　甘草
五分

水煎服。

阿胶汤《金鉴》论激经属热者阿胶汤，方用四物加阿胶、黑栀、侧柏、
黄芩，与此异，须辨

阿胶炙燥　熟地焙　艾叶微炒　川芎　当归切片　杜仲去粗皮，炙
白术各一两

上㕮咀，每服四钱，水一盏半，枣三枚，擘破，同煎至八分，
去滓，食前服。

黄芪汤

糯米一合　黄芪二两　川芎一两

上细剉，水二大盏，煎至一盏，温服。一方无川芎。

银苎酒

苎麻根二两　纹银五两　清酒一盏

上以水二大盏，煎至一大盏，去滓，分温二服。

甘麦大枣汤

甘草三两　小麦一升　大枣十枚

上以水六升，煮取三升，分温三服，亦补脾气。

益母丸

益母草五月五日、六月六日采之，阴干，忌铁

上一味，以石器碾为细末，炼蜜丸弹子大，每用一丸，童便、好酒各半，研化服之。

六味地黄汤

熟地八钱　山萸肉　山药各四钱　丹皮　泽泻　茯苓各三钱

上清水煎服。

十圣散

人参　黄芪　白术　熟地　砂仁各五分　甘草炙　当归　川芎白芍炒，各一钱　川续断八分

剉，水煎服。

回生丹

锦纹大黄一斤，为末　苏木三两，打碎，用河水五碗，煎汁三碗，听用　大黑豆三升，水浸取壳，用绢袋盛壳，同豆煮熟，去豆不用，将壳晒干，其汁留用　红花三两，炒黄色，入好酒四碗，煎三五滚，去渣取汁听用　米醋九

斤，陈者佳

将大黄末一斤人净锅，下米醋三斤，文火熬之，以丧木箸，不住手搅之，成膏再加醋三斤熬之，又加醋三斤，次第加毕，然后下黑豆汁三碗，再熬，次下苏木汁，次下红花汁，熬成大黄膏。取入瓦盆盛之，大黄锅巴亦铲下，入后药同磨。

人参　当归酒洗　川芎酒洗　香附醋炒　延胡索酒炒　苍术米泔浸炒　蒲黄隔纸炒　茯苓　桃仁去皮尖油。各一两　川牛膝五钱，酒洗　甘草炙　地榆酒洗　川羌活　广橘红　白芍酒洗。各五钱　木瓜　青皮去瓤，炒。各三钱　乳香　没药各二钱　益母草三两　木香四钱　白术米泔浸炒，三钱　乌药二两半，去皮　良姜四钱　马鞭草五钱　秋葵子三钱　熟地一两，酒浸，九坎蒸晒，如法治就　三棱五钱，醋浸透，纸裹煨　五灵脂五钱，醋煮化，焙干研细　山萸肉五钱，酒浸蒸捣

上三十味并前黑豆壳共晒为末，入石臼内，下大黄膏拌匀，再下炼熟蜜一斤，共捣千杵，取起为丸，每丸重二钱七分，静室阴干，须二十余日，不可日晒，不可火焙。干后只重二钱有零，铄蜡护之，即蜡丸也。用时去蜡壳，调服。

八珍汤

人参　白术土炒　茯苓　甘草　熟地　当归　川芎　白芍各等分

加姜枣煎服。

香棱丸

木香　丁香各五钱　枳壳麸炒　三棱酒浸一夕　莪茂细剉，每一两用巴豆三十粒，去壳同炒，待巴豆黄色，去巴豆不用　青皮炙　川楝子肉　茴香

上为末醋煮，面糊丸如桐子大，朱砂为衣，每服三十丸，姜盐汤送下或温酒下，无时。

治祟方

喻嘉言曰：杨季登次女，病多汗，食减肌削，诊时手间心掣肉颤，身倦气怯。余曰此大惊大虚之候，宜从温补者也。遂于补剂中多加茯神、枣仁，投十余剂，全不对病。余为徘徊治法，因自计曰：非外感也，非内伤也，非杂证也，虚汗振掉不宁，能受补药而病无增减，且闺中处子，素无家难，其神情浑似丧败之余，此曷故耶。忽而悟曰：此必邪祟之病也。何为？其父不言，甚有可疑。往诊，问其面色，曰时赤时黄。余曰：此证确有邪祟附人脏腑，吾有神药可以驱之。季登才曰：此女每晚睡去，口流白沫，战栗而绝，以姜汤灌至良久方苏，挑灯侍寝防之，亦不能止。因见所用安神药甚当，兼恐婿家传闻，故不敢明告也。余曰：何不早言，吾一剂可愈。乃以犀角、羚羊角、龙齿、虎威骨、牡蛎粉、鹿角霜、人参、黄芪等药合末，令以羊肉半斤，煎取浓汁三盏，尽调其末，一次服之，果得安寝，竟不再发，相传以为神异。余盖以祟附于身，与人之神气交持，亦逼处不安，无隙可去，故用诸多灵物之遗形，引以羊肉之膻，俾邪祟转附骨角，移从大便而出，仿上古遗精变气、祝繇遗事而充其义耳。吾乡熊仲纾先生幼男去疾，髫龄患一奇证，食饮如常，但脉细神呆，气夺色夭。仲翁曰：此何病也？余曰：病名淹牒，《左传》所谓近女室晦，即是此病，彼因近女，又遭室晦，故不可为，令郎受室晦之邪，而未近女，是可为也。即前方少加牛黄丸，服旬日而安。

灸鬼法 见针灸

开骨散

当归五钱　龟板三钱，醋炙研　川芎二钱　妇人发一团，生过子女者

水煎服。

滑胎煎

当归三五钱　川芎七分　杜仲炒，二钱　熟地三四钱　枳壳七分　山药二钱

水二钟，煎八九分，食前温服。

十全大补汤

人参　白术　茯苓　黄芪　当归　熟地　白芍　川芎各一钱　肉桂　甘草炙。各五分

加姜枣，水煎服。

夺命散

没药　血竭各等分

上研为细末，才产下，便用童便、细酒各半杯，煎一两沸，调下二钱，良久再服，其恶血自下行，便不冲上，免生百病。

清魂散

泽兰叶　人参各二钱　川芎五钱　荆芥穗一两　甘草二钱

上为末，用温酒、热汤各半杯，调一钱灌之，下咽眼即开，气定即醒。

香桂散

当归　肉桂　川芎各等分

为末，酒调服。

延胡索散

当归　赤芍　生蒲黄　桂心　琥珀　红花　延胡索各等分

上以好醋浸一宿，焙干为末，每服二钱，酒调。

胃关煎

熟地五钱　山药炒，一钱　白扁豆炒，二钱　甘草炙，一钱　焦干姜一钱　白术二钱　吴茱萸五分

水煎服。

大岩蜜汤

当归　熟地　白芍各二钱　干姜　肉桂各一钱　吴茱萸　独活　远志炙　细辛　甘草炙。各八分

水煎服。

小调中汤

茯苓　当归　白芍　陈皮各一钱　白术一钱五分

上作一剂，煎汤服。

枳术汤

枳实二两，炒　白术土炒，二两

加姜水煎服。

生化汤

当归　川芎　丹参　桃仁　红花　姜炭

水酒各半煎。

七珍散

人参　石菖蒲　生地　川芎各一两　细辛一钱　防风　朱砂另研。

各五钱

上为细末，每服一钱，薄荷煎汤调服。

人参泽兰叶汤

人参五钱　泽兰叶　丹皮　牛膝各二钱　生地三钱　熟地五钱　藕节五枚

煎，冲童便服。

妙香散

甘草五钱，炒　远志制，去心　山药姜汁炙　茯苓　茯神去木　黄芪炙。各二两　人参　桔梗各五钱　辰砂三钱，另研　麝香二钱，另研　木香一钱五分

上为细末，每服二钱，当归、熟地煎汤调下。

生脉散

人参　麦冬　五味子

竹叶归芪汤

人参　白术土炒　当归　黄芪炙。各二钱　竹叶二十片　甘草炙，五分

上剉，水煎服。

旋覆花汤

旋覆花　赤芍药　荆芥穗　半夏曲　前胡　甘草炙　茯苓　五味子　杏仁去皮尖，麸炒　麻黄各等分

上咬咀，每服四钱，水一盏半，生姜三片，枣一枚，煎至七分，去滓，食前温服。有汗不宜用。

槐连四物汤

当归　川芎　赤芍　生地　槐花　黄连各一钱。炒　御米壳五分，去蒂，蜜炙

水煎服。

芍药汤

芍药炒　当归　黄连炒。各五钱　槟榔　木香　甘草炙。各二钱　桂二钱五分　黄芩炒，三钱

每服五钱，水煎。如不减，加大黄。此证又有因中气虚弱，脾气郁结者，治当审察。

真人养脏汤

人参　白术　白芍各二钱　肉桂　肉豆蔻　诃子煨。各一钱　木香　甘草　罂粟壳各八分

姜枣煎服。

黄芪当归散

人参　白术土炒　黄芪　当归　白芍各三钱　甘草八分

上剉，加姜枣，水煎服。

涌泉散

白丁香　王不留行　花粉　漏芦各一钱

猪蹄汤煎服。一方有僵蚕。

免怀散

红花　赤芍　归尾　牛膝各二钱

水煎服。

消毒饮

青皮　白芷　当归　柴胡　浙贝母　僵蚕　花粉　金银花　甘草节各等分

水煎服。

立效散

栝蒌实　乳香　没药　当归　甘草　皂角刺

酒煎服。

十六味流气饮

当归　白芍　人参　黄芪　川芎　防风　苏叶　白芷　枳壳桔梗　甘草　槟榔　乌药　厚朴　官桂　木通

水煎服。

连翘饮

防风　玄参各二钱　白蔹　芒硝　大黄　射干各一钱　升麻五分白芍一钱　甘草五分　杏仁二十粒

加姜，水煎服。

龙胆泻肝汤

生地二钱　木通　车前子各一钱五分　泽泻　黄芩各二钱　当归二钱　黑栀仁　龙胆草各一钱　甘草五分，生　柴胡　灯草一团

水煎服。

独圣散

甜瓜蒂_{炒黄研末}

每服一二钱，酸齑汁或熟水调下，得吐则止，不必尽剂_{欲吐不吐}者，含糖一块即吐。吐时须令闭目_{以吐能令人目翻也}，紧束肚腹。吐不止者，温水调麝香少许，服之即止。

三圣散

防风_{去芦，三钱}　藜芦_{去苗及心，五分}　甜香蒂_{三钱，炒黄}

共为末，每服二三钱，服法同前_{止藜芦吐者，用浓煎葱汤解之}。

禹功散

黑牵牛_{头末，四两}　茴香_{一两，炒}　或加木香_{一两}

为细末，以生姜自然汁调一二钱，临卧服。

无忧散

黄芪　木通　桑白皮　陈皮_{各一两}　胡椒　白术　木香_{各五钱}牵牛_{头末，四两}

为细末，以生姜自然汁调三五钱，食后服。

桂苓白术丸

官桂　茯苓　半夏_{各一两}　白术　干姜_{各二钱五分}　橘红_{去白}　泽泻　黄连_{各五钱}　黄柏_{二两}

曲糊丸小豆大，每服三五十丸，食后姜汤下。

桂苓白术散

官桂　茯苓　白术_{各五钱}　甘草　泽泻　石膏　寒水石_{各一两}

滑石二两

为细末，白汤调三钱，食后服，新水生姜汤亦可。

白术调中汤

白术　茯苓　陈皮去白　泽泻各五钱　甘草一两　干姜官桂　砂仁　藿香各二钱五分

为细末，白汤化蜜少许，调下二钱，无时。若蜜丸，可每丸重一钱。

涤痰汤

治妇人肥盛者，多不受孕，以身中有脂膜闭塞子宫也，以此汤送后丸药。

当归一两　茯苓四两　川芎七钱五分　白芍药　白术土炒　半夏制　香附米　陈皮　甘草各一两

上作十帖，每帖姜三片，水煎，吞后丸子。

涤痰丸

白术二两，土炒　半夏曲　川芎　香附米各一两　神曲炒　茯苓各五钱　橘红四钱　甘草二钱

上为末，粥丸，每服八十丸，如热者，加黄连、枳实各一两。

导水丸

大黄　黄芩各二两　滑石　黑丑头末，各四两

婴科辑要

目 录

诸　方

一捻金

大黄_生　黑丑　白丑　人参　槟榔_{各等分}

上为细末，每少许蜜水调服。

匀气散

陈皮　桔梗_{各一钱}　炮姜　砂仁　炙甘草_{各五分}　木香_{三分}

上共为细末，每服五分，红枣煎汤调服。

理中汤

人参　白术_{土炒}　干姜　甘草_炙

引用红枣肉，水煎服。

生地黄汤

生地黄　赤芍药　川芎　当归　天花粉　甘草_生

水煎服。

真金散

黄连_生　黄柏_生　当归　赤芍药_{各一钱}　杏仁_{去皮尖，五分，炒}

上锉散乳汁浸一宿，晒干，为极细末，用生地黄汁调一字，频频点眼即愈。

香苏饮

藿香　苏叶　厚朴_{姜炒}　陈皮　枳壳_{面炒}　茯苓　木香_煨　炙草
引用生姜，水煎服。

二陈汤

半夏_{姜制}　陈皮　茯苓　甘草
引用生姜，水煎服。

导赤散

生地　木通　甘草梢
引用灯草、竹叶，水煎服。

八正散

扁畜　瞿麦　滑石_飞　木通　赤茯　车前子　生大黄　山栀子_生
引用灯心，水煎服。

豆豉膏

淡豆豉_{一勺}　田螺_{十九个}　葱_{一大束}
上捣烂用巴蕉汁调贴脐上。

木通散

车前子　扁蓄　瞿麦　木通　赤茯　山栀　滑石　黄芩　生甘
草　大黄
引用灯心，水煎服，或入薄荷同煎。

紫霜丸

代赭石一两，火煨醋浸三五次，研　赤石脂一两　杏仁六十粒，去皮尖　巴豆三十粒，去油膜

为末饭糊丸，如麻子大，日服三丸，白水下。

黑白散

黑牵牛半生半炒　白牵牛半生半炒　大黄生　槟榔　陈皮各五钱　生甘草三钱　元明粉一两

上除槟榔不过火，余五味或晒或焙，乃合槟榔为末，同元明粉入乳钵内研细，每服五分至六七分温蜜汤调化。

苏合香丸

苏合香油五钱，入安息香内　安息香一两，另为末，用无灰酒半斤熬膏　丁香　青木香　白檀香　沉香　荜茇　香附子　诃子煨，取肉　乌犀镑　朱砂各一两，水飞　薰陆香　片脑各五钱，研　麝香七钱半

上为细末，入安息香膏，炼蜜和剂，圆如芡实大，空心，用沸汤化下，酒下亦可。

生地黄汤

生地黄　赤芍药　川芎　当归　天花粉　赤茯苓　泽泻　猪苓　甘草生　茵陈蒿

引用灯心，水煎，食前服。

犀角散

犀角镑　茵陈蒿　栝楼根　升麻　甘草生　龙胆草　生地　寒水石煅

水煎，不拘时服。

清热解毒汤

生地　黄连　金银花　薄荷叶　连翘_{去心}　赤芍　木通　甘草_生

引用灯心，水煎服。

蒋氏化毒丹

犀角　黄连　桔梗　元参　薄荷叶　甘草_生　大黄_{生各一两}　青黛_{五钱}

为细末，炼白蜜为丸，重六分，每服一丸，灯心汤化下。

换肌消毒散

当归　生地黄　赤芍药　川芎　皂刺　土茯苓　金银花　连翘_{去心}　甘草_生　白芷　苦参　白藓皮　防风

引用灯心，水煎服。

清凉膏

石灰_{四两未经水湿成块者}用水泡之，没指半许，露一宿，面上有浮起，如云片者，轻轻取之，微带清水，视其多寡，对小磨香油，亦如之，以顺搅成膏为度，用鸡翎搽之自愈。

太乙紫金锭

雄黄_{三钱，鲜红大块者}　朱砂_{三钱}　麝香_{三钱}　川五倍子_{二两}　红芽大戟_{杭州紫大戟为上，去芦根洗净焙干，一两五钱}　山慈菇_{二两，洗去毛皮焙干}　千金子_{一两，一名续随子，仁白者去油}

各为细末，候端午、七夕、重阳或天月德、天医、黄道等吉日，于乳钵内合乳数百，转方入石白内，糯米浓汁调和，软硬得中，捣千余下，至光润为度，作一钱锭阴干。

鹅黄散

黄柏　石膏各等分，煅

共研为细末，扑之湿则干，扑干则用猪苦胆调搽。

当归饮

何首乌制　白藓皮　白蒺藜　甘草　当归　生地黄　白芍药　人参　黄芪　川芎

水煎服。

龙胆汤

柴胡　黄芩　生甘草　钩藤钩　赤芍　大黄纸裹煨　龙胆草　蜕蟥去翅足　桔梗　赤茯苓

引用枣肉，水煎服。

秘方擦牙散

生南星二钱，去皮脐　龙脑少许

上研为极细末。用指蘸，令生姜汁放大牙根擦之，立效如不开者，将应用之药调和稀糊，含在不病人口内，以笔管插入病人之鼻孔，用气将药极力吹入，其关立时即开，此法有通仙之妙，不可不知。

辰砂全蝎散

辰砂五分，水飞　全蝎三枚，去毒　硼砂　龙脑　麝香各一分上为细末，用乳母唾调抹口唇里及齿上。

辰砂僵蚕散

辰砂五分，水飞　僵蚕一钱，直的去丝嘴炒　蛇蜕皮一钱，炒　麝香五分

上为末，用蜜调敷唇口。

撮风散

赤脚蜈蚣半条，炙　钩藤钩一钱五分　朱砂水飞　直僵蚕焙　衍蝎

尾各一钱　麝香一字

上为末，每服一字，竹沥调下。

清热泻脾散

山栀炒　石膏煅　黄连姜炒　生地　黄芩　赤苓

引用灯心，水煎服。

保命散

白矾烧灰　朱砂各二钱五分，水飞　马牙消五钱

水搅白鹅粪取汁，调涂口角舌上。

如圣散

铅霜一钱　真牛黄一钱　太阴元精石　朱砂各一钱五分，水飞　龙

脑五分

上为极细末，每用一字掺患处。

一字散

朱砂水飞　硼砂各五分　龙脑　朴硝各字

上为极细末，用蜜调少许，鹅翎蘸搽口内。

清胃散

生地　丹皮　黄连　当归　升麻　石膏煅
引用灯心，水煎服。

泻心导赤汤

木通　生地　黄连　甘草生
引用灯心，水煎服。

泻黄散

藿香叶　山栀子炒　石膏煅　防风　甘草生
引用灯心，水煎服。

清热饮

黄连生　生地　木通　甘草生　连翘去心　莲子
引用淡竹叶，水煎，时时灌入口中。

川消散

朴硝五分　真紫雪二分　盐一分
为细末，以竹叶调敷舌上。

渗脐散

枯矾　龙骨各二钱，煅　麝香少许
上为细末，干撒脐中。

金黄散

川黄连二钱五分　胡粉　龙骨各一钱，煅

为末敷患处。

驱风散

苏叶　防风　陈皮　厚朴姜炒　枳壳麸炒　木香煨　僵蚕炒　钩藤钩　生甘草

引用生姜，水煎服。

益脾散

白茯苓　人参　草果煨　木香煨　炙甘草　陈皮　厚朴姜炒　紫苏子炒，各等分

上为末，每服一钱，姜枣汤调服。

犀角消毒饮

牛蒡子炒研　生甘草　荆芥　防风　金银花

水煎熟，临服入犀角细末，调匀服。

白芍药汤

白芍一两，酒炒　泽泻五钱　甘草生，一钱二分　肉桂拣薄者刮去粗皮，一钱

共研粗末，每用二钱，水一钟，煎四分，空心频服。

二豆散

赤小豆不去皮　豆豉　天南星去皮脐　白敛各一钱

上为细末，用五分芭蕉汁调敷脐四旁，日二次。

和气饮

苍术　紫苏　防风　赤苓　豆豉　藿香　陈皮　厚朴姜炒　炙甘草

引用生姜、灯心水。

调中汤

人参　茯苓　藿香　白术土炒　甘草炙　木香煨　香附制　缩砂仁

引用煨姜，水煎服。

益脾镇惊散

人参一钱五分　白术土炒　茯苓各三钱　朱砂八分　钩藤二钱　甘草五分，炙

上为细末，每服一钱，灯心汤调服。

养脾丸

人参　白术土炒　当归　川芎各三钱　青皮醋炒　木香煨　黄连姜炙　陈皮各二钱　神曲炒　山楂　缩砂仁　麦芽炒，各一钱

上为细末，神曲糊为丸，如麻子大，每服二十丸，陈仓米饮下。

保安丸

香附醋炒　缩砂仁各一两　白姜炮　青皮醋炒　陈皮　三棱　莪术　炙甘草各五钱

为细末，面糊为丸，量貌大小与之，白汤化下。

和中清热饮

黄连_{姜炒}　半夏_{姜制}　陈皮　茯苓　藿香　砂仁
引用姜，水煎服。

温中止吐汤

白豆蔻_研　茯苓　半夏_{姜制}　生姜
水煎冲磨沉香汁服。

消乳丸

香附_{二两，制}　神曲_炒　麦芽_{各一两，炒}　陈皮_{八钱}　缩砂仁_炒　炙草_{各五钱}
细末滴水为丸，如粟米大，量貌大小服之，姜汤化下。

保和丸

南山楂_{二两}　神曲_{一两，炒}　茯苓　半夏_{各一两，姜制}　连翘_{去心}　陈皮　莱菔子_{各五钱，炒}
为细末，面糊为丸，麦芽汤化下。

桔梗二陈汤

枳壳_{麸炒}　桔梗　陈皮　半夏_{姜制}　茯苓　甘草_炙
引用姜，水煎服。

白豆蔻散

白豆蔻　砂仁　青皮_{醋炒}　陈皮　炙甘草　香附_{米制}　蓬莪术_{各等分}
上为细末，每服一钱，紫苏煎汤调下。

熨脐法

淡豆豉　生姜各二钱，切碎　葱白五茎　食盐一两

同炒热，置脐上熨之。

蝉花散

蝉花不拘多少，下半截

上研细末，每服小许，薄荷煎汤调下。

清热镇惊汤

柴胡　薄荷　麦冬去心　栀子　川黄连　龙胆草　茯神　钩藤
钩　甘草生　木通

引用灯心、竹叶，调朱砂末服。

安神镇惊丸

天竺黄　茯神各五钱　胆星　枣仁炒　麦冬去心　赤芍　当归各三
钱　薄荷叶　黄连　辰砂　牛黄　栀子　木通　龙骨各三钱，煅　青
黛一钱

上为细末，炼蜜丸，如绿豆大，赤金铂为衣，量貌大小与之，
淡姜汤化下。

羌活散

羌活　防风　川芎　薄荷　天麻　僵蚕炒　甘草生　川连　柴
胡　前胡　枳壳麸炒　桔梗

引用生羌，水煎服。

凉惊丸

龙胆草　防风　青黛各三钱　钩藤钩二钱　黄连五钱　牛黄一钱

上为细末，面糊为丸，如粟米大，量貌大小与之，金器煎汤化下。

凉膈散

黄芩　大黄　连翘去心　芒硝　甘草生　栀子　薄荷

引用竹叶、生蜜，煎服。

泻青丸

龙胆草焙　栀子　大黄煨　羌活　防风各一钱　川芎一钱五分

上为细末，炼蜜为丸，如桐子大，竹叶薄荷汤调下。

牛黄丸

黑丑　白丑各七钱五分　胆星　枳实麸炒　半夏各五钱，姜制　牙皂二钱，去皮弦　大黄一两五钱

上研极细末，炼白蜜为丸，重五分，量貌大小与之，姜汤化下。

清热化痰汤

橘红　麦冬去心　半夏姜制　赤苓　黄芩　竹茹　甘草生　川连　枳壳麸炒　桔梗　胆星

引用生姜、灯心，水煎服。

九龙控涎散

赤脚蜈蚣一条，酒涂炙干　滴乳香　天竺黄各一钱，二味同研匀　腊

茶　雄黄　炙甘草各二钱　荆芥穗炒　白矾各一钱，枯　绿豆一百粒，半生半熟

上为末，每服五分，人参薄荷汤调下。

牛黄散

牛黄一钱，细研　朱砂一钱，细研水飞　麝香五分　天竺黄二钱　蝎梢一钱　钩藤钩二钱

上研匀，每服一字，新汲水调下。

钩藤饮

人参　全蝎去毒　羚羊角　天麻　甘草炙　钩藤钩

水煎服。

琥珀抱龙丸

人身琥琥珀　茯神各五钱　山药一两，炒　甘草四钱，炙　檀香三钱　天竺黄　枳壳麸炒　枳实各五钱，麸炒　辰砂三钱　胆星五钱　赤金铂二十片

上为细末，炼蜜为丸，每丸重一钱，大貌一丸，小貌半丸，淡姜汤化下。

清心涤痰汤

竹茹　橘红　半夏姜制　茯神　枳实麸炒　甘草生　麦冬去心　枣仁炒　人参　菖蒲　南星　川黄连

引用生姜，水煎服。

七厘散

全蝎酒洗少去咸味，焙，三分，一方用蝎梢，去毒，五分　珍珠　牛黄　冰片各一分，一方片四厘，麝六厘　胆星　炙草　白僵蚕姜汁炒，各三分　朱砂三分　天麻蒸　川连炒，各四分，一方加琥珀竹黄各一分，白附二分

共为细末，每服七厘，薄荷灯心汤或金银汤下。

醒脾汤

人参　白术土炒　茯苓　天麻　半夏姜制　橘红　全蝎去毒　僵蚕炒　甘草炙　木香　仓米　胆南星

引用生姜，水煎服。

青州白丸子

生川乌五钱，去皮脐　生半夏七两　生南星三两　生白附子二两

上为末，盛生绢袋内，用井花水摆出粉末尽，再摆以粉尽为度，置瓷盆内，日晒夜露，每早撇去旧水，别用新水搅。春五日，夏三，秋七，冬十日。去水晒干研为细末，用糯米粉煎粥，清丸绿豆大，每服三五丸，薄荷汤送下。

柴芍六君子汤

人参　白术土炒　茯苓　陈皮　半夏姜制　甘草炙　柴胡　白芍炒　钩藤钩

引用姜枣，水煎服。

木香丸

没药　木香煨　茴香煨　钩藤钩　全蝎　乳香各等分

先将乳香没药研匀，后入诸药末，和毕取大蒜少许，研细，和

丸，如桐子大，晒干，每次二丸。

养藏散

当归　沉香　木香煨　肉桂　川芎各五钱　丁香二钱

上为细末，每服一钱，淡姜汤调服。

温中补脾汤

人参　黄芪蜜炙　白术土炒　干姜　陈皮　半夏姜制　附子制

茯苓　砂仁　肉桂去粗皮研　丁香　白芍炒焦　甘草炙

引用煨姜，水煎服。

固真汤

人参　白术土炒　肉桂去粗皮　白茯苓　山药炒　黄芪蜜炙　甘草

湿纸裹煨透　附子去皮脐汤泡浸

引用枣姜，水煎服。

定痫丹

人参　当归　白芍炒，各三钱　茯神　枣仁各五钱，炒　远志去心

琥珀各三钱　天竺黄四钱　白术五钱，土炒　橘红　半夏姜制　天麻各三

钱　钩藤钩四钱　甘草炙，二钱

上为细末，炼蜜丸，如榛子大，每服一丸，淡姜汤化服。

四制抱龙丸

天竺黄五钱　辰砂二钱　胆星一两　雄黄二钱　麝香一分五厘

上为极细末，另用麻黄、款冬花、甘草各五钱，煎汤去滓，慢

火熬成膏，合药末为丸，如芡实大，每服一丸，薄荷汤化下。

大青膏

天麻三钱　白附子二钱　青黛一钱，研　蝎尾一钱，去毒　朱砂一钱　天竺黄二钱　麝香三分　乌梢蛇肉一钱，酒浸焙干

上同研细，炼蜜和膏，每服大貌五分，小貌三分，薄荷汤化下。

镇惊丸

茯神　麦冬各五钱，去心　辰砂　远志去心　石菖蒲　枣仁炒，各三钱　牛黄一钱五分　川黄连生，三钱　珍珠二钱　胆星五钱　钩藤钩五钱　天竺黄五钱　犀角三钱　甘草生，二钱

共研细末，炼蜜为丸，每丸重五分，量貌与之，用淡姜汤下。

朱衣滚痰丸

礞石一两，煅　沉香五钱　黄芩七钱　大黄一两

上为细末，水泛为丸，朱砂为衣，多寡量貌大小，白滚水化服。

妙圣丹

雄黄　蝎梢　朱砂　代赭石煅醋淬，各二钱　巴豆三个，去油　杏仁去皮尖炒，二钱

共为细末，蒸枣肉丸，如桐子大，每服三五丸，木香煎汤化下。

化风丹

胆星二钱　羌活　独活　天麻　防风　甘草生　荆芥穗　人参　川芎各一钱

上共为细末，炼蜜丸，皂角子大，每服一丸，薄荷汤化开服。

羌活桂枝汤

羌活　防风　麻黄　桂枝　天麻　大黄　甘草_生

引用生姜，水煎服。

牛黄丸

胆星　全蝎_{去毒}　蝉蜕_{各二钱五分}　防风　牛黄　白附子_生　僵蚕_炒　天麻_{各一钱五分}　麝香_{五分}

上为细末，煮枣去核皮取肉和丸，如绿豆大，每服三五丸，生姜汤化下。

消疳理脾汤

芜荑　三棱　莪术　青皮_炒　陈皮　芦荟　槟榔　使君子肉　甘草_生　川黄连　胡黄连　麦芽　神曲_炒

引用灯心，水煎服。

肥貌丸

人参_{二钱五分}　白术_{五钱，土炒}　茯苓_{三钱}　黄连_{二钱}　胡黄连_{五钱}　使君子肉_{四钱}　神曲_炒　麦芽_炒　山楂肉_{各三钱五分}　甘草_{炙，一钱五分}　芦荟_{煨，二钱五分}

上为末，黄米糊丸，如黍米大，每服二三十丸，米汤化下。

参苓白术散

人参_{二钱}　茯苓　白术_{土炒}　扁豆_炒　薏米_炒　山药_{炒，各五钱}　陈皮_{三钱}　缩砂　桔梗_{各二钱}　甘草_{一钱，炙}　建莲子_{去心，五钱}

共为细末，每服一钱，老米汤调服。

柴胡清肝散

银柴胡　栀子微炒　连翘去心　胡黄连　生地黄　赤芍　龙胆草　青皮炒　甘草生

引用灯心、竹叶，水煎服。

芦荟肥貌丸

五谷虫二两，炒　芦荟生　胡黄连炒　川黄连姜炒，各一两　银柴胡炒，一两二钱　扁豆炒　山药炒，各二两　南山楂二两五钱　虾蟆四个，煅　肉豆蔻七钱，煨　槟榔五钱　使君子炒，二两五钱　神曲二两，炒　麦芽一两六钱，炒　鹤虱八钱，炒　芜荑一两，炒　朱砂飞，二钱　麝香二钱

共研为细末，醋糊为丸，如黍米大，每服一钱，米饮下。

加味逍遥散

茯苓　白术土炒　当归　白芍炒　柴胡　薄荷　甘草炙　丹皮　栀子炒

引用姜枣，水煎服。

抑肝扶脾汤

人参　白术土炒　黄连姜炒　柴胡酒炒　茯苓　青皮醋炒　陈皮　白芥子　龙胆草　山香　神曲炒　甘草炙

引用姜枣，水煎服。

珍珠散

珍珠三钱　麦冬去心，五钱　天竺黄三钱　金铂二十五片　牛黄一钱

胡黄连_{三钱}　生甘草_{二钱}　羚羊角　大黄　当归_{各三钱}　朱砂_{二钱}　雄黄_{一钱}　茯神_{五钱}　犀角_{三钱}

上为细末，每服五分，茵陈汤调服。

茯神汤

茯神　当归　炙甘草　人参
引用龙眼肉，水煎服。

生地清肺饮

桑皮_炒　生地黄　天冬　前胡　桔梗　苏叶　防风　黄芩　生甘草　当归　连翘_{去心}　赤苓
引用生姜、红枣，水煎服。

甘露饮

生地黄　熟地黄　天冬　麦冬_{去心}　枳壳_{麸炒}　桔梗　黄芩　枇杷叶_{蜜炙}　茵陈蒿　石斛
引用红枣肉，水煎服。

补肺散

茯苓　阿胶_{蛤粉炒}　糯米　马兜铃　炙甘草　杏仁_{炒，去皮尖}
水煎服。

金蟾丸

干虾蟆_{五个，煅}　胡连　黄连_{各三钱}　鹤虱_{二钱}　肉豆蔻_煨　苦楝根白皮　雷丸　芦荟_生　芜荑_{各三钱}

上为末，面糊为丸，绿豆大，雄黄为衣，每服十五丸，米汤化下。

九味地黄丸

熟地　茱萸肉各五钱　赤茯苓　泽泻　牡丹皮　山药炒　当归　川楝子　使君子各二钱，肉

上为细末，炼白蜜为丸，如芡实大，用滚白水研化，食前服。

调元散

人参　茯苓　白术土炒　山药炒　川芎　当归　熟地　茯神　黄芪炙　甘草炙　白芍炒

引用姜枣，水煎服。

龙胆丸

龙胆草　升麻　苦楝根皮焙　赤茯苓　防风　芦荟　油发灰各二钱　青黛　黄连各三钱

上为细末，猪胆汁浸糕糊丸，如麻子大，薄荷汤下，量貌大小与之。

龙脑丸

龙脑　麝香各五分　雄黄一钱　胡黄连三钱　牛黄一钱　朱砂一钱五分　芦荟三钱，生　干虾蟆灰，四钱

上为细末，熊胆合丸，如麻子大，每服三丸，薄荷汤下。

吹鼻龙脑散

龙脑　麝香少许，各研细末　蜗牛壳炒黄　虾蟆灰　瓜蒂　黄连　细辛　桔梗各等分

上为细末，入磁盒内贮之，每取少许，吹入鼻中，日吹二次。

泻肝散

生地　当归　赤芍　川芎　连翘去心　栀子生　龙胆草　大黄
羌活　甘草生　防风

引用灯心，水煎服。

清热退翳汤

栀子微炒　胡黄连　木贼草　赤芍　生地　羚羊角　龙胆草
银柴胡　蝉蜕　甘草生　菊花　蒺藜

引用灯心，水煎服。

羊肝散

青羊肝一具，去筋膜，切韭叶厚片　人参　羌活　白术土炒　蛤粉各
等分

上为细末，令匀听用，将药置荷叶上，如钱厚，一层铺肝，一
层包固，外以新足青布包裹蒸熟，任貌食之。如不食者，及夏月恐
腐坏，则晒干为末，早晚白汤调服。服完再合，以好为度，若热者
减人参。

清金散

生栀子　黄芩　枇杷叶蜜炙　生地　花粉　连翘去心　麦冬去心
薄荷　元参　生甘草　桔梗

引用灯心，水煎服。

化虫丸

芜荑　芦荟生　青黛　川芎　白芷梢　胡黄连　川黄连　虾蟆各等分

上为细末，猪胆汁浸糕为丸，如麻子大，每服二十丸，食后杏仁煎汤下。

鼻疳散

青黛一钱　麝香少许　熊胆五分

上为细末，干者用猪骨髓调贴，湿者干上。

吹鼻蝉壳散

蝉壳微炒　青黛研　蛇蜕皮灰　滑石　麝香各等分，细研

上为细末，每用绿豆大，吹入鼻中，日三用之，疳虫尽出。

消疳芜荑汤

大黄　芒硝　芜荑　芦荟生　川连　胡黄连　黄芩　雄黄

水煎服，服后便软及不食者，去大黄、芒硝，加石膏、羚羊角。

牙疳散

人中白煅存性　绿矾烧红　五倍子各等分，炒黑　冰片少许

上为极细末，先用水拭净牙齿，再以此散敷之，有虫者加槟榔。

芦荟丸

生芦荟　青黛　朱砂　熊胆　胡黄连　贯众　地龙微炒　川黄

连　蝉蜕_{去足}　雷丸各五钱　麝香一钱　虾蟆一个，酥涂炙焦

上为细末，用蜗角肉研和，丸如麻子大，每服五丸，粥饮下，量貌大小与之。

金蟾散

蟾一枚，_{酥涂炙焦}　夜明沙炒　桃白皮　樗根白皮　地榆　黄柏　诃黎勒_{皮，煨}　百合　人参　大黄　白芜荑_炒　胡粉各三钱　槟榔一钱　丁香三十七粒

上为细末，每服五分，粥饮调下。

使君子散

使君子_{十个，瓦上炒为末}　苦楝子_{五个，泡去核}　白芜荑　甘草各一钱，胆汁浸一宿

上为末，每服一钱，水煎服。

下虫丸

苦楝根皮_{新白者佳，酒浸焙}　木香　桃仁_{浸去皮尖}　绿包贯众　芜荑_焙　鸡心槟榔各二钱　轻粉五分　鹤虱一钱，炒　干虾蟆三钱，炒黑　使君子三钱，取肉煨

上为末，面糊成丸，如麻子大，每服二十丸，滚白水下。

柴胡饮

赤芍药　柴胡　黄连　半夏_{姜制}　桔梗　夏枯草　龙胆草　浙贝母　黄芩　甘草_生

引用灯心，水煎服。

五疳消积丸

使君子肉五钱，炒　麦芽炒　陈皮　神曲炒　山楂各一两　白芜荑　黄连　胆草各三钱

上为末，陈米饭为丸，每服一钱，米饮下。

人参启脾丸

人参五钱　白术五钱，土炒　白茯苓五钱　陈皮四钱　扁豆五钱，炒　山药五钱，炒　木香二钱，煨　谷芽二钱，炒　神曲三钱，炒　炙甘草二钱

上研细末，炼蜜为丸，重一钱，用建莲汤化下。

集圣丸

芦荟微炒　五灵脂炒　夜明砂淘洗焙干　缩砂　木香　陈皮　莪术　使君子肉　黄连　川芎酒洗，炒　干蟾炙，各二钱　当归一钱五分　青皮二钱，制

上为细末，用雄猪胆二个取汁和面为丸，每服一钱，米饮送下。

人参丸

人参　麦冬去心　半夏姜制　大黄微炒　黄芪炙　茯苓　柴胡　黄芩　炙甘草　川芎　诃黎勒煨　鳖甲炙

上为细末，炼蜜为丸，如麻子大，以粥饮下，量貌大小用之。

清热和中汤

白术土炒　陈皮　厚朴姜炒　赤苓　黄连　神曲炒　谷芽炒　使君子　生甘草　泽泻

引用灯心，水煎服。

御苑匀气散

桑皮_{蜜炒} 桔梗 赤苓 甘草_生 藿香 陈皮 木通

引用姜皮、灯心，水煎服。

香连导滞汤

青皮_炒 陈皮 厚朴_{姜炒} 川黄连_{姜炒} 生甘草 山楂 神曲_炒
木香_煨 槟榔 大黄

引用灯心，水煎服。

清热甘露饮

生地 麦冬_{去心} 石斛 知母_生 枇杷叶_{蜜炙} 石膏_煨 甘草_生
茵陈蒿 黄芩

引用灯心，水煎服。

五虎汤

麻黄_{蜜炒} 杏仁_{炒，去皮尖} 甘草_生 白石膏_{研为末} 细茶

引用生姜，水煎，临时用药冲石膏服。

补肾地黄丸

熟地黄_{一两五钱} 山萸肉_{一两} 怀山药_炒 茯苓_{各八钱} 牡丹
皮 泽泻_{各五钱} 牛膝_{八钱} 鹿茸_{五钱，酥炙}

为末，蜜丸如梧桐子大，每服二钱，盐汤下。

扶元散

人参 白术_{土炒} 茯苓 熟地黄 茯神 黄芪_{蜜炙} 山药_炒 炙
甘草 当归 白芍 川芎 石菖蒲

引用姜枣，水煎服。

小续命汤

人参　麻黄　川芎　黄芩　芍药　甘草炙　防风　官桂去皮　附子泡去皮脐　杏仁炒，去皮尖　汉防己

引用姜枣，水煎服。

乌药顺气散

麻黄　白芷　川芎　桔梗　枳壳炒　僵蚕炒　乌药　炮姜　生甘草　橘红

引用葱白，水煎服。

加味六君子汤

人参　白术　炮姜　陈皮　半夏制　茯苓　炙甘草　升麻蜜炙柴胡醋炒　肉桂

水煎服。

加味六味地黄丸

熟地黄　山萸肉各一两　怀山药炒　茯苓各八钱　泽泻　牡丹皮各五钱　鹿茸三钱，炙　五加皮五钱　麝香五分

共为细末，炼蜜丸，如梧桐子大，大貌每服二钱，小貌一钱五分，盐汤送下。

补中益气汤

人参　黄芪蜜炙　当归土炒　炙甘草　陈皮　升麻土炒　柴胡醋炒白术土炒

引用姜枣，水煎服。

巨胜丹

当归洗焙　生地黄　白芍炒，各一两　胡粉三钱　巨胜子二两，碾

蜜丸米大，黑豆汤下十丸。

菖蒲丸

人参　石菖蒲　麦门冬去心　远志去心　川芎　当归酒洗　乳香
朱砂各一钱，水飞

上为细末，炼白蜜为丸，如黍米大，食远用米汤送下。

封囟散

柏子仁　防风　天南星各四两

上为细末，每用一钱，以猪胆汁调匀，摊在绯绢帛上，看囟大
小剪贴，一日一换，不得令干，时时以汤润动。

乌附膏

雄黄二钱　川乌　附子各五钱，生

为细末，用生葱和根叶细切杵烂，入前药同煎成膏，每早空心
贴陷处。

大连翘饮

柴胡　荆芥　连翘去心　木通　滑石水飞　栀子　蝉蜕去足
翅　瞿麦　当归　赤芍药　黄芩　甘草生　防风

水煎服。

防风升麻汤

麦冬_{去心}　木通　甘草节　山栀　升麻　防风

引用淡竹叶，水煎服。

宽气饮

杏仁_{去皮尖炒}　桑白皮_炒　橘红　苏子_炒　枳壳_{麸炒}　枇杷叶_蜜
_炙　麦门冬_{去心}　生甘草　苦葶苈

水煎服。

百合丹

百合　天门冬　杏仁_{炒去皮尖}　木通　桑白皮_炒　甜葶苈　石膏
_{各五钱}　大黄_{三钱}

共为细末，炼蜜丸，如绿豆大，量貌大小服之，临卧滚白水
送下。

松蕊丹

松花　枳壳_{麸炒}　防风　独活_{各一两}　麻黄　川大黄_生　桂
_心　前胡_{各五钱}

上为细末，炼蜜丸，如黍米大，每服十丸，粥饮送下。

大防风汤

人参　白术_{土炒}　茯苓　甘草_炙　熟地黄　当归身　白芍药
_炒　川芎　黄芪_炙　羌活　防风　附子_制　杜仲　牛膝

引用姜枣，水煎服。

曾氏蟠龙散

干地蟠龙一两,略去土焙　风化朴硝二钱

上锉研为细末,仍和匀朴硝,每以二钱至三钱。肛门湿润者干涂,干燥者用清油调涂。先用荆芥生葱煎水,候温洗浴,轻与拭干,然后敷药。

皂刺大黄汤

皂刺　川大黄生,各等分

量小貌年岁大小虚实,酌其多少水酒煎服。

芦荟丸

芦荟　子青皮　白雷丸　白芜荑　川黄连　胡黄连　鹤虱草各一两　木香三钱　麝香一钱

共研为细末,蒸饼糊丸,如麻子大,每服一钱,空心清米汤送下。

桃仁丸

桃仁七钱半,去皮尖炒微黄　白蒺藜微炒去刺　桂心　丹皮各五钱黑牵牛一钱五分,头末

上为细末,和蜜为丸,如黍粒大,每服十丸,黄酒送下。

乌梅散

乌梅肉　甘草半生半炙　元胡索各五钱　钩藤钩　乳香　没药各二钱五分

共捣粗末,每服二钱,水一钟,煎七分服。

匀气散

桔梗二两，炒　　陈皮一两，去白　　茴香炒　　缩砂仁各五钱，炒　　甘草四钱，炙　　姜炭二钱五分

共为细末，每服五分或一钱，白滚水调下。

白牵牛散

白牵牛半生半熟　　甘草炙　　橘红　　白术土炒　　桑白皮　　木通各一钱

水煎服。

五苓散

白术土炒　　赤茯苓各一钱五分　　猪苓　　泽泻各钱　　桂心五分

水煎服。

立消散

赤小豆　　风化消　　赤芍　　枳壳　　商陆各五钱，俱不宜见火，晒干共碾为末

用侧柏叶煎汤，候冷调敷肿处。

十味苍檗散

青皮醋炒　　川附子炮　　黄檗　　南山楂肉酒炒　　苍术米泔水浸　　香附制　　益智仁　　元胡索醋炒　　桃仁　　甘草炙

引用小茴香，水煎服。

金铃散

三棱　　莪术各三钱　　陈皮　　赤茯苓各五钱　　茴香三钱　　甘草生，二钱　　槟榔　　枳壳麸炒，各三钱　　钩藤钩　　青皮各四钱，炒　　南木香三钱

金铃子肉一两

上除槟榔、木香不过火，余焙，共为细末，每服半钱至一钱，无灰酒调服。

川楝丸

木香　槟榔　三棱　莪术各三钱　青皮醋炒　陈皮各四钱　川楝肉八钱　芫花五分，醋炒　辣桂二钱　牵牛二钱，生取仁　巴豆三粒，去油

上为极细末，面糊为丸，如麻子大，每服三四丸，姜汤送下。

加味香苏散

苍术米泔水浸　陈皮　川楝肉　甘草　苏叶　香附醋炒

引用连须、葱白，水酒兑煎服。

加味失笑散

五灵脂　蒲黄隔纸炒　元胡索醋炒，各等分

上为细末，每一二钱，水酒调下。

胡卢巴丸

胡卢巴炒　川楝子蒸去皮核焙，各四钱　川乌去皮脐　巴戟肉各一钱五分　茴香三钱　吴茱萸半酒半醋浸一宿焙，二钱五分，牵牛二钱，炒

上为细末，酒面糊为丸，如桐子大，每服数丸，空心温酒下。

疏风五苓散

防风　苍术米泔水浸　肉桂　羌活　猪苓　泽泻　赤茯苓　白术土炒

引用生姜，水煎服。

加味五苓散

金铃子 白术土炒 泽泻 木通 茴香炒 赤茯苓 橘核仁 肉桂 槟榔 猪苓

引用生姜、灯心，水煎服。

加位守效丸

南星 山楂肉酒炒 苍术炒，各二 白芷 半夏姜制 橘核仁 神曲炒，各一两 海藻 昆布各五钱 吴茱萸 青皮醋炒 元胡索醋炒 荔枝核炒，各一两

上为末，神曲糊为丸，如梧桐子大，每服三十丸，空心酒下。

五福化毒丹

黑参 赤茯苓 桔梗各二两 牙消 青黛 黄连 龙胆草各一两 甘草生，五钱 人参 朱砂各三钱 冰片五分

上研细末，炼蜜为丸，如芡实大，金铂为衣，每服一丸，薄荷灯心煎汤化下。

黄连膏

黄连三钱 当归尾五钱 生地一两 黄檗三钱 姜黄三钱

香油十二两，将药炸枯捞去渣，下黄蜡四两，溶化尽，用夏布将油滤净，倾入瓷碗内，以柳枝不时搅之，候凝为度。

生肌玉红膏

此治凡疮已溃者，先用甘草汤，或猪蹄汤淋洗患处，软绢挹净，将此膏于掌中捺化，搽新肉上，外贴太乙膏护之，每日洗换一二次。

当归二两　白芷五钱　白蜡一两　轻粉四钱　甘草一两二钱　紫草二钱　瓜貌血竭四钱　麻油一斤

上将当归、白芷、紫草、甘草四味入油内浸三日，大杓内慢火熬微枯色，细绢滤清。将油复入杓内煎滚，入血竭化尽，次下白蜡，微火亦化。用茶钟四个，预放水中，将膏分作四处，倾入钟内，候片时方下，研极细轻粉各投一钱搅匀，候至一日夜用之极效。

消风导赤汤

生地　赤茯苓各一钱　牛蒡炒研　白鲜皮　金银花　南薄荷叶　木通各八分　黄连酒炒　甘草生，各三分　灯心五十寸

水煎，徐徐服。

乌云膏

松香末二两　硫黄末一两

研匀香油拌如糊，摊南青布上，少半指厚卷成条，线扎之，再用香油泡一日，取出刮去余油，以火点着，一头下用粗碗接之，布灰陆续剪去，取所滴药油，浸冷水内一宿，出火毒抹用。

润肌膏

香油四两　奶酥油二两　当归五钱　紫草一钱

将当归、紫草入二油内浸二日，文火炸焦，去渣，加黄蜡五钱，熔化尽用布滤，倾碗内，不时用柳枝搅冷成膏，每用少许，日擦二次。

羚羊角散

羚羊角镑　麦冬去心　黄芩　知母　牛蒡子炒研　防风　元参各八分　甘草生，二分

水二钟，淡竹叶十片，煎六分，食远服。

胃脾汤

白术土炒　远志去心　麦冬去心　沙参　茯神　陈皮各六分　五味子　甘草炙，各五分

水二钟，煎六分，食远服。

非疳散

冰片四分　人中白煅去臭气存性　五倍子炒茶褐色存生，各一两

共为细末，先用米泔水漱口，后擦此药。

大连翘饮

连翘去心　当归　赤芍　防风　木通　滑石水飞　牛蒡子炒研　蝉蜕去足翅　瞿麦　石膏煅　荆芥　甘草生　柴胡　黄芩　栀子生研　车前子各五分

水二钟，灯心二十根，煎八分，子与乳母同服。

犀角解毒饮

牛蒡子炒　犀角　荆芥穗　防风　连翘去心　金银花　赤芍药　生甘草　川黄连　生地黄

引用灯心，水煎服。

蓝叶散

蓝叶五钱　黄芩　犀角屑　川大黄锉微炒　柴胡　栀子生，各二钱
升麻一钱　石膏一钱　甘草生，一钱

上为粗末，每服一钱，水一盏，煎五分，去渣，兑竹沥一酒杯，煎三两沸，放温，量貌大小用之，气怯弱者可去大黄。

砭血法

口吮毒血，各聚一处，用细瓷器击碎，取锋芒者，将筋头劈开夹住，用线缚定，两指轻撮筋梢，令磁芒对聚血处，再用筋一根频击，刺出毒血，砭后毒甚者，以神攻散敷之。毒轻者砭后不可用，恐皮肤既破，草乌能作痛也。如患在头者，不用砭法，只宜卧针倒挑患处，出毒血则愈。

神攻散

黄柏炒　草乌生

上各为末等分，用漱口水调敷，频以漱口水润之。

如意金黄散

此散治痈疽发背，诸般疔肿、跌扑损伤、湿痰流毒、大头时肿、漆疮火丹、风热天泡、肌肤赤肿、干湿脚气、妇女乳痈、小貌丹毒，凡一切诸般顽恶热疮，无不应效，诚疮科之要药也。

南星　陈皮　苍术各二斤　黄柏　姜黄各五斤　甘草二斤　白芷五斤　上白天花粉十斤　厚朴二斤　大黄五斤

上为极细末，磁礶贮，大蓝叶根捣汁调敷，加蜜亦可用治赤游风及天泡火丹，黄水漆疮、恶血攻注等证并效。若汤泼火烧皮肤破烂者，麻油调敷；凡一切疮毒红肿未成脓者，及夏月俱用茶清同蜜

调敷；如欲作脓者，葱汤同蜜调敷；漫肿无头、皮色不变、湿痰流毒、附骨疽、鹤膝等证，俱用葱酒煎调敷。

凉心散

青黛　硼砂　黄柏　黄连人乳拌晒　人中白煅过，各二钱　风化消一钱　冰片二分

上为极细末，吹之甚效。

通关散

半夏生　皂角　细辛　薄荷各等分

共为细末，用笔管吹入鼻内少许。

缓肝理脾汤

广桂枝　人参　白茯苓　白芍药炒　白术土炒　陈皮　山药炒　扁豆炒研　甘草炙

引用煨姜、大枣，水煎服。

痘疹辑要

目 录

诸 方

升麻葛根汤

升麻　葛根　赤芍药　生甘草　芫荽

水煎服，此发表邪、透痘疹两得之方也。如兼外感风寒、身热无汗、头疼身痛，加麻黄、薄荷、羌活、荆芥穗、白芷、川芎等；表邪郁于肺经、咳嗽喘急，加前胡、桔梗、杏仁、苏叶、桑白皮；如大小便秘、腹作痛；加大黄；内热炽盛加犀角、黄连、荆芥、防风、牛蒡子；小便短涩加木通、滑石、车前子；如肝心有热、发惊搐，加川黄连、钩藤钩、羚羊角、荆芥、防风；烦渴加石膏、麦冬、花粉；如伤食、腹皮热者，加山楂、麦芽、枳壳；下利属热者加黄连、黄芩；胸膈有痰作呕加半夏、生姜；咽痛加牛蒡子、苦桔梗；形气怯弱者加人参、黄芪。诸方加减视此为例。

归宗汤

大黄　生地　赤芍　山楂　青皮　木通　荆芥穗　牛蒡子炒

加灯心，水煎服。

清解散

防风　荆芥　牛蒡子炒　生甘草　升麻　葛根　桔梗　川连　黄芩　蝉蜕　柴草茸　川芎　前胡　南山楂　木通　连翘去心

加生姜、灯心，水煎服。

苏解散

川芎　前胡　牛蒡子炒　南山楂　木通　生甘草　羌活　苏叶
升麻　葛根　桔梗　荆芥　防风

加芫荽，水煎服。

宽中透毒饮

葛根　桔梗　前胡　青皮　厚朴姜炒　枳壳麸炒　南山楂　麦芽
炒　蝉蜕　连翘去心　牛蒡子炒研　黄连　荆芥穗　生甘草

加生姜、灯心，水煎服。

三豆汤

黑豆　赤小豆　绿豆

每日各一酒钟水煮烂，滓亦可食。

保元汤

人参　黄芪蜜炙　甘草蜜炙

加生姜，水煎服。

清地退火汤

地骨皮一钱　紫草　干葛各八分　柴胡一钱五分　地肤子九分　连
翘六分　当归五分　木通三分　牛蒡子炒，七分　蝉蜕去足翅，四个　生
姜一片用

凉血攻毒饮

大黄　荆芥穗　木通　牛蒡子炒　赤芍　生地　青皮　蝉蜕
红花　紫草　葛根　丹皮

加灯心，水煎服。

清热解毒汤

荆芥穗　木通　牛蒡子_炒　生地　青皮　山楂　丹皮　红花
蝉蜕　前胡　紫花地丁　川连　滑石

加灯心，水煎服。

必胜汤

大黄　荆芥穗　赤芍　青皮　生地　山楂　木通　牛蒡子_炒
桃仁　紫花母丁　蝉蜕　葛根　地龙　红花

加芦根，水煎服。

千金内托散

人参　黄芪_{蜜炙}　甘草_{蜜炙}　官桂　当归　白芍_炒　川芎　白芷
南山楂　厚朴_{姜炒}　木香　防风　生姜

水煎服。

南金散

白僵蚕_{取直者炒}　紫背荷叶_{取霜后搭水者，各等分}

为末，每服五分或一钱，芫荽汁和黄酒少许调服。

紫草饮子

紫草　蝉蜕　人参　穿山甲　枳壳_{麸炒}　山楂　木通

水煎服。

保元化毒汤

人参　黄芪_{蜜炙}　甘草_炙　当归　南山楂　穿山甲_炒　白芷　木香　僵蚕_{炒研}　川芎

引加煨姜，水煎服。

补中益气汤

黄芪_{蜜炙}　白术_{土炒}　人参　升麻_炒　柴胡_炒　陈皮　甘草_炙当归身

引用煨姜、大枣，水煎服。

水杨汤

水杨柳丛生溪边而细小，_{亦有用观音柳。}连枝叶锉细，_{无叶时用枝}条。长流水煮六七沸，先用升表或内托药，后浴之，以纸撚照法，见有隐隐起发之意吉，再洗以起发光壮为度，否则津枯不必再洗，如无此物，以忍冬藤代之。

宽中快斑饮

青皮_{醋炒}　陈皮　枳壳_{麸炒}　南山楂　麦芽_炒　木香　黄连_生连翘_{去心}　厚朴_炒　甘草_生

引用生姜、灯心，水煎服。

理中汤

白术_{土炒}　人参　干姜　炙甘草

附子理中汤

人参　附子_制　甘草_炙　白术_{土炒}　干姜

水煎服。

当归活血汤

当归　川芎　赤芍　生地　红花　紫草热而秘结者加芩连、大黄

四君子汤

人参　白术　茯苓　甘草
姜枣引。

加味四君子汤

茯苓　白术土炒　人参　陈皮　木香煨　甘草炙　黄连姜炒　黄芩
水煎服。

九味神功散

人参　黄芪生　紫草茸　红花　前胡　牛蒡子炒研　甘草生　白
芍药酒炒　生地黄
引用大枣，水煎服。

猪尾膏

割小雄猪尾，提起两耳，滴血十数点，和梅片小许，貌大者五六
厘，小者三四厘。调于汤剂内服，或白汤和服。如无片，以麻黄煎汤调服
亦可。

十全大补汤

人参　茯苓　白术土炒　甘草炙　当归　川芎　白芍炒　熟地黄
肉桂　黄芪蜜炙

引加煨姜，水煎服。

人参白术散
藿香　白术土炒　葛根　木香煨　甘草炙　白茯苓　人参
引用生姜，水煎服。

九味顺气散
白术　白芷　青皮　白茯苓　陈皮　乌药　人参各五分　甘草二
分　木香一分五厘

快斑汤
人参五分　当归　防风　木通各一钱　甘草三分　紫草　木香
蝉蜕各二分

黄芪建中汤
人参　黄芪蜜炙　桂枝　白芍炒　甘草炙
姜枣引。

人牙散
不拘大小，煅存性，入韭汁制。大牙三次，小牙一次。貌小
二三分，大四五分，多则泄气发痒。麝香二分，或红曲亦可共为
末，以鸡冠血调成膏，好酒半盏，乳半盏，葱白一根，煎汤调服。
痘外感秽气则陷入内，食秽物则凸出牙龈，皆秽物也，况牙乃骨之
余麝透窍，自骨髓达于皮毛矣。一方牙灰少，加血竭为末，糯米
汤下。

羌活救苦汤

羌活　白芷　川芎　蔓荆子　防风　黄芪生　连翘　大力子炒
升麻　桔梗　薄荷叶　人中黄烧灰存性，各等分

参归大补汤

人参　当归　黄芪　甘草　白芷　川芎　防风　紫草茸　木香
南山楂　厚朴姜炒　桔梗
引用生姜，水煎服。

胭脂膏

升麻煎浓汤去滓，用绵胭脂于汤内，揉出红汁，胭脂红花所成能活
血散毒。加雄黄末调匀，贴患处，或以木绵蘸汁，热涂之。

凉血解毒汤

当归　生地黄　紫草　丹皮　红花　连翘去心　白芷　川黄连
甘草生　桔梗
引加灯心，水煎服。

通幽散

当归尾　红花　麻仁　熟地　桃仁　升麻　甘草　生地
水煎服，能润燥利便。

猪胆导法

猪胆一枚，入蜜少许调匀，鹅毛管插入胆口，线扎紧，插入谷
道内，挤汁透入，大便即出。

活血散

归尾　红花　紫草　赤芍　川芎各五钱　血竭一钱　木香二钱

共为细末，五岁上者一钱，十岁上者倍之，酒调服。

芫荽酒

芫荽二两，切碎　黄酒四两

同煎，勿令泄气，放温，或略饮，或喷床壁。

清毒活血汤

紫草茸　当归　木通　生地黄　白芍酒炒　连翘去心　牛蒡子炒

研　南山楂　桔梗　黄连　黄芩　人参　黄芪生

引加灯心，水煎服，便秘加大黄。

参归鹿茸汤

人参　鹿茸白酒炙　归身　甘草炙　嫩黄芪蜜炙

引加糯米，水煎服。

芎归保元汤

人参　甘草炙　黄芪蜜炙　当归酒洗　川芎

引用龙眼肉，水煎服。

四物汤

当归　川芎　生地　白芍炒

加味四物汤

生地酒洗　川芎　白芍酒炒　当归酒洗　连翘去心　紫草茸酒洗

水煎服。

甘桔汤

甘草一钱　桔梗一钱

食后服。

八珍汤

当归　生地　白芍　川芎　人参　白术　茯苓　甘草

白术散

人参五分　白术一钱　木香二分　茯苓　葛干各一钱　甘草　藿香
各四分

五苓散

白术土炒　泽泻　猪苓　茯苓　官桂

引加灯心，水煎服。

四苓散

白术　泽泻　猪苓　茯苓

快斑越婢汤

黄芪蜜炙　桂枝　防风　白芍药炒　甘草生

引用生姜、红枣，水煎服。

陈氏木香散

木香　大腹皮　人参　半夏　肉桂　赤茯苓　青皮　前胡　甘草　诃子_{火煨去核}　丁香各等分

加姜煎，虚者加黄芪糯米。

加减陈氏木香散

木香　半夏　人参　肉桂　甘草　诃子_{火煨去核}　香煨　白术　肉豆蔻_{面裹煨}　白茯苓

加姜煎，虚者加黄芪糯米。

天水散

滑石_{六钱}　甘草_{一钱}

共为末白汤调服，以蜜水调涂，痘亦好。

益元散

滑石_{六钱}　甘草_{一钱}　朱砂_{水飞过，三分}

百花膏

石蜜白汤和，鹅翎刷痂，易落无痕。

败草散

多年屋上烂茅草择净者为末，糁之墙上烂草亦佳，以多受风露之气，故能解毒。

白龙散

牛粪在雨露中，多日干而略白者，火煅成灰，取中间白者，绢袋里之扑疮上，席褥上筛些亦佳。

内托散

黄芪_{蜜炙}　人参　川芎　当归　白芷　木香_煨　桔梗　厚朴_{姜炒}
甘草_炙　肉桂　防风

引用姜枣，水煎服。

独圣散

穿山甲_{炒珠，一钱}　麝香一分

共为细末，用三五年以上大雄鸡，刺其冠取血，同前末，或入
药汁，或酒调服。

回浆饮

人参　黄芪_{蜜炙}　白茯苓　白术_{土炒}　何首乌_炙　白芍_炒　甘草_炙

引用煨姜，水煎服。

大连翘饮

连翘_{去心}　防风　牛蒡子_{炒研}　荆芥　黄芩　当归　蝉蜕　柴胡
滑石　栀子　赤芍　车前子　木通　甘草_生

引加灯心，水煎服。

清金导赤饮

白芍　当归　陈皮　贝母　软石膏　黄连　甘草　黄芩　白茯
苓　杏仁　木通　枳壳　桑白皮　滑石　人参　元参　麦冬　车前
子各等分

水煎服。

四顺清凉饮

白芍药　当归　甘草生　大黄生

水煎服。

除湿汤

羌活　苍术米泔水浸炒　防风　赤苓　猪苓　泽泻　白术土炒
木通　薄桂

引加生姜、灯心，水煎服。

清毒散

生地　赤芍　连翘去心　金银花　牛蒡子炒研　木通　黄连　当
归　丹皮　甘草生

水煎服。

当归解毒汤

当归　生地　大黄　麻仁　枳壳　紫草　连翘各等分

水煎服。

荆防解毒汤

荆芥　防风　赤芍药　生地黄　甘草生　金银花　木通　桔梗
地骨皮　连翘去心

引加生姜，水煎服。

黄连解毒加味汤

黄连　黄芩　栀子　黄蘗　丹皮　生地黄　甘草生　金银花
连翘去心

加灯心，水煎服。

解毒防风汤

黄芩　生地黄　甘草　连翘_{去心}　牛蒡子_{炒研}　荆芥　防风　金银花　赤芍　升麻

引加生姜，水煎服。

人参清神汤

人参　黄芪　甘草　白茯苓　麦冬　陈皮　枣仁　黄连　当归白术　枣一枚，_{去核}　糯米一撮

水煎。

竹叶石膏汤

石膏　知母　甘草　麦冬　竹叶　人参

水煎服。

人参固肌汤

人参　黄芪　炙甘草　当归　蝉蜕各一钱，_{加糯米一撮}

加减消毒饮

升麻　牛蒡子_{炒研}　山豆根　紫草　连翘_{去心}　生地黄　赤芍川黄连　甘草_生

引用灯心，水煎服。

当归六黄汤

黄芩　黄柏　黄连　生地　熟地　当归　黄芪_生

水煎服。

桂枝大黄汤

桂枝　白芍各二钱半　大黄一钱五分　甘草五分

姜引，食前服。

承气汤（去朴枳加芒硝甘草，名调胃承气汤）

厚朴姜炒　枳实麸炒　大黄

水煎服。

平胃散

苍术泔浸，二钱　厚朴姜汁炒　陈皮去白　甘草炙，各一钱

加味平胃散

此方《医宗金鉴》拟于前方，加入南山楂　麦芽炒　神曲炒　枳实炒，各八分

芍药防风汤

升麻　防风　陈皮　桔梗　川芎　白芍药炒

导赤汤

木通　生地黄　淡竹叶　甘草梢

引用灯心，水煎服。

加味导赤散

生地　木通　生甘草　连翘　黄连　滑石　赤苓　麦冬去心

引用灯草，水煎服。

牛黄清心丸

牛黄二分五厘　辰砂一钱五分　黄连生用，五钱　山栀　黄芩各三钱
郁金二钱

共为细末，腊雪水调面糊丸，如黍米大，每服七八丸，灯心
汤下。

白虎汤

石膏煅，五钱　知母二钱　甘草一钱　糯米一撮

人参白虎汤

人参一钱　知母三钱　甘草一钱　石膏五钱　糯米一合

凉膈白虎汤

薄荷　连翘去心　石膏生　知母生　黄芩　甘草生　栀子　大黄
朴硝

引用粳米，水煎服。

宁神汤

人参　生地黄　麦门冬去心　栀子仁炒　黄连酒炒　石菖蒲　当
归身　甘草炙　辰砂

引用灯心，水煎服。

木香大安丸

山楂肉　麦芽炒　神曲炒，各一两　枳实六钱，麸炒　白术一两，土炒　菜菔子四钱，炒　连翘去心，五钱　黄连三钱，姜炒　木香三钱，煨　缩砂仁五钱　陈皮八钱

上为细末，水泛为丸，炒陈仓米汤下，量貌大小用之。

栀子金花汤

黄芩　黄连　黄柏　大黄　栀子

水煎服。

羌活汤

龙胆草　薄荷　防风　当归　栀子　淡竹叶　羌活　甘草生　川芎

引加生姜，水煎服。

葛根解毒汤

葛根　升麻　天花粉　甘草生　麦门冬去心　生地　茅根

引用灯心，水煎服。

人参麦冬散

人参　白术土炒　甘草　葛根粉煨　麦冬去心　升麻

引用糯米，水煎服。

生脉六均汤

人参　五味子　麦门冬去心　陈皮　半夏姜制　茯苓　白术土炒　甘草炙

引用乌梅，水煎服。

杏苏饮

苏叶　枳壳_{麸炒}　桔梗　葛根　前胡　陈皮　甘草_生　半夏_{姜炒}
杏仁_{去皮尖炒}　茯苓
引用生姜，水煎服。

二陈汤

半夏_{姜制}　陈皮_{去白}　茯苓　甘草

加味二陈汤

麦门冬_{去心}　前胡　括蒌仁　陈皮　半夏_{姜制}　茯苓　甘草_生
枳壳_{麸炒}　桔梗　杏仁_{炒去皮尖}　黄芩
引用生姜，水煎服。

人参清膈散

人参　黄芪_生　茯苓　白术_{土炒}　黄芩　当归　白芍_{微炒}　知母
_生　桔梗　甘草　柴胡　滑石_飞　紫菀　地骨皮　桑皮_炒
引用生姜，水煎服。

栀连二陈汤

陈皮　半夏_{姜制}　茯苓　甘草_生　栀子_{姜炒}　川黄连_{姜炒}
引用生姜，水煎服。

加味鼠粘子汤

桔梗　射干　连翘_{去心}　荆芥　防风　山豆根　鼠粘子_{炒研}

干葛

水煎服。

参砂和胃汤

人参　白术_{土炒}　藿香　茯苓　陈皮　半夏_{姜制}　缩砂仁　甘草_炙

引用煨姜，水煎服。

橘皮竹茹汤

橘红　半夏_{姜制}　麦门冬_{去心}　枇杷叶_{姜炙}　甘草_生　竹茹　赤苓　人参

引用芦根，水煎服。

加味解毒汤

元参　苦桔梗　麦门冬_{去心}　当归尾　赤芍　生地黄　连翘_{去心}牛蒡子_{炒研}　丹皮　红花　甘草_生　木通

引用灯心，水煎服。

八正散

车前子　瞿麦　扁蓄　栀子仁　大黄　生甘草　木通　滑石

引用灯心，水煎服。

枣变百祥丸

青州枣_{三十枚，去皮核}　红牙大戟_{去骨，一两}

水一盏煎至尽为度，去大戟，将枣捣丸，木香汤送。从小至多，以利为度。此利水峻剂，非危急勿用。忌甘草。

柴苓汤

黄芩　半夏姜制　白术土炒　甘草生　赤茯苓　猪苓　泽泻　柴胡

引用生姜、灯心，水煎服。

胃苓汤

陈皮　厚朴姜炒　赤茯苓　苍术米泔水浸炒　猪苓　泽泻　白术土炒

引用灯心，水煎服。

豆蔻丸

白龙骨煅　肉豆蔻面裹煨，去油　木香煨　砂仁　诃黎勒肉各五钱，面裹煨　赤石脂煅，七钱五分　白枯矾三钱

共为细末，面糊为丸，如黍米大，每服三五十丸，米饮下。

辟秽香

苍术　大黄　茵陈等分

上锉细，枣肉为饼，炉中烧之，能辟邪秽。

辟邪丹

苍术可用黄速香代　乳香　降真香　甘松　北细辛　芸香各等分

上为末，水丸豆大焚之。

鸡冠血酒

用大雄鸡一只

先将白酒一杯炖温，刺鸡冠血数点，滴入杯内和匀，仍炖温，调煎药内服。

四圣膏

绿豆四十九粒　豌豆四十九粒，俱烧灰存性　珍珠一分，煅　头发一分，烧灰

上为细末，以棉胭脂水调和成膏，将银针拨开疮头，然后涂之。

煮针法

甘草生　甘遂　川乌　草乌各等分

用水一钟，入砂罐内煮，以水干为度。每次可煮四五针，煮完入鹅翎筒内，黄蜡塞口收之。

拔疔散

硼砂　白矾　朱砂　食盐用铁锈刀烧红，将矾盐放刀上煅之，各等分

择丁日午时，研末为之。

黄连膏

黄连　黄柏　姜黄各三钱　当归尾五钱　生地一两

油十二两，将药炸枯去渣，下黄蜡四两化尽，夏布滤过，入瓷碗内，柳枝不时搅之，候凝为度，能润一切疮燥。

泻金散

犀角　大力子炒　红花　生地　桔梗　赤芍　柴苏　生甘草各一钱

水煎。

消毒饮子

白茯苓　生地　连翘去心　大力子炒研　红花　生甘草　犀角　木通　赤芍各一钱　灯心二十根

水煎。

田螺水

大田螺一枚，尖刀挑起螺靥，入冰片末五厘，平放瓷盆内，片时螺窍渗出浆水，鸡羽蘸点患处，频频点之，肿自消。治痔疮最妙。

四圣丹

牛黄一钱二分　儿茶一钱七分　朱砂八分　珍珠二分

共为细末，胭脂汁调匀，刺破去恶血点之。

真人解毒汤

忍冬花半斤　甘草一两　木通　防风　荆芥　连翘各三钱

分三剂，水酒各半煎，以肿消痘出为度。

洗肝散

羌活　当归尾　防风　山栀仁　谷精草　薄荷　生甘草　川芎

水煎，食后服。

加味龙胆汤

防风　木贼草　密蒙花　蝉蜕　蔓荆子　龙胆草　菊花　黄连　白芷　蒺藜

水煎服。

兔粪丸

兔粪四两　当归五钱　石决明七孔者佳，炙，一两　防风　木贼大节

白芍　草决明各一两　谷精草二钱

蜜丸绿豆大，每服四十丸，荆芥汤下。一方单用兔粪炒干为

末，蜜丸绿豆大，每服三十丸，酒下。

吹口丹

黄连　青黛　儿茶　冰片各等分

为末吹之。

清毒凉血饮

知母　石膏　生地　黄连　当归　赤芍　大黄　山栀子　丹皮

荆芥穗　连翘去心

水煎服。

人中白散

人中白二钱，煅　雄黄八分　冰片四分　硼砂　青黛　儿茶各一钱

共为细末，擦敷患处。

加味犀角汤

荆芥　防风　牛蒡子炒　甘草生　桔梗　升麻　犀角　麦冬去心

栀子　黄连　石膏煅

水煎服。

泻黄散

犀角　黄连　生地　青皮　木通　石膏　丹皮　荆芥穗　牛蒡

子炒研　大黄　红花　紫花地丁

引加灯心，水煎服。

和咽解毒汤

防风　山豆根　麦冬去心　牛蒡子炒　黑参　苦桔梗　生甘草
绿豆

水煎服。

牛黄散

川黄连生　黄蘗生　薄荷各八分　雄黄　火硝　青黛各二分五厘
牛黄　冰片　硼砂　朱砂各一分

共为细末，每用少许吹患处。

犀角地黄汤

犀角　丹皮　生地　白芍

水煎服。

发灰散

用少壮无病人之乱发，以皂角煮水洗净，油气焙干，川新瓦确
一个，填入内，令满净瓦片盖口，盐泥封之，炭火围罐之，半煅一
炷香取出，候冷研细，吹鼻中。或用发灰二分，童便七分，酒三分
调服，亦可止血。

归脾汤

人参　白术土炒　甘草炙　黄芪蜜炙　枣仁炒研　远志去心　龙眼
肉　茯神　当归　木香煨

引用姜枣，水煎服。

小柴胡汤

柴胡　人参　黄芩　半夏　甘草各等分
枣姜引。

荆防败毒饮

羌活　独活　柴胡　前胡　荆芥　防风　生甘草　川芎　枳壳
麸炒　桔梗　赤茯苓
引用生姜，水煎服。

解毒散

牛蒡子二钱　甘草　木通　防风　连翘　荆芥各一钱　金银花五钱
水酒各半煎。

生肌散

地骨皮　黄连炒　黄柏炒　五倍子炒　生甘草各等分
为末糁。

五皮汤

地骨皮　五加皮　桑皮蜜炙　桂枝　姜皮　大腹皮
引用灯心，水煎服。

解毒内托汤

黄芪生　荆芥　防风　连翘去心　当归　赤芍　金银花　甘草节
木通

水煎服。

红玉膏

紫草一两　红花一两　当归二两　黄蜡三两

用香油半斤，先将药炸焦去渣，后下黄蜡令匀，以冷为度，摊贴患处。

散风苦参丸

苦参四两　大黄炒香　独活　防风　枳壳麸炒　元参　黄连各两
黄芩　栀子生　菊花各一两

共为末，炼蜜丸，梧子大，每服三十丸。食后白滚水下，茶酒亦可，日三服。

麦饯散

小麦一合，炒焦存性　硫黄四钱　白砒一钱，为末，加烟胶末八钱　枯矾末　川椒末各三钱

共和匀。先以葱汤洗净患处，香油调涂，油纸盖扎，三日一换。

渗湿救苦散

密陀僧　滑石各一两　白芷五钱

为末。疮干者白蜜调擦，湿者干擦。

参麦清补汤

当归　川芎　花粉　白芍酒炒　生地　人参　生黄芪　前胡　桔梗　牛蒡子炒研　生甘草　红花　南山楂　麦冬去心

引用生姜，水煎服。

四物解毒汤

当归　白芍酒炒　生地　元参　栀子炒　川芎　生甘草　黄连酒炒　黄柏酒炒　黄芩酒炒

水煎服。

如圣散

当归身　陈皮　白术土炒　大腹皮　黄芩　缩砂仁连谷炒　生甘草　黑豆酒洗　桑上羊貌藤

水煎服。

黑神散

当归　川芎　熟地　青皮醋炙　香附醋炙　蒲黄　桂心　干姜

水煎温服。

松肌通圣散

荆芥　羌活　牛蒡子炒研　防风　紫草　红花　青皮　当归　赤芍　紫花地丁　蜂房　山楂　木通

引用芦笋、芫荽，水煎服。

清金攻毒饮

牛蒡子炒研　甘草生　苦桔梗　元参　枳壳麸炒　僵蚕炒　前胡　荆芥穗　大黄　山楂　蝉蜕　山豆根

引加灯心，水煎服。

凉膈攻毒饮

栀子_生 黄连_生 石膏_生 荆芥 紫花地丁 枳壳_{麸炒} 桔梗 元参 生地 牛蒡子_{炒研} 大黄 赤芍 甘草_生 薄荷 木通

引加灯心、竹叶，水煎服。

散结汤

荆芥 羌活 牛蒡子_炒 升麻 川芎 丹皮 紫花地丁 赤芍 木通 紫草 青皮 山楂

引用芦笋十株，水煎服。

二圣散

明雄黄 紫草_{各等分}

共研为细末，用油胭脂调上。

宣毒发表汤

升麻 葛根 前胡 桔梗 枳壳 荆芥 防风 薄荷叶 木通 连翘_{去心} 牛蒡子_{炒研} 淡竹叶 生甘草

引用芫荽，水煎服。

内托散

绵黄芪 甘草 金银花 牡蛎_{火淬二次，各三钱}

共为末，水一盅，煎七分，入黄酒一钟，再煎至七分，能治一切恶疮随疮上下，食前后服。

消毒汤

紫花地丁_{去芦} 金银花 当归 大黄_{酒浸焙} 赤芍 黄芪_{各五分}

甘草一钱，加升麻三分

上作二服，每服酒一钟，银器煎半钟。

三黄石膏汤

麻黄　石膏　淡豆豉　黄柏　黄连　栀子　黄芩

水煎服。

人参败毒散

人参　川芎　羌活　独活　前胡　枳壳麸炒　桔梗　柴胡　生甘草　赤苓

引用生姜，水煎服。

柴胡四物汤

白芍炒　当归　川芎　生地　人参　柴胡　淡竹叶　地骨皮　知母炒　黄芩　麦冬去心

引加生姜、红枣，水煎服。

荆防解毒汤

薄荷叶　连翘去心　荆芥穗　防风　黄芩　黄连　牛蒡子炒研　大青叶　犀角　人中黄

引用灯心、芦根，水煎服。

化毒清表汤

葛根　薄荷叶　地骨皮　牛蒡子炒研　连翘去心　防风　黄芩　黄连　元参　知母生　木通　生甘草　桔梗

引用生姜、灯心，水煎服。

麻杏石甘汤

石膏煅　麻黄蜜炒　杏仁去皮尖炒　生甘草

引用生姜，水煎服。

清气化毒饮

前胡　桔梗　括蒌仁　连翘去心　桑皮炙　杏仁炒　黄芩　黄连
元参　生甘草　麦冬去心

引用芦根，水煎服。

清金宁嗽汤

橘红　前胡　生甘草　杏仁去皮尖炒　桑皮蜜炙　川连　括蒌仁
桔梗　浙贝母去心

引用生姜、红枣，水煎服。

元参升麻汤

荆芥　防风　升麻　牛蒡子炒研　元参　生甘草

水煎服。

凉膈消毒饮

荆芥穗　防风　连翘去心　薄荷叶　黄芩　生栀子　生甘草
牛蒡子炒研　芒硝　大黄生

引用灯心，水煎服。

加减凉膈散

薄荷叶　生栀子　元参　连翘去心　生甘草　苦桔梗　麦冬去心
牛蒡子炒研　黄芩

水煎服。

儿茶散

硼砂二钱　孩儿茶五钱

共为末，凉水一盏，调药一匙服之。

竹茹石膏汤

半夏姜制　赤苓　陈皮　竹茹　生甘草　石膏煅

引用生姜，水煎服。

清热导滞汤

山楂　厚朴姜炒　生甘草　枳壳麸炒　槟榔　当归　白芍酒炒
条苓酒炒　连翘去心　牛蒡子炒研　青皮　黄连吴茱萸炒

引用生姜，水煎服。

加味平胃散

防风　升麻　枳壳麸炒　葛根　苍术炒　陈皮　厚朴姜炒　南山
楂　麦牙炒　生甘草

引用生姜、灯心，水煎服。

黄连解毒汤

黄连　黄柏　黄芩俱酒浸炒　栀子仁炒，各五分

水煎。

马鸣散

人中白五钱　五倍子生者，一钱，另用一钱同白矾煅　马鸣退即蚕蜕，

_{纸火烧过，二钱五分} 白矾_{用五倍子一钱，入矾于内煅枯，二钱}

为细末，先以浓米甘水洗疮口，乃传之。

加味消毒饮

荆芥穗　防风　牛蒡子_炒　升麻　生甘草　赤芍　南山楂　连翘_{去心}

引用生姜，水煎服。

加减羌活散

羌活　前胡　薄荷叶　防风　川芎　枳壳_{麸炒}　桔梗　蝉蜕　连翘_{去心}　生甘草　赤苓

引用生姜，水煎服。

参苏饮

人参　紫苏　干葛　前胡　半夏_{姜汁炒}　茯苓_{各七分}　陈皮_{去白}　桔梗　木香　枳壳_{麸炒}　甘草_{各二分}

加姜枣煎。

柴胡清热饮

柴胡　黄芩　赤芍　生地　麦冬_{去心}　地骨皮　生知母　甘草

引用生姜，水煎服。

内伤仙方

目 录

仙传上清紫庭追痨仙方论法

老叟自序（传世已久，罔知姓名，惟存此文，不敢妄加其字，以俟知者）

吾自处世以来，精研药术，急救济危，针灸明堂，无不详览。寻文检籍，洞视五脏之盛衰，缅怀古人。世莫能究至如晋景公何为而死？虢太子何为而生？吾思刮骨续筋，开肠取病，惟有传尸之病最为难测，虽是患起一身变动万种矣。为医者能明脉候察。病根本如此，治疗固不为难。若差毫厘，则失千里。夫传尸痨者皆因三尸鬼痊九虫传灾，贝载其原以开未悟。

总论传痨

传尸痨瘵皆心受病，气结血凝，故有成虫者。盖由饮食酒色忧思丧真，遂至于此。凡虫为蛊，以血凝而气养之，气血在胞即为正气；中为瘕块凝在心部，即为虫悉。由不正其心，忧思业缘所致。三尸九虫之为害，治者不可不知其详。

九虫之内，而六虫传于六代，三虫不传者，独蛔寸白也。六虫之内，或藏种毒而生，或亲属者染而传疾之。初觉精神恍惚，气候不调。切在戒忌酒色，调节饮食。如或不然，五心烦燥，心肾夜汗，心乃忪悸。如此十日，顿成骨瘦面黄无润。此其证也。

妄信邪师祈禳求福，庸医用药延蔓岁时，方知病重苟非警戒祸福，反掌此人死后，兄弟子孙骨肉亲属，绵绵相传，以至灭族。大抵六虫一旬之中遍行四穴，周而复始。病经遇水气而生，立春一日后方食，起三日一食，丑日一退，方其作苦百体，有痛虫之食也。退即还穴醉睡，一醉五日。其病乍静，俟其退醉之时，方可投符用药。不然虫熟于符药之后，不能治也。

一虫在身中游十二穴，六虫共占七十二穴。一月之中上十日，虫头向上，从心至头游四穴；中十日虫头向内，从心至脐游四穴；下十日虫头向下，从脐至足游四穴。若投符用药，可知如紫蚕苗在汗中，盖虫性已通灵。切在精审，其或取虫不补即学浅妄行，徒费资财终无去病之理，可不悲。

或师曰治传尸瘵者，先须知正气与毒气并行，故脏府有凝即成虫壮，遇阳日长雄阴日长雌。其食先脏府脂膏，故其色白。五脏六腑一经食损，即皮聚毛脱。妇人即月信不行，血脉皆损，不能荣五脏六腑也。

七十日后，食人血肉尽，故其虫黄赤损于肌肉，故变瘦劣饮食。不能为肤筋缓，不能收持。一百二十日外肉血食尽，故其虫紫，即食精髓传于肾中，食精故其虫色黑。食髓即骨痿不能起于床，枕诸虫久即生毛，毛色杂花钟，孕五脏五行之气传之，三人即自能飞，其壮如禽，亦多品类。传入肾经不可救治。法之所载者，能利后。其虫色白可三十日服药补；其虫黄赤可六十日服药补；其虫紫黑此疾已极，可百二十日服药补。

又云虫头赤者，食患人肉可治；头口白者，食患人髓其病难治，只宜断后。故经曰：六十日十得七八；八十日内治者，十得三四，过此以往，未知生全，但可为子孙除害耳。令以六代所传虫状病证详著于后。

第一代

（虫状病证游食日治法）

为初瘵病，谓初受其疾，不测病源，酒食加飧，渐觉羸瘦，治疗蹉跎，乃成重病。医人不详其故，误药死多。

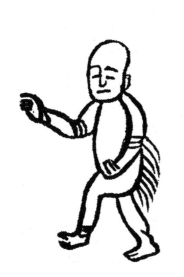

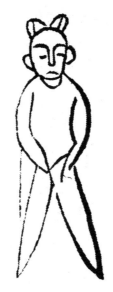

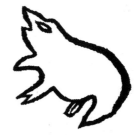

此虫形如婴儿，背上
毛长三寸，在人身中

此虫形如鬼状，
变动在人脏府中

此虫形如虾蟆，
变动在人脏府中

已上诸虫，在人身中荣着之后，或大或小，令人梦寐颠倒、魂魄飞扬、精神离散、饮食不减、形容渐羸、四肢酸疼、百节劳倦、增寒壮热、背膊拘急、头脑疼痛、口苦舌干、面无颜色、鼻流清涕、虚汗常多、行步艰辛、眼睛多痛。其虫遇丙丁日食起醉后，心俞穴中四穴轮转，周而复始。俟虫大醉，方可医灸，取出虫后用药补心（守灵散）。

第二代

为觉痨病，谓传受此病已觉病者。患人乃自知夜梦不详，与亡人为伴侣，醒后全无情思，昏沉似醉，神识不安。所食味辄成患害，或气痰发动风毒，所加四体不和、心胸满闷、日渐羸瘦、骨节枯干。或呕酸水，或是醋心、唇焦、口苦、鼻塞、胸痛、背膊酸疼、虚汗常出、腰膝刺痛。如此疾状，早须医治，过时难疗，致伤性命。

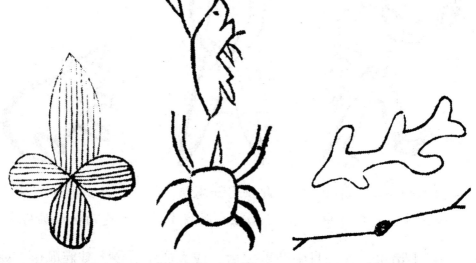

此虫形如乱丝，长三　　此虫形如虾蟹，　　　此虫形如蜈蚣，或似
寸许，在人脏府中　　　在人脏府中　　　　　手弓，在人脏府中

已上诸虫在人身中，令人气喘，唇口多干，咳嗽增寒，心烦壅满，毛发焦落，气胀吞酸，津液渐衰。次多虚渴，鼻流清水，四肢将虚，脸赤面黄，皮肤枯瘦，腰膝无力，背脊酸疼，吐血唾脓，语言不利，鼻塞头痛，胸膈多痰。重者心闷吐血，僵仆在地，不能自知。其虫遇庚辛日食起醉，归肺俞穴中四穴轮转，周而复始。俟虫大醉方可治医，取出其虫，补肺则差（虚成）。

第三代

为传尸瘵病，谓传受病人自寻得知之。日渐消瘦，顿改容颜，日日恓惶，夜夜忧死。不遇良医就死伊迩。

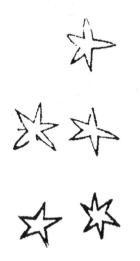

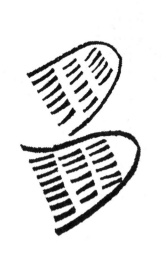

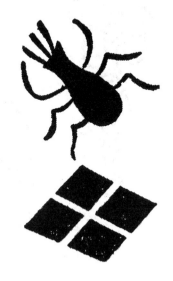

此虫形如蚊蚁，
俱游五脏中

此虫形如刺猬，
在人腹中

此虫形如蟑螂，大如
碎血片，在人五脏中

已上诸虫在人身中，令人三焦多昏，日常思睡，呕吐苦汁，或吐清水，或甘或苦，黏涎常壅，腹胀虚鸣，卧后多惊，口鼻生疮，唇黑目青，日渐消瘦，精神恍惚，魂魄飞扬，饮食不消，气咽声干，目多昏泪。其虫遇庚寅日食起醉，归厥阴穴中四穴轮转，周而复始。俟虫大醉方可治，取虫后补气多差。

第四代

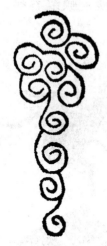

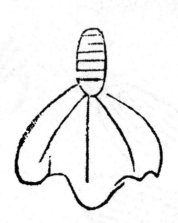

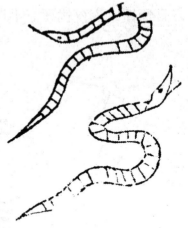

此虫形如乱丝，　　　　此虫形如猪肺，　　　　此虫形如蛇虺，
　在人脏府中　　　　　　在人腹中　　　　　　　在人五脏中

已上诸虫在人身中，令人脏腑虚鸣，呕逆腹中，痃癖气块，增寒壮热，肚大筋生，腰背疼痛。或虚或瘦，泻利无时，行履困重，四肢憔悴，上急气喘，口苦舌干，饮食及水过多，要吃酸醎之物。其虫遇戊己日食起醉，归脾俞穴中四肢轮转，周而复始。俟虫大醉方可治，取出虫后补脾为瘥（魂停）。

第五代

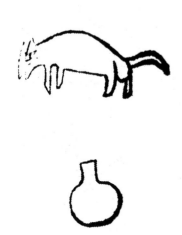

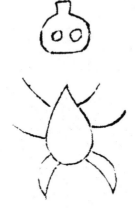

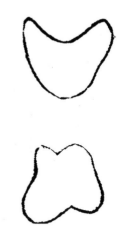

此虫形如鼠，似小瓶，
浑无表里背面

此虫形如有头无
足，有足无头

此虫变动，形如精
血片，在于阳宫

已上诸虫入肝经而归肾，得血而变更也。令人多怒气逆，筋骨拳挛，四肢解散，唇黑面青，增寒壮热，腰背疼痛，起坐无力，头如斧斫。眼睛时痛，翳膜多泪，背膊胜痛，力乏虚羸，手足干枯，卧着床枕，不能起止，有似风中，肢体顽麻，腹内多痛，眼见黑花，忽然倒地，不省人事。梦寐不祥，觉来遍体虚汗，或有面色红润如平时者，或有通灵而言未来事者。其虫遇癸未日食起醉，归肝俞穴中四穴轮转，周而复始。俟虫大醉方可医救，取虫出后补肝乃得瘥（金明）。

第六代

（此代虫有翅足全者，千里传疰，所谓飞尸，不以常法治也。）

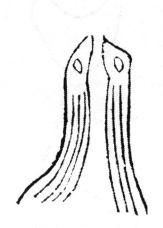

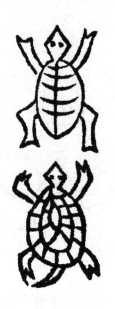

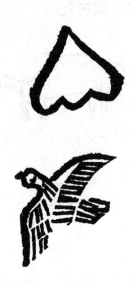

此虫形如马尾，有　　　此虫形如龟鳖，　　　此虫形如烂面，或
两条，一雌一雄　　　　在人五脏中　　　　　长或短，或如飞禽

已上诸虫在人身中居于肾脏，透连脊骨。令人思食，百物要吃，身体尪羸，腰膝无力，髓寒骨热，四体干枯，眼见火生，或多黑暗，耳内虚鸣，阴汗燥痒，冷汗如油，梦多鬼交，小便黄赤。醒后昏沉，脐下结硬，或奔心胸，看物如艳，心腹闷乱，骨节疼痛，食物进退，有时喘嗽。其虫遇丑亥日食起醉，归肾俞穴中四穴轮转，周而复始。俟虫大醉可医治，取虫后补肾填精（育婴散）。

苏游论

论曰大抵传尸之候在心，胸肋满闷，背膊烦痛，两目不明，四肢无力。虽欲寝卧，睡常不寐，脊骨急痛，腰膝酸疼，多卧少起，状如佯病。每至早旦，精神尚存，有如无病。日午之后，四体微热，面无颜色，喜见人过，常怀忿怒，才不称意，即多嗔恚。行立脚弱，夜卧盗汗，梦与鬼交，或见先亡，或多惊布。有时气息，有时咳嗽。虽思饮食，不能多飧。死在须臾，精神尚好。或时微利，两肋虚胀，口燥鼻干，常多粘唾。有时唇赤，有时欲睡，渐就沉羸，犹如涸鱼不觉死也。

又曰传尸之候，本起无端。莫问老少男女，皆有此疾。大抵五行相克而生，穴内传毒气周遍五脏，渐热羸瘦，以至于死。死讫又传家亲一人，故曰传尸，亦名传瘵。以其初传半卧半起号曰殗殜，气息嗽者名曰肺痿疾，骨体身中热称为骨蒸，内传五脏名曰腹连，不解疗者乃至灭门。假如男女虚损得之名曰劳极，吴楚乃名淋沥，巴蜀亦名劳极。

其源先从肾起，初受之气，两胫酸痛，腰背拘急，行立脚弱，饮食减少。两耳飕飕，真似风声。夜卧遗泄，阴汗痿弱。肾既受讫，次传于心。

心初受气，夜卧心惊，或多恐悸，心悬之气，吸吸欲尽，梦见传于先亡。有时盗汗，饮食无味，口内生疮，心气烦热。惟欲眠卧，朝轻夕重。两颊口唇，悉皆纹赤，如传胭脂，又时手足五心颇热。心受已次传于肺。

肺初受气，咳嗽，气力微痛，有时喘气，卧即便甚，鼻口干燥，不闻香臭，如或忽闻惟觉枯腐物气。有时恶心，愦愦欲吐。肌肤枯燥，时或疼痛，或似虫行，干皮细起，状若麸片。肺既受已次传于肝。

肝初受气，两目胱胱，面无血色，尚欲颦眉，眼视不远，目常干涩，又时赤痛，或复睛黄，朝昏懵蒙，常欲合眼。及时睡卧，常睡不着。肝既受已次传于脾。

脾初受气，两肋虚胀，食不消化，又时泻利，水谷生虫，有时肚痛，腹胀雷鸣。唇口焦干，或生疮种。毛发干耸，无有光润，或时上气，撑肩喘息，利赤黑汁。见此证者乃不治也。

夫骨蒸、痷殜、复连、尸疰、劳疰、虫疰、毒疰、热疰、冷疰、食疰、鬼疰等，皆曰：传尸者。以疰者注也，病自上注也。与人相似，故曰：疰。其变有二十二种，或三十六种，或九十九种。

大略令人寒热盗汗、梦与鬼交、遗精白浊、发干而耸。或腹内有块、或脑后两边有小结。复连数个，或聚或散。沉沉默默，咳嗽痰涎。或略脓血如肺痿肺痈状，或复下痢，羸瘦困乏，不自胜持，积月累年，以至于死。死复传疰，易传亲人，乃至灭门者是也。

更有蜚虫、递尸、寒尸、丧尸、尸疰等，谓之五尸。及大小附疰等证。不的知其所苦，无处不恶，乃挟诸鬼邪而害人。其证多端传变推迁，难以推测。故自古及今，愈此病者，十不一得。所谓獖骨獭肝，天灵盖铜锁鼻，徒有其说，未尝取效。惟膏肓俞崔氏穴法，若闻早灸之，可否几半，晚亦不济也。

痨疗诸证

病者增寒壮热，自汗面白，目干口苦，精神不守，恐畏不能独卧，其传在肝。病者寒热面黑鼻燥，忽忽喜忘，大便苦难，或复清泻口疮，其传在心。病者增寒发热，面青唇黄。舌举强不能，饮食无味，四肢羸瘦，口吐涎沫，其传在脾。病者增寒发热，面赤鼻干，口燥毛折，略嗽喘急，时吐白涎，或有血线，其传在肺。病者增寒增热，面黄耳轮焦枯，骺骨损痛，小便血浊遗沥，其传在肾。

所谓痨蒸者，二十四种随证皆可考。若眉毛折发焦，肌肤甲错，其蒸在脾。外人觉热自返思寒，身振腘剧，其蒸在肉。发焦鼻衄，或复尿血，其蒸在血。方热烦躁，痛如刺针，其蒸在脉。

爪甲焦枯，目昏，两肋急痛，其蒸在筋。版杼齿黑痛燥，大杼醉痛，其蒸在骨。背脊疼痛，骺骨酸嘶，其蒸在脑。男子失精，女人自淫，其蒸在玉房。

乍寒乍热，中腕目，膻中烦闷，其蒸在三焦。小便黄赤，凝浊如膏，其蒸在膀胱。传道不均，或泄或秘，腹中雷鸣，其蒸在小肠。大腹隐隐，右鼻干疼，其蒸在大肠。

口鼻干燥，腹胀，睡卧不安，自汗流出，其蒸在胃。口苦耳聋，肋下疼痛，其蒸在胆。里急后重，肛门秘塞，其蒸在回肠。小腹疞痛，筋脉缓纵，阴器自强，其蒸在宗筋。

眼昏泪下，时复疚晕，燥怒不常，其蒸在肝。耳轮焦枯，腰脚酸疼，起居不得，其蒸在肾。情思不宁，无故精泣，绵绵而下，其蒸在右肾。心主胞络，心膈噎塞，攻系疼痛，俛仰烦闷，其蒸在膈。

诸证虽白不同，其根多有虫啮其心肺，治之不可不绝其根也。

浴法

香草乃三尸九虫所憎之物，煮汤沐浴，其虫必死。今之人病莫重于痨瘵，天下名医，多不能疗。盖由一人得病，传染子孙亲姻族属，故曰：传尸痨乃至灭门尽族，故人皆畏之。或焚尸山林，殡弃江湖，不入坟墓。族属无骨肉之亲，夫妇弃义合之礼，有此伤恸，深可悯怜。

几觉得此病不先焚灭三尸九虫，服药无效，十少一生。凡人多秘，此法不传于世人，以疾呼为宿业，甘心受病，至死无憾。嗟乎！误矣今述上圣之方以救世人。三月四月取香草叶五片，熟捣，解衣坐之，令气入下部，散入腹中，从旦至暮，其尸虫尽去。盖三尸九虫常居人身贪煞，每至庚申将人罪奏上天，令人夭死。故老君三尸经篡云，夫人生也，皆寄形于父母，抱五谷之精，是以腹中尽皆尸虫，为人之害自庚申夜告。

天帝祀人罪过，落人生籍，令人速死，魂升于天，魄沉于渊。

845

惟有尸虫独在，名曰：鬼。若不依时祭祀，辄为人祟，损人性命也。

守庚申法

夫人生于世，上至国王，次至大臣，下至僧道庶人，多少不定也，惟有女人此疾尤甚。学道之士若不去三尸九虫，以求长生者，终不可得也。每值庚申日，其夜不睡守之，至晓觉见体瘦倦，方可投睡，令人数觉此虫不得去奏事也。

大帝玄科云：六月八日及庚申日，北帝开诸生门，听诸法词讼，既作过满五百者，其人必死也。宜守庚申镇伏三尸，凡守庚申三尸长绝使人精神爽利，五神恬静，搔扰每夜之时，叩齿三十六通，以左手捧心，呼三尸名，上尸彭琚出，中尸彭瓆所，下尸彭瑀出。辄不得为害，常以庚申去手，甲丑日去足甲。每年七月十六日将出去手足甲烧灰，和水服之，三尸九虫皆灭，名曰斩三尸。

修合药法

凡修合药时，先须斋戒，志心焚香，净扫一空，不得令鸡犬、猫儿、仔子、妇人一切秽浊之物来见，然后验。

医传尸方越王文

湖南长老法名清，于南岳天福二年八月十二日，妆得越王时，古方前越王说，文后有方及符法，自后医救万余人。于淳化九年，传授于丁相公，后至祥符七年，雷使得此方，后救百余人。

越王留文曰：驸马刘志家三百余口，因买一婢姓冯名捧书，一日忽患寒热不定，服药无效。约得一百余日，甚瘦弱，忽然而死。不经五日，有子刘祥年，二十岁，忽然得疾如前婢。服药医救，又百余日忽然而死。自后如此病者死百余人，皆为此疾。

又驸马忽然有此寒热，服药无效。越王遂大张于朝门，诏名医十日。茅山道士姓李名同，因入越王城问天使，天使曰：并未有识此证，先生莫能治此疾。先生曰：此疾多证，或死不明，或梦中得物，梦中得虫，梦中同行。或同酒食语话，出入恶风，又有令人寒热，有嗽者。有或传染前患者衣服、家事皆受此患也。

其传气出尸虫，多飞入衣服卧具化卵，若得人气血，立化为虫。自发尾毛孔先食血脉，次食五脏，令人瘦弱。如食心脏后，其虫即化为鬼，其药不能医治。若未食心脏，下药投符取虫，虫泻下皆治疾。

共八九传，只有尸气无虫药下，取恶物青黄如胶亦安也，立去身上衣服，如前死人等物，三日不得在家使用，患人收掌如不信，立依前受疾刘志（乃煎鬼哭饮子）。

取传尸痨虫鬼哭饮子

天灵盖酥炙　鳖甲酥炙　柴胡去芦　阿魏　安息散　贯众　桃仁二十壹个去皮尖　木香十分　豉心半合　青蒿半握　甘草二寸生判　槟榔各一分　辰砂半分别研　麝香一钱别研　赤脚蜈蚣以竹筒盛姜汁浸干取一分用　乌鸡粪一分先令鸡于五日前，以火麻仁饮之，五日后方取其粪用

上件自槟榔起五味，为末研匀，分为三贴，于六甲建日或除日贴。此药先以童子小便二升，隔夜浸前药十一味，于星斗露天之下至四更时，煎至八分滤去渣术。为三服，每服用散子药一贴，五更初温，温顿服，即稳睡卧至二三点时，又吃一服，至日出时觉腹中欲利，如未觉又进一服，是第三服，如利即不用进此第三服也。

取下恶物并虫以盆盛之，其虫或似蜣蜋、蛇虺，或如蜈蚣、蜘蛛、蚯蚓状。急以油火并秽物并烧杀之，其身上所着衣服荐。

甘草二茎五寸许　桃枝以下并用，向东南嫩者为佳　柳枝　桑白皮一云

桑枝　酸石榴根一云枝各二握七寸许

上八味须选净洁处，采用童子小便四升，于银石器内，文武火煎至一升，滤去渣分作三盏，将前药末调下。五更初服，男患女煎，女患男煎。服药后如觉欲吐，即用白梅肉止之。五更尽觉脏腑鸣，须转下虫及恶物、黄水、异粪、异物。若一服未下，如人行五七里，又进一服，至天明更进一服，并温吃如泻不止，用龙骨、黄连等分为末，熟水调下五钱，次吃白梅粥补之。

论已试功效

岩叟自老叟处得此神方，应验非一，今连一二事书千篇，后庶使来者知用药之功效焉。

一职方郎中游烈者，邵武宁人也。其子之妇年十六，得病浑身壮热，咳嗽痰涎，月候不通，饮食减少，不岁余。众医不救，用天灵盖散服之，取下虫一枚，如蜈蚣之状。当时钳入沸油鼎中煎之，投于江遂瘥。

一有一男子三十岁余，患病恹恹，饮食倍多而不生肌肉。每日常须肉食，如或稍饥，腹内疼痛，倦怠。遂以天灵盖散服之，取下赤小虫，其数有十。内有一虫，其色微紫，大于众虫，头有细毛。自后用药补理遂安，兼进真苏合香丸。

一有男子一人年五十，每日须酒数升，空心未饮则两手与脚并皆振动，得酒一升饮之少减，若至醉手足不动俗谓酒疾。医议之是振风，累日针灸服药无效，拟其虫遂服天灵盖散，取下物如乌梅之状，拨之有足，正类蜘蛛。其疾顿愈，不复饮酒，前效如此，问病之士宜加审焉。

仙传上清紫庭追痨仙方品

麝香散

治男子、妇人，传尸、骨蒸、食热、五痨。

天灵盖　麝香各一分　柴胡一两　犀角屑半两　阿胶　东引桃枝　青蒿　东引柳枝　石榴皮四味各一握　甘草三寸，患人中指长，男左女右　薤白　葱白各七寸

上件为末，用童便二升半浸药一宿，明日早晚煎至升半，去渣服之。若男子病女人煎，女病男煎。忌毛鸡犬、驴马、僧尼、孕妇、生人孝子，并不令见之。煎成饮后分为三服，入槟榔末三钱温服。初服约人行二五里远，便再进一服，虑有恶心，以白梅与他含止之，服三五服病止，即泻出异物，若虫如头发、马尾，身赤口黑，身上如蚁行不可名状，泻后葱粥饮补之。

同时药煎补五脏，伏神散。忌风一月，忌食油腻湿麵咸味，并牛猪鸡鸭犬等物。服此药无不当日差，凡天下治痨，服之亦须累日及年，犹未全去病源者，不似此方，至远年重病不过两剂，如病未多即一剂，饮子便当服此。

伏神散

不问远年近日，取效下虫红色便可治，肚下黑差成否，肚下白色是食髓也，万不一瘥，补方服伏神散。

白茯神　茯苓　人参　远志去心　龙骨　肉桂　甘草　陈皮炒各一两　当归　五味子各一两半　黄芪二两　大枣五十六个

上件为散，分作八服细末，每服大枣七个、生姜二钱、用水一升半，煎至一升。趁前药后吃，亦空心服神效，此是神人所授灵妙

秘方，此方前后活数百人也。

神效散

治诸传尸瘵气杀虫。

此方得之于河源郡王府，济世极多，功不可量。

川椒二斤择去子，合口者炒出洋

上为末每服二钱，空心米汤调下，或酒糊丸，如梧桐子大。每服三五十粒。

神仙秘方

取瘵虫。

青桑皮　杨柳枝　梅枝　石榴枝一方无此味　桃枝正东引者，各七茎四寸许　葱白七茎　阿胶一钱别研　安息香真者一分并去石　青蒿一握，如无以子代之

上八味除魏香外，余用童子便一升半煮药，煎及一半去滓，将药汁化魏香，再煎十数沸去滓，候温分作二次调服。

辰砂研末　槟榔研末各半钱

上研极末细分为二服，五更初一服，三点时一服。至已暖必取下虫，红者可救，青者不治，但有所下即用热油煎杀，即进软粥饭，温暖相息、不用性及食生冷毒物，仍先服纸丸子法，见后合此药时，须择吉日焚香祝告天地，令病人设榻于福德方，服即有神效。不可令病人先知气味，亦不得令猫犬、孝服、秽恶、妇人等见之。

金明散

补肝藏劳极。

人参　知母　茯苓　丁香　秦艽去芦　甘草炙　石膏煅,各等分

上件为细末，每服二钱、水一盏、葱白三寸，同煎至八分，通口服。

守灵散

补心脏劳极。

白茯苓　丁香　诃子各一两　桔梗　芍药　羌活　甘草炙,各一分

上件为细末，每服二钱、水一盏、入银耳环一只、葱白三寸，同煎至八分，通口服。

魂停散

补脾脏劳极。

白药子　桔梗　人参　诃子皮　茯苓　甘草炙　丁香各一钱

上件为细末，每服二钱、水一盏、入蜜一匙，同煎至八分，通口服。

虚成散

补肺脏劳极。

枳实去瓤麸炒　秦艽去芦　白茯苓　芍药　麻黄去节　玄胡索　当归洗净　茴香炒各半两　甘草炙,一分

上件为极细末，每服二钱、水一盏、银耳环一对、蜜五点，同煎至八分，通口服。

婴散

补肾脏虚劳。

香附子炒黑　附子炮一只　木香　白蒺藜去角,各一分　白茯苓半两

甘草炙，一钱

上件为细末，每服二钱、水一盏、姜七片、葱白同煎至七分，空心服。

龙胆丸

治积热痨瘦不食，厌热壅消疮肿，解肌骨散解毒滞。

草龙胆　柴胡　地骨皮　黄芩一方不用此味加茯苓　鳖甲醋炙，各一两　桃仁去皮尖　山栀子　陈皮　当归　大黄　甘草炙，各半两

上为细末，炼蜜为丸，梧桐子大，每服二十丸，空心用温热水吞下，如小儿加减丸数。

无比丸

治传尸痨，服至一月愈。其余痨瘦之疾，数服取效。

紫河车二两煮醋浸一宿，焙干为末　芍药　鳖甲半两醋炙　桔梗　胡黄连　大黄炮　甘草炙　草龙胆　苦参　知母　黄药子　贝母去心　秋石研　豉心火煅　莪术　磁硝　犀角屑各二分，一云无此味

上件为细末，炼蜜为丸，如梧桐子大。每服二十丸，温酒吞下。如肠虫热食前服，膈上热食后服。

夺命散

鳖甲醋炙　天灵盖醋浸一宿酥涂炙黄　柴胡去芦　青蒿　知母各一两　甘草　人参各半两　阿魏四枣子大　葱白一握　桃仁二十一个，去皮尖麸炒

上以天灵盖、鳖甲为末，次下人参、知母、柴胡、甘草，又同捣。次下白青蒿、桃仁、阿魏，杵成饼子，幔火焙干为末。称二钱，用童子小便二盏，煎至一盏。去滓露星斗下一宿，至五更三点暖服半盏，服了衣被盖卧，天明又煖半盏，扶行病人服强行

五七步，三日更不得洗手面指头，候生毛为验，每日早辰先吃白汤投之。

天竺黄饮子

天竺黄　麦门冬_{去心，各一两}　人参　茯苓　甘草　茯神　生地黄干　远志_{去心}　防风　龙骨_{各半两}　玄胡索_{七枚}　大腹子_{十一个}　犀角_另

上咬咀为末，用水二升半煎至一升，分作三服温服。忌一切毒物，如洽久卧床枕，此药先看十指毛色，如藕白者可治，紫黑色者难治。

麝香散

治妇人、室女，一切蓄热、腹内闷着、骨蒸、室女经脉不行、瘦劳肌热。

威灵仙_{四两，细末}　雄黄　麝香_{各一分，二味另研}　干漆_{一两，碎炒令烟尽}

上件为末再研，每服一大钱，水八分盏煎至六分，空心和渣温服，当有恶秽毒物下，并是病根。此药颇难服，可以蒸饼糊为丸，如梧桐子大，每服十五丸至二十丸，茶汤任下，次服桃仁散。

桃仁散

桃仁_{汤泡去皮尖麸炒令黄}　赤茯苓_{各一两，去皮}　芍药　人参_{各三钱}槟榔_{四个}　陈皮_{三分去白}　犀角　安息香_{各一钱}　麝香_{二钱}

上为细末研匀，每服二钱、姜五片、水一盏，煎至六分，早晚食前服。若取下其虫头赤，便服天竺黄饮子补护心脏，未取下虫亦须先服之护心。

柴胡散

治童稚骨蒸热葱，解伤寒后肌热。

柴胡　川大黄　干漆炒　秦艽　甘草　常山各一两　鳖甲三两，醋炙

上咬咀每服一钱，用水一盏，入小麦一撮，同煎七分冷服。取虫药取啄木禽一只、朱砂四两、精猪肉四两喂木禽，一昼夜饥甚，将朱砂作绿豆大，相和在切碎肉片子，肉若无啄木禽，昼将系禽用盐泥固济，入禽在内，用刚火煅一夜，来日不见太阳，取出不得打破。同固济盐泥入地，埋二尺许，一昼夜取出。

银器内研作细末，以无灰酒作一服调下，入麝少许在药内同调。置病人在帐中，四下紧闭，用铁钳候病人口中，虫出即钳之于沸油中煎杀，可预置烈火沸油于病人左右。如虫出后，便令煎嘉禾散与病人服，进粥又煎药悉如前夜，服咒云"唵嚤鸣嚁吽吽吒"。

钓虫丸

磁石一两半有墙者紧研为末　龙骨半两　硇砂一两，研　麝香一钱　腻粉半两，另研

上用蜡为丸，如小婴桃大。每服一丸，以药上针穿一小窍子，以青红线贯之，稍头系一大古钱。早辰令病人向破方正坐，用温水吞下，候药下咽喉中，合口以牙咬定古钱，等候恶心便吐出。其虫状不一，急以热油煎杀。如不吐出虫，只吐得血丝子或涎一二合，皆是安证，更服寻常和气理中诸药，三两日决取痊瘥。其治过药可用温水浴，过更可医一二人。若是传尸痨，一丸可活两人。

钓虫神功夺命散

母丁香一钱半　酒蜡半两　鳖甲一帖和壳　水磨硫黄二钱　石燕一个

火煅醋淬七次

上为细末，用蜡为丸，如绿豆大。每用一丸装钩子上，系排线一条，长一丈二尺，用雪膏少许圆药丸，以蚕茧一截穿于线上盖之。令病人先吃膏，后一口同药吞下，良久线动，用力拽出，有虫用沸油煎杀。此药于端午日，日未出时修合，先服纸丸，次同神仙秘法服。

服纸丸子法：凡医传尸，先当斋戒志心，对圣焚香，服纸丸子，用鸡子清涂纸上，令干剪作钱样大丸服之，然后服前件丸散。

通神散

治尸瘵。

附子一个　大黄一两　牛黄二字

上件为末，加桃柳枝、青蒿各七握剉碎，用童子小便半碗浸一宿，来日五更初煎数十沸，滤滓调散子一半吃，服了以衣被盖便睡，取下恶物自住不用，利下时用盆子盛，看何物在其中。虫类有四，一头如马尾，二似乱发，三似蜈蚣，四如鸡子或破棉絮。后要有一人来别，此忌硬物、茶炙、糟鸭、蟹血、生冷、油腻、咸藏等物后服药。

甘草　黄连　当归　木香各半两

上将酒二升，瓷器内煎，取五合倾出，煎四味熬，看软硬和丸，如梧桐子大，空心晚后酒或盐汤下三十丸。

紫河车丹

治飞尸、鬼痓、虚劳、羸瘦、喘嗽气。

其法取男子首经儿，先以皂水洗净，次以铫子内用米醋煤洗控干，将一小小焙笼，以低周围密糊，不令失火气。或无小焙笼，只用小篮子去系密糊，安紫河车于上，用烈火焙，更将参子盖之焙，令极干约只有十二三文，秉候极干，至干了更入后药。

人参一两半　木香半两　白术炒　白茯苓　伏神　当归　熟地黄各一两　乳香别研　没药各四钱　朱砂二钱别研　麝香二钱

上件为细末，用诸药和匀，红酒糊为丸，如梧子大。每服五十丸，煎人参汤下，空心日午四服，炼蜜丸亦得。

明目丹

又传追下尸虫，治传尸痨。

白兔粪中秋夜取四十九立野中者佳　硇砂

上研为细末，炼蜜丸梧子大。每服七丸，用甘草半两生捶碎，以水一盏，揉取浓汁。若患人瘦弱即炙过甘草，五更空心服，预戒患人不得心燥冷服，不妨小瘥两日再服，下虫为准，须上旬服。

青蒿饮

治痨疾。

青蒿赤根者取子一升，叶五两阴干　桃枝三两嫩者为佳　柴胡　甘草各一两　柳枝三两嫩者　地骨皮二两　栀子仁一两量患人虚实用

上咬咀每服三钱，水一盏，乌梅两个，煎至七分温服，不拘时。

柴胡散

补虚劳。

柴胡　人参　白茯苓　桔梗　芍药　青皮去白　川当归酒浸一宿　麦门冬去心　川芎　桑白皮　白术米泔浸一宿　甘草

上件为细末，每服二钱，水一盏，煎至七分，通口服。

鳖甲煎

补虚劳。

鳖甲一枚醋炙令黄　柴胡去芦　川当归　甘草炙　桔梗　赤芍　人参各一两　麝香半钱　杏仁去皮尖炒　胡黄连　地骨皮　宣连各一钱　木香半两　真酥　白沙蜜各三两　官桂半两，去粗皮不见火

上件为细末，用青蒿一斤，童便五斤，熬青蒿汁约二升。滤去滓入酥蜜再熬成膏，候冷入药末，搜和为丸，如梧子大。每服十五丸，温酒下米饮亦可，日进三服，如秋冬时更入桃柳心七个，与前柴胡散同煎服。

贯众丸

去三尸、五虫。

贯众五分杀伏尸　白萑芦三分杀虫　蜀漆三分杀白虫　厚朴三分杀肺虫　狼牙子四分杀胃虫　僵蚕四分杀羞虫　雷丸六分杀赤虫　雄黄三分杀尸虫　芜夷五分杀羞虫

上拣净焙干炒令黄色，捣为细末，炼蜜为丸，如梧子大。用水下五丸三服，可渐加至十丸、二十丸服之，二十日百病皆愈，三尸九虫自灭。服者须斋戒，恭敬。妇人绝孕服之有子。

桂心丸

神仙去三尸九虫。

熟地黄三两　干漆半两炒　桂心一两

上为细末，炼蜜为丸，如梧子大。每服七丸，米饮送下。

雄黄丸

又去三尸九虫。

雄黄^研　松脂^{各一两研}

上溶脂为丸，如莲子大，半旦吞一丸，服七日三尸尽去。

轻骨散

治劳嗽。

乌梅　龙胆草　胡黄连　贝母　知母　鳖甲^{醋炙}　桔梗　秦艽

柴胡　甘草^炙　山栀子^{去皮}　人参　青蒿^{酒煮}　阿胶^炒　杏仁^{去皮尖麸炒}

上件晒干为末，用好京墨一寸，以井花水磨调前药末，作饼子如大指头大，透风处阴干二七日方用。每服一饼，井水磨化，又用没药五十磨成一盏，于五更又用黄皮末二钱同煎，数沸却入盏内，频频打转，通口于五更时轻轻起吃，才服了便睡，令病人仰卧，甚者不过三服。

蛤蚧散

又治劳瘦。

白茯苓^{一两去乌皮，入铫内慢火炒，令燥便住}　桑白皮^{二两用酥醋刷炙五次，令黄色紫色}　杏仁^{六两汤泡去皮尖双仁者，以纸囊入铛内炒令干，入白内捣为粉，用皮纸角出油尽为度}　知母^{用酥醋刷炒令黄熟}，蛤蚧雌雄一对入酥醋内浸透，慢火炙干再用酥醋刷五七次，令黄熟不得烧损无力　贝母^{二两用酥醋刷炙，令黄色三五次}　甘草^{三两捶碎，用醋酥刷炙三五次令紫黄}　人参^{一两大者，用酥醋刷炙三五令黄}　熟乳酥^{真好者四十文切作骰子大块入铫内，溶成汁入陈米醋极酸者半升，已下和匀，同刷炙前药，醋不宜多用，只以四合多为的庶好刷用，否则稀矣}

上件为末，每服二大钱，水一盏，煎七分服。忌油腻冷毒物。如久患嫩者初服此药，必服闘嗽加甚，须勤服，久则可安，须自保惜为妙。

治劳热止损止嗽

蛤蚧一对洗净酒醋浸炙　黄芩半两　胡黄连　秦艽　甘草　生地黄　熟地黄　青蒿　人参炒　柴胡　麻黄　知母　贝母　鳖甲一两酒醋炙　桔梗　杏仁去皮尖双仁取稍各半两　龙胆草　木香各一钱

上件为细末，用乌梅羌枣煎服。

治虚劳方

杏仁一斤

上用生羌六两剉碎，嫩者加人参四两剉碎，同置于新砂锅内，用无根河水一斗。烧木炭，文武火熬水尽为度，去生羌参滓放冷，每服五七个杏仁，频频服之。

治传尸劳瘵方

上童子便一盏，无灰酒一盏，以新瓷瓶贮之，取全猪腰子一对，于内蜜封泥。日晚时以慢火养熟，至中夜止，待五更初更以火温之，发瓶饮酒食腰子病笃者，只一月效。平日瘦怯者，亦可服此，盖以血养血，绝胜金石草木之药也。又方以獭肝一具，阴干杵末，方寸七日三服有效。又方以赤䄲儿（俗名王瓜）焙干为末，温酒调服即有效。

黄帝炙二十一种瘵图并序

夫人含灵受气，禀于五常，摄之以乖理，降之大疾。至若岐黄广记，抑有六旧经法，单行显灵斯术骨蒸病者，亦名传尸，亦名殗殜，亦名伏连，亦名无辜。丈夫以元气为根本，妇人以血海为根源。其病状也，发干而短，或聚或分，或腹中有块，或脑门结核，或卧盗汗，梦见鬼交。虽目视分明而四肢无力，上气食少渐至沈赢，终延岁月至殒灭。

余昔忝任洛州司马，三十日炙活一十三人，前后差者，数通二百里。至于狸骨獭肝徒闻曩说，金牙铜鼻罕见，其能未如此方扶危救急。非止单攻骨蒸，兼亦疗风，或瘴或劳，或邪或僻。患状既广，炙愈亦多，不可具录。聊述大概，又恐传说讹谬，以误将来。今具图形，庶令览者易于悉使，所在流传颇用家藏，末暇明医旁求立业返魂还魄，何难之有，遇斯疾者可不谨欤。

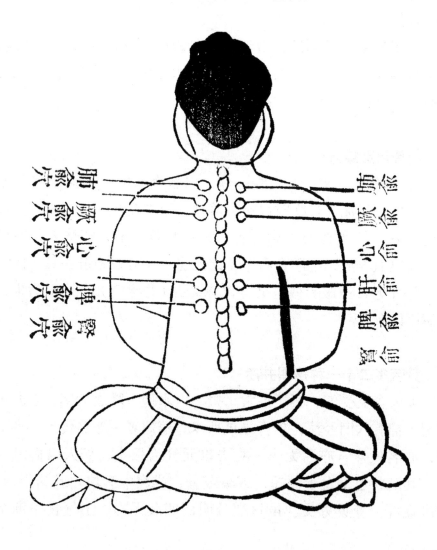

肺俞二穴在第三椎下，两傍相去一寸半是穴。理颠癎婴气、上气吐逆、返满脊强、寒热不食、内痛皮痒、传尸骨蒸肺嗽。针三分留七分，呼得气即炙三壮。

厥阴二穴在第四椎下，两傍相去一寸半是穴。理遂气吐呕、心痛蛮结、胸中烦闷。针入三分留七分，得气可炙三壮。

心俞穴在第五椎下，两傍各一寸半是穴。理心中风狂癎、气乱语悲、啼心腹坎、满汗不出、结积寒奶、呕逆不食、食物即吐、欬自肿痛。不炙通针三分留七分，呼得气即泻炙三壮。

肝俞穴在第九椎下，两傍各一寸是穴。理口干、中风肢满、短气不食、食物不消、吐血、目不明、关塞胸痛、肩疼寒讪。针入三分留七分，呼得气炙三壮。

脾俞二穴在第十一椎下。两傍各一寸半是穴。理腰身胀满腹肚泄，泻痢身重，四肢不收、黄疸、邪气积聚、腹痛寒热。针入三分留七分，呼气炙三壮。

肾俞二穴去第十四椎下，两傍各一寸半，上一膈对是穴。理虚劳耳聋、肾虚水状胀、挛急腰痛、小便浊、阴中疼、溺血精出、五劳七伤、冷呕、脚膝酸疼拘急、好独卧、身肿如水。针入三分留七分，呼气可炙三壮。

大杼二穴在第二椎，膈俞二穴在第七椎，胆俞二穴在十一椎，三焦二俞二穴在十三椎，界俞二穴在十三椎，旋俞二穴在第二十椎，仍别炙四花膏盲为妙。

师令患人平身正直立，以细绳子一条，令脚底竖踏。男左女右，其头上大拇指端，高顺脚踵引直，上至曲脉中大横文处截断。患人取穴去处一依铜人。又令患人平坐解发，分开两边，从发路沿项直下，至脊绳子头椎骨上，以骨点记之，患人亦依铜人坐也。又取绳子中钩起，至鼻住，按定截口吻两头，了却将此量。

取穴法

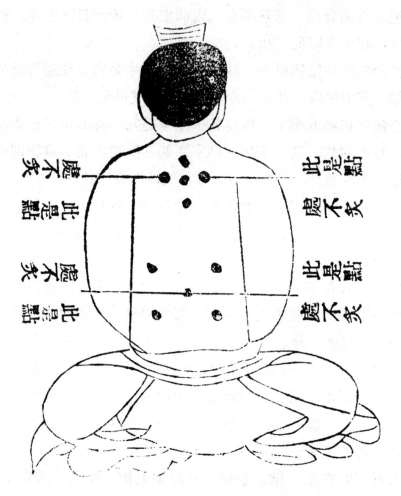

　　口绳子于点记处，平摺拖两头，勿令少有漏邪，直要端正，两头记处是穴中心，于点处非穴莫炙，又法令患人平身正坐，稍缩膊，取小绳子一条，拖其两，垂向前绳两头，高至鸠尾穴，穴在心上颇骨下也，便截断。却翻绳子向背，拖绳停心于喉结骨上，其绳两头双垂，当脊上中绳子头便点记。

　　又法取一绳，令患人平坐，合口横量，准前取绳子两头是炙穴，此通前四穴各炙七壮，至二十一壮须加，至百五十壮仍停。后疮欲发，又将先量口绳子于前脊椎上，垂绳子点处停心竖量，以绳子两头是穴，点记炙之。如前法此名四花穴，须是离日炙之。

用三月三日采艾极炒炙疾，若了于百日内，却慎饮食、房室，且安心静眠。如一月觉未全安常，如初法于旧穴上再炙之，永除害也。炙后仍服药，制方在后。余切读老叟自序，论传尸之候已详。如炙心俞穴中取虫。据铜人经云则不可用，正如此高高嗣照世，称良医虽取穴针炙，上古治法不同，岂神圣之功殆不可云。

一法当于癸亥日，夜二更时，六神皆聚之时，解去下体衣服，直身平立，用笔于其腰上两傍征陷处点定，针家谓之腰眼。然后上床合面而卧，每灼小艾炷七壮，两腰眼共一十四壮。劳虫或吐出或泻下，即可平安断根，更不传染。

炙后服药

生地黄汁　青蒿汁　薄苛汁　童便　好酒上各二升同煎成膏成　柴胡去芦　鳖甲醋炙　秦芁各一两　麝另研　硃砂各一两

上五味为细末，入前膏为丸，如梧桐子大。每服十五丸至二十丸，温酒下，忌生冷毒物。

又取虫方

凡取痨虫可于三节骨上一穴、膏盲二穴，每穴炙七壮，然后吃饮食调理，方下药取虫。其虫或如乱丝，或如红线者是也。

春用雄黄、硫黄、巴豆（一粒出油）、豆豉（七粒）。上同前药，共和研为丸，如梧子大。次用童子不吃饭的小便一合、酒一盏下。

夏用芦伏子、鹤虱、硫黄、巴豆（一粒去油）、豆豉（七粒）。上同前药丸，如前汤使下。

秋用锡灰、雄雌二黄、绿豆粉、豆豉（七粒）、巴豆（一粒去油）。上同药为丸，用前汤使下。

冬用雄雌二黄、锡灰、巴豆（出油）、豆豉（七粒）。上为丸，同前汤使下。

净明法中治痨瘵方

度师玉真先生传其良方，须先炼度如法，次以南木香五钱重切碎，用新洁瓦器慢火煎出浓汁，分作二处。留出木香渣，将在一处调朱砂书符，用一处调青蒿。用青蒿九斤重切碎，用新洁铁锅水煎一日，去渣取浓汁，入前木香渣再煎去渣，以前木香浓汁一处慢火熬成膏。朱砂五钱重为细末，用前一处木香汁调，书五炁符及炼度中五气符烧化，入木香汁内，就用此化开青蒿膏子，与患人服。切戒勿令患者知之，务在志诚而为也。仍忌一切外人畜类等见之，无不神效。此方行是法者用之，尤为妙也。

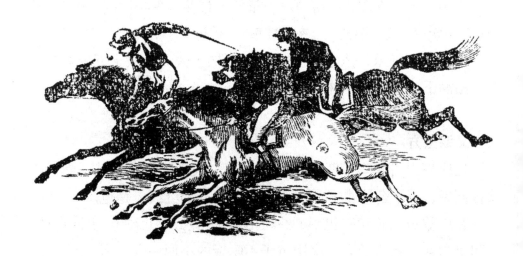

神效脚气秘方

目 录

神效脚气秘书卷之一

脚气统论

论曰：风毒中人，随处悉能为病，偏着于脚何耶？盖五脏经络心病起于手十指，肝肾脾起于足十指。地之蒸湿毒气，足先受之，久而不差，渐至四肢、腹背、头项。古人所谓微时不觉痼滞，乃知所以谓之脚气，其证不一。或见食呕吐，憎闻食臭，或腹痛下利，或二便秘塞不通，或胸中忡悸不欲见明，或精神昏愦，或善忘语错，或壮热头疼，或身体冷痛，或将觉转筋，或小腹不仁，或髀腿顽痹，或纵缓不随，或肿或不肿，或百节挛急。凡是之症皆脚气候也。巢元方只论缓弱上气等八症人之详考，方籍有阴阳干湿之异证，江东岭南之异地，以至痰壅语涩，变成水气与，与夫膏药浴洗等方法匪一，故兼明而具载之。治法固多，唯孙思邈云，不得大补，亦不得大泻，终不得畏虚。故须止汤剂，此汤治法之最，学者宜加意焉。

风毒脚气

论曰：内经谓暑胜则地热，风胜则地动，湿胜则地泥，寒胜则地裂。寒暑风湿之气皆本乎？地人或履之，所以毒亦易中于足也。因病由脚下起，故谓之脚气也。况五脏流注，脾与肾肝之经络皆起足指，故有风毒脚气之病。其证或见食呕吐，或腹痛下利，或便溲不通，或胸中惊悸不欲见明，或言语错忘，或头痛壮热，或身体冷疼。转筋胫肿，痛痹缓纵，其状不一。治不可缓，稍缓气上入腹，或肿或不肿。胸中逆满，上气肩息者死；不旋踵宽者数日必死，不可不急治也。但看心下急急，气喘不停，或自汗数出，或乍寒或乍热，其脉促短而数，呕吐不止者死，故不可缓也。

风引汤方

治脚气痹挛，风毒攻注，腰脚疼痛。

独活　防风　人参　附子　赤茯苓　石斛一两　当归三两　干姜三分　大豆二两，炒

共末，水酒煎四钱服。

木瓜丸方

治风湿脚气上攻胸腹，壅闷痰逆。

木瓜　人参　陈皮一两　槟榔二两　丁香桂五钱

共末，蜜丸如梧桐子大，陈皮汤下二十丸，日二。

木瓜虎骨丸方

治风毒热脚气，疼痛少力，筋脉拘急，行步艰难。

木瓜　虎胫骨　没药　当归　麒麟竭　骨碎补　木香　自然铜醋淬七次　败龟板　枫香　安息重阳酒熬　桂心　甜瓜子一两　地龙二两　乳香五钱，同没药麟竭研入木瓜内，用黑豆一斗水洗，安木瓜于蒸烂研膏

共末，膏丸入酒少许，丸如梧桐子大，木瓜汤下三十丸，日二。

大续命汤方

治脚气痹挛，不随风毒攻四肢，壮热如火，头项挛急，气冲胸中。

当归　人参　防风　麻黄去根节　石膏二两　芎䓖　杏仁炒微黄　赤芍　黄芩　炙甘草　桂一两

姜水煎四钱服。

越婢汤方

治风毒脚气痹挛，行步不遂。

麻黄　石膏四两　白术二两　附子　炙甘草一两

姜水煎四钱服。

木香散方

治脚气缓弱，皮肉顽痹，肢节疼痛。

木香三两　牛膝　草薢　羚羊角　陈皮　杏仁　独活　丹参　杜仲　秦艽　桂一两　车前子五钱

姜水煎三钱，日三。

沉香丸方

治风毒脚气上冲脏腑，散入四肢，虚肿无力。

附子　雄黑豆升半　吴茱萸洗炒　生姜四两同上　袋盛水一斗，铜锅煮干，用豆为末，四昧不用　青皮八两，煎在上四味之内　沉香　白附子　肉苁蓉　巴戟天二两　山芋　牛膝　海桐皮　独活　芎䓖　泽泻　生地　羌活一两

炼蜜为丸，如梧桐子大，酒下二十丸，日二。

犀角丸方

治风毒脚气上冲，散入四肢，虚肿无力。

犀角二两　白术　槟榔　人参　川芎　赤茯苓　羌活　木香　防风　石斛　牛膝一两

炼蜜为丸，如梧桐子大，酒下二十丸，日二。

马兰花煎丸方

治风毒上攻，下注脚气等。

马兰花　附子炮裂去皮脐，水半升，同上煮干　芫花醋炒，一两　巴豆春夏二十二粒，秋冬三十八粒，醋升半，同芫花煮干　陈皮　故纸　白附子　羌活　牵牛子　槟榔一两

共末，醋糊丸，如梧桐子大，男人姜汤下五丸，女人陈皮汤下。

木香丸方

治风毒气上攻，手脚缓弱。

木香　汛香　没药　附子生　乌药　蒺藜　南星　白附子一两　硇砂一分，研　木瓜一两，将砂入瓜内蒸烂研膏

入末为丸，如梧桐子大，酒下十丸。

五柔丸方

治肾虚冷，肾风或头风，兼风毒脚气。

大黄一斤，蒸三次　前胡二两半　白芍　半夏　肉苁蓉　葶苈红炒　赤茯苓　细辛　当归四两

炼蜜为丸，如梧桐子大，饮下五七丸，日二，以利为度。

槟榔汤方

治风毒脚气，无力痛痹，四肢不仁，失音不语，毒气冲心。

槟榔五钱　防风　当归　赤茯苓　桂一两　犀角一分

粗捣，每用麻黄二钱，水煎去沫，入药五钱，枣二，温服，日二。

芦根汤方

治风毒脚气，昏烦壮热，头痛呕吐，口干。

芦根生，两半　赤茯苓　葛根　知母　淡竹叶　麦冬三分　炙甘草五钱

水煎五钱，日二。

丁香汤方

治风毒脚气上攻，散在四肢，虚肿无力。

丁香　沉香　木香　陈曲炒，二两　木瓜五钱　吴茱萸炒，一两　紫苏子炒，二两

水煎三钱，日二。

黑豆煎方

治脚气并诸风毒。

黑豆雄者，五升　桑白皮五两，水二升同上煎，取汁　羌活　蒺藜　海桐皮　吴茱萸炒，五钱

共末，和匀入汁成，煎酒调饮之。

黑豆饮方

治一切风毒脚气，软脚等。

黑豆三升　槟榔七枚，煨　桑皮三两，炙　生姜　郁李仁炒，一两
水煎五钱服。

芍药丸方

治风毒脚气，心胸妨闷，多痰咳嗽，背膊痛，大肠涩。

白芍　木香　枳壳炒，三分　槟榔　大黄五钱

炼蜜为丸，如梧桐子大，饮下三十丸。

趁痛丸方

治脚气上攻，及风毒走注疼痛。

白芥子　甘遂　大戟三味共末，两半

用白面两半，水和作饼，煿焦黄，勿令黑色，研末醋糊丸，如梧桐子大，冷酒下十丸。

陈皮丸方

治脚气吃食不下，及一切风毒。

陈皮一斤，童便浸去，白烧地令赤，以酒一升，洒热地上，将皮铺地一伏时　朴硝一升，水二升，煎水尽　白茯苓

共末，炼蜜为丸，如梧桐子大，饮下三十丸，微利为度。

吴茱萸汤方

治风毒脚气。

吴茱萸洗炒　桂五钱

姜水煎三钱，日二。

豉酒方

治风毒脚弱，痹满上气。

豉一两，三蒸晒

酒三斗，浸三日，频饮。

白杨皮酒方

治风毒脚气，手足挛急。

白杨皮东南方去地三尺者，斤半，炒黄　酒一斗

蜜封溃之，日三五服，勿用近坟墓者。

摩傅神明膏方

治风毒脚气不仁。

附子大者十四枚，小者三十枚　吴茱萸生，一两　川椒炒，两半　白芷
当归三两　芎劳　前胡　细辛　桂二两　防己　白术三两

袋盛酢五升，浸一宿，用腊月猪脂一斤，炼去筋膜，入前酢
中，与药文火煎三上三下，候稀稠得所去滓成膏，蜜封，有患痹不
仁，以手楷摩，令入皮肉。若多肿去细辛，以牛酥代猪脂亦佳。

莽草膏方

治风痹不仁，风毒。摩前膏内有巴豆，若用多，恐损皮肉。

莽草　防己　白芷　当归　川椒三两　丹参　吴茱萸炒　附子
芎劳八两

酒三斤，浸一宿，八真酥三斤，文火煎三上三下，变色稀稠去
滓，蜜封，遇患手涂摩傅，令入皮肉。

淋渫方

治风毒脚气，腰膝痛肿，行履不得，皮肤如小虫行。

羊桃　藋蒴　蒺藜　苍耳　海桐皮　柴胡　白茯苓　柳木蠹末　水红花一两

水五斗，煎二斗去滓，淋洗，慎避风冷。

腹痛二香丸方

治脚气妨闷，不下食，瘦弱。

木香　槟榔一两　当归　鸡舌香　吴茱萸　陈皮　诃勒皮　生姜两半

共末，炼蜜为丸，如梧桐子大，陈皮汤下三十丸。

大腹饮方

治脚气初觉，毒风攻作，脚膝虚肿，筋骨疼，或痛痹不知，气喘烦闷。

大腹十枚，并子　杏仁　木瓜　生姜　桑皮二两　吴茱萸一两　黑豆五升

用水煎，姜豆去滓，内药煎服，日二。

淋洗方

治风毒脚气，腰膝痛痹，踵行步不得，皮肤如虫行。

水苨　附子　露蜂房　茵芋二两　川椒一两　藋蒴四两

水五斗，煎取汁三斗，避风淋洗。

顺气丸方

治风毒流注脚膝，踵满不消。

木香　青皮　槟榔五钱　黑丑两半　郁李仁一分　麻仁三分

共末，炼蜜为丸，如梧桐子大，麻仁汤下二十丸。

脚气缓弱

论曰：脚气缓弱者，由肾脏虚风入其经，故筋脉纵而酸弱，内经谓缓风湿痹是也。古方载苏氏论亦云，不肿而缓弱，行挛屈倒渐至不仁，盖风湿毒气之感，人多不即觉。或因他疾，乃始发动，初不足畏，驯察其状，自膝至脚，已有不仁。或痹痛，或如虫喙，或足指及胫酸疼，或屈弱不能行，皆缓弱病也。

牛膝汤方

治脚气，手足缓弱，腰膝痹疼，上热下冷，或将心闷，或呕逆。

牛膝　萆薢　麦冬　赤茯苓　黄芪　防风　芎劳　丹参两半　人参　附子　陈皮　独活　桂五两　炙甘草　当归四两　杏仁　木香二两

姜水煎五钱，日三。

柴胡猪苓汤方

治脚气缓弱，及痹肿满，心下急，大便涩。

柴胡　猪苓　紫苏两半　陈皮　防己　郁李仁　大麻仁炒一两　桑皮二两半

水煎三钱，日三。

枳实散方

治脚气缓弱，上气群痹，胀满不能食。

枳实炒，一两　白术　赤茯苓三两　桂二两

共末，酒下三钱，日二。

杜仲汤方

治脚气缓弱肿痛。

杜仲三两　生地三分

用水煎杜仲去滓，入地黄汁三合、酒二合煎，频服。

曹公钟乳丸方

治脚气久虚，脉来沉细，潜补。

钟乳粉炼，三两　石斛　菟丝子二两　吴茱萸炒，三分

共末，炼蜜为丸，如梧桐子大，人参大枣汤下三十丸。觉气壅即服疏气药，勿令太过。

乳煎硫黄散方

治脚气久虚缓弱。

黄牛乳三升　硫黄研，一两

将乳煎减半，每服入硫黄末二钱和服。宜厚衣覆卧取汗，勿令见风，日三，得汗止。

独活酒方

治脚气久虚，脉沉细缓弱。

独活　附子二两半

酒五斤浸，蜜封，频服。

附子汤方

治脚气风多，皮肉痛痹，筋骨痛，足趺不仁，手足缓弱，履地不稳。

附子一枚　麻黄两半　川芎　牛膝　丹参　防风　五加皮　独活一两　杏仁四十枚　细辛三分

姜水煎五钱，取微汗，日二。

柳白皮汤方

治脚气缓弱，疼痹肿满。

柳白皮三升

水一石煎六斗，入瓮中，以末横瓮内，脚踏其上，汤不得过三里穴，如此三度即消。

椒豉汤方

治脚气缓弱，疼痹满。

川椒一升，生　豉三升　生姜二升

水一斗五升煮，如上洗。使汤常热，勿冷。

羌活汤方

治脚气皮中风缓弱。

羌活五两　半夏　葛根　桂四两　干姜三两　炙甘草二两　防风一两

水煎五钱，日三。

白茯苓丸方

治风毒脚气缓弱，腰脊急痛，臂膊疼酸，心胸痰壅，气逆胁满。

白茯苓　石斛　五味子　肉苁蓉　天雄　酸枣仁　续断　泽泻
当归_{两半}　人参　枳壳　五加皮　羚羊角　黄芪　防风　细辛　独
活　白蒺藜　杜仲　炙甘草_{一两}　熟地　鹿角胶　白槟榔　云母_{二两，研}　菟丝子_{三两}

炼蜜为丸，如梧桐子大，枣汤下二十丸，日二。

麻黄独活汤方

治脚气皮肉痛痹，筋骨疼，手足缓弱，行步艰难。

麻黄_{去根节}　独活　杏仁_{两半}　附子　丹皮　细辛　白僵蚕_炒
牛膝　五加皮　川芎　桑皮_{一两}

水煎五钱，日二。

脚气痹弱

论曰：脚气痹弱者，荣卫俱虚也。内经谓荣气虚则不仁，卫气
虚则不用，荣卫俱虚故不仁不用。其状令人痹不知痛，弱不能举。
本由肾虚而得，故苏氏云脚气之为病，本因肾虚。千金曰：肾受阴
湿即寒痹。

麻黄汤方

治恶风毒，脚气痹弱。

麻黄　防风　赤茯苓　当归_{一两}　升麻　白术　芎䓖　白芍
麦冬　黄芩　炙甘草　桂_{一两}　杏仁_{五十枚}

酒水煎五钱，日二，八大枣。

独活汤方

治脚气痹弱。

独活_{四两} 附子_{一两} 大豆 当归 赤茯苓_{三两} 黄芪 干姜 人参 炙甘草 防风 桂_{二两} 白芍_{二两}

酒水煎三钱，日三。

防风汤方

治脚气痹弱。

防风 炙甘草 独活 茵芋_炙 川芎 葛根_{二两} 细辛 川椒 防己 白芍 赤茯苓 石膏 麻黄 黄芩 桂_{三两} 乌头_{一枚}

姜水煎三钱，日三。

防风麻黄汤方

治脚气痹弱。

防风 麻黄 独活 秦艽_{三两} 人参 防己 当归 炙甘草 白芍 升麻 黄芩_{二两} 石膏 远志 麝香_{五钱}

姜水煎五钱，连三服，取汗加半夏。

防己汤方

治脚气痹弱。

防己 秦艽_{二两} 陈皮 麻黄_{三两} 炙甘草 桂_{两半} 杏仁_{八十粒}

姜水煎三钱，日三，取汗。

小鳖甲汤方

治身体微肿，心胸痞满，壮热，小腹重，两脚痹弱。

鳖甲 升麻 黄芩 麻黄 前胡 羚羊角 桂_{三两} 杏仁二

两　乌梅二七枚

水煎五钱，入薤白，日三。

人参汤方

治脚气风痹弱。

人参　黄芪　防风　肉苁蓉二两　白芍　炙甘草　川归两半　赤茯苓五钱　陈皮　龙骨　桂一两

枣姜水煎三钱服，日三。

内补石斛散方

治风痹脚弱，手足拘挛痹弱，小腹紧急，不能食，五劳七伤，肾气不足。

石斛　附子　独活　天冬　当归　桂四两　乌头　人参　秦艽天雄　干姜　防风　细辛　莽草　杜仲三两

共末，酒下二钱，日二。

枳实汤方

治风毒，心腹虚胀，脚气痹弱，不能行步。

枳实　草蔻　大腹　青皮　杉木节　白术一两

姜水煎五钱，日三。

侧子酒方

治脚气风湿痛痹不仁，不能行

侧子　人参　丹参　山萸　杜仲　蒴藋　石斛三两　防风　干姜　椒去目，炒　细辛　独活　秦艽　川芎　五加皮　白术　茵芋薏仁　当归　桂一两酒浸三斗，浸七日服。

食栗方

治脚气风痹，缓弱无力。

生栗独颗与中间者佳

每早食一二十枚，次食猪肾粥。

黑豆酒方

治脚气痹弱，头目眩冒，筋急。

黑豆炒

酒浸三日服。

豉酒方

治风痹脚弱，或两胫小，行步艰难。

豉蒸晒一大升

白酒五升浸服。

牛膝丸方

治脚气痹弱，不能行步。

牛膝　独活　桂三两　丹参　丹皮　石斛　防风一两　附子　薏仁　萆薢　槟榔　白蒺藜炒　麻黄五钱

共末，炼蜜为丸，如梧桐子大，酒下三十丸，日二。

脚气痹挛

论曰：脚气痹挛者，寒气多也。寒搏于筋脉，结而为病也，则筋急不能转侧，行步艰难，甚则不可屈伸也。

肉苁蓉丸方

治风湿脚气，客搏筋脉，痹挛不仁。

肉苁蓉　牛膝　天麻　黄芩　何首乌　木瓜各十两，酒五升浸一日，晒入后药　狗脊　续断　萆薢三两

共末，用木瓜三枚，剜空入青盐一两，闭口饭上蒸研膏，入上件和丸，如干加酒糊丸，如梧桐子大，盐汤酒任下三十丸。

海桐皮散方

治风毒流入脚膝，行步艰难，筋脉挛痹痛。

独活　海桐皮　防风　五加皮　郁李仁一两　杜仲　枳壳　薏仁　虎胫骨炙　恶实　熟地　牛膝两半　朴硝二两，研

共末，入郁李仁膏研匀，酒下二钱，日二。

薏仁酒方

治风寒湿气中脚，搏于筋脉，痹挛不可屈伸。

薏仁　白芍　白术　枣仁　炙甘草　干姜三两　附子一两

酒浸，常饮一杯。

续断丸方

治脚气肿满不仁，屈伸痹挛，或上攻心腹，胀满不思食。

续断　杜仲　黄芪　牛膝　白附子　羌活　木瓜　白蒺藜_炒　怀香子_炒　楝实_{炒，一两}

共末，酒糊丸，如梧桐子大，牛膝下二十丸，日二。

秦艽汤方

治脚气行步痹挛。

秦艽　枳壳　白术　丹参　羌活　人参　柴胡　陈皮　紫苏　薏仁　桑皮_{两半}　防风　石槲　大麻仁　炙甘草_{二两}

水煎五钱，日二。

羌活汤方

治脚气荣卫不顺，筋脉痹挛。

羌活　川芎　人参　赤茯苓　藁本　恶实　牵牛子　枳壳　炙甘草_{炙，各一两}

水煎三钱服。

石南丸方

治脚气挛痹，去风湿，活血脉，益元气。

石南　白术　牛膝_{同上，酒浸}　天麻　防风　枸杞　黄芪_{二两}　鹿茸　桂_{两半}

共末，用木瓜一枚，去皮瓤，蒸烂捣膏，入糊丸，如梧桐子大，酒下三五十丸。

何首乌散方

治脚气流注，历节疼痛，脚膝热冷，皮肤麻痹，两脚痹挛。

何首乌_{九蒸}　仙灵脾　牛膝_{一斤，二味酒浸}　乌头_{半斤，盐二两半，炒}

黄去盐

共末，酒下二钱，日二。

防己汤方

治脚气挛痹，或四肢挛肿，不可屈伸。

防己　麻黄　桂三两　白茯苓四两　白芍　桑皮二两　炙甘草四两

枣水煎四钱服，日三，勿见风。

大腹汤方

治脚气痹挛，寒搏筋脉，不能转侧。

大腹四枚　防己　青皮　木通　羌活　紫苏　萆薢　川芎　地骨皮　诃勒皮五两　木香五钱　五加皮二两，酒浸炙

姜枣水煎三钱，日二。

脚气疼痛不仁

论曰：脚气疼痛，皮肤不仁者，盖人之气血得温则流通，遇寒湿则凝涩。今脚气之疾，缘风寒湿毒客于气血，荣卫虚弱不能宣通，故有脚气疼痛、麻痹之症。

牛膝丸方

治风湿毒气流滞经络，壅遏荣卫，致脚膝肿痛不仁。

牛膝　肉苁蓉　海桐皮　防风　威灵仙　狗脊　自然铜醋淬七次　乌头一两　乳香五钱　地龙二两　骨碎补　木鳖四两

共末，酒糊丸，如梧桐子大，酒下三十丸，日二。

麻黄汤方

治脚气，两脚疼痛，麻痹不仁。

麻黄二两　独活　人参　秦艽　细辛　干姜　豆茱萸洗炒　防己　防风　川芎　炙甘草　桂一两　白术三两　白茯苓二两　杏仁三十枚

水煎五钱，日二。

麻黄汤方

治风毒脚气，屈伸无力，痛痹不仁。

麻黄　防风两半　赤茯苓　黄芩　升麻　犀角两半　白槟榔　当归一两　桂三分

枣水煎五钱服。

牛膝丸方

治下经气弱，风湿毒气与气血相搏，反房不仁，足痛不能履地，上攻眼目，迎风流泪。

牛膝　山萸两半　防风　羌活　乌头　川芎　地龙炒　槟榔一两

共末，酒糊丸，如梧桐子大，盐汤下二十丸。

整痛膏方

治脚气肿痛，行履无力，及打扑伤折痛。

乌头生　干姜生　五灵脂生，一两　浮麦炒黑，一分

共末，用错一钟，入药三钱，熬成膏，摊纸上，傅患处，又以面醋炒热，里熨痛处。如患脚气，先烧热砖，将药再贴在脚心熨之，引脚中气消肿止痛。

防风汤方

治风毒脚气无力，瘴痹疼痛，四肢不仁，失音不语，及风毒攻心。

防风　麻黄　大枣　当归　赤茯苓　桂五钱　槟榔一两末　犀角一分

水煎五钱，入槟榔末一钱，再沸服。

败龟散方

治脚气，及筋骨疼痛。

败龟醋炙　白芥子研　芸薹子研　木鳖子去壳，研　自然铜醋淬七次，五钱　地龙炒　硫黄一两

共研用末，与面醋和贴。

桑白皮汤方

治湿毒风脚气，瘴气，四肢痹痛。

桑皮　防风　升麻五钱　犀角一分　槟榔二两　白芍五钱　竹沥

水煎五煎，入竹沥半合，再沸服，日二。

天麻丸方

治风湿脚气，筋骨疼痛，皮肤不仁。

天麻五两　麻黄十两　草乌　藿香　半夏　白面五两

共末，水丸如梧桐子大，丹砂为衣，酒嚼五丸，日三。

羊桃汤方

治脚气肿，行履不得。

羊桃　蒴藋三升　桑叶一斤

水二斗煮半，淋洗。

独胜散方

治脚气，止疼痛。

绿豆粉，慢炒黑色矴，水和摊贴痛处，后服趁痛丸。

趁痛丸方

治三十年脚气发歇，疼痛不仁，履步艰难。

鲮鲤甲一两，用蛤粉炒黄去粉　地龙炒　恶实二两　五灵脂　竹蚝末　小蓟根叶　甜瓜子生　皂角刺炒，一两　乳香　没药五钱

共末，烂蒜肉为丸，如弹子大，食前热酒下一丸。

牛膝丹参酒方

治脚气，入冬即苦，脚痹弱，或筋骨疼，不能屈伸，皮肤瘙痹不仁，手脚指节肿满闷，或四肢肿腰胫直。

牛膝　丹参　薏仁　生地八两　白术　生姜　五加皮五两　侧子　赤茯苓　萆薢　防风四两　独活　石槲六两　茵芋叶　人参　天雄　地南叶炙　川芎三两　细辛　升麻二两　慈石醋淬七次，一斤　桂三两

白酒五斗浸服。

五加皮酒丸

治脚气，皮肤不仁，发止不定。

五加皮　人参　吴茱萸　恶实　槟榔　桂三分　赤茯苓　柏子仁　川芎一两　厚朴　郁李仁　枳壳　牛膝两半　羌活　杜仲二两

共末，炼为丸，如梧桐子大，酒下三十丸。不用酒，陈皮

汤下。

沉香散方

治脚气，疼痛不仁，浸淫昏胃，乍发乍止，食少无力，消瘦。

沉香　乳香炙，同研　没药　安息　青皮一两　威灵仙　牛膝
当归　羌活　莱菔子一两，研，炒膏

共末，酒下一钱，日三，姜汤亦可。

柴胡汤方

治风寒湿毒，脚气痛，皮肤不仁，缓弱瘸痹，足胫肿满，心下
急，大便涩。

柴胡　猪苓　紫苏两半　防己　陈皮　郁李仁炒　太麻仁炒，一
两　桑皮二两半

水煎五钱，日二。

神效脚气秘书卷一终

神效脚气秘方卷之二

脚气上气

论曰：风湿毒气之中人，多从下起，足先受之，故名脚气。毒气循经，上入于肺，则气道奔迫，升降不顺，故令上气喘满。

半夏汤方
治脚气，冲上入腹，腹急气上胸，真气欲绝。

半夏二两，炒　人参　附子　炙甘草五钱　桂三两　干姜　蜀漆炒，一两

水煎三钱，日二，初服消停，药力恐气上不得下，宜减之。

茯苓汤方
治脚气上喘，心胸妨闷，不能食。

赤茯苓　桑皮　白术二两半　防己　陈皮一两　旋复三分　大黄一两，微炒　槟榔　杏仁八十枚，炒

水煎麻黄一分，去沫，入药三钱，姜一分，日二。

桂苓汤方
治脚气上喘，心胸妨闷，不能食。

桂三分　白茯苓　泽泻　干姜二两

水煎三钱，日三。

黄芪汤方

治风湿脚气。

黄芪　白芍　桂三两　细辛　麦冬　赤茯苓　当归　人参　陈皮　前胡　炙甘草二两　半夏四两　川椒　乌头一两

姜枣水煎五钱，日三。

桑白皮汤方

治脚气，面目肿，上气眠卧不得，气欲绝。

桑皮炙，二两　陈皮一两　葶苈炒研，二两

共末，水煎姜枣汤，入末三钱，再沸温服，顷又服，当利一一行，肿气下即差，三五日服一次。

大麻子汤方

治脚气胀满，妨闷喘促。

大麻子炒　槟榔　生姜一合

先以童便一钟，斫麻子取汁，入槟榔末，姜汁重汤微煎，温服。

大腹汤方

治脚气肿满。

大腹四枚，连皮　杏仁三七枚，炒

童便水煎三钱，日二。

紫苏汤方

治脚气，肺气，不问冷热一切气。

紫苏两半　白茯苓一两　陈皮五钱

姜水煎三钱，日二。若患人四体热，加麦冬，加厚朴、姜汁；小便涩加桑白皮；大便涩加槟榔；霍乱腹胀加甘草；虚加川连、人参。皆随病状，以意加减。

牛膝散方
治脚气，兼上气痹满，不能食。

牛膝　硇砂　丹参　细辛　白术　郁李仁三两

共末，酒下二钱，春秋冬宜服，夏月热不可服。消肿利小便，兼补益，除风虚冷胀。

枳实散方
治脚气上气。

枳实炒, 二两　白术　赤茯苓一两　桂四两

共末，酒下二钱，日二。

海蛤丸方
治脚气上冲，头浮肿，咳嗽喘乏力促，心胸胀，胁硬重，小便涩，膝冷，腿缓疼痛无力。

海蛤　赤茯苓　柴胡　诃勒皮　赤芍　杏仁　牵牛子炒, 两半　郁李仁炒　枳壳炒　白槟榔一两

共末，炼蜜为丸，如梧桐子大，枣汤下二十丸，日二。

贝母汤方
治脚气咳嗽。

贝母三分　防己　人参　紫菀一两　蛤蚧一对, 酥炙　赤茯苓　桑白皮　款冬　天冬　葶苈炒　大黄炒　百部炒　苏子炒　白槟榔

炒 　木香　杏仁五钱，炒

共末，炼蜜为丸，如梧桐子大，饮下十丸，日二。

桑白皮汤方

治脚气，面目浮肿，上气不得眠者，卧气即欲绝。

桑白皮炙，二两　陈皮二两　葶苈炒，一两　大枣二十枚

水六升煮二升，去皮，入枣煮一升，取汁，入葶苈末煮三分，减一顿服，当利二三行，水气下，日一服。

姜汁饮方

治脚气，上气闷绝者，开胃口，令人能食。

生姜四两，取自然汁

早用半合，入盐汤半合，和服顷再服，日三。

乌豆汤洗方

治脚气，上气抬肩，喘冲心痛。

乌豆，水五斗煮汁二斗半，入药中浸足，令人从膝上向下淋洗百遍，病者不过再洗差。

加减木香丸方

治洗脚后服。

木香　白芍　枳壳　大黄炒，二两　槟榔四枚　桂五钱

共末，炼蜜为丸，如梧桐子大，酒下十五丸，日二，渐加至三十丸，大便利为度。

柴胡汤方

治脚气，上气喘满，及毒气冲心，烦闷。

柴胡　赤芍两半　旋复　紫苏一两　桑皮炙，二两　大腹二枚，连皮

姜水煎三钱，去滓，入朴硝一字，再沸服。

草薢汤方

治脚气，上气喘满，呕逆咳嗽，减食。

草薢　牛膝　木香　川连　当归　桂一两　元胡索　川芎　天
雄　槟榔　代赭　桑耳　石韦去毛　威灵仙　射干两半

水五钱煎服。

杏仁煎方

治脚气乘肺，上气喘促。

杏仁炒　百合一分，水二升合研细　生甘草　麻黄　射干五钱

共末，八百合汁中煎一升，去滓，日服二合，此药不得久停，
惟旋合。

旋复花汤方

治脚气循经上乘于肺，令人上气喘满。

旋复花三两　羌活　川芎　附子　青皮　桑皮　赤小豆　莱菔
子　桂一两

水煎三钱服。

陈皮防己汤方

治脚气肿满上气。

陈皮　槟榔　防己　桑皮二两　生姜炒，一两　大复七枚　吴茱萸

907

炒，一两　炙甘草五钱

葱水煎五钱服。

木香槟榔汤方

治脚气，冲心烦闷，上气喘满。

木香三分　槟榔五钱

葱水煎三钱，去滓，下紫雪二钱，姜汁合半，童便二，紫雪治脚气最妙，在虚劳门。

淋洗豌豆汤方

治脚气抬肩喘。

豆二升　葱白十根　川椒三分

水五斗煮半，令人从膝上淋下百遍，患极者洗三次效。

脚气肿满

论曰：脚气风湿毒气客搏肾经，肾者胃之关也，关门不利则聚水而生病，水性就下，故令肾气不化，小便不利。湿寒之气下注，足胫肿胀不消，故谓之脚气肿满。

赤茯苓散方

治脚气肿满。

赤茯苓三两　猪苓　肉苁蓉　安荽三两　人参　白术　泽泻　炙甘草　防风　狼毒炒　川椒　干姜　赤小豆　桂一两　葶苈炒　大戟五钱

共末，酒下一钱，日二。小便利为度。

木瓜丸方

治久患脚气，心腹烦闷。

木瓜六两　人参　赤茯苓二两　良姜　槟榔三两　木香　吴茱萸　沉香一两　厚朴　陈皮　柴胡两半　桂一两

炼蜜为丸，如梧桐子大，酒下三十丸。

赤茯苓汤方

治脚气上攻，身体满，小便赤涩。

赤茯苓　防己　桑皮　陈皮两半　旋复五钱　杏仁　麻黄去根节　白术　紫苏一两

水煮黑豆汁钟半，煎药五分，姜半分。

羌活丸方

治脚气肿满，行步艰难。

羌活　天麻一两　丹参　犀角　胆星三两　防风　白僵蚕　牛黄　白附子　雄黄五钱

共末，蜜为丸，如梧桐子大，薄荷汤下二十丸。

续断汤方

治脚气肿满上攻，心腹胀满不思食。

续断　黄芪　杜仲　牛膝　白附子　羌活　怀香子　木瓜　蒺藜炒　楝实炒，一两

共末，醋糊丸，如梧桐子大，牛膝酒下二十丸，日三。

旋复花汤方

治脚气冲上心腹。

旋复花　犀角　陈皮　赤茯苓　紫苏二两

姜枣水煎五钱服。

犀角汤方

与上汤间服。

犀角　蒺藜炒　五味子　人参　炙甘草　牛膝　杏仁　桑白皮
枳壳　木通　车前子一两

共末，炼蜜为丸，如梧桐子大，酒下二十丸。

槟榔丸方

治脚气虚肿，气满不下食。

槟榔　防己　防风　附子　杏仁　秦艽　桂一两　麻黄　葛根二
两　陈皮　炙甘草两半

姜水煎五钱服。

赤芍汤方

治脚气肿满，胸膈痞塞，吐逆不下食。

赤芍　防己　枳壳二两　独活　防风　葛根　桂两半　半夏一两

姜水煎三钱，日二。

旋复花汤方

治脚气肿满，上冲心胸，烦闷气急。

旋复花　犀角一两　前胡　杏仁　桑皮　紫苏　赤茯苓两半

姜水煎三钱。

槟榔汤方

治湿毒脚气肿满，少小便。

槟榔二两　　桑皮三两　　黑豆半升

水煎五钱，日三。

赤茯苓汤方

治脚气，腰脊膝浮肿。

赤茯苓　　干羌　　泽泻二两　　桂三两

水煎三钱，日二。

桑白皮汤方

治脚上毒气肿满，小便少。

桑白皮一两　　槟榔五枚　　黑豆半升　　生羌五钱

水煎五钱服。

又汤方

治脚气腑肿。

桑白皮二两　　槟榔生，三两　　杏仁炒，一两

水煎五钱，日二。

大豆汤方

治脚气，足胫胕肿，上气遍身疾胀，风引。

大豆合半炒香　　附子三两　　枳壳　　泽泻　　陈皮四两　　炙甘草　　赤茯
苓　　防风二两

水煎黑豆取汁，煎药三钱，日三。若肿痛止，去大豆、泽泻。

吴茱萸饮方

治脚气，腿膝肿急，腰痛痹，心烦气喘。

吴茱萸_{醋炒} 大腹 桑皮 陈皮 大黄_炒 细辛 槟榔 羌活 杏仁_{二两} 人参 赤茯苓 川椒_{三两}

姜煎水五钱，日二。

黑豆丸方

治脚气，脾肾俱虚，皮肤肿满。

黑豆_{一合炒} 桑皮_{两半} 木通 陈皮 紫苏_{一两} 大腹_{三枚}

姜水煎五钱，日二。

桑白皮汤方

治肾热，四肢肿满拘急。

桑白皮_{三合} 吴茱萸根_{俱用东引合半}

酒二升煮半，空心分二服。

脚气心腹胀满

论曰：风毒之中人也，必先中脚，久而不差，遍及四肢。其气淫溢，则腹胁胀满。小便不利，气喘息高者，其病为重也。

诃勒皮汤方

治脚气疼痛，发热肿闷，上攻心腹，胀满吐逆。

诃勒皮 木香 防己 大腹_{连皮煨} 紫苏_{一两} 白芍 杉木节 羌活 沉香_{五钱}

水煎五钱，日二。

赤茯苓丸方

治脚气，心腹闷胀，急不思食。

赤茯苓二两　木香　木瓜蒸斫　白术　吴茱萸炒　诃勒皮　陈皮　干姜　良姜五钱　人参　枳壳三分　桂五钱

共末，用木瓜膏，入蜜为丸，如梧桐子大，人参茯苓汤下三十丸，兼治干湿霍乱，泄泻转筋。

木瓜丸方

治久患脚气，心腹胀满，脚气浮肿。

木瓜　槟榔三两　人参一两　厚朴　良姜　陈皮　桂三两　沉香　木香　白芍　柴胡一两五钱　吴茱萸五钱

炼蜜为丸，如梧桐子大，酒下二十丸，日二。

肉豆蔻丸方

治久患脚气，腹胀膝肿。

肉豆蔻　人参　陈皮　木香　赤芍　槟榔　吴茱萸洗炒　柴胡　枳壳五钱　厚朴　良姜　桂三两

炼蜜为丸，如梧桐子大，酒下二十丸，日二。

牛膝丸方

治脚气，食即腹胀，喘息不利，腰连左胯，时掣痛，小便白有余涩，背膊痛，手心多汗。

牛膝　木香　菟丝子　诃勒皮二两半　人参　赤茯苓　槟榔　枳壳两半

共末，炼蜜为丸，如梧桐子大，酒下二十丸，日二。

羚羊角丸方

治脚气，心腹妨闷，两肋虚胀，不思食，渐觉心满，气隔不通。

木香　防风　升麻二两　大麻仁　赤茯苓三两　旋复花　羚羊角　茯神二两　独活二两半　大腹七枚，连皮

共末，炼蜜为丸，如梧桐子大，酒下四十丸，日一服。如腹先冷加附子二两，大肠秘涩大黄炒两半，气滞加槟榔二两，心胸隔热加麦冬三两，筋急挚痛加牛膝二两，皮肤风痒、心下妨闷加枳壳炒两半，脏气羸弱加黄芪三两。

前胡饮方

治脚气攻心，腹胀满，呕吐不下食。

前胡　生姜　羚羊角　半夏　大黄炒　赤茯苓五钱　枳壳三分

水煎五钱，去滓，下朴硝一钱服。

紫葛饮方

治脚气，风毒与脏气相击，心腹急胀。

紫葛炒　大戟炒　大黄炒　黑丑半生半炒，一两　木香一分　乳香炙，另研　槟榔煨，五钱

童便入酒煎三钱，入葱白、川椒、乳香，临卧一服，病减，二服安。

大戟丸方

治脚气攻注，心腹胀硬，小便赤涩。

大戟炒　芫花醋炙黑　葶苈炒，五两　巴豆出油　续随子炒，二两
共末，炼蜜为丸，如梧桐子大，灯心汤下十丸。

松节汤方
治脚气入腹，心腹胀急，烦躁肿痛。
松节炒黄　桑皮　紫苏一两　炙甘草五两　槟榔三分
水煎三钱，入灯心、生姜、童便，二日。

牛膝散方
治脚气，上气入腹，不能食，兼治冷气。
牛膝　细辛　硇砂等研，以水一升煎，二沸去石煎，水尽取砂霜配上件
共末，每服三钱，食前酒下，日一服。

脚气冲心烦满

论曰：脚气冲心之状，令人胸膈满闷，上气喘急，甚者呕吐是
也。盖风湿毒气初从足起，纵而不治，上入于腹，小腹痛痹不仁，
毒气上冲，是谓肾水克心火，故名脚气冲心。孙思邈云：凡小觉病
候有异，即须大怖畏决意，急治之，不可概以肿为候，亦有不肿
者，正谓此也。

半夏汤方
治脚气冲心，烦闷气急，坐卧不安。
半夏二两　槟榔三分　桂两半
姜水煎三钱，以利为度。

吴茱萸汤方

治脚气冲心，烦闷，腹胀，气急欲死。

吴茱萸　木瓜　槟榔二两

水煎五钱，入竹叶一把，以快利为度。

旋复花汤方

治脚气攻心，烦闷至甚者。

旋复花　赤茯苓　犀角　紫苏　陈皮　白前一两　前胡二两　桂五钱

姜枣水煎五钱，入香豆半合，服一官香时，再服即气下。如小便涩加桑皮，胸膈气满加半夏，以便利气和肿消为度。皮肤犹如隔帛，服后药。

犀角麻黄汤方

治脚气冲心，皮肤如隔帛。

犀角　石膏三两　麻黄　炙甘草　防己　赤茯苓　当归　附子白术　黄芩　川芎　防风　细辛　桂一两

姜水煎麻黄一钱，去沫，入药三钱，顷再服。取汗三四日，后皮肤知痛痒即止，未差再服。脚中未有力者，宜服后独活汤。

独活汤方

治脚气冲心。

独活　犀角　石斛　侧子　川芎　防风　当归　防己　炙甘草三两　丹参　白芍三两　赤茯苓四两　桂两半

姜水煎五钱，日三。凡服一二剂后，隔五日一服。若觉服内气散，两胁有力，行动无妨，宜常服香豆汤酒。

香豆酒方

治脚气冲心。

香豆一升

酒三升浸，随量频饮，觉利即止。

吴茱萸汤方

治脚气，毒气攻心，欲死者。

吴茱萸炒，四两　木瓜　陈皮一两　厚朴二两

竹叶水煎三钱服。

木瓜汤方

治脚气，风湿毒气攻心，烦闷，手足脉绝。

木瓜　吴茱萸等分

水煎三钱，顷又服。

犀角汤方

治脚气，若风热轻，但毒气入胃，唯心胸烦热，索水洒胸，面干呕，好叫，气若断绝者。

犀角　木香　人参　羚羊角　竹茹　沉香　射干　麦冬　赤茯苓二两　鸡舌香　麝香一两另　石膏三两

水煎四钱，去滓，入麝末五分，再沸服，顷又服，觉眼明心悟是效。若呕逆不下食加半夏二两、生姜一两、陈皮两半。

柴胡汤方

治脚气，冲心烦闷。

柴胡　赤芍　旋复花　桑皮　大腹　紫苏各五分

姜水煎五钱，去滓，入朴硝一钱，再沸服。

沉香汤方

治脚气冲心，烦闷气促，脚膝酸疼。

沉香　紫苏　吴茱萸一两　赤芍二两　木通五钱　槟榔七钱

姜水煎五钱，去滓，入紫雪一钱，再沸服。

赤茯苓汤方

治脚气冲心，烦闷气促，膝脚酸疼。

赤茯苓两半　石膏　犀角一两　麦冬　升麻　木香两半

水煎四钱，入竹沥姜汁。

木香汤方

治脚气攻心，闷欲绝。

木香　槟榔一两　赤茯苓　郁李仁　牛膝　大黄炒　吴茱萸　桂三两

水煎桑皮、木通，汁入药三钱服，重又服。

灵飞散方

治脚气冲心，闷绝。

全蝎炒　巴戟天一两　胸砂生　阳起石研，三分　木香　附子　真珠五钱　青皮　硫黄五钱　阿魏一分　慈石淬七次，二两　芫花醋炒，三两五钱

共末，热酒下一钱，良久以饭压之，午再服，其脚气发时或肿、或咳。头不痛不嗽逆、心闷妨闷、上气急促者，有此状者，尤宜服之。

木瓜饮方

治脚气冲心，脏腑虚惫，心烦闷。

木瓜　木香　炙甘草　紫苏　羌活　大复一两

水煎五钱服。

四圣散方

治脚气上攻，心胸痞闷，定喘行气。

槟榔一两，半生半炒　木香五钱　桑皮　陈皮三分

木香汤方

治脚气，风毒攻心，闷乱，狂躁，口干，气欲绝，或秘涩。

青木香　生黑豆皮二两　大黄炒　红雪一两，即紫雪

水煎五钱，入红雪三钱，分二服，顷再服，当下躁粪。

半夏汤方

治脚气冲心，烦闷气急，坐卧不安。

半夏一升　槟榔七枚

水七升煮二升，分三服。

乌豆汤方

治风毒脚气攻心，心闷倒扑，失音不语，困甚者。

乌豆一升，水四升，煎汁二升　甜竹叶扯　桑皮三两　大腹七枚

用豆汁浸药一日，次早煎，分二服，顷再服。已死者斡开口灌之，愈及灸脚心七壮，男左女右。

麻仁汤方

治脚气冲心，上气，二便涩，小腹急痛。

大麻仁^{微炒}　赤小豆^{半升}

水七升煎二升半，分三服，过二日又一剂。

槟榔汤方

治脚气，攻心烦满，及脚膝浮肿。

白槟榔^{一枚，生捣取末一钱}　姜汁少许

童便二合，和煎顿服。

大腹汤方

治脚气攻心，烦满，及脚膝浮肿。

大腹^{四枚}　杏仁二十枚

童便煎，分二服。

朴硝汤方

治脚气攻心，闷绝。

朴硝　白芍　柴胡　旋复花　紫苏^{五钱}　大腹　桑白皮^{炙三分}
槟榔^{二枚}　生姜^{一两}

作三贴，水煎去滓，入朴硝二钱。

木瓜茱萸汤方

治脚气攻心，闷绝，脚冷，头痛。

木瓜　干姜^{一两}　吴茱萸^{炒，三两}　木香二分　白槟榔^{十枚}　桂三分
姜枣水煎三钱服。

木香丸方

治脚气冲心，常服补泻，预防发动。

木香　槟榔　大黄炒　麻仁　姜屑一两　枳壳　诃勒皮　山萸肉　附子　牛膝　萆薢　川芎　独活　羚羊角　牵牛　前胡三两　桂三分

共末，炼蜜为丸，如梧桐子大，酒下二三十丸，利为度。

矾石汤方

治脚气冲心。

白矾一两

浆水一斗五升煎，浸脚良。

九味木香丸方

治脚气冲心，胸膈烦满，喘急呕吐。

木香　诃勒皮　枳壳　桂二两　白芍　柴胡两半　厚朴姜炙　槟榔二两半　大黄炒，三两

共末，炼蜜为丸，如梧桐子大，酒下二三十丸，利为度。

防己丸方

治风毒脚气上冲，脐腹满闷，坐卧不安，但不吐者可治。

防己　附子　半夏两半　斑蝥五钱，去翅足　防风　南星三分　麻黄两半

共末，粟米饭为丸，如梧桐子大，初姜汤入童便下十丸，取汗，服十日后酒下，以猪肾切片，先以水煮绿豆一合，取汁，入肾煮吃压丸。

四物汤方

治脚气冲心，服通利药后宜服。

炙甘草　陈皮二两　葱白七茎　赤小豆三合

水五钟煎，分三服。

神效脚气秘方卷之二终

神效脚气秘方卷之三

脚气语言蹇涩

论曰：风毒脚气、语言蹇涩者，脾肾气虚，风湿其中经络也。肾之经循喉咙，挟舌本；脾之经挟咽，连舌本。舌下二经为风湿所中，故令舌强硬、语言蹇涩也。

大八风汤方

治脚气上攻心脾，语言蹇涩。

当归　大豆三两　白芍　乌头　黄芩　远志　独活　五味　防风　川芎　麻黄　人参　秦艽　干姜　炙甘草　杏仁　石斛　白茯苓　升麻　紫菀　黄芪　桂二两

酒水煎三钱服。

防风汤方

治风毒脚气，上攻心，体发热，肢节不遂，精神恍惚，言语蹇涩。

防风　麻黄　秦艽　独活　当归三两　远志　木防己　人参　炙甘草　黄芩　白芍　升麻二两　石膏一两　半夏四两　麝香五钱

姜枣水煎四钱，入麝，温服，日二。

桂心汤方

治风毒脚气，瘫痪不仁，言语蹇涩。

桂心三分　麻黄　当归一两　防风　升麻　犀角　槟榔二两　黄芩　赤茯苓两半

枣水煎三钱服。

天麻丸方

治风毒脚气，四肢瘠麻，筋脉挛急，语言蹇涩。

天麻生，二两　海蛤　附子两半　南星　全蝎炒　丹砂　羌活白僵蚕　蔓荆子　桂一两　白花蛇酒浸，去骨皮，四两　麻黄一升，水五斗煎二升，入酒二斤，煎如膏　麝香一分

共末，膏为丸，如梧桐子大，酒下二十丸，日二。

金牙酒方

治风毒脚气上及心脾，口不能言。

金牙　细辛　茵芋　附子　防风　干姜　地肤子　蒴藋　生地生麻　人参二两　牛膝　石斛三两　独活六两

酒三升浸七日，频饮，常令酒力相续。

脚气风经五脏惊悸

论曰：心者，身之本，神之舍，所以主治五脏者也。脚弱之疾感于风多，而湿证少，则风行阳化，其应在心，令人神思不宁，心多惊悸也。

木香丸方

治脚气，风经五脏，夜卧不安，心多惊悸，志意不足，小便

频数。

木香　升麻　白术　白芍　枳壳一两　白茯苓　大黄炒,三两
槟榔二两

共末，炼蜜为丸，如梧桐子大，酒下十五丸。

独活汤方

治先有风证，后患脚气，心闷惊悸，食即呕吐，胀满。

独活　赤茯苓　麻黄　陈皮两半　半夏三两　槟榔　射干　防
葵　桂一两

羌水煎三钱，小便利，兼汗即差。如无防葵，龙骨代之。

木香汤方

治脚气，风经五脏，心下坚满，惊悸不宁。

木香　羚羊角　赤茯苓　陈皮　吴茱萸　龙骨一两　犀角五钱
半夏　独活两半　乌梅五钱

姜水煎三钱，日二。

赤茯苓汤方

治脚气，风毒上冲，心忪惊悸，心下坚满。

赤茯苓　木香　独活　半夏两半　犀角　羚羊角　吴茱萸二两
人参　陈皮一两　龙齿二两半　贝母一两

姜枣水煎三钱。

赤茯苓汤方

治两膝肿至脚，小腹饮痛，膀胱急，缩水不宁，时复心闷，夜
卧恍惚，惊悸。

赤茯苓　桑皮　防己　羚羊角　木香　郁李仁二两　槟榔五枚
红雪二两半

水煎五钱，去滓，入红雪二钱，间日又服。

枣仁汤方

治风毒散攻，下焦冷注，四肢疼痛，脚膝瘅痹，及风邪干脏，心神恍惚，筋脉拘急。

枣仁二两，炒　苡仁　茯神一两　人参三分　麦冬五钱

水煎四钱，日三。

羌活汤方

治脚气，风经五脏，惊悸。

羌活　半夏　赤茯苓　麻黄　槟榔一两　陈皮三分　杏仁四十枚
防葵　桂一两一分

姜水煎五钱，日二。

脚气呕逆

论曰：脾为仓廪之官，胃为水谷之腑，五脏六腑之气皆禀焉。若风湿毒气乘其经，则脾弱不足以理诸脏，而胃气上逆，故令心胸妨闷，饮食不下，而为脚气呕逆。

茯苓汤方

治脚气肿满，气急上气，心闷烦热，呕逆不下食。

白茯苓　紫苏　杏仁　升麻　陈皮　柴胡　犀角　山栀一

两　槟榔十二枚

姜水煎三钱，日二。

防己汤方

治脚气风毒，冷痹肿满，胸膈噎塞，呕逆不下食，兼治湿毒。

防己　白芍两半　白术　枳壳二两　独活　防风　桂一两　葛根
半夏二两半

姜水煎五钱，日三服，良久吃粥。

半夏汤方

治脚气，因热频服，冷药伤胃，胃中痰冷，呕逆不下食，心下
坚满。

半夏炒　白术两半　人参　白茯苓　陈皮一两　羚羊角五钱　吴
茱萸二两半

姜水煎三钱，日三。若气散加槟榔五枚，旋复花三分。

犀角汤方

治脚气，微觉冷痹，或二胫肿，或上入腹，皮肤不仁，满闷，
呕逆不下食。

犀角　陈皮一两　白茯苓　旋复花　紫苏两半
姜枣水煎三钱，日三。小便涩加桑白皮。

前胡汤方

治脚气攻心，腹胁胀满，呕吐不下食。

前胡　赤茯苓　大黄炒，一两　枳壳　半夏　羚羊角三两
姜水煎三钱，入芒硝末五分，再沸服，日三。

人参汤方

治脚气，呕吐不下食，口干。

人参二分　陈皮　赤茯苓　厚朴三分　大腹三枚，连皮子

水煎三钱，日二。

木瓜汤方

治脚气，心腹妨胀，呕吐不下食。

木瓜二两　木香三分　陈皮五钱　人参三分　大腹三枚，连皮子

姜枣水煎四钱，日三。

蓬莪术散方

治风毒脚气呕逆。

莪木两半　元胡　陈皮一两　蛤粉三两

共末，每服炒黑豆五十枚，姜三片，水煎汁，下末一钱。

旋复花汤方

治脚气，呕逆不下食，行坐不安。

旋复花五钱　半夏三两　陈皮三分　杏仁炒，三十枚

羌水煎三钱，日二。若腹胀满，食不消者加槟榔三枚；大便坚难加大黄一两；不食加白术两半；胸中寒热闷加羚角、犀角、青木香五钱；心下坚加鳖甲一两，防葵、白芍五钱。

萆薢丸方

治脚气毒闷，呕逆吐沫，心烦，气急不下食。

毕拨　麻黄　独活　升麻　吴茱萸两半　木香　陈皮三分　射干　白茯苓　干羌一两　昆布洗，二两　羚羊角五钱　杏仁一两

共末，炼蜜为丸，如梧桐子大，饮下十五丸，以利为度。若利多者，下七丸；若食不消化不能食者，加白术、神曲二两，大便涩加大黄一两。

白术汤方

治脚气，呕逆不下食。

白术二两　木瓜一枚，分四片，每用一片　炙甘草五钱

羌枣水煎五钱，日二。

诃勒皮汤方

治脚气，呕逆，恶寒，不下食，四肢不举，乍寒乍热，大肠滑利。

诃勒皮三枚　木香三分

水酒煎五钱，分二服，脏腑实作一服，溏为度。

生姜汤方

治脚气，入夏取凉，或饮浆酪，攻脾胃，胸满吐逆，不下食，或吐清水停痰。

生姜和皮，五两

取汁煎熟，每服半合，以熟汤半钟和服，日二。

大通散方

治脚气，呕逆，心胸烦闷。

沉香　木香　白术　陈皮　桑皮　木通一分　胡椒一钱一字　黑丑二两，半生半炒，取粉两半

共末，每服一钱，入丑末一钱，五更滚水点腊，茶下，却卧不

住，以热茶粥投，取利为效。少壮多用丑末，少用药末，老弱多用药末，少用丑末。

干羌汤方

治脚气攻心，呕逆嗣绝，脚冷头痛。

干羌　木瓜一两　木香三两　槟榔十枚　吴茱萸炒　桂三分

姜枣水煎三钱服。

木瓜汤方

治脚气冲心，吐逆不止，渐至困笃。

木瓜　吴茱萸　陈皮　良羌一两　槟榔一两

水煎五钱，顷再服。

射干饮方

治脚气，咽塞，胸满，不下食，呕哕。

射干　木香　赤茯苓　人参两半　陈皮一两

羌水煎三钱，顷再服。

紫苏汤方

治脚气冲心，闷乱不知人，呕逆不食。

紫苏两半　吴茱萸炒

水煎三钱，入童便，温服。

脚气痰壅头痛

论曰：风湿毒气留滞经络，则阴阳不得升降，气脉闭塞，津液凝滞，停饮结聚，是为痰壅。风痰相引，上冲头目，故又头痛。宜治脚气，兼消风除痰之剂。

旋复花汤方

治风毒脚气，痰壅生痰，头顶痛。

旋复花微炒　薏仁　升麻　赤茯苓　地骨皮一两　前胡两半　白芍　防风　羌活　麦冬　白槟榔炒，五枚　大麻仁研膏　马牙硝两半，研　枳壳炒　羚羊角　白蒺藜炒　元参三分

共末，用膏入蜜为丸，如梧桐子大，饭下二十丸，日二。

羚羊角散方

治脚气上攻，胸膈痰盛，头目眩痛。

羚羊角　白鲜皮　黄芪　白槟榔煨　山栀三分　羌活　恶实　炙甘草　茯神　海桐皮　大黄醋炒　郁李仁　附子　麻黄去根节　枣仁　独活　川芎　防风　桂一两　葛根　地骨皮　枳壳　车前子炒三分

共末，酒下二钱。

百合汤方

治风毒脚气，痰厥，头痛。

百合　旋复花　桑皮　木通　前胡　赤茯苓　天蓼子　防己　槟榔　半夏　郁李仁　防风　防葵　桃仁　木香　陈皮

姜水煎三钱，日三。

大腹汤方

治风毒脚气上攻，头目昏眩时痛，脚膝痹弱，不能履地，时发寒，或呕吐。

大腹_{两半}　木瓜　桑皮　紫苏　木香　怀香子根　沉香　羌活　木通　枳壳　青皮　槟榔　陈皮　莱菔子_{五钱}

水煎二钱，入葱白、生姜，日三。

羌活汤方

治脚气攻冲，痰壅头痛。

羌活　白茯苓　防葵_{一两一分}　半夏　麻黄_{两半}　陈皮_{三分}　槟榔_{十枚}　杏仁_{四十枚}　桂_{一两}

姜水煎三钱，日三，以利为度。

桑白皮汤方

治脚气，通身肿满，小便涩少，上气痰壅，头痛，不能食。

桑皮_{炙，五两}　大谷_{炒，一升}　陈皮　防风　麻黄　赤茯苓_{二两}　旋复花　紫苏_{一两}

姜水煎五钱，取汁。若冷加吴萸，热加一。

犀角汤方

治风毒脚气，痰壅头痛。

犀角_{五钱}　防风　牛膝_{两半}　羌活　陈皮_{一两}　大腹_{三枚}　秦艽　桂_{三分}

姜水煎五钱，日三。

车前子丸方

治脚气，痰壅，头痛。

车前子　麦冬三两　元参　泽泻　苦参二两　枳壳四两　羚羊角二两　菊花一两

共末，蜜为丸，如梧桐子大，汤下四十丸，日一服。

前胡汤方

治脚气，痰壅，头痛。

前胡　半夏　枳壳　赤茯苓　芦根　麦冬三两　旋复花五钱

姜水煎三钱，日三。

紫苏汤方

治脚气，痰壅，头痛。

紫苏　防风　麦冬两半　桑皮一两　大腹二枚

水煎三钱，入童便，日二。

半夏丸方

治风湿痰，气壅头痛。

半夏二两，汤浸七次

为末，姜自然汁捣和丸，如梧桐子大，姜汤下二十丸，日二。

独活酒方

治脚气，痰壅，头痛喘闷，胸膈背痛。

独活　山栀　天冬　黄芪　甘菊　防风　天雄　侧子　防己　白术　赤茯苓　牛膝　枸杞二两　慈石九两，研　生姜五两　贯众二两　生地七两白酒五斗浸服。

旋复花丸方

治风毒脚气，痰壅痛，骨节烦疼肿硬，行履不稳，不能食。

旋复花炒　防风　麦冬　诃梨勒　槟榔　枳壳　柴胡　桂五钱
木香　枣仁　桑皮　白芍一分　郁李仁三分

共末，炼蜜为丸，如梧桐子大，大腹皮汤下二十五丸，日一。

芎劳散方

治脚气，痰壅，头目牵引痛。

芎劳两半　附子　槟榔　羌活　桑皮炒，三分

共末，绿豆汤下一钱。

干湿脚气

论曰：脚气有干湿之异者，盖阴阳所以分也。在脏为阴，在腑为阳，然皆由风湿毒气乘虚而入。其症大同小异，故干脚气之状，血脉痞涩，皮肤痛痹，胫细酸疼，食减体瘦，脏腑秘滞，上冲烦闷；湿脚气之状，脚先肿满，或下注生疮，肌汗流下，两脚疼，上攻心腹，咳嗽喘急，面浮膝肿，见食呕吐。

万应丸方

治干湿脚气。

没药　乳香　木香　白附子　乌药　乌头　蒺藜子炒，五钱　硇砂研，一分

各末，用木瓜二枚，剜空，入砂纸裹封，煨香熟取出，勿令倾侧。用酒一升，煎蒺藜、乳香各二分，入诸末熬少时，不可令干，却将瓜同捣烂，丸豌豆大。空心酒下十丸，良久饮荆芥汤，一日一服，渐加至十五丸，觉药力到膝下为效。

四根汤方

治年深，十九种干湿脚气。

桑木根节心　松木根节心　柏木根节心　杉木根节心并细剉炒里，各一两　肉苁蓉酒浸，二两　五灵脂　石龙芮炒，一两　天雄泡裂去皮脚，二两　紫檀香　地龙炒　木香各一两　麝香五钱　乳香　没药一两

共末，木瓜酒下二钱，日三。

羚羊角饮方

治干湿脚风气。

羚羊角　羌活　牛膝　白茯苓　杏仁　郁李仁　半夏　附子　麻黄　大黄炒　大腹　桂五钱　木香　葶苈炒　陈皮　白术　防风　枳壳　炙甘草一分　槟榔　白附子五钱

共分八服，老年脏虚冷分十六分，姜水煎，临熟磨犀角，水一合，再沸分二服。若脚刺加附子、桂心、牛膝、羌活；大便涩加大黄、滑石末；筋脉拘急加紫苏、牛膝；脚转筋加木瓜、牛膝；气攻心加木香、槟榔；攻皮肤热加麻黄石膏汤，汗立愈。

立应汤方

治干湿脚气，冲注四肢。

大腹煨　木香　防己　紫苏　白芍　羌活　诃勒皮　木瓜　杉木节　沉香一两

水煎五钱，日二。

四斤丸方

治干湿脚气，差后常服，令永不发。

牛膝　木瓜　肉苁蓉　天麻一斤

酒五升浸一日，晒干为末，用浸酒熬膏为丸，如梧桐子大，酒下三十丸。

乌药散方

治干湿脚气。

乌石一两　莳萝炒，一分

共末，酒下二钱。

杉木节汤方

治干脚气，头痛，腰脚酸疼，心躁渴闷，汗出气喘。

杉木节一升　橘叶一升　大腹七枚，连皮　童便三升

同煮取半，分二服，如一服快利便止。唐柳宗元干脚气，夜半痞绝，左胁有块，如大石，且死困天寒，不知人，三日家人皆号哭，荣阳郑洵美传此方，服之半食间，气通立愈。

独活汤方

治干脚气，两胫渐细，疼痛时发寒热，或脏腑不利，毒气上攻。

独活　附子一两　牵牛二两，微炒，捣取一两

共末，葱酒下二钱，得利止。

防己汤方

治干脚气，脚膝肿满。

防己　猪苓　郁李仁　槟榔三分　木通　枳壳　紫苏五钱　赤茯苓　炙甘草一两

姜水煎四钱服。

海桐皮方

治湿脚气，及肾脏风下注，满脚生疮，疼痛，脓水出。

海桐皮　草乌盐炒　地龙炒　蒺藜炒，一两

共末，酒下二钱，日二。

槟榔汤方

治湿脚气，膝浮肿，气攻入腹，腹满气急，面如土色，大小肠不通，气欲绝。

槟榔二两　诃勒皮　大腹七枚　牵牛二两，炒

共末，童便一升，生姜一分，下二皮末各二钱，煎八分，下榔牛末各一钱，再沸服，快利上三行止。

漏芦丸方

治脚气肿满生疮，积年不差，或饮酒壅滞，散在腠理，及风痒疥癣，毒气下注，轻腰脚，通肠胃，去肺中热毒。

漏芦　萎蕤　乌蛇酒浸去皮骨，炙，三两　苦参四两　枳壳二两　大黄炒　元参三两　白术　麦冬　黄芪　奏芃两半　防己　黄芩一两

共末，炼蜜为丸，如梧桐子大，恶实根酒下三四十丸。

恶实根酒方

恶实根　苁仁　慈石生捣　小黑豆半升　生地一斤　枳壳四两　乌蛇肉　元参三两

酒二斗浸，下漏芦丸，以白敛汤洗。

白敛汤洗方

白蔹三两半　漏芦　槐白皮　蒺藜　五加皮半斤　甘草一两

水一斗煮六升，内芒硝半升，不拘时洗。

郁金散傅方

治风湿脚气，肿痛恶疮。

郁金　大黄　白芨　南星　龙骨　白敛　黄蜀葵花等分

共末，水和肿处。

木瓜汤方

治干湿脚气。

木瓜　诃勒皮一两　吴茱萸　陈皮五钱　大腹二两半

水煎五钱服。

脚气变成水肿

论曰：昔人论脚气谓脾受阳毒，即热痛；肾受阴毒湿，即寒痹。是知脚气之病，脾肾得之为多。合变成水肿者，亦缘脾肾俱虚乏。盖肾虚则不能行水，脾虚则不能制水，故水气散溢渗于皮肤，流于四肢，所以通身肿也。

犀角汤方

治脚气冲心，变成水气，身体遍肿，闷绝欲死。

犀角　白术　防己　旋复花　桂一两　桑皮　前胡二两　陈皮　赤茯苓　黄芩两半　豆半升　紫苏半把

姜枣水煎五钱，二便利，日三。

海蛤汤方

治脚气变成水肿，小便不通，喘息。

海蛤　泽漆新　防己　木通　百通一两　桑皮两半　牵牛子炒　槟榔五钱　郁李仁一两

水煎三钱，日二。

防风汤方

治脚气肿满，变为风水。

防风　白术　杏仁　防葵　泽泻　黄芪　麻黄　独活　赤茯苓五钱　大豆炒，三合　赤小豆　桑皮四两　陈皮　泽漆　麦冬　猪苓三两　大戟炒，一两

姜水煎三钱，日二。

防风汤方

治脚气肿满，变为风水。

防风　白术　杏仁　防葵　泽泻　黄芪　麻黄　独活　赤茯苓五钱　大豆炒，三合　赤小豆　桑皮四两　陈皮　泽漆　麦冬　猪苓三两　大戟炒，一两

姜水煎三钱，日二。

赤茯苓丸方

治脚气兼成水胀。

赤茯苓　白术　椒目一两　防己　芫花醋炒　芒硝一两一分　葶苈炒, 两半　泽泻一两　前胡　桂三分　甘遂炒, 三两

炼蜜为丸，如梧桐子大，空心饮下五丸至十丸，小便利，肿消为度。

葶苈丸方

治脚气成水，兼上气气急咳嗽，二便苦涩。所服利水药反利大便，小便反涩。

葶苈　防己　炙甘草三两　贝母一两半　杏仁

为末，枣肉为丸，如梧桐子大，大枣、桑皮、粳米饮下三十丸，小便赤快加十丸。

葶苈牵牛丸方

治脚气水气虚肿。

葶苈五两　昆布　牵牛子　海藻　桑皮　甘遂炒　泽漆叶　椒目郁李仁五钱　桂一两

炼蜜为丸，如梧桐子大，用桑皮炒赤小豆、木通各一合，煎汤下二十丸。

防己丸方

治脚气不差，变成水气，或上气喘急不得卧，奔豚气频，发急喘，渐成水气。

防己　赤茯苓　牵牛子洗去黑汁　白术一两　元参　杏仁　海蛤两半　泽泻一两　郁李仁二两半

炼蜜为丸，如梧桐子大，饮下三十丸。

朴硝丸方

治脚气水气。

朴硝二两，青白色者炼研　芒硝一两，青白者研　马牙硝五两　椒目二味共末，三硝同罗　葶苈　莨菪子　杏仁二两，炒

共末，煮枣肉七枚，煿水尽，入蜜为丸，如梧桐子大，桑白皮汤下二十丸。

大腹汤方

治风毒脚气，攻五脏，心腹胀，喘急，二便不通，渐成水肿。

大腹皮十枚，连皮　木香　郁李仁两半　陈皮一两　吴茱萸三分

水煎三钱，日二。

麻仁汤方

治脚气气急，二便涩，通身浮肿，渐成水胀。

麻仁五合，炒研成膏　大豆炒，一升　桑皮炒，三两

将麻仁、桑皮抖匀，水煎大豆三合，取汁，煎末五钱，日二。

槟榔散方

治脚气浮脚，渐变成水，心腹胀满，二便不通，气急喘息。

白槟榔五枚　大腹皮七枚　木香一两三分

大腹细锉，二味为末，用童便一钟，煎大腹一枚，香末二钱，去滓，入槟榔末三钱，再沸服，日二。

猪苓汤方

治脚气兼水气，膈气，通身肿满，气急，小便不通，坐卧不得。

猪苓　防己　赤茯苓三分　木香　郁李仁　泽泻二两　桑皮五两，炙　大腹七枚，和皮

水煎五钱，服下小便立效，日三。

赤小豆汤方

治脚气气急，二便涩，通身肿，两脚气肿变成水者。

赤小豆半斤　桑皮二两　紫苏一两

共末，水五钟煮黑豆一合，取汁入药末四钱、姜一分煎服，然后食豆，日二。

神效脚气秘方卷之三终

神效脚气秘方卷之四

脚气大小便不通

论曰：脚气二便不通者，中风湿之气搏于脚膝，上攻胸腹胁肋，填满荣冲痞隔，三焦之气升而不降，所以传导变化，皆不能出，而二便不通。盖肾气化则二便通，而脚膝者肾之候，令脚气上攻则肾气不得化，肾气不化，此二便所以不通也。

槟榔丸方
治风毒脚气，二便不通。

槟榔　牵牛子炒，五两　木香　柏仁　肉豆蔻　川芎　羌活　参青皮　当归　赤茯苓　桂五钱　神曲三分

炼蜜为丸，如梧桐子大，姜汤下二十五丸，以利为度。虚实加减牵牛。

桑白皮汤方
治男女风毒脚气，及遍身拘急刺痛，二便赤涩，不思食，呕逆，或寒热。

桑白皮　木通　青皮　紫苏　羌活一两　荆芥穗　怀香子根木瓜　独活　枳壳二两　大腹大者三十枚

姜葱水煎三钱服，日二。

硇砂煎丸方

治脚弱浮肿，二便赤涩。

硇砂五钱，研，入皂汁中煎一升，下酒五升，再煎一升，又入童便二升，不住手搅，煎至半升注　皂荚十条半，以水五升浸，去皮，每条为三截，生姜五两取汁，蘸汁尽去子半，以灰火煨熟去皮推于前，浸荚水揉洗，去滓熬煎　附子　白附子　地龙一两　天麻五钱，生　半夏二两，生

共末，煎中搅匀，丸如梧桐子大，稍硬加蜜丸收贮，每服二十丸。男子忽膝脚软，头旋恶心，不思食，心胸胀满，行步不得，用豆淋酒，入童便下。

忽脚膝风痛，行步不得，口干舌涩，豆淋酒下，日二。干脚气发动，脚膝烦痛，腰脚酸，心躁闷干渴，见粥药呕逆，及汗出气喘，此干脚气冲心，人多不辨，乃作伤寒症。若见此疾先用：生牵牛一两　陈皮一钱

共末，黑豆二合炒半熟，童便五合浸，去豆，入姜汁二合，分三钟下末一钱，日三，服共六十丸立差。

手脚拘急，背膊烦痛，身心躁闷，此是风毒欲发，酒下。鼻塞耳聋，腰脚重滞，此肾脏风气，葱酒下。女人血气闷乱，刺心欲绝者，当归酒下。产后手脚挛急，口干不食，研芥子酒下。血海不通，红花酒下。血气诸疾，荆芥酒下。血气诸风疾，薄荷酒下。有妊不可服，常服通百脉，暖下元，解风结，润身体，畅四肢，坠痰涎，明耳目，更加麝香龙脑为丸亦妙。

槟榔汤方

治脚气肿满，坐卧不得，上气冲心，二便秘涩。

槟榔七枚　木香　郁李仁二两　桑皮炙　木通三两

水煎三钱，去滓，入牵牛末一钱，二便利，气快为度。

独活散方

治脚气，两胫疼痛肿满，时发寒热，大便不利，毒气上攻。

独活　附子一两　牵牛子炒，二两

共末，葱酒蜜汤任下二钱，利为度。

青皮丸方

治脚气，两胫肿满，时发寒热，二便不利，毒气上攻。

青皮　木香一两　牵牛子四两，生

共末，蜜为丸，如梧桐子大，盐汤下二三十丸。

麻仁汤方

治脚气，大肠精涩不通。

麻仁二合半，炒　大黄　炙甘草八两半　升麻三两　射干两半　陈皮一两　豆二两

姜水五钱去滓，入芒硝末五分，再沸服。

麻仁丸方

治脚气，大便坚硬结涩而不渴。

麻仁炒　白芍三两　枳实炒　杏仁炒研　大黄炒，三两　厚朴两半

炼蜜为丸，如梧桐子大，饮下五丸至十丸，日三。

麻仁大黄丸方

治脚气，大便秘涩。

麻仁二两，炒　大黄五两，炒

共末，蜜为丸，如梧桐子大，姜汤酒任下十丸，日二。溏滑为度，未差加至二十丸，兼消肿下气，破宿癖疏风壅。

吴茱萸汤方

治脚气，心腹妨痛，坐卧不安，大肠涩滞。

吴茱萸三分，炒　白芍　木香　鳖甲　桔梗　桂两半　槟榔三枚

水煎三钱，日二。

桑楮汤方

治脚气虚肿，小便少。

桑白皮　楮白皮一升

水煎三钱，日二。

硝石丸方

治脚气，喘急咳嗽，浮肿，小肠涩。

硝石二分，研　葶苈二两，炒

炼蜜为丸，如梧桐子大，桑楮枝汤下十五丸。

黑豆汤方

治脚气，小便少，四肢肿。

黑豆升半　槟榔五枚　桑皮一升，炒

姜水煎五钱，日二，小便利，肿气消。

鳖甲丸方

治脚气蛊胀，二便不通，气急浮肿。

鳖甲三分　食茱萸五钱　槟榔两半　牵牛子三两

炼蜜为丸，如梧桐子大，郁李仁汤下三十丸，大便通，心神快为度。

牵牛子丸方

治脚气，二便秘涩。

黑牵牛_{洗炊气透取末三两}　白芍　青皮　木通　陈皮　桑白皮_{一两}
括蒌根_{二两}

共末，蜜为丸，如梧桐子大，酒下二十丸。

江东岭南瘴毒脚气

论曰：内经谓南方者，其地下水土弱，雾露之所聚也。江东岭南大率如此，春夏之交山水蒸郁，风湿毒气为甚，足或感之，遂成瘴毒脚气。其候脚先屈弱，渐至痹疼，膝胫微肿，小腹不仁，头痛烦心，痰壅吐逆，时作寒热，便溲不通。甚者控心而势迫不可缓，支法存所以留意，经方偏善斯术者，岂非江左岭表此疾，得之为多欤。

犀角汤方

治江东脚气，小欲动作，渐觉心闷，脚胫酸疼，烦热不止。
犀角　木香　前胡_{一两}　竹茹_{三分}　麦冬_{两半}　大腹_{三枚全用}
水煎五钱服。

旋复花汤方

治江东脚气发动，头旋吐痰，心闷气膈，见食恶心，心下拘急。
旋复花　大腹　紫苏_{一两}　赤茯苓　桑皮　半夏_{二两}
姜枣水煎五钱，要疏利，临服入槟榔末二钱。

吴茱萸汤方

治江东脚气已发，兼宿气冲心烦痛，大便秘涩，腹胀如鼓，闷乱。

吴茱萸　牵牛子一两，捣　木香　厚朴二两　大腹五枚并用

姜水煎三钱，去滓，入牵牛末一钱，二便利为度。

赤茯苓汤方

治江东脚气盛发，二脚浮肿，小便赤涩，心腹妨闷，气急，坐卧不安。

赤茯苓　木香　防己　桑皮　黄芩三两　木通二两　郁李仁二两半　大腹七枚全

姜水煎五钱，日二。

羚羊角汤方

治江东脚气盛发，上冲脾胃，胸膈妨闷，意气不畅，口干，目不知人。

羚羊角　犀角两半　木香　升麻　旋复花一两　麦冬　大腹五枚并用　枳壳　前胡

水煎五钱服，以快利为度。

大腹汤方

治服前汤，得快利后，微热未除，气复呕逆，不下食，胸膈有痰，腹常空虚。

大腹七枚　木香　犀角二两　半夏　赤茯苓二两　前胡两半　旋复花一两

姜水煎五钱，日二。

升麻汤方

治前二方气退，客热未定，干渴不止，胸膈尚闷，脚疼。

升麻　白茯苓　麦冬　桑皮二两　木香　竹茹一两　石膏三两
黄芩两半

姜枣水煎五钱，日二。

茯苓汤方

治江东春夏暑湿郁蒸，毒气攻击，脚气发动，两脚酸疼，或浮
热肿满，或皮肤焦干，或脚疼不能久立，筋急抽痛，时冲心，胸
膈痰积，恶心欲吐，四肢痛痹，十指不仁，腹胀气妨，头旋目眩，
眼暗。

白茯苓　防己　枳壳　升麻　牛膝　黄芪　五加皮三两　薏仁
麻黄四两　丹参　防风　独活二两半　石膏　羚羊角二两　桂两半

水煎五钱，日二。内消其病，不吐不利。

如心腹气胀加连皮、大腹（一枚）；心胸虚热加麦冬；小腹痛加
白芍、黄芩；心胸有痰加旋复；肺气咳嗽加杏仁、桑皮；小便数加
杜仲；语言蹇涩加附子；小便涩加木通；肾虚耳聋加慈石；不睡加枣
仁；烦渴不止加括蒌。

半夏汤方

治初患脚气，不知其候，始脚胫酸肿，恶心头旋呕恶，腹刺
痛，胸闷憎寒，状热如疟状，皆脚气所为。

半夏　黄芩　麦冬　赤茯苓　桑皮二两　旋复花三分　大腹五枚
姜枣水煎五钱。

旋腹花方

治乍处岭南，未伏水土，饮食不宜，兼卑湿脚气发动，时复心闷，面目脚膝浮肿，气乏，青黑唇口，胸膈烦热吐呕，心腹妨痛，冷气结聚，如有此疾急服。

旋复花　前胡　郁李仁一两　半夏　赤茯苓二两　大腹五枚　吴茱萸三分

姜水煎五钱，日二。要疏利加槟榔末。

犀角汤方

治脚气之疾先起岭南，稍来江东，皆由卑湿得之。或微觉疼痹，或二胫肿满，行起痹弱；或上入腹不仁；或时作冷热，皆其候也。若先觉此。

（此页原阙）

（此页原阙）

生白酒三升浸，频服。

大麻子汤方

治脚气瘴气，乍寒乍热似疟，脚肿，气上攻心，咳嗽雍瘀，瘄痹。

麻仁微炒　升麻　射干　炙甘草　麻黄　菖蒲　大黄醋炒，一两

水煎五钱，入豆半合，下芒硝一钱，日二。

金牙酒方

治瘴毒气中人，口喎面戾，半身不遂，手足拘挛，历节肿痛，小腹不仁，名曰脚气。

金芽一分　附子　白术　侧子　天雄　当归　五加皮　防风

山芋　黄芪　细辛　苗芋炙　石楠炙　地骨皮　川芎　萆薢　白芷　狗脊　枳壳　桔梗　蔓荆子　片苓　远志　桂三两　丹参　牛膝　麦冬五两半　慈石十两，醋淬七次　杜仲七两　石槲八两　蒴藋四两　生地黄二升　薏仁二升　厚朴　萎蕤三两　肉苁蓉　白茯苓二两　人参二两半　独活八两

三十九味，入白酒八斗，蜜浸，焰量频服。

服乳石脚气发动

论曰：乳石性暴，羸弱痼疾之人，难以控制，其发动则脏腑痞寒，热则引饮，饥则加餐，水谷乖度，和气反伤，饮湿下流，攻注脚膝。故令脚气发动，寒热更作，脚膝疼痛肿满，肌肉瘈痹。治此症不可使邪气实，常令服药，疏利脏腑，兼乳石攻发，尤不可忽。

升麻汤方
治热毒风兼脚气，因乳石动发，不觉心闷，语涩失音。
升麻　竹茹二两　木香　独活　片苓　防风　犀角一两　石膏三两
水煎五钱，去滓，入红雪一钱，竹沥生地汁一合，沸服。

萎蕤汤方
治因乳石发动，服前方渐退，语不涩，但口干唇焦，气急蒸咳，此是脚气退乳石，气冲上，宜服此方。
萎蕤　桑皮　荠苨二两　五加皮　炙甘草两半　麦冬一两
水煎，日三。

诃勒皮丸方

治常服乳石，补养过度，食酒肉、热面不绝，脚气发。

诃勒皮 大黄炒 大麻仁 槟榔三两 木香二两 炙甘草 枳壳二两半 朴硝三分

共末，蜜为丸，如梧桐子大，汤下四十丸，日二。

地黄丸方

治乳石发脚气，热毒冲上，气急伤肺，或吐血唾血。

姜墨煎方

治乳石不发动，热盛吐血。

姜叫 密一合 墨一钱，研

共和细呷。

升麻汤方

治久服诸石，脏腑热盛，酒面过度，脚气壅上，气闷烦渴，引饮不止，喘急语短，喉痛结涩。

升麻 木香二两 犀角 片黄 炙甘草四两 麦冬 瓜蒌六两 萎蕤五两 射干 元参两半

姜水煎五钱，乏气临服入槟榔五分。

柴胡汤方

治乳石脚气发动，憎寒壮热，头痛心闷，目疼，恶心欲吐，头旋脑痛，须令微汗。

柴胡一两一分 白茯苓 麦冬 麻黄两半 片苓一两 葛根 萎蕤二两 桂三两

水煎五钱，取微汗不太过。

麦冬汤方
治服乳石热闷，脚气发动，气逆不平，饮食无味。

麦冬　炙甘草二两　括蒌根　白茯苓三两

姜水煎五钱，日二。

葶苈丸方
治乳石发动，脚气蒸上气，喘急咳嗽，小便涩，服利水药小便不利，大便反利。

葶苈　防己　炙甘草二两　贝母两半　杏仁二两半

枣肉为丸，如梧桐子大，桑白皮大枣汤下三十丸，未利再服。

葱白汤方
治金石毒脚气。

葱白七根　甘草二两　生姜　陈皮一两

水煎，分三服。

犀角汤方
治素服乳石，因食酒肉热面发动，脚气冲心，热闷腹痛。

犀角　木香　炙甘草　黑豆二两　木通三两　腹连皮，五两

水煎五钱，去滓，入红雪三钱，通利为度。（脚气杂治膏药淋渫等。）

脚气杂治膏药淋渫等

论曰：脚气症候不一，随症用药，备载于前，然有一方兼治数症，有膏酒淋傅者，皆昔经验用之多效，今复详类于后。

金牙散方

治脚气。

金牙　会青　丹砂　雄黄　矾石　朴硝　寒水石　代赭　龙骨　犀角　獭肝　鹳骨　狸骨　野葛皮　附子　巴霜　大黄炒，三分　牛黄　麝香　升麻　鬼督邮　鬼臼　木香　牡蛎　常山　白茯苓　黄芪　苏合香　知母　龙胆　桂五钱　露蜂房　莽草一作蔓　鬼箭羽　徐长卿　蜀漆　当归　石长生　白薇一两　蜈蚣二条　蜥蜴一枚　芫青同米炒黄　地胆米同炒　亭长炙各　川椒四十九粒　黄环五分　羊踯躅一两

共末，空心汤下三钱，晚再服，吐利为度。常服钱许，囊盛三钱，带之能辟诸恶气。合药冬月王相日合，密封贮此药，能冷能热，能虚能实，其功不可尽述。

天冬煎丸方

治脚气。

天冬切三升半取汁　枸杞根切三斗，米水二石五斗煮汁一斗三升，滤　酥三升，炼过　生地三斗半，取汁　鹿髓一升　牛髓三升

水一石煮水四味取五斗，重煎至一斗，入后味。

人参　白术　萎蕤　菖蒲　远志　泽泻　蔓荆子　山芋　石斛　牛膝　杜仲　细辛　五加皮根　枳壳　川芎　黄芪　肉苁蓉　续断　狗脊　覆盆子　萆薢　白芷　巴戟天　陈皮　白茯苓　胡麻

大豆卷生焙　　桂二两　　石南叶　　炙甘草　　柏仁一两　　川椒　　薏仁一两
鹿角胶炙,五两　　阿胶十两　　大枣百枚

共末，入煎汁重汤搅匀为丸，如梧桐子大，空心酒下三十丸，宜冬月王相日修合。小便涩去栢子仁加秦艽二两半、地黄六两；阴痿失精去萎蕤加五味子；头风去栢子仁加甘菊、防风；小便利阴气弱去细辛、防风加山茱萸；腹中冷去防风加干姜；女人患热宜服，患冷不宜服。

木瓜丸方

治脚气诸疾。

木瓜四枚　　乳香二两　　甘菊一两　　青盐一钱

将瓜去瓤，子入末，封固蒸研为丸，如梧桐子大，酒下五十丸，日三，汗香为验，并脚膝等疾皆治。

牛膝丸方

治脚气恐夏月发动。

牛膝　　白茯苓　　川芎　　防风六两　　人参　　附子　　当归　　甘草炙
独活　　桂四两　　杏仁十五粒　　慈石三十两,醋淬七次

姜水煎三钱，去滓，入生地汁一合，日二。

木瓜饮方

治脚气四时发动，乏弱不能运动，宜常服。

木瓜五两　　诃勒皮　　槟榔八两

以乌牛尿一钟，牛乳一钟，煎二钱，老幼皆可服。

桑叶煎方

治脚气会用诸方，漉脚后宜服。

白桑皮_{用生桑葚者，软枚切一石}

水一石煎五斗，又加水五斗煎，去滓，慢煎成膏，约二斗即止，收贮，频含化一匙。服七日觉四肢通畅，频频泄气，已后两脚，或肿勿怪，乃是得药力，病差之候。

木瓜饮方

治脚气，夏月服。

生木瓜二枚，去皮子切，水五升煮半收 白术二两

以瓜汁一钟入姜煎末三钱，日三。

侧子酒方

治脚气春盛发，入秋肿消气定，但苦脚弱不能屈伸，皮肤不仁。

侧子半生半炮 丹参 独活 川芎 干姜 天雄 石膏两半 金牙碎绵裹 慈石八两，碎绵裹 牛膝 石斛四两 当归 桂两半 白术 防风 萆薢 白茯苓 熟地 山萸肉生 细辛二两

酒七斗渍之，常服令酒力相续。若大夫素有冷者，加孔公孽钟乳等多用一斤，少用三五两。其人有虚热去熟地加生地，服此酒须臾，灸三里穴、风市穴、伏兔穴以泄毒气。

十味侧子酒方

治脚气。

侧子 丹参 续断 五加皮 牛膝五两 细辛二两 桑白皮八两 白术 生姜 桂四两

酒三斗渍服，日二。

牛膝酒方

治脚气湿痹不仁，脚弱不能行。

牛膝　侧子　丹参　山萸　杜仲　萹蓄　石斛二两　防风　川椒　细辛　独活　薏仁　川芎　秦艽　白术　茵芋　当归　桂两半干姜一两　五加皮二两半

酒三斗浸，患头昏目眩者服之弥佳。

牛膝酒方

治脚气极冷，着厚衣盖覆不觉暖。

牛膝　生地半斤

纸包泥裹，又用纸包泥固，干灰火养半日，次以火烧一伏时取出，酒渍服。

独活酒方

治脚膝屈弱，兼头眩气满。

独活　生姜　白术　白茯苓　石斛三两　丹参　牛膝　草薢侧子二两　薏仁　人参　山萸　防风　当归　天雄　川芎　甘菊秦艽　桂两半　生地四两

酒三斗浸服。冷加川椒；脚弱甚痛者作散，酒下三钱。

二味独活酒方

治脚气。

独活　附子五两

酒二斗浸服。

蒜酒方

治初觉似有脚气宜服此。

蒜二升切炒　桃仁一升，去皮尖炒　豆一什炒香

酒一斗浸服。

豉酒方

治脚气。

豆三升，三蒸晒

酒五斗浸服。

石斛源方

治脚气痹弱，筋骨疼痛。

石斛四两　人参　丹参　川芎　杜仲　白术　黄芪　五味子
防风　陈皮　甘草炙　白茯苓　干姜　山芋　当归　桂二两　牛膝三两

酒五斗浸服。

松叶汤方

治脚气，筋骨疼痛。

松叶，酒浸服。

天冬延年不老酒方

治脚气，骨节疼痛。

天冬五升，取汁慢煎　湿荆二十五束，二三尺围取，沥升半煎半　青竹沥
三升，前升半　五加皮生三十斤，水四石煮五斗，去滓，煎三十斤与上和匀　白
糯米一石五斗　曲末八斤　生地五斤

上药汁用浸曲五日，曲中沸起，第一酸将米七斗净淘甑蒸，以

前汁入净盆中拌饭，令匀，冷热如常，酝酒法入公瓦，密封三日后入第二酸，米四斗一如前法，令冷热得所入前（公瓦）中，封又三日，入后味。桂心、白芷、当归、炙甘草、川芎、麻黄六两、附子五枚、牛膝九两、干姜、五加皮一斤、糯米四斗洗，米与药拌匀同蒸。极熟摊如人身体温，入前酒（公瓦）中，三日后常少许密封二，七澄清频服。

菝葜酒方

治脚气，屈弱积年，腰脊挛痹，及腹内坚结。

菝葜五斗，水石半煮七斗　　曲十斤，用上汁二斗浸二日　　白糯米一石，淘

蒸摊入汁曲拌匀，内瓮中，常法取酒服。

苍耳汤方

治脚气。

苍耳子炒　　食盐　　赤小豆三升

水一石二斗煮半，内瓮中，以板横在瓮痘，脚踏于上，以汁从骭面淋之，其汁只可离脚面三寸，不可过脚踝，仍于密处避风取汁，汤冷内釜中换热。

川椒汤方

治脚气，蘸脚。

川椒六升，二绢袋实筑密缝

以酸浆水四斗五升，入盐二两，煮椒袋五七沸，内瓮中，脚踏椒袋上，频骭面淋之。若（公瓦）中椒袋与汤冷换热者；若两脚觉髀牵风，如虫行头项，肌体皆有汗出，腹中鸣即止；若汗后觉心气闷，可取冷饭三五口，以鹿脯下之；若觉微利，此是病状通势也。未愈，

过三日以旧汤如前法，不可过踝，宜食酥蜜、姜汤、鹿脯。

椒矾汤方
治脚气，蘸脚。

川椒　白矾_{三两}　生姜　盐_{二两}　大豆_{五升}　葱白_{一把}

浆水三斗煮二斗，如上洗，汗出乃止，后吃姜汤一碗，盖覆兼治肠风，退隐疹，去眼昏、鼻衄、耳聋等疾。

杉木节汤方
治脚气。

杉木节_{半斤}　柳蠹蚰末_{半斤}　荊蘸枝_{五两}　盐_{四两}

水二斗煎一斗，入浆水一斗再煎，入瓮中，以汤从骭面洗之，亦如上法。

薏苡根汤方
治脚气初发，淋之。

薏苡根　枳壳根_{三两}　荊蘸枝_{二两}　吴茱萸_{一两，洗}

水二斗煎半，入浆水二斗，盐三两再煎。如上淋洗，得汗甚为度。若汗不多，可尽日蘸以生羌、木瓜两半，研膏涂脚心，以油纸裹缠，厚衣取汗，更服后汤。

木香汤方
木香_研　白槟榔_{五钱}　红雪_{一两}

羌葱水煎香末三钱，去滓，入榔末二钱，童便一合，红雪二钱，再沸服。

二豆汤方

治脚气。

大豆五升　赤小豆三升　吴茱萸一升　盐三合

用新杉木桶，大豆布桶痘，次小豆，次吴萸，次盐，以浆水二斗煮沸，顷桶内，与药齐，勿过之。以脚踏药上，候温渐踏至痘，唯露出脚趾，觉冷续添沸浆，渐淋至膝。治脚气发，心膈闷宜此方。

新砖（两块），中心凿空，如毬子大，勿令透过，将火砖烧红，用醋发之，便入川椒于孔内，以物盖看温暖，以脚踏砖上立愈。

麻黄裹足方

治久蕴风热，足多冷麻，隐痛难行，夜常转筋，如风所吹，皆脚气之症。

麻黄二斤，炒

令极热，以帛包贮裹二足，勿透气，良久脚上有汗，候麻黄温不用，却着绵袜，无令风吹，如此数次，永除病本。

足踏丸方

治脚气肿满，痛连骨髓。

乌头三两，生　樟脑二两

醋糊为丸，如弹子大，置药一枚，放炉中心踏之，衣被盖覆，汗出如涎为效。

三节汤方

治脚气，兼治偏气，历节风，手足不随，疼痛等。

石南节　杉木节　松木节　茵芋　麻黄根　蒴藋　柳蚛粪　原

961

蚕沙　蓖麻叶　煮絮桶中灰三两

水一斗半，煮热洗。

牡丹膏方

治脚气风痹，手足痛弱，鼠漏恶疮，风毒所中，百病痹乏皆愈。

丹皮　皂角去皮，炙　芫花五钱，生　附子　藜芦生　莽草叶三两　大黄炒　川椒一两

酒三斤浸，用冬月猪脂炼入酒中，同药慢煎，变色滤净，搅成膏，揩摩患处。

野葛膏方

治脚气，内须服药攻击，外须以膏摩火灸发泄等，此治脚气之要术。若有挛急及有不仁处，常用此膏摩之，兼治江南风毒，先从手脚上肿痹，及上颈痹面部，却入腹，即杀人者，俱用此治。

野葛　蛇含　防风三两　犀角　乌头　桔梗　茵芋叶　川椒干姜　巴豆　升麻　细辛二两　雄黄二两　鳖甲一两

共末，酒四升浸，用冬月猪脂五斤熬净，以绵裹末入油，慢变色去药，频攒勿令焦墨，涂摩患处。

麦皮汤方

治脚跟痛，不问左右，恒觉隐隐痛，便是风毒气，此皆凝寒之月，人多忍冷，血聚不散。宜先暖水淋洗，拭干遥以火灸，觉痛处令人点药揩摩，真候药气透热，纸拭去药，如常盖覆。

麦皮　熊白等分

相和以微火炒，更入甲煎，口脂少许和匀如膏，旋取摩痛

处差。

附子散方
治脚气连腿肿满，久不差。

附子一两，生

为末，姜汁和如膏，涂肿上干易，肿消为度。

芥子膏方
治风湿脚气，肿痛无力。

白芥子　蓖麻子　木鳖子　芸苔子　白胶香一两　胡桃五枚

捣千杵成膏，用弹子大涂患处。

赤小豆煎方
治脚气。

赤小豆二升半　杏仁　桑皮一两　生姜两半

水三斗煎半，入吴茱萸、川椒末半分，再煎如膏，酒下一匙。

黑豆煎方
治脚气。

黑豆五升　桑皮五两，水三升同豆煮汁　羌活　蒺藜　吴茱萸　海桐皮五钱

共末，入汁煎膏，汤下。

牛膝散方
治脚气不能食。

牛膝　细辛　硇砂一两

共末，酒下二钱，日二服。

半夏汤方

治一切脚气。

半夏一两　姜汁一升

共煎四合，空心顿服，间即服一剂。

神效脚气秘方卷之四终

上神效脚气秘方四卷，为南海何报之先生考古证今，参以已见所辑成。戊辰秋（余）养疴白云寺，僧以医闻，尤以脚气为神手，（余）时与之清谈，或就诊受其赐者，不尠一日，僧以此书赠余。曰：山僧之得有微名者，此书之力也。传之异人世所罕，有先生乃吾粤名士，学识富于常人，幸先生为之保存，可以无憾。（余）思秘方之难得，悯斯世之疮痍，乃敬而受之。不忍隐而藏之，爰付手民，以公诸世，俾得极吾民之疾苦，实无穷之幸福矣。

嘉庆巳卯冬十一月。

香石黄培芳识。